New Textbook of Clinical Phlebology

新臨床静脈学

日本静脈学会 編

MEDICAL VIEW

本書では，厳密な指示・副作用・投薬スケジュール等について記載されていますが，これらは変更される可能性があります。本書で言及されている薬品については，製品に添付されている製造者による情報を十分にご参照ください。

New Textbook of Clinical Phlebology
(ISBN 978-4-7583-1961-4　C3047)

Editor : Japanese Society of Phlebology

2019. 10. 31　1st ed.

©MEDICAL VIEW, 2019
Printed and Bound in Japan

Medical View Co., Ltd.
2-30 Ichigaya-hommuracho, Shinjuku-ku, Tokyo 162-0845, Japan
E-mail　ed@medicalview.co.jp

発刊にあたって

　本書の元祖である『臨床静脈学』(中山書店，1993年)は，「日本の静脈学の父」ともいうべき故阪口周吉先生と長く友人だった故平井正文先生，それと現在も元気な戦友ともよぶべき小谷野憲一先生ら三人による著作である。

　阪口先生は「日の当たらぬ静脈疾患を等閑に付してよいものではない」という故杉江三郎北大教授らの言葉を引用している。そして「静脈学を学ばんとする人たちの道しるべたれ」と発刊の言葉に述べている。また，内容が基礎に力が入りすぎたので，2版では訂正してほしいとも述べている。しかしながら，この初版本には「日本静脈学会」の名前はない。

　今回この「日本静脈学会」の名を入れることについては当初，企画・編集にあたった人たちに微妙な思い違いがあったようである。しかし，初代理事長（会長）阪口周吉先生，二代目理事長　星野俊一先生がお亡くなりになり，お二人の遺志を継ぐ形で『臨床静脈学』を日本静脈学会の名のもとに発刊することに意志統一がなされ，ここに誕生することに至ったわけで，おめでたい限りである。

　ここで振り返って，現在の静脈学，静脈の臨床をみると『臨床静脈学』(1993年)の時代から25年以上が過ぎて，大きく様変わりしている。

　日本静脈学会の活動や周辺の動きから，時代が大きく動こうとしていることがわかる。1981年学会（研究会）発足時，参加者は30人程度であったことを覚えているが，いまや学会員も学会参加者もどんどん増えて1,000人を超えている。発表会場も16〜17回までは1〜2会場，18回から3会場，現在39回では6会場となっている。驚くべき伸びである。われわれの挨拶にも弾みが感じられる。2009年の第29回総会では「静脈学は，まだまだ不明なところが多い分野ではないかと思っている。しかし，動脈をやればやるほど静脈のことが知りたくなるし，静脈にのめり込むとなかなか抜け出られないという『竜宮城』みたいなところがある分野だと思っている」と述べた。そして，下肢静脈瘤の治療選択肢についていえば，ストリッピングから，液体硬化療法に端を発してフォーム硬化療法へ，また2011年以降レーザーやラジオ波による血管内治療へと保険採用を期に変遷してきた。すると全国に下肢静脈瘤中心の診療部門やクリニックがたくさんでき，研究する道，診療する道，収入を得られる道として独立した道が開けてきた。そしてついに，2014年の沖縄での学会では「静脈讃歌」(日本静脈学会HP参照)を発表するに至った。これは，これまでの影の部分からの脱却を意味する。そして，「静脈を制する者は，血管を制する」と静脈への注目度を声高に叫んだのである。

　いまや，動脈の卒業生が，静脈学に入ったり，動脈・静脈の両刀使いがいたり，もちろん「オタク」とよばれる一筋縄がいたりと，「力をもった静脈人層」が誕生してきたといえる。

機器とりわけ超音波機器は，素晴らしい発展を遂げている。閉塞と逆流という基本だけでなく，方向，速度，動きなどにも目が向くようになった。さらに機能検査にも新しさが加わり，CVT（血管診療技師）は1,200人を越えて血管に興味をもつ医療従事者がわれわれを取り囲んでいる。弾性ストッキングなどを考える圧迫学も興味の対象になりつつあり，教育を受けた弾性ストッキングコンダクターは全国に何千人と従事しているのである。動脈にはない慢性静脈疾患にも，フットケア要員としてまめに取り組み，喜びを覚える人達も多い。一方，災害対策の一環として日本静脈学会は，CVTともグループをつくり，いわゆるエコノミークラス症候群の早期発見，啓発に努めてきた。いくつかの表彰状が残されている。いまや，二重三重にいろいろな人々に囲まれて，日本静脈学会は息づいているのである。

　多くの人が本書の完成のために取り組んでくれたが，まさしく日進月歩の科学，医療の世界である。次の版までが長くあることを祈るとともに，できあがってきた人々の集団の輪がさらなる高みを目指していくことを願っている。

令和元（2019）年8月

日本静脈学会 理事長

岩井武尚

編集にあたって

　最近の科学技術の進歩は著しいスピードで発展している。もちろん医学に関しても，さまざまな情報が報告され，「治療成績の集積」，「治療法や検査方法の確立と開発」などが発展の礎となっている。

　「静脈」とは，各臓器や組織から心臓へ血液を流す血管であり，放熱や血液貯留といった役割をもっている。当然ではあるが，重要な臓器である。静脈に関しても太古より疾患や治療法が知られており，人類は静脈疾患と共生してきた。近年になり，この静脈についてもさまざまな研究が行われ，その知見を元に「静脈学/phlebology」が世界で発展してきた。日本でも多くの医学者が研究され，1978年には杉江三郎先生らの著書『静脈疾患・その病態と治療』（医学書院）でまとめられ，1981年には日本静脈疾患研究会（1989年に日本静脈学会に発展）が静岡県で開催され，"日本の静脈学"が産声をあげた。その後も多くの研究が行われ，1993年には故阪口周吉先生らが『臨床静脈学』（中山書店）を執筆され，そのなかで「静脈学phlebologyという範囲は本来相当に広いものと解せられる」と述べられている。

　「静脈学」は多岐にわたって研鑽が行われ，論文発表や学会発表で多くの知見を得ることができ，われわれは日々の診療にも大いに活用できている。しかし，医師だけではなく多職種の医療従事者が静脈疾患の診療に関わることが多くなっている。さらに，検査装置や治療器具の開発には医工連携が必要であり，領域を超えた科学者の知識は不可欠である。

　本書は，静脈学を理解して静脈疾患における診断や治療の指標となることを目標として出版した。そして，本書を基礎として"最新の静脈学"をさらに発展していただきたいと切に願う。

　出版にあたっては，日本静脈学会，編集者，執筆者，出版社のご尽力が結集して成し遂げられました。関係各位のみなさまには心より敬意を表したいと思います。

　令和元（2019）年8月

日本静脈学会『新臨床静脈学』編集委員長

福田幾夫

執筆者一覧

編　集　日本静脈学会

監　修　岩井武尚　慶友会つくば血管センター血管外科・センター長

編集委員長　福田幾夫　弘前大学大学院医学研究科胸部心臓血管外科教授

■ 編集委員

佐戸川弘之　福島県立医科大学医学部心臓血管外科准教授　　小川智弘　福島第一病院院長
孟　　真　横浜南共済病院院長補佐・心臓血管外科部長　　山田典一　桑名市総合医療センター副病院長

■ 企画委員

保田知生　公益財団法人がん研究会有明病院医療安全管理部長　　星野祐二　福岡山王病院血管外科部長
小畑貴司　金沢医科大学氷見市民病院胸部心臓血管外科講師　　草川　均　松阪おおたクリニック血管外科

■ 執筆者（執筆順）

呂　彩子　聖マリアンナ医科大学法医学教室准教授　　八巻　隆　東京女子医科大学東医療センター形成外科臨床教授
山下　篤　宮崎大学医学部病理学講座構造機能病態学分野准教授　　山本哲也　埼玉医科大学国際医療センター中央検査部
浅田祐士郎　宮崎大学医学部病理学講座構造機能病態学分野教授　　岸田勇人　奈良県立医科大学放射線・核医学科, IVRセンター
高瀬信弥　福島県立医科大学医学部心臓血管外科講師　　市橋成夫　奈良県立医科大学放射線・核医学科, IVRセンター学内講師
前川和也　宮崎大学医学部病理学講座構造機能病態学分野　　吉川公彦　奈良県立医科大学放射線・核医学科, IVRセンター教授
大谷　修　富山大学名誉教授・日本福祉教育専門学校校長　　岡田卓也　神戸大学医学部附属病院放射線診断・IVR科特命講師
小川智弘　福島第一病院院長　　京谷勉輔　神戸大学医学部附属病院放射線部
松原　忍　横浜市立大学医学部形成外科学客員講師　　宮崎亜樹　神戸大学医学部附属病院放射線診断・IVR科
田邉信宏　千葉県済生会習志野病院副院長・肺高血圧症センター長　　村上卓道　神戸大学医学部附属病院放射線診断・IVR科教授
和田英夫　三重大学大学院医学系研究科検査医学准教授　　田島廣之　日本医科大学武蔵小杉病院院長
朝倉英策　金沢大学附属病院高密度無菌治療部病院臨床教授　　竹ノ下尚子　日本医科大学武蔵小杉病院血管内・低侵襲治療センター
栗原伸久　お茶の水血管外科クリニック副院長　　金城忠志　日本医科大学武蔵小杉病院血管内・低侵襲治療センター
細井　温　杏林大学医学部心臓血管外科臨床教授　　穴井　洋　市立奈良病院放射線科部長
宮田敏行　国立循環器病研究センター脳血管内科シニア研究員　　矢吹雄一郎　横浜市立大学医学部形成外科学
白石恭史　白石血管外科クリニック院長　　前川二郎　横浜市立大学医学部形成外科学主任教授

曽我茂義	防衛医科大学校放射線医学講座准教授
大西文夫	埼玉医科大学総合医療センター形成外科・美容外科講師
三鍋俊春	埼玉医科大学総合医療センター形成外科・美容外科教授
新本　弘	防衛医科大学校放射線医学講座教授
星野祐二	福岡山王病院血管外科部長
海野直樹	浜松医療センター院長, 浜松医科大学特定教授
孟　　真	横浜南共済病院院長補佐・心臓血管外科部長
池田正孝	兵庫医科大学外科学講座下部消化管外科教授
宋　智亨	兵庫医科大学外科学講座下部消化管外科
冨田尚裕	兵庫医科大学外科学講座下部消化管外科主任教授
佐久田　斉	AOI国際病院心臓・血管外科部長
小川佳宏	リムズ徳島クリニック院長
島袋伸洋	豊見城中央病院心臓血管外科
八杉　巧	愛媛大学大学院医学系研究科基盤・実践看護学 /心臓血管外科教授
保田知生	公益財団法人がん研究会有明病院医療安全管理部部長
家子正裕	北海道医療大学大学院歯学研究科内科学教授
松井秀介	浜松医科大学医生理学講座
浦野哲盟	浜松医科大学医生理学講座教授
後藤信哉	東海大学医学部内科学系循環器内科学教授
小櫃由樹生	国際医療福祉大学医学部血管外科教授
伊藤孝明	兵庫医科大学皮膚科講師
諸國眞太郎	諸國眞太郎クリニック院長
筑後孝章	近畿大学病院病理診断科准教授
東　信良	旭川医科大学血管外科教授
小窪正樹	公立芽室病院院長
広川雅之	お茶の水血管外科クリニック院長
杉山　悟	広島逓信病院院長
坂田雅宏	坂田血管外科クリニック院長
戸島雅宏	かみいち総合病院顧問・主任血管外科部長
草川　均	松阪おおたクリニック血管外科
春田直樹	たかの橋中央病院血管外科部長
山本　崇	やまもと静脈瘤クリニック院長
久米博子	慶友会つくば血管センター
岩田博英	いわた血管外科クリニック院長
武田亮二	洛和会音羽病院脈管外科部長
小田勝志	こうち静脈ケアクリニック院長
森末　淳	森末クリニック院長
菅野範英	東京都保健医療公社大久保病院外科部長
田淵　篤	川崎医科大学心臓血管外科講師
松本康久	まつもとデイクリニック院長
白杉　望	横浜旭中央総合病院下肢静脈瘤センター長
菰田拓之	岐阜ハートセンター形成外科部長
荻原義人	三重大学医学部附属病院循環器内科
石橋宏之	愛知医科大学血管外科教授
松尾　汎	松尾クリニック理事長
新原寛之	島根大学医学部皮膚科学講座講師
岩井武尚	慶友会つくば血管センター血管外科・センター長
山本　剛	日本医科大学付属病院心臓血管集中治療科講師
小泉　淳	東海大学医学部専門診療学系画像診断学准教授
山田典一	桑名市総合医療センター副院長
佐戸川弘之	福島県立医科大学医学部心臓血管外科准教授
山本尚人	浜松医療センター血管外科部長
辻　明宏	国立循環器病研究センター心臓血管内科肺循環部門
魏　峻洸	宮崎大学医学部病理学講座構造機能病態学分野
佐藤　徹	杏林大学医学部循環器内科教授
福田幾夫	弘前大学大学院医学研究科胸部心臓血管外科教授
後藤　武	弘前大学医学部附属病院臨床工学部
杉村宏一郎	東北大学循環器内科学講師
青木竜男	東北大学循環器内科学院内講師
下川宏明	東北大学循環器内科学教授
山下友子	佐賀大学医学部附属病院集中治療部
廣岡茂樹	山形済生病院副院長
森下英理子	金沢大学医薬保健研究域病態検査学教授
春田祥治	奈良県総合医療センター婦人科副部長
向井幹夫	大阪府立病院機構大阪国際がんセンター成人病ドック科主任部長
大須賀慶悟	大阪医科大学放射線診断学教室教授
東原大樹	大阪大学大学院医学系研究科放射線統合医学講座放射線医学講師
富山憲幸	大阪大学大学院医学系研究科放射線統合医学講座放射線医学教授
太田　敬	大雄会第一病院血管外科顧問
橋山直樹	横浜南共済病院心臓血管外科部長
小栗知世	東京都済生会中央病院呼吸器内科副医長
稲福　斉	琉球大学大学院医学研究科胸部心臓血管学講座講師
國吉幸男	琉球大学大学院医学研究科胸部心臓血管学講座教授
小畑貴司	金沢医科大学氷見市民病院胸部心臓血管外科講師
谷口　哲	弘前中央病院外科
榛沢和彦	新潟大学大学院医歯学総合研究科先進血管病・塞栓症治療・予防講座特任教授

新臨床静脈学　目次

発刊にあたって ……………………………………………………… 岩井武尚　iii

編集にあたって ……………………………………………………… 福田幾夫　v

執筆者一覧 …………………………………………………………………… vi

略語一覧 ……………………………………………………………………… xiv

総　論

I章　正常を知る　〔編集〕佐戸川弘之

1. 静脈とリンパ管の発生と解剖

A. 静脈の発生と解剖

①静脈の発生と解剖（肺動脈と静脈）………………………………… 呂　彩子　2

②肺動脈と大静脈，深部静脈，表在静脈（伏在静脈を含む），穿通枝静脈の組織

………………………………………………………… 山下　篤・浅田祐士郎　7

③静脈壁，静脈弁，vasa vasorum ………………………………… 高瀬信弥　10

④特殊な静脈（腸管静脈や門脈など）……………… 前川和也・浅田祐士郎　12

B. リンパの解剖と組織―リンパ管の構造 ……………………… 大谷　修　14

2. 生理

A. 静脈の機能生理

①静脈機能生理（弁，トーヌス，筋ポンプ）…………………… 小川智弘　17

②静脈を理解するうえで必要なリンパの機能生理 …………… 松原　忍　21

③右心系と肺循環の機能生理 ………………………………… 田邉信宏　25

B. 血栓・止血・凝固線溶について

①血栓と止血の機序 ………………………………………… 和田英夫　29

②凝固と線溶 ………………………………………………… 朝倉英策　32

II章　診察法―理学所見の取り方　〔編集〕小川智弘

1. 問診 ……………………………………………………… 栗原伸久　40

2. 視診 ……………………………………………………… 栗原伸久　42

3. 触診 .... 細井　温　44

4. 打診 .... 細井　温　45

5. 聴診 .... 細井　温　46

Ⅲ章　検査法（検体，画像）　〔編集〕佐戸川弘之

1. 検体検査 .... 和田英夫・宮田敏行　48

2. 生理機能検査
   A. 空気容積脈波（APG），脈波法 .... 白石恭史　54
   B. 近赤外線分光法 .... 八巻　隆　60

3. 画像検査
   A. 静脈エコー，心エコー .... 山本哲也　65
   B. CT .... 岸田勇人・市橋成夫・吉川公彦　73
   C. MRI .... 岡田卓也・京谷勉輔・宮崎亜樹・村上卓道　83
   D. 静脈造影 .... 田島廣之・竹ノ下尚子・金城忠志　89
   E. 肺血流シンチグラフィ .... 穴井　洋　93
   F. リンパ浮腫診療におけるリンパシンチグラフィ (LS) とSPECT-CT LSの役割
   .... 矢吹雄一郎・前川二郎　102
   G. MRIによるリンパ管の診断
   　　―MR lymphangiography およびMR thoracic ductography
   .... 曽我茂義・大西文夫・三鍋俊春・新本　弘　108
   H. IVUS，血管内視鏡 .... 星野祐二　114
   I. ICG脈管造影の応用 .... 海野直樹　119

Ⅳ章　圧迫療法の基礎と臨床応用　〔編集〕孟　真

1. 圧迫療法の生理学と物理学 .... 孟　真・松原　忍　126

2. 圧迫療法の種類と特徴 .... 松原　忍　133

3. 静脈血栓予防における臨床応用 ... 池田正孝・宋　智亨・冨田尚裕　143

4. 下肢静脈瘤における臨床応用 .... 佐久田　斉　147

5. リンパ浮腫の治療における臨床応用 .... 小川佳宏　152

ix

6. 浮腫・慢性静脈不全症における臨床応用 ································ 孟　　真・島袋伸洋　157

7. 静脈性潰瘍における臨床応用 ···························· 孟　　真・島袋伸洋　163

Column① 「弾性ストッキング・コンダクター」について ··················· 八杉　巧　170
Column② 弾性着衣の効果・機能を評価するには ······················· 保田知生　172

Ⅴ章　静脈疾患に用いられる抗血栓療法　　〔編集〕山田典一

1. 抗凝固薬の薬理機序と特徴 ····································· 家子正裕　176

2. 血栓溶解療法の薬理機序と特徴 ······················· 松井秀介・浦野哲盟　183

3. 抗血小板療法の薬理機序と特徴 ································· 後藤信哉　190

各　論

Ⅵ章　下肢静脈瘤の病態と治療　　〔編集〕小川智弘

1. 下肢静脈瘤の病態と疫学
   A. 下肢静脈瘤の定義 ······································· 小櫃由樹生　196
   B. 病態生理と臨床症状
   　①下肢静脈瘤の病態 ···································· 小櫃由樹生　198
   　②うっ滞性皮膚病変の病態 ································ 伊藤孝明　203
   C. 下肢静脈瘤の臨床分類 ···································· 諸國眞太郎　206
   D. 診断 ··· 白石恭史　212
   E. 病理 ··· 筑後孝章　221
   F. 疫学 ··· 東　信良　227

2. 一次性下肢静脈瘤の治療
   A. 外科的治療
   　①伏在静脈に対する治療と成績
   　　ⅰ）ストリッピング手術 ······························· 小窪正樹　229
   　　ⅱ）レーザー焼灼術，その他新しい治療の紹介 ··········· 広川雅之　238
   　　ⅲ）高周波焼灼術 ···································· 杉山　悟　249
   　　ⅳ）高位結紮手術 ···································· 坂田雅宏　254
   　　ⅴ）本幹硬化療法 ···································· 戸島雅宏　256

②不全穿通枝に対する治療と成績（二次性のものも含む）

    ⅰ）直接結紮切離 ……………………………………………………… 草川　均　266

    ⅱ）Linton手術 …………………………………………………… 春田直樹　269

    ⅲ）SEPS ……………………………………………… 春田直樹・草川　均　271

    ⅳ）PAPs ……………………………………………………… 春田直樹　279

    ⅴ）エコーガイド下硬化療法 ……………………………………… 草川　均　282

③静脈瘤自体に対する治療

    ⅰ）静脈瘤切除（ambulatory phlebectomyなど） ………………… 山本　崇　288

    ⅱ）硬化療法 ……………………………………………………… 久米博子　291

    ⅲ）レーザー外照射 ……………………………………………… 岩田博英　297

④下肢静脈瘤手術の麻酔法と周術期管理

    ⅰ）病院での入院手術 …………………………………………… 武田亮二　300

    ⅱ）クリニックでの日帰り手術（TLAを中心に） ……………… 小田勝志　303

    ⅲ）クリニックでの日帰り手術（TLAの補助的選択肢） ……… 草川　均　307

B. 保存的治療

  ①術後の圧迫療法 …………………………………………………… 岩田博英　310

  ②薬物療法（漢方薬を含めて）…………………………………… 森末　淳　312

3. 特殊な静脈瘤の治療，複雑な下肢静脈瘤と治療

A. 陰部静脈瘤 ……………………………………………………… 菅野範英　317

B. 拍動性の静脈瘤 ………………………………………………… 杉山　悟　320

C. 再発性静脈瘤の治療 …………………………………… 田淵　篤・松本康久　324

D. 一次性下肢静脈瘤に対する低侵襲外科的治療法―ASVALとCHIVA

………………………………………………………………………… 小川智弘　333

E. 血栓症と下肢静脈瘤治療について …………………………… 白杉　望　336

4. うっ滞性皮膚病変の治療 ……………………………………… 菰田拓之　341

`Column③` 下肢静脈疾患に対するQOL評価 …………………………… 武田亮二　346

xi

VII章 静脈血栓症に関連する疾患

〔編集〕山田典一

1. 静脈血栓塞栓症の疫学，危険因子，定義，分類（ガイドラインの紹介を含めて）······ 荻原義人 350

2. 静脈血栓症

A. 深部静脈血栓症
①病態［有痛性青股腫（静脈壊死を含む），有痛性白股腫など］·············· 石橋宏之 354

②病理—急性DVTと慢性DVT ·············· 呂　彩子 358

③診断と鑑別診断

ⅰ）診断 ·············· 孟　　真・島袋伸洋 360

ⅱ）DVTの診断において知っておきたい疾患

　a. 浮腫性疾患（リンパ浮腫，心原性，腎性，その他の浮腫）······· 松尾　汎 362

　b. 丹毒，蜂窩織炎と壊死性筋膜炎 ·············· 新原寛之 366

　c. 慢性動脈血栓症と遊走性静脈炎，その他 ·············· 岩井武尚 368

④治療

ⅰ）抗血栓療法 ·············· 山本　剛 371

ⅱ）下大静脈フィルター（合併症含む：フィルター破損・医原性血栓症など）·············· 小泉　淳 372

ⅲ）血管内治療 ·············· 山田典一 375

ⅳ）外科的血栓摘除術 ·············· 佐戸川弘之 376

ⅴ）弾性着衣 ·············· 佐久田斉 378

⑤予防—抗凝固薬による予防 ·············· 山本尚人 382

⑥慢性期合併症—血栓後症候群 ·············· 星野祐二 385

B. 急性肺血栓塞栓症
①病態—肺血栓塞栓症の病態（肺塞栓症と肺梗塞）·············· 辻　明宏 396

②病理 ·············· 魏　峻洸・浅田祐士郎 398

③診断 ·············· 佐藤　徹 400

④治療

ⅰ）抗血栓療法 ·············· 山本　剛 406

ⅱ）急性肺血栓塞栓症に対するPCPS ·············· 福田幾夫・後藤　武 407

ⅲ）血管内治療 ·············· 山田典一 409

ⅳ）急性肺血栓塞栓症に対する外科的治療（肺塞栓摘除術）·············· 福田幾夫 410

ⅴ）慢性血栓塞栓症 ·············· 杉村宏一郎・青木竜男・下川宏明 412

C. 表在静脈血栓 ·············· 松原　忍 417

D. カテーテルによる静脈血栓症 ································ 山下友子 420

E. Paget-Schroetter 症候群 ································· 廣岡茂樹 423

Column④ トラネキサム酸は血栓症に禁忌か？ ························· 朝倉英策 427

Column⑤ 遺伝性血栓性素因は静脈血栓塞栓症（VTE）リスクにどの程度注意したらよいのか？
欠乏症の種類によってリスクは異なるのか？ ·············· 森下英理子 429

Column⑥ 女性ホルモン療法と血栓 ····································· 春田祥治 432

Column⑦ 静脈血栓症を誘発する医薬品（がん治療関連血栓症） ········· 向井幹夫 434

VIII章　まれな静脈疾患
〔編集〕孟　真

1. ISSVA分類と静脈奇形 ··························· 大須賀慶悟・東原大樹・富山憲幸 440

2. 動静脈奇形・動静脈瘻 ··························· 大須賀慶悟・東原大樹・富山憲幸 445

3. Klippel-Trenaunay 症候群 ·································· 太田　敬 449

4. 静脈性血管瘤（venous aneurysm） ··························· 橋山直樹 453

5. 上大静脈症候群 ·· 小栗知世 459

6. Budd-Chiari 症候群 ··························· 稲福　斉・國吉幸男 464

7. Nutcracker 症候群 ··························· 小畑貴司・星野祐二・谷口　哲 470

8. 骨盤静脈うっ滞症候群・卵巣静脈瘤 ························· 戸島雅宏 477

9. 膝窩静脈捕捉症候群（popliteal vein entrapment syndrome）
·· 岩井武尚 482

IX章　災害と静脈疾患
〔編集〕福田幾夫

1. 災害における静脈血栓塞栓症 ······························· 榛沢和彦 488

2. まとめ ··· 福田幾夫 498

索引 ·· 500

略語一覧

A	ADL	activities of daily livings	日常生活動作
	APC	activated protein C	活性化プロテインC
	APTT	activated partial thromboplastin time	活性化部分トロンボプラスチン時間
B	BMI	body mass index	ボディマスインデックス
	BPA	balloon pulmonary angioplasty	バルーン肺動脈形成術
C	CATR	catheter assisted thrombus removal	カテーテル血栓除去術
	Ccr	creatinine clearance	クレアチニンクリアランス
	CDT	catheter-directed thrombolysis	カテーテル的血栓溶解療法
	CTEPH	chronic thromboembolic pulmonary hypertension	慢性血栓塞栓性肺高血圧症
D	DOAC	direct oral anticoagulant	直接作用型経口抗凝固薬
	DSA	digital subtraction angiography	デジタル肺動脈造影
	DVT	deep vein thrombosis	深部静脈血栓症
E	ECC	extracorporeal circulation	体外循環
F	FDA	Food and Drug Administration	米国食品医薬品局
G	GSV	great saphenous vein	大伏在静脈
I	IPC	intermittent pneumatic compression	間欠的空気圧迫法
	IUA	International Union of Angiology	国際脈管学会
	IVUS	intravascular ultrasound	血管内超音波
M	MDCT	multidetector CT	多列検出器CT
	mPAP	mean pulmonary arterial pressure	平均肺動脈圧
	MPR	multiplanar reformation	多断面再構成画像
	MRV	magnetic resonance venography	MR静脈造影
	MSCT	multislice CT	マルチスライスCT
	mt-PA	mutant tissue plasminogen activator	遺伝子組換え型プラスミノーゲン活性化因子

N	NCD	national clinical database	
	NETs	neutrophil extracellular traps	好中球細胞外トラップ
	NICE	National Institute for Health and Care Excellence	英国王立医療技術評価機構
P	PAG	pulmonary angiography	肺動脈造影
	PAH	pulmonary arterial hypertension	肺動脈性肺高血圧症
	PC	protein c	プロテインC
	PCPS	percutaneous cardiopulmonary support	経皮的心肺補助
	PCDT	pharmacomechanical CDT	薬物機械的カテーテル血栓溶解療法
	PEA	pulmonary endarterectomy	肺動脈内膜摘除術
	PEEP	positive end-expiratory pressure	呼気終末陽圧
	PESI	pulmonary embolism severity index	肺塞栓症重症度指数
	PMT	percutaneous mechanical thrombectomy	経皮的機械的血栓除去術
	PS	protein S	プロテインS
	PT	prothrombin time	プロトロンビン時間
	PTE	pulmonary thromboembolism	肺血栓塞栓症
	PT-INR	prothrombin time-international normalized ratio	プロトロンビン時間国際標準化比
	PTS	post-thrombotic syndrome	血栓後症候群
Q	QOL	quality of life	生活の質
R	RCT	randomized control trial	ランダム化比較対照試験
S	SpO$_2$	percutaneous arterial oxygen saturation	経皮的動脈血酸素飽和度
	SSV	small saphenous vein	小伏在静脈
T	t-PA	tissue plasminogen activator	組織プラスミノーゲン活性化因子
V	VTE	venous thromboembolism	静脈血栓塞栓症

総論

I

正常を知る

A. 静脈の発生と解剖
①静脈の発生と解剖（肺動脈と静脈）

● はじめに

　　静脈系は，大静脈系（上大静脈，下大静脈），奇静脈系，末梢静脈系（頭頸部，上肢，骨盤臓器，下肢），それぞれの静脈系をつなぐ導管に大別される。これらの静脈系血管によって全身の静脈血は右室に運ばれ，肺動脈によって肺循環に加わりガス交換が行われる。これらの血管はそれぞれ複雑な構造をもつため，詳細は成書に譲る。本項では静脈疾患に関係の深い部分を抜粋して概説する。

● 大静脈系・奇静脈系の発生と解剖（図1）[1]

　　原始静脈系は主静脈系，卵黄静脈系，臍静脈系がそれぞれ対となって発生する。このうち，卵黄静脈系（門脈系）と主静脈系（頭頸部と体壁からの血液を受ける）が成人型静脈系の主体となる。原始静脈系から成人型静脈系が形成されるまでには静脈同士の吻合や退縮が繰り返される。この過程で左右一対であった静脈系は右側優位となり，右主静脈が上大静脈，下大静脈を形成する［ただし，下大静脈基部（肝部）のみは卵黄静脈系からなる］。

　　下大静脈系は中腎の発生と消退に伴う主静脈系の変化によりきわめて複雑な吻合を繰り返し，成人系では後主静脈（毛細血管から下大静脈が開始する直前の総腸骨静脈まで）−主上静脈（下大静脈腎後部）−主下主上静脈吻合部（下大静脈腎部）−主下静脈（下大静脈前腎部）−卵黄静脈系（下大静脈肝部）が各成分を形成している。また，主上静脈の腎前部は下大静脈とは別に，奇静脈・半奇静脈として体壁からの血液を受け，上大静脈に注ぐ。

　　これらの発生が臨床的に重要なのは，もともと一対であった静脈系が右優位に発達したことである。このため，重複下大静脈などの変異が発生しうる。また，腎静脈に注ぐ精巣・卵巣静脈と副腎静脈は，左側では左腎静脈を経て下大静脈に注ぐ形になるが，右側では直接下大静脈に注ぐ。

● 末梢静脈と大静脈をつなぐ導管としての静脈

　　上大静脈に注ぐ導管静脈は左右腕頭静脈であり，内頸静脈（頭頸部の血流を受ける）

A. 静脈の発生と解剖／①静脈の発生と解剖（肺動脈と静脈）

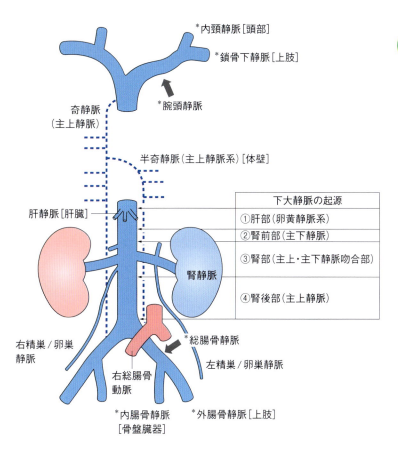

図1 大静脈系，奇静脈系の発生と解剖

もともと左右1対であった静脈系は右側優位となり，上大静脈，下大静脈を形成している。下大静脈は太い1本の静脈にみえるが，図示するようなさまざまな部位からなる。
＊：大静脈系に注ぐ静脈と対象臓器。名称は左側にのみ表記。腕頭静脈および総腸骨静脈は導管静脈。

と鎖骨下静脈（上肢の血流を受ける）が合流している。下大静脈に注ぐ導管静脈は左右総腸骨静脈であり，内腸骨静脈（骨盤臓器の血流を受ける）と外腸骨静脈（下肢の血流を受ける）が合流している。

　これらの導管静脈は，前述のように右主静脈に注ぐ形で発生しているため，左側静脈の全長が長く，結果として左総腸骨静脈は右の総腸骨動脈にまたがれた，いわゆる腸骨静脈圧迫症候群の原因構造をとっている。

● 末梢静脈系

1. 頭部の静脈系

　頭蓋内の血液はいくつかの脳静脈を経て硬膜静脈洞（上矢状静脈洞，下矢状静脈洞，横静脈洞，S状静脈洞，海綿静脈洞などからなる）に注ぎ，頸静脈孔を出て内頸静脈となって頭蓋外に出る。太い内頸静脈が側頸部をまっすぐ下行する途中で顔・頸部の静脈を受ける。内頸静脈の静脈弁は静脈角（上大静脈合流部）にのみ存在するが，欠くこともある。

2. 上肢の静脈系[2]

　上肢の血液は皮静脈（筋膜より表面に存在），深部静脈（筋膜より奥に存在），穿通枝（表在静脈と深部静脈をつなぐ）からなる。上肢では表在静脈である皮静脈が発達し，静脈還流の主座となっている。深部静脈である橈骨静脈と尺骨静脈は前腕を走行し，肘関節部で合流して上腕静脈となる。腋窩部で尺側皮静脈が上腕静脈に注ぎ，腋窩静脈となる。さらに鎖骨外側部で橈側皮静脈が腋窩静脈に注ぎ，鎖骨下静脈となって腕頭静脈に向かう。他に，肘正中皮静脈は肘関節部で橈側・尺側皮静脈をつなぎ，前腕正中皮静脈は肘の下方で尺側皮静脈に注ぐ。肘関節部にある深肘正中静脈は穿通枝として皮静脈と深部静脈をつなぐ。

3. 下肢静脈系の解剖

　下肢静脈も上肢静脈と同様，表在静脈・深部静脈・穿通枝に大別される。下肢静脈の特徴として，下腿筋肉内静脈が洞構造をとり，静脈血を一過性にプールする「第二の心臓」としての機能をもつことがある。静脈洞に蓄えた血液を筋ポンプ作用により駆出するために，下肢静脈は多くの吻合や静脈弁をもつ。それゆえに，静脈弁機能障害が生じると静脈還流障害から表在静脈瘤や深部静脈血栓などの疾患をきたす。

●表在静脈（GSV，SSV）と穿通枝[3]

（1）GSV

- 走行：下肢内側を足部から上行し，鼠径部で伏在裂孔から筋膜下に入り，伏在大腿静脈接合部で深部静脈である大腿静脈に注ぐ。
- 合流：下腿で下腿前静脈，後弓状静脈，大腿で副伏在静脈（内側枝・外側枝），伏在大腿静脈接合部で浅腸骨回旋静脈，浅腹壁静脈，外陰部静脈が合流する。
- 穿通枝：大腿穿通枝（Dodd穿通枝：本幹と浅大腿静脈をつなぐ），膝穿通枝（Boyd穿通枝：本幹と後脛骨静脈をつなぐ），下腿穿通枝（Cockett穿通枝：副枝［後弓状静脈］と後脛骨静脈をつなぐ）。

（2）SSV

- 走行：足部〜下腿後面中央を上行し，膝窩部で膝窩静脈に注ぐ（伏在膝窩静脈接合部）。
- 穿通枝：内側・外側腓腹穿通枝，intergemellar穿通枝（ひらめ筋静脈とつながる），傍アキレス穿通枝（腓骨静脈とつながる）。

●深部静脈（大腿部静脈・下腿静脈）[3]

　下肢の深部静脈は，大腿部静脈（総大腿静脈，大腿静脈，大腿深静脈），下腿静脈（下腿三静脈，筋肉内静脈，膝窩静脈）に大別される。

　大腿部静脈は，下腿の血流を受けた膝窩静脈が大腿静脈となって走行し，鼠径部の手前で大腿深静脈を受け総大腿静脈となって骨盤内の外腸骨静脈へ向かう。大腿部静脈は1本の太い血管が動脈に沿って走行し，静脈弁はほとんど存在しない。大腿部静脈は

太いため血流うっ滞が起こりにくく，下腿静脈に比べて血栓が形成されにくい．しかし一度血栓が形成されると，1本しかない静脈が閉塞するので末梢側に血行障害が生じやすく，結果として発赤や疼痛などの臨床症状が出現しやすい．

一方，下腿静脈は一対の静脈が互いに合流しながら挟み込むように走行する．下腿静脈は複数本存在し，互いに吻合する．吻合部の血流方向を一定に保つため，多数の静脈弁を有する．このため，対の静脈や静脈吻合により血栓ができても血流障害による臨床症状が生じにくい．しかし血栓の治癒過程で静脈弁の破壊を伴うと，血流うっ滞が遷延してPTSとなりやすい．

● **下腿深部静脈の解剖**(図2)[4,5]

足底からの血流を受ける静脈（下腿三静脈），筋肉内静脈（腓腹筋静脈，ひらめ筋静脈），下腿の血流をまとめて大腿部に運ぶ静脈（膝窩静脈）に分類できる．

(1) 足底からの血流を受ける静脈（前脛骨静脈，後脛骨静脈，腓骨静脈）

下腿三静脈とよばれ，足底から垂直に走る動脈に沿って一対となって併走し，膝窩静脈に注ぐ．静脈還流は主に伴走動脈の拍動によって行われる．

(2) 筋肉内静脈（腓腹筋静脈，ひらめ筋静脈）

筋肉内静脈は吻合が多く，必ずしも動脈と併走しない．静脈還流は主に筋ポンプ作用と静脈弁に依存している．したがって長期臥床などによって下腿筋が収縮しないと，筋ポンプ作用が不十分なため筋肉内静脈の還流不全が生じる．腓腹筋とひらめ筋を比

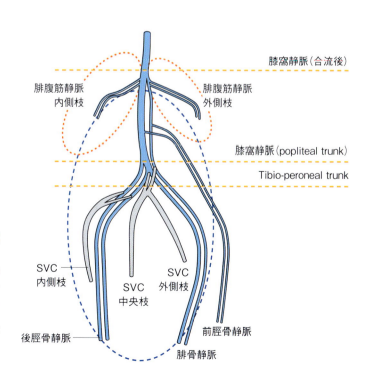

図2 下腿深部静脈の走行と合流形態：右肢を前面からみる

ひらめ筋中央静脈，後脛骨静脈，腓骨静脈がtibio-peroneal trunkで合流して一対の膝窩静脈（popliteal trunk）となり，さらに前脛骨静脈，腓腹筋静脈が合流して最終的に1本の膝窩静脈となって大腿部に向かう．
＊SVC：ひらめ筋中央静脈

I　正常を知る／1. 静脈とリンパ管の発生と解剖

較すると，ひらめ筋は拡張して静脈血を蓄えやすい構造をとるため，静脈同士の吻合が多く静脈弁が不完全である。また，重力筋であるひらめ筋は立位の持続的収縮によって静脈を還流させるため，臥床状態で還流障害をきたしやすい。ひらめ筋は複数の分枝をもつが，最大分枝である中央静脈が臨床的に重要である。

(3) 下腿の血流をまとめて大腿部に運ぶ静脈（膝窩静脈）

　下腿深部静脈の合流形態は，鉄道路線のポイントのように多少伴走しながら徐々に合流して太くなっていく。ひらめ筋中央静脈は膝窩付近で後脛骨静脈と合流する直前の腓骨静脈に注ぐ。次いで後脛骨静脈が合流してtibio-peroneal trunkを形成後，一対の膝窩静脈が始まる。さらにpopliteal trunkにおいて前脛骨静脈と腓腹静脈が合流し，最終的に1本の膝窩静脈となって大腿静脈へ注ぐ。

● 肺動脈の解剖

　右室から出た肺動脈は，肺動脈幹から左右一対の太い肺動脈に分岐する。このT字路のような空間を閉塞するタイプの大きい血栓塞栓子を騎乗血栓とよび，急死する例が多い。肺動脈壁は低圧系のため薄いが，慢性肺高血圧を合併すると動脈硬化や動脈径の拡張をきたす。左右の肺動脈は気管支に沿って走行し，葉動脈，区域枝（A1，……，A10と表記する），亜区域枝，亜々区域枝と徐々に分岐する。血栓塞栓子は肺動脈の血流分布から右肺・下葉に運ばれやすく，分岐部で捕捉されやすい。器質化した陳旧性血栓塞栓子は亜区域枝分岐部で最も確認される。末梢側の肺動脈は，組織学的に弾性動脈から筋性動脈へと移行した後，肺胞毛細血管となる。CTEPHでは末梢筋性動脈内膜が圧負荷によって肥厚するとともに，同部に器質化血栓によるband and webを認める。

（呂　彩子）

◆ 文献

1) 宮﨑達也, 猪瀬崇徳, 田中成岳ほか：下大静脈の解剖とその変異－外科手術におけるピットフォール. 臨床外科 66(9)：1148-1152, 2011.
2) 小櫃由樹生：静脈疾患—新たなる展開, 解剖. 脈管学 49：195-200, 2009.
3) 呂　彩子, 景山則正, 向井敏二：下肢深部静脈の解剖学的特徴からみた静脈血栓塞栓症の病態. 静脈学 28(3)：309-

316, 2017.
4) 景山則正, 呂　彩子：各論　知っておきたい解剖・生理の知識－b）下腿静脈の特殊性. 血管無侵襲診断テキスト（松尾　汎編）, 南江堂, 東京, 2007, p.45-48.
5) 應儀成二, 岩井武尚, 安藤太三ほか：ひらめ筋内静脈検討委員会合意内容. 静脈学 21：77-81, 2010.

A. 静脈の発生と解剖
②肺動脈と大静脈，深部静脈，表在静脈（伏在静脈を含む），穿通枝静脈の組織

　肺動脈は，右室から肺へ血液を供給する動脈で，肺動脈弁から肺動脈幹を経た後，左右の肺動脈に分岐し，肺門部より気管支に並走して走行する．大動脈と同様，弾性線維に豊富な弾性型動脈であり，組織学的に内膜，中膜，外膜よりなる．内膜は1層の内皮細胞と少量の結合組織より構成される．中膜は輪走する平滑筋細胞と層状化した弾性板に少量のコラーゲンを含む．弾性板や弾性線維はVictoria blue染色で青色に染色され，平滑筋細胞はAzan染色で細胞質が薄い赤色，コラーゲンは青色に染色される．外膜はコラーゲンに富む結合組織に線維芽細胞，組織マクロファージや栄養血管（vasa vasorum）が存在する（図1a, b）．分岐に伴い血管径は減少し，筋型動脈となる．なお，原発性や続発性肺高血圧症などの圧負荷や肺血栓塞栓症などにより，内膜や中膜は平滑筋細胞の増生を伴い肥厚する（図1c）．

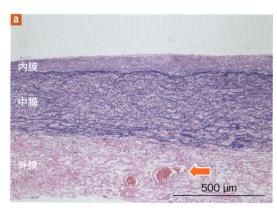
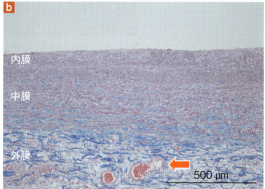
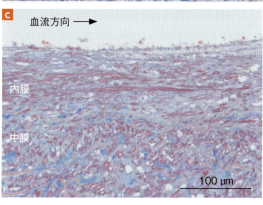

図1　肺動脈の組織写真
a：Victoria blue-hematoxylin eosin染色．
b：Azan染色．
内膜は1層の内皮細胞と少量の結合組織より構成される．中膜は平滑筋細胞とVictoria blue染色で青色に染色される弾性線維に富む．平滑筋細胞はAzan染色で細胞質が薄い赤色に染色される．外膜はAzan染色で青色に染色されるコラーゲンに富む結合組織に線維芽細胞，組織マクロファージが疎に分布し，栄養血管（a, b➡）が存在する．
c：肺血栓塞栓症の肺動脈非血栓部（Azan染色）．内膜，中膜境界部の強拡大写真．内膜平滑筋細胞は血流方向に沿って配列し，中膜平滑筋細胞は輪走する．

I 正常を知る／1. 静脈とリンパ管の発生と解剖

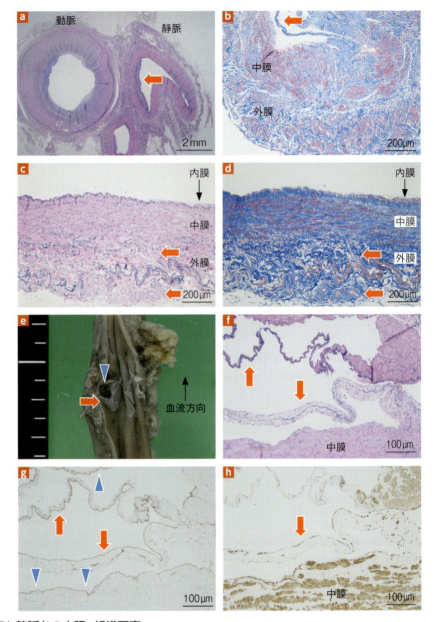

図2　静脈の組織写真と静脈弁の肉眼，組織写真

a：並走する膝窩動静脈（Victoria blue-hematoxylin eosin染色）。動脈と比較して血管壁が薄く，局所的に肥厚した内膜を認める（➡）。

b：GSV（Azan染色）。中膜と外膜にそれぞれ輪走，縦走する平滑筋細胞（赤色調の細胞質）を認める。内腔側に弁を認める（➡）。

c, d：大腿静脈。内膜は1層の内皮細胞とごく少量の結合組織より構成される。中膜は疎に分布する弾性線維（図2c青色調），コラーゲン（図2d青色調）と平滑筋細胞（図2d赤色調の細胞質）よりなる。外膜はコラーゲンに富む結合組織に線維芽細胞，組織マクロファージが疎に分布し，栄養血管（➡）も存在する。

e：大腿静脈弁の肉眼写真。静脈内中央にポケット状の弁を認め（➡），左方には黒色調の静脈血栓を認める（▶）。

f：静脈弁の組織写真。薄い組織を静脈内に認める（➡）。下方は軽度線維性肥厚を呈する。

g：内皮細胞マーカー（CD34）の免疫組織化学。弁（➡）と静脈（▶）の内腔側を1層の内皮細胞が覆っている。

h：平滑筋細胞マーカー（smooth muscle actin）の免疫組織化学。弁の内皮細胞下に疎に分布する（➡）。中膜平滑筋細胞が明瞭に染色されている。

静脈の多くが動脈に沿って伴走するが（**図2a**），頭蓋内静脈，外頸静脈，上下肢の表在静脈，門脈は伴走動脈をもたない。

四肢の静脈は表在静脈，深部静脈，それらを連絡する穿通枝よりなる。筋膜より深層の静脈を「深部静脈」，表層を「表在静脈」とよぶ。下肢の表在静脈であるGSV（**図2b**）は内側を走行し，鼠径部の伏在裂孔から筋膜下に入り総大腿静脈と合流する。SSVは足背外側より下腿後面を上行し，下腿中部で筋膜下に入り，膝窩部より膝窩静脈と合流する。穿通枝は表在静脈と深部静脈を吻合する静脈で筋膜を貫くように走行する[1]。

静脈壁は動脈と比較して平滑筋細胞と弾性線維が少ないため薄いが，局所や器官により不均一である。動脈同様，内膜，中膜，外膜に分けられるが，外弾性板を欠き，輪走する平滑筋細胞が疎に分布し，また縦走する平滑筋束が存在することがあり，中膜と外膜の境界は明瞭ではない（**図2c, d**）。内膜は1層の内皮細胞，少量の結合組織，疎に分布する平滑筋細胞より構成される。中膜は疎に輪走する平滑筋細胞と豊富な結合組織よりなる。輪走筋線維の発達は，頭頸部，胸部，腹腔の静脈で悪く，上下肢の（特に末梢部）で著しい[2]。外膜はコラーゲンや弾性線維に富む結合組織にさまざまな程度の縦走する平滑筋束を認める（**図2b**）。Vasa vasorumは大静脈のみならず，深部静脈，伏在静脈にもみられる。静脈弁は内皮細胞と少量の結合組織よりなり，平滑筋細胞も疎に分布する（**図2e～h**）。

（山下　篤・浅田祐士郎）

🔁 文献

1) Black CM : Anatomy and physiology of the lower-extremity deep and superficial veins. Tech Vasc Interv Radiol 17 : 68-73, 2014.

2) 岩永敏彦，石村和敬：第1章　脈管系，静脈．標準組織学－各論，第5版（岩永敏彦，石村和敬編）．医学書院，東京，2017，p.19-20.

A. 静脈の発生と解剖
③静脈壁，静脈弁，vasa vasorum

静脈壁

　静脈という名称は，動脈が分枝して毛細血管（壁厚1μm，内腔径＜5μm：以下同順）となった後，壁細胞（pericyte）がほぼ血管壁全周を覆う状態となった毛細血管後細静脈（post-capillary venule）の部位で初めてその名称が出現する。その後徐々に血管径が拡大し，結合組織が血管周囲を完全に被覆してくる細静脈（venule：2〜20μm）となり，さらに内腔径が拡大して静脈（vein：0.5〜5mm）となり，最終的には大静脈（vena cava：1.5〜30mm）から心臓に連結している。

　静脈壁の基本構造は動脈のそれと同様であり，内膜，中膜，外膜の3層から成り立っている。内膜は，1層の内皮層とごく少量の結合組織で構成されているため，大静脈が内弾性板を有している以外は支持組織としてはきわめて不十分である。中膜には平滑筋は少なく，膠原線維が平滑筋細胞間に介在してなおかつ細胞間隙が広い。中膜と外膜の区別はほぼ判別できない。

静脈弁

　静脈に特徴的な構造は「静脈弁」を有していることである。静脈弁は組織学的には内膜の皺襞（しゅうへき）である。この襞は弾性線維と膠原線維の平板状の膜を内皮細胞が覆っている構造をしている。平滑筋細胞，線維芽細胞は，弁基部では豊富に認められるが，弁尖にはほとんど認められない。また内膜面はsinus面で波打っており（crypts），それに相応するように弾性板も存在しているが，血流面の内膜は平滑であり，弾性板も板状に存在している。

　多くは，分枝が流入する合流点の遠位部に存在することが多い。静脈弁は人間の場合二尖弁が多いが，一〜五尖も報告されている。表在静脈が二尖弁の場合，互いの弁接合線は皮膚に平行している[1]。また，静脈弁は80〜100μm径より細い静脈には存在しないと報告されている[2]。

　弁尖の血流方向の長さは，血管径の2倍であり[3]，弁接合の血流方向の長さは，血管径の1/5〜1/2と報告されている[1]。

　顕微鏡での観察では，平板状の弁は静脈壁との接合部（弁基部）では末広がりに組織が厚くなっている。また，弁尖のsinus面（弁のポケット内側）と血流面をみると，sinus

面はやや内膜が凸凹しているのに対して，血流面は均一な平面である。またsinusに面する静脈壁厚は，弁のない部分と比較して薄い。

静脈弁数は上肢表在静脈に多い。静脈弁の数は体格，年齢などによって差を生じる。臨床的に重要なGSVにおいては，GSV-大腿静脈接合部〜膝 平均5.7個，膝〜下腿中央2.6個，下腿中央〜内果 1.3個，全長では平均9.6個の弁が存在していると報告されている[4]。また，わが国からの報告では平均7.5個[5]であった。大腿静脈には0〜6個，膝窩静脈では1〜2個と報告されており，大腿静脈における弁の存在位置は，伏在大腿静脈接合部より中枢の5cm以内，大腿深静脈合流部より遠位3cm以内，および内転筋腱裂孔の遠位7cm以内が多いと報告している[6]。

静脈弁の機能は2つに表現できる。すなわち，(1)内圧の変動によって生じる血流の逆流範囲を限局し，(2)血流量を弁と弁の間を仕切ることによって，それより遠位部の圧が静水圧以上に上昇しないようにすることである。これらは立位歩行を行う人間にとっては重要であり，この機能が慢性的に破綻すれば病的状態になる。

静脈瘤の機序として，遺伝的素因，内圧とズリ応力に誘導された慢性的炎症による弁尖変性[7]，洞内の微小血栓が引き金となった弁破壊など，さまざまな機序が提唱されているが，いまだ結論がついていない。今後も興味ある科学的探究がなされるべき部位である。

Vasa vasorum

Vasa vasorum（脈管の血管）は管腔外から血管壁に入るもの（vasa vasorum externa），あるいは管腔内から血管壁に入るもの（vasa vasorum interna）があり，小動脈とそれを取り巻く静脈が樹枝状に枝分れして血管周囲に分布している。ヒトにおいては，内腔0.5mm以下の血管にはvasa vasorumを有していないといわれている[8]。主な機能は，栄養と酸素の供給および代謝産物の除去を担っている。比較的大きな血管では内腔面から浸透圧勾配や拡散により血管壁に直接物質が輸送されるが，中膜外側ではvasa vasorumが果たす役割は大きい。動脈硬化やさまざまな疾患の発生機序にvasa vasorumが果たす役割が報告されている[9]。

（高瀬信弥）

文献

1) Edwards EA : The orientation of venous valves in relation to body surfaces. The Anatomical Record 64(3) : 369-385, 1936.

2) Staubesand J, Rulffs W : [The valves of small veins]. Z Anat Entwicklungsgesch 120(5) : 392-423, 1958.

3) Franklin KJ : Valves in veins : an historical survey. Proc Soc Med 21(1) : 1-33, 1927.

4) Albert F, Cooper J, Donald J, et al : Analysis of the number and position of valves in normal and varicose saphenous veins. Vasc Endovasc Surg 12(5) : 308-314, 1978.

5) Iimura A, Nakamura Y, Itoh M : Anatomical study of distribution of valves of the cutaneous veins of adult's limbs. Ann Anat 185(1) : 91-95, 2003.

6) Moore HM, Gohel M, Davies AH : Number and location of venous valves within the popliteal and femoral veins : a review of the literature. J Anat 219(4) : 439-443, 2011.

7) Takase S, Pascarella L, Bergan JJ, et al : Hypertension-induced venous valve remodeling. J Vasc Surg 39(6) : 1329-1334, 2004.

8) Geiringer E : Intimal vascularization and atherosclerosis. J Pathol Bacteriol 63(2) : 201-211, 1951.

9) Ritman EL, Lerman A : The dynamic vasa vasorum. Cardiovasc Res 75(4) : 649-658, 2007.

正常を知る／1. 静脈とリンパ管の発生と解剖

A. 静脈の発生と解剖
④特殊な静脈
（腸管静脈や門脈など）

　腸管の動脈が，腹腔動脈，上腸間膜動脈，下腸間膜動脈として大動脈から直接起始するのに対して，静脈では下腸間膜静脈，上腸間膜静脈，脾静脈や膵・十二指腸静脈が合流して門脈となり，肝を灌流した後下大静脈へ注ぐ。このように健常者では，腸管の静脈血流はほとんどすべて肝を経由するが，肝硬変などの門脈圧亢進状態では，食道静脈，臍傍静脈，直腸静脈および後腹膜の静脈を通じて肝を経ずに大静脈にバイパスする。その典型例が胃食道静脈瘤であり，腹壁の caput medusae である。

　壁の構造は，内腔側から内膜，中膜，外膜とよばれる点は動脈と共通であるが，動脈とは異なり明瞭な内・外弾性板をもたず，一般的な静脈と同様に平滑筋細胞，断線線維と膠原線維が錯綜した構造をとっている。四肢の静脈と異なり，静脈弁はない。門脈は，径が約1cmで壁の厚さが約500μmの血管である。上・下腸間膜静脈や脾静脈レベルでは，径が約5〜8mm程度で，壁の厚さはおおよそ200〜300μmである（**図1**）。腸管壁から数cm以内の末梢の腸間膜静脈では，血管径は1mm未満で，壁の厚さは200μm未満となる（**図2a**）。腸管壁粘膜固有層内には径10μm程度の毛細血管がみられ，粘膜固有層から粘膜筋板を貫いて粘膜下層に出るレベルで径20〜40μmの細静脈（**図2b➡**）となる。ここでは，細動脈（**図2b➡**）が随伴するのが認められる。漿膜下層では，径数百μmの静脈となり，数層の平滑筋線維を有するようになる。

（前川和也・浅田祐士郎）

A. 静脈の発生と解剖／④特殊な静脈（腸間静脈や門脈など）

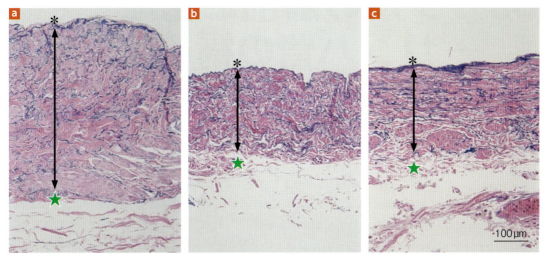

図1 門脈（a），脾静脈（b），および上腸間膜静脈（c）のVictoria blue-hematoxylin eosinの重染色（いずれも100倍）

平滑筋細胞，弾性線維と膠原線維が混在して錯綜した構造である．内膜（*）は1層の内皮細胞と内皮下の結合組織で構成され，ここに示した門脈ではごくわずかな厚みを有する線維性の構造としてみられるが，正常では，脾静脈（b*）や上腸間膜静脈（c*）のようにほとんど認識できない．中膜（↔）は血管壁構造の主体であり，外膜（★）は中膜周囲の線維性結合組織である．

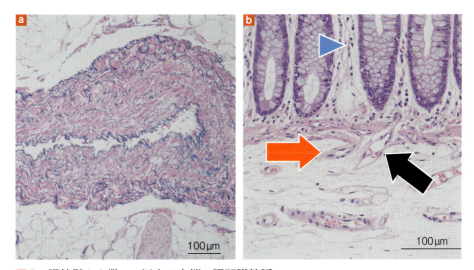

図2 腸管壁から数cm以内の末梢の腸間膜静脈

a：末梢の腸間膜静脈（Victoria blue-hematoxylin eosin染色，100倍）血管の径はおよそ1mm未満で，壁の厚さは200μm未満である．
b：粘膜下層の細静脈（hematoxylin eosin染色，200倍）粘膜内の毛細血管（▶）から粘膜下層に出てすぐの細静脈（➡）は，血管径は数十μmである．細動脈を赤矢印（➡）で示す．

I 　正常を知る／1. 静脈とリンパ管の発生と解剖

B. リンパの解剖と組織
　　—リンパ管の構造

　　リンパ管は過剰の組織液，消化管で吸収された脂肪，およびリンパ節やパイエル板などのリンパ組織からリンパ管に入ったリンパ球などの免疫担当細胞を静脈系に運ぶ。リンパ管は毛細リンパ管で始まり，集合リンパ管に集合し，さらにリンパ本幹となり，ついには最終的に胸管と右リンパ本幹となって，それぞれ左と右の静脈角（鎖骨下静脈と内頸静脈の合流部）で静脈に注ぐ。

● 毛細リンパ管

　　毛細リンパ管は盲端で始まり，多くの場合は網目を形成している[1]。一層の扁平な内皮細胞からなり，基底膜は毛細血管程よく発達していない。隣接する内皮細胞は互いにかみ合って，境界は柏の葉のような形を示す（図1a）[2]。隣接する内皮細胞には接着複合体によって接着している部分と接着していない部位があり，後者に形成される間隙を通って高分子タンパク質，異物や病原体，代謝産物や細胞のかけら，リンパ球などが組織液とともにリンパ管内に入る。リンパ管内の液体をリンパという。

　　一般に毛細リンパ管は弁をもち，リンパを一方向に流す。ヒト皮膚の毛細リンパ管も弁をもつ[3]。横隔腹膜下や壁側胸膜下にある内腔が広く，不規則な形をしたリンパ洞には弁がない[1]。リンパ洞からリンパ管が伸び出し，腹膜腔や胸膜腔に開いている[1,4]。

　　毛細リンパ管の内皮細胞は繋留フィラメントによって周囲のコラーゲン線維から牽引されている[5]。組織間液の圧がリンパ管内圧よりも高くなると，繋留フィラメントによって外方に牽引されているのでリンパ管は虚脱することなく，内皮細胞の間隙が開いてリンパ管内に組織液が流入する。逆に，リンパ管の内圧が高くなると，内皮細胞間の間隙が閉じてリンパの漏出を防ぐ。

● 集合リンパ管

　　集合リンパ管は弁と平滑筋をもつ[1,6,7]。リンパ本幹や胸管も含め集合リンパ管の太いものには栄養血管（vasa vasorum）が内皮細胞のすぐ外の平滑筋層にまで進入している[8,9]。集合リンパ管の上流（毛細リンパ管に近い部分）では平滑筋が疎らな網を形成している（図1b）[1,6,7]。下流になるにつれて，輪状やらせん状あるいは長軸方向に走る平滑筋が増加する（図1c）[1,6]。弁の部位では平滑筋が輪状に走り，弁間部ではらせん状に

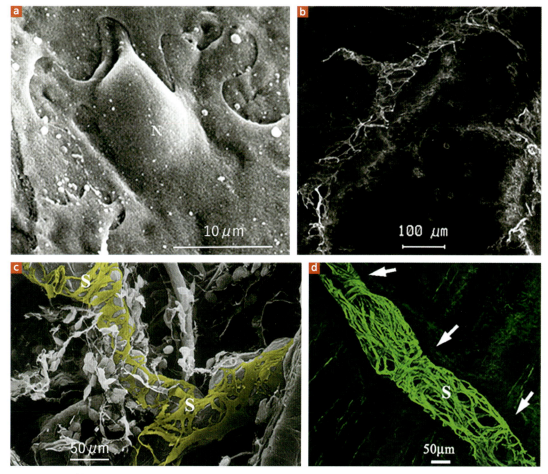

図1　リンパ管顕微鏡像

a：ラット小腸の毛細リンパ管内腔面の走査電子顕微鏡像。核のある部位(N)以外は扁平で，隣接する内皮細胞同士がかみ合っている[2]。
b：α-平滑筋アクチンに対する免疫組織化学染色したラット盲腸のリンパ管の共焦点レーザー顕微鏡像。集合リンパ管の始まりの部分では，平滑筋の疎な網がリンパ管を取り巻いている[1]。
c：KOH処理して細胞成分のみにしたラット盲腸の走査電子顕微鏡像。平滑筋(S)の網がリンパ管を取り巻いている[6]。
d：α-平滑筋アクチンに対する免疫組織化学染色したラット盲腸のリンパ管の共焦点レーザー顕微鏡像。やや太い集合リンパ管の平滑筋(S)は弁の部位(→)では輪状に走り，弁間部ではらせん状や縦に走っている[7]。

走る傾向がある(**図1d**)[1,6,7]。

　ヒツジの膝窩リンパ節の輸入リンパ管は2〜3回/分の周期で内圧が変化する[10]。ウシの腸間膜リンパ管は2〜4回/分の自発性収縮をしており，弁の直上部にあるペースメーカから収縮輪が下流側に伝播する[11]。このように，平滑筋の自発的な収縮輪が下流に向かって進むことによって1つの弁間部内で上流から下流に向かってリンパが輸送され，さらに次の弁間部へとリンパが駆出される。

　最も太いリンパ管である胸管は，3層の平滑筋すなわち内から外に向かって縦走筋層，輪走筋層，および斜走と輪状混合筋層をもつ[12,13]。日本人成人の胸管には平均13個

超の弁がある。胸管においても平滑筋の働きで中枢（下流）側に向かって収縮する蠕動運動によってリンパが輸送される。

　リンパ節はリンパ管の途中にあり，異物の処理，免疫応答，リンパ液の濃縮などを行う[14,15]。がん治療などのためのリンパ節切除によりリンパの流れが阻害され，リンパ節が担う機能が失われるために過剰の組織液が貯留してリンパ浮腫が生じる[14,15]。また，蜂窩織炎などの炎症性疾患に罹患しやすくなる。

（大谷　修）

文献

1) Ohtani O, Ohtani Y: Organization and developmental aspects of lymphatic vessels. Arch Histol Cytol 71: 1-22, 2008.
2) Ohtani O: Three-dimensional organization of lymphatics and its relationship to blood vessels in rat small intestine. Cell Tis Res 248: 365-374, 1987.
3) Daróczy J : The dermal lymphatic capillaries. Springer-Verlag, Berlin, 1989, p.2-75.
4) Oshiro H, Miura M, Iobe H, et al : Lymphatic stomata in the adult human pulmonary ligament. Lymphat Res Biol 13 : 137-145, 2015.
5) Leak LV, Burke JF : Ultrastructural studies on the lymphatic anchoring filaments. J Cell Biol 36 : 129-149, 1968.
6) Ohtani O : Structure of lymphatics in rat cecum with special reference to submucosal collecting lymphatics endowed with smooth muscle cells and valves. I. A scanning electron microscopic study. Arch Histol Cytol 55: 429-436, 1992.
7) Ohtani Y, Ohtani O : Postnatal development of lymphatic vessels and their smooth muscle cells in the rat diaphragm: a confocal microscopic study. Arch Histol Cytol 64:513-522, 2001.

8) Ohhashi T, Fukushima S, Azuma T : Vasa vasorum within the media of bovine mesenteric lymphatics. Proc Soc Exp Biol Med 154: 582-586, 1977.
9) Hasselhof V, Sperling A, Buttler K, et al : Morphological and molecular characterization of human dermal lymphatic collectors. PLoS One 11(10) : e0164964, 2016.
10) Hall JG, Morris B, Woolley G : Intrinsic rhythmic propulsion of lymph in the unanaesthetized sheep. J Physiol 180 : 336-349, 1965.
11) Ohhashi T, Azuma T, Sakaguchi M : Active and passive mechanical characteristics of bovine mesenteric lymphatics. Am J Physiol 239 : H88-95, 1980.
12) 大谷　修：リンパ管形態学の最近の進歩．生体の科学63：549-554, 2012.
13) 大谷　修，大谷裕子：リンパ管の解剖学．リンパ学34：32-35, 2011.
14) Ohtani O, Ohtani Y, Carati CJ, et al : Fluid and cellular pathways of rat lymph nodes in relation to lymphatic labyrinths and Aquaporin-1 expression. Arch Histol Cytol 66 : 261-272, 2003.
15) Ohtani O, Ohtani Y : Structure and function of rat lymph nodes. Arch Histol Cytol 71 : 69-76, 2008.

Ⅰ 正常を知る／2. 生理

A. 静脈の機能生理
①静脈機能生理 （弁，トーヌス，筋ポンプ）

静脈は容量血管であり，正常では体重の約8％が循環血液で，その70％が静脈内に存在している。静脈血流は心拍動，動脈血流，呼吸，腹圧，自律神経調節に加え，一方向性逆流防止弁，特に下肢では筋肉の静脈圧迫，弛緩による筋ポンプ作用で制御されている。

● 静脈コンプライアンス

容量血管である静脈は動脈と比較して血管壁のコンプライアンスが20～30倍高く，低圧変化でも，静脈が拡張し，血液を静脈内に貯留しておくことができる。静脈圧が低いと静脈断面はダンベル状に収縮し，高圧になると円形となる[1]。静脈圧容量曲線では，静脈圧0～10mmHg程度までは急激に静脈容積が増加するが，それ以上になると圧変化に対する静脈容積変化が小さくなり，さらに高圧になると静脈壁のコンプライアンスがより低くなる。慢性静脈不全では静脈拡張蛇行が認められ，正常と比較して静脈容積の拡大が認められているが，コンプライアンスの変化については静脈血栓後の静脈を含めて，正常との違いは明らかでない[2]。

● 静脈トーヌス

拡張を示すコンプライアンスに対して，トーヌスは収縮を示すが，静脈にも血管平滑筋があり，神経，ホルモン，一酸化窒素(NO)や血管内皮産生物質が平滑筋に作用し，静脈を収縮させる。出血で循環血液量が減少したり，体温が低下すると交感神経刺激による静脈収縮が起こるほか，バソプレシン，アンジオテンシンやアドレナリンの投与でも静脈収縮が起こる。この血管収縮反射(reflex vasoconstriction)は，静脈瘤では正常静脈と比較して減弱することも報告されている[1, 3]。

● 安静時の各部位の静脈圧

全身の静脈圧は一部，右心房圧，呼吸に影響されるもの，ほとんどは重力に左右され，心臓を起点としてそれより下方にあれば測定位置まで距離分の血柱圧(上方にあればマイナス)がかかっている。成人立位安静時で，足背静脈は水銀柱圧では80～90mmHgになる。臥位になると重力の影響がなくなるため，呼吸や心拍動，右心房圧に大きく左

右されるようになる。

静脈弁機能

　静脈血流を表在から深部および末梢から中枢, 心臓に向かわせるために二尖弁である一方向性逆流防止弁が作用し, 特に下肢では立位, 座位において, 重力に逆らった上行性血流を効率的に生み出す。二尖静脈弁基部は静脈洞となる静脈壁から形成されており, 静脈弁中枢側の圧が末梢側より高くなると, 血管エコーにて測定される0.5秒以下の逆流波形を認める微小な下降性静脈血流にて弁洞部にタービュランスが起こり, それが弁を閉鎖させる[4]。末梢静脈圧が高まれば, 弁が開放され, 中枢側への血流が認められる。そのため立位安静時では, 末梢静脈圧が高く, 静脈弁は開放されたままである。また, 下肢の静脈弁は細静脈〜腸骨−大腿静脈に至るまでの静脈が合流する部位に存在し, これらの複数の静脈弁が枢軸逆流(鼠径部〜下腿の連続した逆流性血流：axial reflux)を阻止している。静脈うっ滞に関連する症状は, 部分的静脈逆流より枢軸静脈逆流がより強く関与する。一次性静脈瘤では静脈弁不全が生じ, 静脈逆流から, 静脈高血圧を生じるようになる。二次性静脈瘤では血栓症後の静脈再疎通にて同時に静脈弁が障害, 弁不全が生じ, 中枢側の静脈閉塞ともに静脈高血圧を生じる(図1)。

筋ポンプ

　下肢筋肉収縮, 弛緩に伴う筋ポンプは, その周囲静脈が圧迫されたときに, 静脈血駆出が起こるが, 静脈弁作用により上行性静脈血流が生じ, 圧迫が解除されたときに表在からも静脈内に血液を充満させる。これを繰り返すことで効率的に心方向への血流を形成している(図1)。下肢において, 大腿筋ポンプと下腿筋ポンプを明確に比較した報告はないが, 最も強力な筋ポンプがひらめ筋と腓腹筋を中心とする下腿筋ポンプであるとされている。空気脈波法にて正常下腿静脈容量は100〜150mL, 正常駆出率は60%以上で, 下肢静脈瘤では静脈拡大のために静脈容量はさらに増加する傾向にあるが, 静脈逆流が増大するとポンプ効率が悪くなり駆出率は低下する[5]。さらに筋ポンプは筋力にも影響されるため, 筋力増強が筋ポンプや慢性静脈不全症状を改善することも報告されている[6]。また, 慢性静脈不全患者では伸縮性が少ないストッキングやUnna boot着用による圧迫療法でも筋ポンプが増強する[7]。

　運動時の足背静脈圧は筋ポンプ機能をわかりやすく示す検査として用いられ, 静脈弁不全がなければ10回以内の踵上げで, 最大の筋ポンプ効果が得られ, 静脈圧が最低値になり, 運動を停止し, 安静にすると, 徐々に静脈圧が静水圧まで上昇する。しかし, 静脈弁不全や中枢側に静脈閉塞があると筋ポンプが有効に機能しなくなり, 運動時でも静脈うっ滞が改善されず, 静脈圧が高い状態が持続したり, 安静後すぐに静水圧まで復帰してしまう(図2)。

(小川智弘)

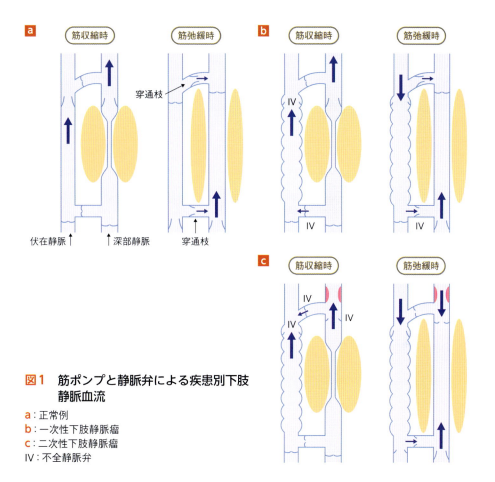

図1 筋ポンプと静脈弁による疾患別下肢静脈血流
a：正常例
b：一次性下肢静脈瘤
c：二次性下肢静脈瘤
IV：不全静脈弁

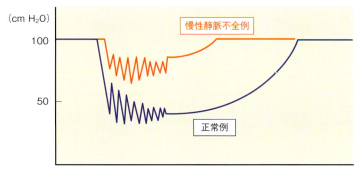

図2 立位運動時足背静脈圧

◆ 文献

1) Padberg F : The physiology and hemodynamics of the normal venous circulation. Handbook of venous disorders 2nd edition, Gloviczki P, Yao JST ed. Oxford University Press, New York, 2001, p25-35.

2) Meissner MH, Manzo RA, Bergelin RO, et al : Venous diameter and compliance after deep venous thrombosis. Thromb Haemost 72(3) : 372-376, 1994.

3) Raffetto JD, Qiao X, Beauregard KG, et al : Functional adaptation of venous smooth muscle response to vasoconstriction in proximal, distal, and varix segments of varicose veins. J Vasc Surg 51(4) : 962-971, 2010.

4) Lurie F, Kistner RL, Eklof B, et al : Mechanism of venous valve closure and role of the valve in circulation: a new concept. J Vasc Surg 38(5) : 955-961, 2003.

5) Christopoulos DG, Nicolaides AN, Szendro G, et al : Air-plethysmography and the effect of elastic compression on venous hemodynamics of the leg. J Vasc Surg 5 : 148-159, 1987.

6) Jull A, Slark J, Parsons J : Prescribed exercise with compression vs compression alone in treating patients with venous leg ulcers : a systematic review and meta-analysis. JAMA Dermatol 154(11) : 1304-1311, 2018.

7) Spence RK, Cahall E : Inelastic versus elastic leg compression in chronic venous insufficiency: a comparison of limb size and venous hemodynamics. J Vasc Surg 24(5) : 783-787, 1996.

A. 静脈の機能生理
②静脈を理解するうえで必要なリンパの機能生理

「リンパ」の名称がつく組織にはリンパ球，リンパ管，リンパ節があり，それぞれ免疫学，微小循環(脈管)学，腫瘍学と関連している(リンパとリンパ液は同義である)。本項では，静脈を理解するうえで必要な微小循環(脈管)学の立場から，リンパの流れについて解説する。

● リンパの産生

心臓から送り出された血液は身体の隅々で毛細血管を介して静脈へ戻る(図1)。細動脈を通過する血液量が20L/日とされるのに対し，細静脈では18L/日であり，その差2L/日が産生される間質液＝リンパの還流量である。産生量の調節は，血漿の静水圧，血漿の膠質浸透圧，間質の静水圧，間質の膠質浸透圧が関与するclassic starling principle(図2a)によって説明されてきた。しかし，血管壁の最も内側にある内皮細胞の表面はglycocalyxとよばれる糖鎖層(endothelial glycocalyx layer：EGL)で覆われ，いろいろな生理機能を有していることが明らかとなり，体液の濾過にはEGL直

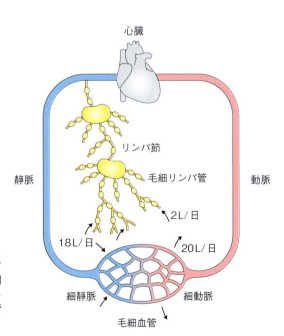

図1　体液循環
心臓から駆出された血液は動脈を通過し，毛細血管の細動脈から細静脈へと流入する。毛細血管では2L/日程度の水分が回収されずに間質へ放出され，リンパとして回収されて，最終的には静脈角で血管内へ流入する。

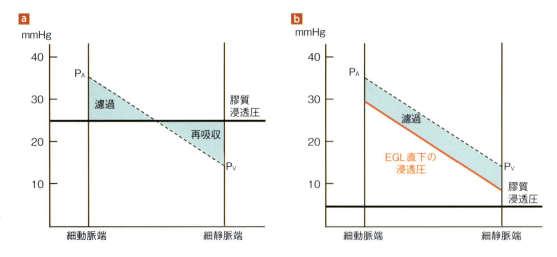

図2 毛細血管における体液の移動
a：Classic starling principle。Pは毛細血管内の静水圧を示す。動脈端では間質の膠質浸透圧より高いため体液が濾過され，静脈端では低いために体液の再吸収が起こる。動脈と静脈の圧較差（破線）や膠質浸透圧の値により水色の三角部分の大きさが異なり，濾過と再吸収の差が間質液となる。
b：Revised starling principle。測定機器の進歩により間質浸透圧は従来，設定されていた値よりかなり低く，再吸収はほとんど起こらないことが判明した。また，EGLはゲル状のファイバー構造なので比較的高い浸透圧を有している。実際には，静水圧とEGL直下の浸透圧の差の分だけ体液が濾過されて間質液となる。

下の浸透圧が関与していることが判明した（図2b）。また，水分の再吸収は毛細静脈ではなくほとんどがリンパ系で行われているとされるようになった（revised starling principle）[1]。

リンパ管内皮は静脈内皮から分化することが知られている[2]。毛細リンパ管の先端は盲端状だが，それぞれの細胞間接着がゆるく，周囲の圧変化により細胞間質液とともにさまざまな物質がリンパ管内へ流入する。リンパ管の内部には弁が存在し逆流を防ぐので，リンパの流れは基本的に一方向である。集合リンパ管より太いリンパ管では壁に平滑筋を有し，2～4回/分のゆっくりとした自発的収縮が起こる。しかし，動脈における心臓のようなポンプの役割を果たすものはなく，リンパは周囲の筋ポンプの収縮・拡張を受けて流れる[3]。また，リンパ管は腹腔内で乳び槽を形成し，合流を繰り返して胸管として胸部を上行した後，静脈角で静脈へ合流する。したがって，腹圧や胸腔内圧の影響も受ける。これら一連の動態は，静脈における血行動態に類似している。

● リンパ節における水分吸収

リンパ節内でも水分の吸収が行われる[4]。健常時は輸入リンパ管からリンパ洞に達するリンパの膠質浸透圧が血漿膠質浸透圧の約60%以下であり，リンパ洞内の高内皮細静脈（リンパ節内に存在する背の高い内皮細胞をもつ特殊な細静脈，血中のリンパ球がここを通過して組織実質へ移行する）[5]を介して約4～8L/日の水分を再吸収する。通常

A. 静脈の機能生理／②静脈を理解するうえで必要なリンパの機能生理

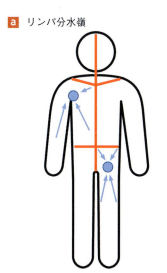
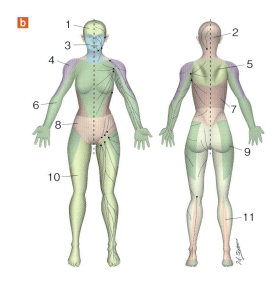

図3 体表のリンパの流れ
a：体表のリンパは所属リンパ節に流入する。身体は正中線と臍および鎖骨の位置で横断する線で区切られ, この区分線はリンパ管の粗な部分に合致することより「リンパ分水嶺」(——)とよばれている。
b：Lymphosome区分。リンパ節の存在部位が異なると, もう少し細かくリンパが流れる範囲が区分され, これを体表の地図のように示したものをlymphosomeという。

（文献6より引用。須網博夫先生よりご提供）

の胸管を経由した静脈角から血流に戻るリンパ（約2～4L／日）より多い水分が, リンパ節を介して血中に回収されている。

また, 低蛋白のときや静脈血がうっ滞している部位にリンパ節が存在するときなど同部の膠質浸透圧の差が60％以上のときには, リンパ節での水分の再吸収は行われない。逆に血液中の水分がリンパ節内へ流入するため, 輸出リンパ管に負荷がかかり, ひいては輸入リンパ管にも負担が生じ, 浮腫の要因となりうる。低蛋白血症や右心不全, 慢性静脈不全などにみられる浮腫の病態生理として重要な点である。

体表のリンパは深部へ流入する際に通過するリンパ節（頸部, 腋窩, 鼠径）に向かって, 図3aのようなリンパ分水嶺に則って流れているとされる。近年, lymphosomeの概念が提唱され, 須網ら（図3b）はリンパ節の存在位置により, もっと詳細に体表のリンパの流れが区分されることを示した[6]。GSVに起因する静脈不全か, SSVによるものかで, 下肢静脈瘤に伴う浮腫の出現部位が若干異なることの理解に役立つ。

● 脈管外通路

体中の結合組織間隙は1つの連続した微小循環通液路を構成しているという考えがある[5]。1950年に木原卓三郎らが提唱した「脈管外通液路」の概念で, 組織には組織液の流れやすいところと流れにくいところがあり, 組織液の流れやすいところは細網線維の網目状の通液路となっていることを示した。脈管外通液路は「血管系とリンパ系外に

ある管状をなさない通液路であって特殊な結合固有組織間隙よりなり，その中を絶えず体液が流れるのみならず，有形粒子の通路を許す構造を有するもの」と定義されている。リンパ管内に比べはるかに多い水分を含むスペースとなっており，繰り返す蜂窩織炎などによる皮下組織の過剰な線維化は脈管外通液路のシステムを破綻させ[7]，浮腫をきたす一因にもなっている。

　微小循環という意味で，リンパと静脈は互いに機能を補完しており密接に関係している。2007年にリンパ流を容易に可視化するシステム・ICG蛍光法（p.119〜124参照）が登場し，2011年には，遺伝子改変マウスでの皮膚のリンパ管網の減少と浮腫が生じ，リンパ管発生にギャップ結合蛋白が関与することが報告され，リンパ管基礎研究が大きく前進した[8]。今後も解明されていくリンパの機能生理が，静脈学のさらなる発展に寄与することを期待する。

（松原　忍）

文献

1) Levick JR, Michel CC : Microvascular fluid exchange and the revised starling principle. Cardiovasc Res 87(2) : 198-210, 2010.
2) 吉松康裕：リンパ管とリンパ節の形成と維持を司る分子機構. 実験医学 35(3)：387-396, 2017.
3) 大橋俊夫, 河合佳子, 前島大輔：腸と四肢のリンパ循環の違いに依存したリンパ機能特性. 実験医学 35(3)：403-408, 2017.
4) ミヒャエル・フェルディ, エーテル・フェルディ：リンパ学―医師, 理学療法士とマッサージ師のために　第7版. キペプランニング/日本DLM技術者会, 東京, 2013, p.143-166.
5) 加藤征治, 須網博夫編：新しいリンパ学―微小循環・免疫・

腫瘍とリンパ系. 金芳堂, 京都, 2015, p.14.
6) Suami H, Scaglioni FM : Anatomy of the lymphatic system and the lymphosome concept with reference to lymphedema. Semin Plast Surg 32 : 5–11, 2018.
7) 三浦真弘, 浜田裕一：リンパ管静脈吻合術で観察される皮下間質・リンパ管の微細構造的特徴―四肢慢性リンパ浮腫患者の走査型電子顕微鏡所見. 医学のあゆみ 262(13)：1141-1146, 2017.
8) Dicke N, Pielensticker N, Degen J, et al : Peripheral lymphangiogenesis in mice depends on ectodermal connexin-26 (Gjb2). J Cell Sci 124(Pt16) : 2806-2815, 2011.

I 正常を知る／2. 生理

A. 静脈の機能生理
③右心系と肺循環の機能生理

● 肺循環

　肺は，肺動脈系，気管支動脈系，リンパ系の3循環系をもつ。肺動脈と胸部大動脈から分岐する体循環系の気管支動脈の二重支配であることにより，PTEを起こしても肺梗塞をきたしにくい。肺循環は，肺動脈の本幹部に始まり，右室に還流した静脈血をすべて受け入れる。肺動脈は気道系と同じように分岐を繰り返し，終末気管支に至るまで，両者は伴走する。肺毛細血管は，肺胞壁を覆う密なネットワークを形成して，肺の主機能であるガス交換にとってきわめて効率のよい形態をとる。酸素化された動脈血は，小葉間を走る肺細静脈に集められ，肺静脈を経て左房へ還流する。

● 肺循環の機能と特徴

1. 循環系に直列に位置する

　肺循環は，他の大血管の臓器循環が並列に位置するのと異なり，直列に位置し，すべての静脈血を受け入れる。

2. 低圧系，低抵抗の容量血管である

　肺循環は，体循環系に比して，低圧系，低抵抗系である。成人におけるmPAPは約14mmHg，収縮期は25mmHg，拡張期圧は8mmHgほどで，平均体血圧は100mmHgに比して，mPAPは1/5ほどである。右心拍出量は左心拍出量とほぼ同じ5L/min程度（実際は気管支動脈およびテベシアン静脈分右心拍出量は少ない）であることから，肺血管抵抗＝（平均肺動脈圧15mmHg－左房圧5mmHg）/心拍出量は，体血管抵抗＝（平均体血圧100mmHg－右房圧2mmHg）/心拍出量，の約1/10となる。

　肺動脈とその分岐の壁は薄く，やわらかで弾性に富む。細動脈の内圧は低く，少量の平滑筋で血流調節を行う。

　体循環は，立位時の挙上した上肢まで血流を送る必要があるのに比して，肺循環は上肺まで血流を送ればよいため，低圧でよい。また，安静時にすべての毛細血管内を赤血球が流れているのではなく，毛細血管内外の壁内外圧差（transmural pressure）によって閉じているものもある。内圧の上昇で，毛細血管の再疎通（リクルートメント）と拡張が起こり，軽度運動時には，肺動脈圧が上昇することなく，むしろ肺血管抵抗が低下す

25

る。運動時の酸素摂取量増加に対応し，心拍出量を4～6倍に上昇することができる容量型血管である。

3. 肺胞内血管と肺胞外血管

肺血管は，肺外血管（縦隔内に存在する肺門部の肺動静脈）と肺内血管に分類でき，さらに肺内血管は，肺胞を取り巻く毛細血管である肺胞内血管と間質に存在する肺細小動静脈である肺胞外血管に分けられる。肺毛細血管は，壁内外圧差に影響され，肺胞内圧が毛細血管内圧を上回れば血管は虚脱する。肺胞内圧は，最大吸気位でも最も上昇し，肺血管抵抗も上昇，最大呼気位の残気量位で低下する。一方，肺胞外血管は，吸気時に弾性に富んだ肺実質によって気道を拡張する張力が働き，拡張するため，最大吸気で低下し，残気量位で上昇する。その総和である血管抵抗は，機能的残気量（functional residual capacity：FRC）位で，最低となる。

4. 肺血流分布

立位あるいは座位でのヒトの肺の高さは30cmで，低圧系のため，重力の影響によって，肺血流は，下肺から上肺に向かって，直線的に低下する。
(1) Zone 1（肺胞圧＞肺動脈圧＞肺静脈圧，上肺領域で血流は流れない。大量出血時や陽圧人工呼吸時に出現する）
(2) Zone 2（肺動脈圧＞肺胞圧＞肺静脈圧，中間に位置する領域で，血流は肺動脈圧と肺胞圧の差に規定され，間欠的に流れ，肺静脈圧に影響されない）
(3) Zone 3（肺動脈圧＞肺静脈圧＞肺胞圧，下肺領域で，肺血流は肺動静脈間の駆動圧で規定され，毛細血管は拡張ならびに再疎通し，血流分布は均等である）
に分けられる。肺高血圧症では上肺の血流の増加がみられる[1]。さらに，肺血流分布は重力にも依存するが，さらに肺門部で最も多く，肺末梢で少ない。

5. 低酸素性肺血管攣縮および肺循環を調節する因子

肺胞換気量の低下や吸入気酸素分圧の低下により，肺胞酸素分圧（PaO_2）が低下すると，肺小動脈に血管収縮をきたし，低酸素性肺血管攣縮（hypoxic pulmonary vasoconstriction：HPV）とよばれる。なお，肺動脈血の低酸素ではないことに注意する必要がある。慢性閉塞性肺疾患（COPD）では，低換気部位にHPVが生じ，換気のよい部位に血流がシフトし，生理学的にきわめて合目的といえる。血管内皮由来の一酸化窒素（NO）は，肺血管拡張物質で，その合成阻害はHPVを増強する。

エンドセリン，トロンボキサンA_2は，肺血管を収縮させ，ヒスタミン，セロトニン，交感神経系の緊張は血管収縮を増強する。肺塞栓症において，血栓による機械的閉塞に加え，これらの因子による機能的な肺血管収縮が肺高血圧症を助長する。肺血流低下および血栓由来のセトロニンやトロンボキサンは気管支を攣縮，サーファクタントの低下も起こり，換気血流不均等を悪化させる。

6. 換気血流不均等と低酸素血症

　低酸素血症（PaO_2）の低下の原因として，(1)肺胞低換気（$PaCO_2$上昇あり），(2)右左シャント，(3)拡散障害，(4)換気血流不均等，が知られている。(2)～(4)は，肺胞気・動脈血酸素分圧較差（$AaDO_2$）の開大を伴う。$AaDO_2$は，臨床的に優れたガス交換障害をみる指標であるが，具体的な換気／血流比分布を知ることはできない。多種不活性ガス洗い出し法によってその分布をみることができ，若年健常成人では，換気／血流比＝1を中心とする一峰性の正規分布に近い分布をとりシャントを認めないが，PTEでは，高換気／血流比領域が増加し，同時に低換気／血流比領域の増加がみられる[2]。重症PTEでは，低心拍出量による混合静脈血酸素分圧低下，卵円孔開存，肺細動静脈吻合，無気肺によるシャントによって，酸素不応性の低酸素血症を呈する。

7. フィルター機能

　肺毛細血管は，血栓などの異物のフィルター機能としての役割があり，シャントがあるとPTEと同時に，脳梗塞（奇異性塞栓症）をきたす可能性がある。

● 右心の機能と特徴

1. 右室の解剖と生理学的反応

　右室は最も前面にある心腔で，右室自由壁厚は，左室壁厚の約1/3と薄く，心筋線維の走行が左室のように同心円状でないため，収縮力が弱い。一方，コンプライアンスは高い。短軸断面では円形の左室に比して，三日月型をしている。左室から駆出された血液はすべて右心臓系に戻りシャント疾患がなければ，左右の一回拍出量は同じであるが，仕事量からみると1/5程度であり，右室後負荷である肺血管抵抗が末梢血管抵抗に比して1/5～1/10と低いことによる。右室は，前負荷増大に見合う収縮力増加が得られず，容積が増加する。左室は後負荷が増大しても，一回拍出量が保たれるが，右室では低下する。心室中隔を共有し，心外膜で覆われた1つの空間を有し，右室は左室を圧排する[3]。

2. PTEでの対応

　PTEでは，肺血管の閉塞率が50～60％を超えると肺血管抵抗と肺動脈圧が上昇し，心肺に基礎疾患がない場合，1回の急性PTEでは平均肺動脈圧は40mmHgを超えないとされる。後負荷の増大によって，拡張した右室が中隔を圧排し，心外膜の緊張が高まり，左室拡張末期圧が上昇，左室拡張障害，前負荷の低下から，心拍出量，血圧が低下，ショックに至る。心筋酸素消費に見合った右冠状動脈血流増加が得られないことが助長する。

（田邉信宏）

文献

1）West JB：4. 血流と代謝. ウエスト呼吸生理学入門（桑平一郎訳）. メディカルサイエンスインターナショナル, 東京, 2009, p.39-59.
2）West JB, Wagner PD : Ventilation-perfusion relationship. The lung scientific foundations 2nd ed（Crystal RC, et al ed）. Raven Press, New York, 1997, p.1693-1709.
3）Schlant RC : 7. Cardiac Manifestations of Pulmonary Embolism. Pulmonary Embolism, Lung Biology in Health and Disease vol 75（Morpurogo M, ed） Marcel Dekker, Inc, New York, 1994, p.67-88.

I 正常を知る／2. 生理

B. 血栓・止血・凝固線溶について
①血栓と止血の機序

はじめに

　　血栓形成機序と止血機序には同じ凝固因子や血小板などの細胞がかかわるため，両者は同じものと考えられがちである。止血は血管の破綻による血液成分の漏出を防ぐため，組織因子（TF）を豊富に含んだ血管壁外側から血栓が生じ，破れた血管壁に凝血塊による栓をする生理的現象である。一方，血栓は血管内皮細胞の障害や血流の停滞などにより，血管内部に凝血塊ができる病的現象である。動脈血栓は血小板粘着から始まる血小板主体の血栓であり，血流の遅い静脈血栓は凝固因子主体の血栓である。しかし，毛細血管から生じた血栓が動脈側あるいは静脈側へ進展する場合もあり，動脈血栓は血小板活性化が原因で，静脈血栓は凝固系活性化が原因と単純に分けないほうがよいかもしれない。図1に止血機構の模式図を示す。

血小板活性化

　　血管内皮細胞が障害されると，内皮細胞がはがれてコラーゲンが露出する。フォンヴィルブランド因子（VWF）はコラーゲンレセプターを介してコラーゲンと結合するとともに，血小板膜糖蛋白Ⅰb（GPⅠb）を介して血小板とも結合することから，血小板は活性化されて血小板粘着を起こし，凝固系活性化の場を提供する。A disintegrin-like and metalloprotease with thrombospondin type 1 motifs-13（ADAMTS13）は超巨大VWFマルチマー（UL-VWFM）を分解することにより，VWFを介した血小板粘着を抑制する。ADAMTS13が著減した場合には血栓性血小板減少性紫斑病（TTP）[1]を発症するが，ADAMTS13の減少は微小血栓のリスクとも考えられる。トロンボキサンやADPは血小板を活性化し，GPⅡbⅢa（細胞接着分子であるインテグリンの1つ）とフィブリノゲンの結合を介して，血小板凝集を起こす。活性化された血小板膜上のリン脂質成分が変化し，血小板膜上で凝固因子が活性化される。血小板活性化の指標としては，β-トロンボグロブリンや血小板第4因子があるが，臨床応用が難しく，今後は可溶性のglycoprotein Ⅵ（GPⅥ）[2]やC-type lectin-like receptor 2（CLEC2）の測定法の確立・普及が期待される。

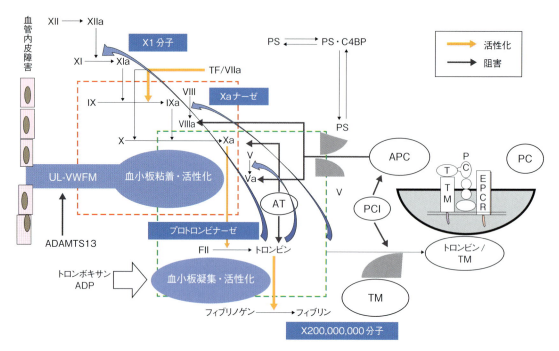

図1 止血ならびに血栓形成機序

血管内皮細胞が障害されると，VWFを介して血小板活性化とともに血小板粘着を起こす．ADAMTS13はUL-VWFMを分解することにより，血小板粘着を抑制する．トロンボキサンやADPは血小板を活性化し，フィブリノゲンとの結合を介して血小板凝集を起こす．上流から下流に凝固系が活性化されるにしたがい，活性化される凝固因子量は飛躍的に増加する．1分子のFXIaから200,000,000分子のフィブリンが生成される．少量のTFによりトロンビンが生成され，上流のFXI，FVIII，FVを活性化する．トロンビン-FXIa-トロンビンの活性化サイクルが作動して，より強固な凝固反応が確立される．リン脂質上で，Xaナーゼやプロトロビナーゼなどの凝固増幅作用が起こる．

VWF：フォンヴィルブランド因子，UL-VWF：超巨大VWFマルチマー，TF：組織因子，TM：トロンボモジュリン，AT：アンチトロンビン，PC：プロテインC，EPCR：血管内皮細胞PCレセプター

● 凝固系の活性化

凝固系活性化機構の特徴は3つある．

(1) カスケード機構：上流から下流に活性化されるにしたがい，活性化される凝固因子量は飛躍的に増加する．1分子のFXIaから200,000,000分子のフィブリンが生成されるといわれている．

(2) トロンビンバースト：凝固の初期は，少量のTFにより凝固第VII因子（FVII）が活性化され，次々とFX，FV，FIIが活性化され，トロンビンが生成される．トロンビンは下流のフィブリノゲンをフィブリンに変換するとともに，上流のFXI，FVIII，FVを活性化する．活性化されたFXIa，FVIIIa，FVaは下流の凝固因子を活性化して，トロンビン-FXIa-トロンビンの活性化サイクルが作動して，より強固な凝固反応が確立される．

(3) リン脂質上（主に血小板膜上）の凝固反応の増幅作用：FXをFXaにするXaナーゼ

やFⅡをトロンビンにするプロトロビナーゼがある。リン脂質上の増幅作用には血小板の活性化が重要といわれている。

これらの止血機構を正しく評価するには，通常のAPTTでは困難で，APTT波形による解析が必要である[3]。

また，凝固反応にブレーキをかける凝固阻害因子も重要である。アンチトロンビン（AT）は主にFⅩaとトロンビンを阻害し，ヘパリンはATの作用を1,000倍増強する。PCはトロンビン-トロンボモジュリン複合体により活性化PC（APC）に活性化され，PSの助けを得て，APCはFⅧaとFⅤaを阻害する。AT，PCならびにPSの異常症は特発性血栓症の原因となる。

また，線溶系はフィブリン形成に伴い活性化され，過剰な血栓形成を抑制する。線溶系の異常低下でも血栓傾向が生じる可能性がある。

（和田英夫）

文献

1) Wada H, Matsumoto T, Yamashita Y : Natural history of thrombotic thrombocytopenic purpura and hemolytic uremic syndrome. Semin Thromb Hemost 40 : 866-873, 2014.

2) Yamashita Y, Naitoh K, Wada H, et al : Elevated plasma levels of soluble platelet glycoprotein Ⅵ (GPVI) in patients with thrombotic microangiopathy. Thromb Res 133(3) : 440-444, 2014.

3) Matsumoto T, Wada H, Fujimoto N, et al : An evaluation of the activated partial thromboplastin time waveform. Clin Appl Thromb Hemost 24(5) : 764-770, 2018.

| I | 正常を知る／2. 生理 |

B. 血栓・止血・凝固線溶について
②凝固と線溶

● 凝固

　　人間の血液は，2つの方法で凝固することができる（**図1**）。

　　1つは，組織因子（tissue factor：TF）による凝固であり，これを外因系凝固活性化機序という。これには凝固第Ⅶ・X・V・Ⅱ・I因子が関与している。TF・Ⅶa複合体は，TFが微量にしか存在しない生体内（*in vivo*）では第Ⅸ因子を活性化するのに対して，TFが大量に存在する試験管レベル（*in vitro*）では第X因子を活性化する。TF産生細胞は複数知られているが，その代表は血管内皮細胞と単球／マクロファージである。これらはlipopolysaccharide（LPS）やサイトカインの刺激でTFを過剰発現する。たとえば，重症感染症の敗血症では，過量のLPSやサイトカインの作用により血管内皮細胞や単球／マクロファージから大量のTFが産生され，外因系凝固が活性化される結果，究極の血栓症ともいえる播種性血管内凝固症候群（DIC）を発症する。

　　もう1つは，異物（陰性荷電）による凝固であり，これを内因系凝固活性化機序という。これには凝固第Ⅻ・Ⅺ・Ⅸ・Ⅷ・X・V・Ⅱ・I因子が関与している。たとえば，採血をして血液を試験管に入れると血液は凝固するが，これは試験管という異物に接することによる。

　　止血という生理でも，血栓症という病態でも外因系凝固活性化機序のほうがより重要な働きを演じている。

　　血友病A（B）は，先天性に第Ⅷ（Ⅸ）因子が欠損する出血性疾患である。**図1**（*in vitro*）からは，第Ⅷ（Ⅸ）因子がなくても，内因系よりも重要な外因系凝固活性化機序により凝固が正常に進行するようにみえる。しかし，実際には血友病A（B）の患者で止血障害がみられる。これは，生体における外因系凝固活性化の機序が，TF・Ⅶa複合体がⅧとともにⅨを活性化することを介したものであるためである。Ⅷ因子やⅨ因子なしでは外因系機序は作用しえないため，正常な止血が起こらない。

● PTとAPTT

　　生体における2種類の血液凝固を臨床検査室の試験管レベルで再現しようとした検査が，以下の2つである。

- PT
- APTT

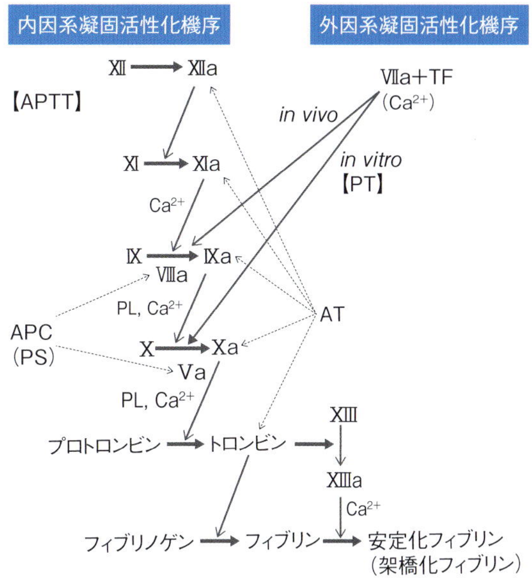

B. 血栓・止血・凝固線溶について／②凝固と線溶

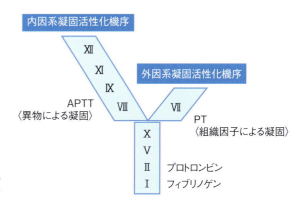

図1 血液凝固カスケード（*in vivo* と *in vitro*）
PL：リン脂質，AT：アンチトロンビン，TF：組織因子，
in vivo：生体内，*in vitro*：試験管内
プロトロンビンはⅡ因子，トロンビンはⅡa，フィブリノゲンはⅠ因子とも記載。
（文献1より引用）

図2 臨床検査室での凝固
簡略型の血液凝固カスケード（*in vitro*）を示している。
Ⅵは欠番である。
（文献1より引用）

　2種類の血液凝固を臨床検査室レベルで再現したこれらの検査は，まさに凝固の基本検査といえる。

　凝固カスケードは，本来は多くの矢印を用いて記載すべきであるが，この記載法は多くの者にとって血液凝固学をとっつきにくくする要因になっている。あえて矢印を割愛した簡易型の凝固カスケードを図2に提示する。第Ⅵ因子は欠番である。凝固因子の最終番である第ⅩⅢ因子は，トロンビンによってフィブリノゲンから転換したフィブリンの分子間を架橋化する（強固なフィブリン塊を形成する）のに必要であるが，PT，APTTでは反映されないため，図2の記載には登場しない。

● ビタミンK依存性凝固因子と凝固阻止因子

　一部の凝固因子はビタミンKが存在しないと活性を発揮できないため，ビタミンK

依存性凝固因子と呼ばれる。ビタミンK依存性凝固因子は，半減期の短い順番に，第Ⅶ・Ⅸ・Ⅹ・Ⅱ因子である（半減期はそれぞれ，1.5〜5時間，20〜24時間，1〜2日，2.8〜4.4日）。特に，第Ⅶ因子の半減期が短いことは臨床的に重要である。ビタミンK拮抗薬であるワルファリンを投与した際のモニタリングをAPTTではなくPTで行っているのは，半減期の短いⅦ因子を反映しているPTが敏感に変動するためである。出血性素因であるビタミンK欠乏症のスクリーニング検査をPTで行うのも同様の理由である。PTのみならずAPTTも明らかに延長している場合には，ビタミンK欠乏症は重症と考えてよい。軽症のビタミンK欠乏症では，PTのみが延長することが多い。

凝固阻止因子であるPC，PSもビタミンK依存性凝固因子である（半減期はそれぞれ，6〜8時間，2〜3日）。先天性PC欠損症（ヘテロ接合体）の患者に対してワルファリンを投与すると，4つのビタミンK依存性凝固因子が十分に低下して抗凝固活性を発揮する前に，半減期の短いPCが急激に低下し，皮肉なことにかえって凝固活性化状態になることが知られている。この際，皮膚の微小循環レベルで微小血栓が多発してwarfarin induced skin necrosisの病態をきたす。

骨代謝と関連した蛋白であるオステオカルシンもビタミンK依存性であり，ワルファリンによる催奇形性の原因となっている。

● 抗血栓機序

血液は前出の凝固する性格と，逆に凝固しないという二重の性格を併せもっている。血液が循環中は凝固しない理由として，血管内皮の果たす役割がきわめて大きい。血管内皮には，血栓症の観点から善玉成分といってよい数多くの抗血栓性物質が存在する。

具体的には，(1)トロンボモジュリン（thrombomodulin：TM），(2)ヘパリン様物質（ヘパラン硫酸），(3)t-PA，(4)プロスタサイクリン（PGI$_2$），(5)一酸化窒素（nitric oxide：NO）などである。これらのほとんどは薬物として治療応用されていることからも，優れた物質であることが頷ける（図3）。

1．トロンボモジュリン（TM）

TMは，2段構えで凝固を阻止している。

(1) トロンビンとの結合：TMはトロンビンを捕捉することで，まず抗凝固活性を発揮する。TMに捕捉されたトロンビンは，向凝固活性（フィブリノゲンをフィブリンに転換する作用，血小板活性化作用，その他）が失われる。

(2) このトロンビン-TM複合体は，凝固阻止因子であるPCを活性化して，APCに転換する。APCは，活性型第Ⅴ因子や活性型第Ⅷ因子を不活化する（補酵素がPS）。このTMは薬剤化されており，遺伝子組換えトロンボモジュリン製剤として，DICの特効薬として臨床現場で頻用されている（図3）。

TMは全身臓器に広く分布するが，例外として脳にはほとんど分布していない。脳は，人間の体のなかで最も血栓症の多い臓器であるが，これはTMの分布が乏しいためと

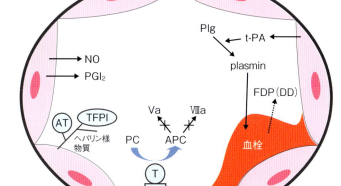

図3 血管内皮の抗血栓作用
TM：トロンボモジュリン，T：トロンビン，PC：プロテインC，Va：活性型第V因子，Ⅷa：活性型第Ⅷ因子，AT：アンチトロンビン，TFPI：組織因子経路インヒビター，NO：一酸化窒素，PGI₂：プロスタサイクリン，Plg：プラスミノゲン，FDP：フィブリン／フィブリノゲン分解産物，DD：D-dimer
（文献1より引用）

考察されている。このことは，脳出血に対しては有利だが，脳梗塞を発症しやすくしている。何らかの方法で，脳でのTM発現を亢進させることができれば，脳梗塞は激減するのかもしれない。

TMの測定は凝固関連検査としても重要である。血管内皮が障害を受けると，TMは容易に循環血中に遊離する。このため，血中TM濃度の高値は血管内皮障害を反映している。現在，血中TM濃度は保険診療内で測定可能となっている。

2. ヘパリン様物質

血栓症の治療薬としてヘパリンが伝統的に使用されている。ヘパリンは，深部静脈血栓症，肺塞栓，DICなどの多くの血栓性疾患の治療薬として用いられている。一方，血管内皮にはヘパリン様物質が存在する。このヘパリン様物質には，アンチトロンビン（antithrombin・AT）や組織因子経路インヒビター（tissue factor pathway inhibitor；TFPI）が結合しており，抗血栓的に作用している。ATは肝臓で，TFPIは血管内皮で産生されて血中に放出された後に，血管内皮のヘパリン様物質に結合する（図3）。

ATは流血中にも血管内皮上にも存在するが，ヘパリン（様物質）に結合することで活性が飛躍的に増強するために，生体にとっては血管内皮上のATのほうがより大きな意義を有している。血液凝固検査として測定されている血漿AT活性は意義の大きい検査であるが，血管内皮に結合しているAT量を評価する簡便な方法があればなお望ましい。なおATは，以前は「アンチトロンビンⅢ（ATⅢ）」と称されたが，Ⅲ以外のATはすべて他の物質と同じであることが証明されたため，現在は単に「アンチトロンビン（AT）」という名称が主流になっている。

3. プロスタサイクリン（PGI₂）と一酸化窒素（NO）

血管内皮からはPGI₂が産生される。PGI₂は，血小板機能抑制作用および血管拡張作用（血流増加作用）により，抗血栓的に作用する。PGI₂は血中半減期が短いために，そのままの製剤化は不可能であったが，PGI₂誘導体は半減期が長く，血管拡張作用を期待して，閉塞性動脈硬化症の治療薬に頻用されている（図3）。

NOも，PGI₂と同様に血小板機能抑制作用と血管拡張作用を有している。NOは，シルデナフィルの話題とも関連して一般にも有名になった物質である。NOはグアニル酸シクラーゼに作用し，guanosine triphosphate（GTP）→cyclic guanosine monophosphate（cGMP）の転換を亢進させてcGMPの量を増加させる。これがシグナルとなって陰茎海綿体に血液が流れ込む。シルデナフィルは，cGMP分解作用を有するphosphodiesterase 5（PDE-5）の酵素活性を阻害し，cGMP活性を高めることで海綿体血液量を増加させる。

● 線溶

前述の抗血栓機序はヒトでは不完全のようで，ヒトは血栓症を発症しやすい生き物ということができる。

形成された血栓を溶解する働きが，線溶（fibrinolysis）である。具体的には，血管内皮からt-PAが産生されると，これは，肝臓で産生されて血中に放出されたプラスミノゲン（plasminogen：Plg）をプラスミンに転換する（図3, 4）。プラスミンは，血栓（フィブリン）を分解してFDP（D-dimer）にする。つまり，FDP（D-dimer）の血中濃度が高いというのは，血栓が形成された後に溶解したことを意味する。たとえば，DICや深部静脈血栓症／肺塞栓では，血栓が形成されてその一部が溶解されるため，FDP（D-dimer）は上昇する。なお，t-PAやプラスミノゲンは血栓（フィブリン）親和性が高いために，血栓の存在する部位では効率よく線溶が進行する。

図4　線溶活性化とFDP & D-dimerの形成

PAI：プラスミノゲンアクチベータインヒビター，α₂PI：α₂プラスミンインヒビター，FDP：フィブリン／フィブリノゲン分解産物，DD：D-dimer，Ⅶa：活性型第Ⅶ因子
破線矢印は，凝固カスケードを簡略化している。
- 線溶活性化の結果として最終的にプラスミンが形成されると，血栓（フィブリン）を溶解して，FDP & DDが形成される。DDはフィブリン分解産物の最小単位である。
- t-PA（血管内皮から産生）に対する阻止因子が，PAI（血管内皮から産生）である。
- プラスミンに対する阻止因子が，α₂PI（肝で産生）である。
- FDP & DD：DIC, DVT, 肺塞栓などで上昇する。

（文献1より引用）

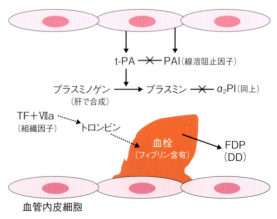

B. 血栓・止血・凝固線溶について／②凝固と線溶

　線溶活性化が著しい線溶亢進型DIC（大動脈瘤，解離性大動脈瘤，巨大血管腫，一部のがんなど）では，凝固活性化マーカーのトロンビン-アンチトロンビン複合体（TAT）とともに，線溶活性化マーカーのプラスミン-α_2プラスミンインヒビター複合体（PIC）が著増する[1,2]。この場合は，必ずα_2プラスミンインヒビター（α_2PI）も測定したい。α_2PIの低下度は，臨床的な出血症状と密接に関連している。

（朝倉英策）

◆ 文献

1）朝倉英策：播種性血管内凝固症候群（DIC）．臨床に直結する血栓止血学 改訂2版（朝倉英策編），中外医学社，東京，2018，p.286-299.

2）朝倉英策：播種性血管内凝固症候群（DIC）．しみじみ分かる血栓止血 vol.1　DIC・血液凝固検査編（朝倉英策編），中外医学社，2014，p.48-141.

総論

II

診察法
－理学所見の取り方

II 診察法―理学所見の取り方

1. 問診

問診は今後の治療に向けた検査計画，診断を進めていくうえで重要である。

● 主訴，症状，現病歴

症状が急性なのか慢性なのか，先天性なのか後天性なのか，症状の持続時間，日内変動，左右差の有無などを問診する。静脈疾患に対する訴えの多くは，見た目，だるさ，浮腫・腫脹，腓腹筋痙攣，疼痛，皮膚炎によるかゆみなどであるが，その鑑別疾患も多い。

1. 見た目

静脈疾患の多くは，見た目を主訴に来院することが多いが，二次性静脈瘤による表在静脈拡張に注意する。

2. だるさ

静脈うっ滞により生じるが，静脈機能に異常のない場合もある。慢性疲労，腰部脊柱管狭窄症，閉塞性動脈硬化症，むずむず脚症候群などがある。

3. 浮腫・腫脹

全身性（心疾患，腎疾患，肝疾患，薬剤性）と局所性（静脈性，リンパ性，炎症性）に区別される。リンパ性の場合は圧痕浮腫，静脈性では非圧痕浮腫を呈することが多い。全身性の場合は何らかの治療をしていることが多いが，貧血，カルシウム拮抗薬の内服などにも注意する。浮腫が顔面などに生じている場合は上大静脈症候群が，上肢の比較的急な腫脹の場合はPaget-Schroetter症候群などが鑑別となる。下肢慢性静脈不全の浮腫の多くは下腿部に夕方以降ピークを迎えるため，日中の受診時は浮腫を認めないことがあるので注意が必要である。発症が比較的最近であれば他の病因を考えないといけない。鑑別診断としては，体質的要因，生活習慣，加齢などである。

4. 腓腹筋痙攣

主に腓腹筋の有痛性痙攣である。多くは就寝中の明け方に生じることが多い。鑑別診断は加齢性，腰椎疾患，薬剤性，全身疾患などである。

5. 疼痛

血栓症に伴う症状，脂肪皮膚硬化症の急性憎悪などである。ベーカー嚢腫破裂もしくは筋肉断裂による筋膜下血腫も，急性期のDVTと似たような臨床症状となるため注意が必要である。その他，蜂窩織炎や整形外科疾患などがある。

● 既往歴，アレルギー歴，生活歴，妊娠・出産歴

これらは今後の治療の可否，治療後の合併症を予防するうえで重要である。

血栓合併症を生じやすい内服薬としては，エストロゲン製剤，ステロイドの内服，2010年からは抗精神病薬の多くに添付文書上重大な副作用として肺塞栓，DVTが追記されたので注意を要する。また，血栓症を繰り返す両側性多発性発症，40歳以下の若年者発症，まれな場所（門脈・腸間膜静脈血栓，脳静脈洞血栓など）に生じている場合は，先天性の血栓性素因の精査が必要となる。後天性の凝固異常としては，上記の内服以外に手術，悪性腫瘍，高ホモシステイン血症，抗リン脂質抗体症候群などがある。

抗血小板薬，抗凝固薬の内服例は出血合併症に，**抗リウマチ薬内服**例は感染合併症に注意が必要である。**β遮断薬の内服**例では添付文書上，手術の24〜48時間前に中止と表記されており，注意が必要である。

妊娠の有無・出産経験は，下肢静脈瘤の危険因子となる。習慣性流産がある場合は抗リン脂質抗体症候群の精査が必要になる。外傷の有無および外科手術後の確認も重要で，その場合，血栓症，二次性静脈瘤，動静脈瘻などを精査する必要がある。

血管内焼灼術で使用されるリドカインは肝臓での代謝のため，**肝機能障害**を有する場合は総使用量を少なくする，**虚血性疾患**合併例でエピネフリン添加リドカインを使用せずリドカインのみを使用する場合，吸収が早まるので減量をしないと中毒を起こす可能性がある。**喘息**を有する場合は，ポリドカノールでアレルギーを誘発する場合があり，注意を要する。

● 家族・社会歴

下肢静脈瘤は両親ともに罹患している場合，子どもは90％に発症するといわれている。仕事，生活習慣は慢性静脈不全の成因だけでなく，治療後の予後に大きな影響を与える。1日の立ち時間も重要であるが，動いているか否か，これまでとこれからの就業年数も重要である。今後立ち仕事を辞める場合，症状が緩和する可能性がある。

（栗原伸久）

II 診察法—理学所見の取り方

2. 視診

　静脈疾患による影響は体表面に出ることが多く，視診は欠かせない。体表にみられる静脈，浮腫・腫脹，皮膚の変化に注意する。頻度の高い下肢だけでなく，上肢，体幹部，顔面も含めた視診が重要である。その例として，下腹部に蛇行し怒張した静脈が発達している場合，腸骨静脈閉塞などの結果生じた側副血行路である可能性があり，腹部精査が必要となる。

● 体表にみられる静脈

　表在静脈にみられる変化は拡張，蛇行，怒張である。浮腫を伴うとわかりにくいので，触診も併用する。さらにどの場所に認められているのかも重要である。その他，クモの巣状・網の目状静脈瘤，出血を起こしやすい血豆状の静脈瘤（bleeding blue blebs），静脈性血管腫（単房性），静脈奇形（多房性），ポートワイン母斑などがある。内果近傍に青色と赤色の毛細血管拡張を特徴とするcorona phlebaticaは，進行した静脈うっ滞の所見といわれているので注意が必要である。また，陰部静脈瘤は大腿部後方に広がることが多いので，同部位の視診も重要である。

● 浮腫・腫脹

　浮腫がある場合，治療効果を客観的にみるために，実際に計測することが重要で，決まった部位で必ず両側測定する。日内変動がある場合は決まった時間に計測する。左右差が1cm以上あれば優位に太いと判断する。

● 皮膚の変化

　皮膚の変化としては，湿疹，発赤，潰瘍がある。

1. 湿疹

　下腿のうっ滞性皮膚炎の好発部位は下腿内果上である。CEAP分類ではC4に相当する。C4はC4a（色素沈着，湿疹），C4b（脂肪皮膚硬化，白色皮膚萎縮）に分けられる。さらに体表の静脈瘤との関係，発生場所，形態（貨幣状など），皮膚炎の状態（ざらつきな

ど)も他の皮膚疾患との鑑別をするうえで重要である。また，表在静脈不全がなくても，PTSが原因であることもあり，注意が必要である。うっ滞性皮膚炎には一種のアレルギー反応である自家感作性皮膚炎があるが，背中，大腿，腕に生じるため，他の皮膚疾患との鑑別が必要となる。その他，鑑別が必要な下腿の皮膚疾患としては，慢性色素性紫斑，慢性湿疹，結節性紅斑，リベド血管炎などがある。

慢性色素性紫斑は色素沈着に，**慢性湿疹**はうっ滞性皮膚炎に似ているが，静脈瘤を伴わない場所にも生じる。

結節性紅斑は脂肪皮膚硬化症の急性増悪に似ているが，脂肪皮膚硬化症のように硬化した皮下に側枝静脈を触れない。

リベド血管炎は色素沈着に似ているが，特徴的な網目状の紫紅色斑（リベド）を血管に沿って生じるため，大理石様の模様となるのが特徴である。潰瘍を伴う場合は小さく，静脈不全と関係なく春〜夏にかけて悪化する（夏季潰瘍）。

2. 発赤

脂肪皮膚硬化症の急性増悪，蜂窩織炎，血栓性静脈炎などが鑑別となる。

蜂窩織炎はリンパ浮腫で起こしやすく，内果上のみならず下腿の全周性に認められる。ときに発熱などの全身症状を伴う。

血栓性静脈炎は静脈瘤に沿って発赤，疼痛を認める。静脈瘤内には血栓による硬結を認める。

3. 潰瘍

静脈うっ滞性潰瘍は一般にうっ滞性皮膚炎から移行することが多いため，皮膚炎を伴うことが多い。主な原因は表在静脈不全によるうっ滞であるが，PTS，不全穿通枝が原因となることもある。治療はまずは圧迫療法であるが，圧迫圧は40mmHg以上が推奨されるため，閉塞性動脈硬化症がないことの確認が必要である。また，生活習慣と密接に関係しているため，治癒後も生活習慣の改善，圧迫療法の継続をしないと再発のリスクが高い。鑑別診断として閉塞性動脈硬化症，糖尿病，リベド血管炎（夏季潰瘍），皮膚悪性腫瘍，感染症などがある。

閉塞性動脈硬化症が原因の虚血性潰瘍は，足趾に多く，冷感，安静時疼痛を伴うことが多い。喫煙，糖尿病を合併していることが多い。

4. その他

Klippel-Trenaunay症候群では，特徴的な患肢の腫大・ポートワイン母斑など，特徴的な所見を認める。

（栗原伸久）

3. 触診

　触診は，静脈疾患による病変の範囲や病態を評価するうえできわめて重要である。触診で皮膚温の変化，拍動やthrillの存在，圧痛や硬結の有無，浮腫の範囲や程度を観察することにより，静脈疾患の臨床的診断につながる有用な情報を得ることができる[1]。たとえば静脈瘤患者では，立位で鼠径部〜下腿の視認可能な静脈瘤に至るまでGSVの走行に沿って触診することにより，視診では確認できない静脈の拡張を触知することがある[2]。特に大腿部の静脈の評価の際には有用である。

　DVTの患肢では，触診上対側枝よりも皮膚温の上昇を認める。また，下腿の圧痛や下腿筋の把握痛を認めることもある。Homans徴候は，足部の受動的背屈により腓腹部に痛みが誘発されることを指すが，特異的なものではなく，診断的価値は低い[3]。

　血栓性静脈炎の急性期では，病変部位は発赤と熱感を伴い，静脈の走行に沿って圧痛を認める皮下の索状物を触知する。陳旧性の血栓性静脈炎が，連続性あるいは非連続性の索状物として触知されることもまれではない。

　外傷性の動静脈瘻患者ではthrillを触知する場合もある。また，触診により脂肪皮膚硬化所見の広がりを把握することで，瘤切除範囲の決定や内視鏡的筋膜下穿通枝切離術(SEPS)の適応を判断する指標となりうる。

　潰瘍を有する症例では，虚血による動脈性潰瘍との鑑別のため，大腿，膝窩，後脛骨，足背動脈の拍動を触知するべきである。

　触診を用いた理学的検査法としてcough impulse test[2]が知られている。これは，患者を立位としてGSV–大腿静脈接合部付近のGSVを指先で軽く触知しながら患者に咳嗽させ，接合部の弁不全があれば咳嗽時に血液の逆流による震動を指先に感じるというものである。

（細井　温）

文献

1) Onida S, Lane TRA, Davies AH : Clinical presentation and assessment of patients with venous disease. Handbook of Venous and Lymphatic Disorders : guidelines of the American Venous Forum, 4th ed, CRC Press, London, 2017, p.361-370.

2) Browse NL, Burnand KG, Irvine AT, et al : Varicose veins : diagnosis. Diseases of the Veins, 2nd Ed, Arnord, London, 1999, p.163-189.

3) Knepper JP, Wakefield TW : Patient clinical evaluation. Rutherford's Vascular Surgery, 8th ed, Elsevier Saunders, Philadelphia, 2014, p.202-213.

Ⅱ 診察法—理学所見の取り方

4. 打診

　静脈が血液で充満し拡張している状態では，打診により生じた血液の流れを震動として触知することができる[1]。

　打診を用いた診察法として代表的な percussion test(Schwartz test)[2]は，以下の方法で行われる。患者を立位としてGSV, SSVの中枢端に一方の手指を置き，他方の手指で末梢の静脈瘤を軽く叩くと上方の指先で血液による波動を触知する。逆に，上方の手指で伏在静脈をタップした際に下方の静脈瘤上の指先で波動の伝搬を感じた場合に，弁不全による逆流ありと判断する。

(細井　温)

文献

1) Browse NL, Burnand KG, Irvine AT, et al : Varicose veins : diagnosis. Diseases of the Veins, 2nd ed, Arnord, London, 1999, p. 69-144.

2) Browse NL, Burnand KG, Irvine AT, et al : Varicose veins : diagnosis. Diseases of the Veins, 2nd ed, Arnord, London, 1999, p.163-189.

5. 聴診

　まれに動静脈瘻の存在を示唆する血管雑音を聴取することがあるため，診察時には，拡張した静脈や静脈瘤周囲での聴診を必ず行う。

　特に，通常とは異なる部位（大腿外側など）に静脈の拡張を認める場合には，注意深く聴診する。下肢外傷の既往がある患者では，外傷性動静脈瘻が静脈瘤の原因となっている可能性がある。また，Klippel-Trenaunay症候群やParks-Weber症候群では，拡張した表在静脈でthrillを触知し，同部で血管雑音を聴取する。

（細井　温）

総論

Ⅲ

検査法
（検体，画像）

| III | 検査法（検体，画像） |

1. 検体検査

はじめに

　　VTEの検体検査には，VTEを疑う検査，VTEを否定する検査，抗凝固療法のモニター（検査），血栓性素因に関する検査がある。VTEを疑う検査には，D-dimer，フィブリノゲン／フィブリン分解産物（FDPs），可溶性フィブリン／可溶性フィブリンモノマー複合体[（SF）/（FMC）]，トロンビン-アンチトロンビン複合体（TAT）などがある。VTEを否定する検査はD-dimerが望ましい。また，血栓性素因には抗リン脂質抗体症候群（APS）や，凝固制御因子であるAT，PCならびにPSの機能喪失変異がある。

VTE診断に用いる検査

　　凝固系活性化あるいはフィブリン形成を示すマーカーを用いる（図1およびp.32～37参照）。まず，組織因子（TF）が血液に露出すると，凝固第VII因子（FVII）および活性化凝固第VII因子（FVIIa）は，TF-F VII（a）複合体を形成し，凝固第X因子（FX）を活性化凝固第X因子（FXa）に活性化する。FXaはプロトロンビンを活性化し，トロンビンとプロトロンビンフラグメント1＋2（F1＋2）が生成される。トロンビンはATと複合体を形成して，TATを形成する。トロンビンはフィブリノゲンに作用して，フィブリノペプタイドA（FPA）とフィブリノペプタイドB（FPB）を放出して，フィブリンモノマー（FM）となる。FMは単独で血中に存在することは少なく，2分子のフィブリノゲンと結合したSF，SFの重合やFDPなどと結合したFMCとして存在する。FMCとSFの基準値は異なるが，臨床的使用法としてはほぼ同等なものと考えてよい。SFにさらにトロンビンが作用するとフィブリンのポリメリゼーションが起こり，フィブリンクロットとなる。フィブリンクロットができると，t-PAが活性化されてプラスミノゲンをプラスミンに変換する。プラスミンはフィブリンやフィブリノゲンを分解して，D-dimerやFDPを生成する。FDPやD-dimerは，血栓症のマーカーであるとともに線溶亢進のマーカーでもある。このため，線溶系が抑制されているとFDPやD-dimerの増加は軽度になることがある。以上，凝固系が活性化されると，血中のTAT，SF/FMC，D-dimerが著しく増加する。

1. 検体検査

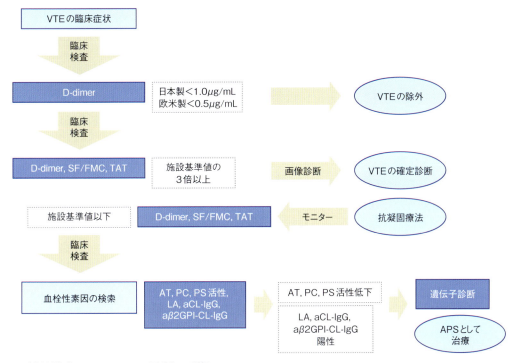

図1　検体検査によるVTEの診断の手順
aCL-IgG：抗カルジオリピンIgG抗体，aβ2GPI-CL-IgG：抗β2GPI-カルジオリピン複合体抗体
（筆者作成）

検査の手順

1. VTEの除外診断

　VTEを疑わせる臨床症状があれば，まず検体検査による除外診断を行う（図1）。VTEを疑う全例に画像診断を行うことはできないので，まず凝固活性化マーカーでVTEの除外診断を行う。VTEの除外には偽陰性を防ぐことが重要であり，凝固活性化マーカーのなかで最も血中半減期の長いD-dimerを用いるのが適当である。さらに，D-dimerはエビデンスが豊富であることからも推奨される。ただし，D-dimerはいまだ標準化されておらず，フィブリンを標準品とするものとフィブリノゲンを標準品にするものに分かれる。

　国内メーカーのD-dimerはフィブリンを標準品にしており，除外診断におけるカットオフ値は約1.0～1.2μg/mLであるが，欧米のメーカーのD-dimerはフィブリノゲンを標準品にして，カットオフ値は0.5μg/mLである[1]。

　以上，D-dimerがVTE除外のカットオフ値以下であれば，VTEは除外される。妊婦ではD-dimerが増加するが，2.0μg/mL以下ではVTEは否定的である。

2. VTEを疑う

　標準化の問題もあるが，最も一般的に使われるのがD-dimerであり，続いてFDP，

SFなどが用いられる。入院患者のエルピア（LSIメディエンス）D-dimerカットオフ値は7.9 μg/mL（感度63.1%，特異度93.5%，オッズ比24.6）であった。SFのカットオフ値は7.1 μg/mL（感度87.4%，特異度90.6%，オッズ比66.2）であった[2]。なお，陽性的中率（PPV）が50%以上を示すのは，D-dimer 3.0 μg/mL，SF 6.0 μg/mLであった。以上の成績から，D-dimer＞3.0 μg/mLあるいはSF＞6.0 μg/mLでVTEを疑い，画像診断を行う必要がある（**表1**）。なお，外科手術後はD-dimerやSFが著しく増加するので，このカットオフ値は適用できない。

担がん患者ではPPVが50%以上を示すのは，D-dimer 3.8 μg/mL，SF 6.6 μg/mLであった[3]。また，妊婦でも妊娠週数の増加に伴い，D-dimer値やSF値が増加する。基礎疾患がない妊婦でD-dimerが3.0 μg/mL以上であれば，VTEを疑う必要がある。整形外科関節置換術後には高頻度にVTEを合併するが，術前値が国内キットD-dimer 約1.7 μg/mL，欧米キットD-dimer 1.0 μg/mL以上でVTE発症リスクが高くなる[4]。

3. 抗凝固療法のモニター

抗凝固療法は急性期には未分画ヘパリン（UFH）が，安定期にはUFH，低分子ヘパリン（LMWH）やフォンダパリヌクスの皮下注，DOAC，ワルファリンなどが使用される。UFHの持続投与には，APTTを施設値の1.5〜2.0倍に延長するようにコントロールするのがよいが，UFHなどの皮下注においてAPTTで同様なコントロールをすると過剰投与になるおそれがある。抗凝固剤皮下注のモニターには，抗Xa活性で過剰投与にならないかチェックし，D-dimerやSF値を基準値以下にして，過小投与にならないかモニターするのがよい。ワルファリンはPTでモニターできるが，DOACに関しては抗Xa活性などがモニターの候補となるが，カットオフ値などのエビデンスはいまだ少ない。

4. 血栓性素因の検索

血栓性素因は，若年者のVTEにみられることが多く，まれな発症部位（脳静脈洞血栓

表1 D-dimerのカットオフ値

		国内キット（フィブリン単位）	欧米キット（フィブリノゲン単位）
VTEの除外	基礎疾患なし	＜1.0〜1.2 μg/mL	＜0.5 μg/mL
	妊婦	＜2.0 μg/mL	—
術後血栓症発症リスク		＞1.7 μg/mL	＞1.0 μg/mL
VTEを疑う	基礎疾患なし	＞3.0 μg/mL	—
	妊婦	＞3.0 μg/mL	—
	固型がん	＞3.8 μg/mL	—
VTEの確率 きわめて高い		＞7.9 μg/mL	—

（筆者作成）

症や上腸間膜状静脈など)の血栓症の原因となることが多い。

●抗リン脂質抗体症候群(anti-phospholipid antibody syndrome：APS)

臨床症状としては，動静脈血栓症や習慣流産あるいは分娩異常をきたし，検査所見としては抗リン脂質抗体(aPL)が検出される。aPLには凝固時間延長により診断するループスアンチコアグラント(LA)と，抗カルジオリピン抗体や抗β2GPI-カルジオリピン複合体抗体などがある。

LAの検査には希釈蛇毒凝固時間(DRVVT)やAPTTなどがある。LAの診断には正常血漿とのクロスミキシングテストが用いられているが，APTT波形で二相性波形(図2)を確認するほうがより簡便かもしれない。LA，抗β2GPI-カルジオリピン複合体抗体，抗カルジオリピン抗体の3つが陽性だとtriple positiveといい，血栓症リスクが高い。

●特発性血栓症

特発性血栓症は，家系内多発，若年性発症，繰り返す再発，まれな発症部位での血栓，はっきりとした曝露された誘因がないという特徴を示す。AT，PCならびにPSの遺伝子バリアントを有する例があり，凝固制御因子の欠乏が特発性血栓症の誘因の1つと考えられている。凝固制御因子欠乏症の判定には，それぞれの活性と抗原量を測定する必要がある。その際，PC活性は合成基質を用いる測定法より，凝固時間を用いる測定法がよい。

ATはFXaならびにトロンビンの活性を主に阻害するプロテアーゼインヒビターであり，ヘパリン存在下でその阻害作用は増強される。ATの活性と抗原量がともに低下するⅠ型欠損症は，活性低下を示すものの抗原量は正常値を示すⅡ型欠損症よりもVTEリスクが高いと報告されている[5]。活性化PCはPSをコファクターとして，活性化凝固第Ⅷ因子(FⅧa)ならびに活性化凝固第Ⅴ因子(FVa)を分解することにより，その凝固活性を抑制する。AT，PCならびにPSの機能消失変異はVTEのリスクになる。

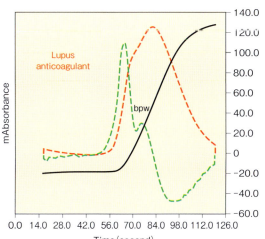

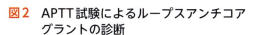

図2 APTT試験によるループスアンチコアグラントの診断

bpw：二相性波形
──：フィブリン形成曲線。
----：一次微分曲線。速度を示す。
----：二次微分曲線。加速度を示す。
Lupus anticoagulantを有する患者では，加速度曲線が低下し，二相性波形を示す。
(筆者作成)

表2　血栓性素因を疑う所見

特徴	APS	特発性血栓症
比較的若年で発症	○	○
再発性	○	○
静脈血栓症	○	○
変わった静脈（脳静脈洞，上腸間膜静脈）の血栓症	○	○
動脈血栓症	○	少ない
不育症（習慣流産）	○	なし
家族性	なし	○

APS：抗リン脂質抗体症候群

（筆者作成）

　PS徳島変異（p.Lys196Glu）は，日本人55人中に1人に存在する血栓性素因である[6]。PS徳島変異のVTE発症リスクは健常人の約5倍程度高い。PS活性/抗原比が低い症例はPS徳島変異が疑われる。特発性血栓症の診断はまず活性測定から始まるが，PSは妊娠や女性ホルモンの影響を受けて著しく低下する。ATは妊娠中毒症などで低下し，PCとPSはワルファリンの服用で低下する。AT，PCならびにPSは肝機能低下や血栓症急性期でも低下する。このため，特発性血栓症の確定診断は次に説明する遺伝子診断に頼ることになる（**表2**）。

●遺伝子診断

　遺伝子検査はAT，PC，PSという候補遺伝子解析が主流である。遺伝子検査は，AT活性とPC活性は約70％以下，PS活性は約30％程度の場合に考慮する。遺伝子解析は次世代シークエンサーやサンガー法が主流であるが，これらの手法ではいわゆるstructural variants（大きな欠失や挿入，逆位，転座など）の同定は難しい場合がある。近年外国人の受診が増えたことから，欧米人にみられるFV Leiden変異やプロトロンビンG20210A変異の検索が必要となる場合がある。最近，わが国でVTEを多発する家系にプロトロンビンの遺伝子バリアントが報告され[7]，またVTEを発症した小児に凝固第V因子のバリアントが同定された[8]。凝固制御因子の活性と抗原量が正常域を示す場合は，これらの遺伝子バリアントを考慮する必要がある。

（和田英夫・宮田敏行）

文献

1）Nomura H, Wada H, Mizuno T, et al : Negative predictive value of D-dimer for diagnosis of venous thromboembolism. Int J Hematol 87 : 250-255, 2008.

2）Wada H, Kobayashi T, Abe Y, et al : Elevated levels of soluble fibrin or D-dimer indicate high risk of thrombosis. J Thromb Haemost 4 : 1253-1258, 2006.

3）Nomura H, Wada H, Mizuno T, et al : Elevated fibrin-related markers in patients with malignant diseases suspected of having thrombotic disorders. Clin Appl Thromb Hemost 16 : 266-272, 2010.

4）Hasegawa M, Wada H, Miyazaki S, et al : The evaluation of fibrin-related markers for diagnosing or predicting acute or subclinical venous thromboembolism in patients undergoing major orthopedic surgery. Clin Appl Thromb Hemost 24 : 107-114, 2018.

5）Mitsuguro M, Sakata T, Okamoto A, et al : Usefulness of antithrombin deficiency phenotypes for risk assessment of venous thromboembolism : type I deficiency as a strong risk factor for venous thromboembolism. Int J Hematol 92（3）: 468-473, 2010.

6）Miyata T, Maruyama K, Banno F, et al : Thrombophilia in East Asian countries: are there any genetic differences in these countries ? Thromb J 14（Suppl 1）: 25, 2016.

7）Miyawaki Y, Suzuki A, Fujita J, et al : Thrombosis from a prothrombin mutation conveying antithrombin resistance. N Engl J Med 366 : 2390-2396, 2012.

8）Nogami K, Shinozawa K, Ogiwara K, et al : Novel FV mutation（W1920R, FV Nara）associated with serious deep vein thrombosis and more potent APC resistance relative to FV Leiden. Blood 123 : 2420-2428, 2014.

Ⅲ 検査法（検体，画像）

2. 生理機能検査
A. 空気容積脈波（APG），脈波法

● 静脈疾患における脈波法の意義

　　下肢静脈血の心臓への還流は体位や運動などによってダイナミックに変化するが，慢性静脈不全症においては静脈の閉塞による流出路抵抗の増加や逆流による容量負荷，さらに筋ポンプ作用の低下，動脈流入量の増加などで静脈高血圧が増悪する。そのため，従来足背での観血的静脈圧測定が機能評価法のゴールドスタンダードとされてきた。評価の指標としては立位における下肢運動終了直後の静脈圧や充満時間などである。しかし，測定は侵襲的であるため容易に繰り返して行うことはできず，現在ではそれに代わる非侵襲的な評価方法として各種の脈波法が用いられている。その代表的なものには反射式光電脈波（photoelectric plethysmography：PPG），ストレインゲージ脈波（strain gauge plethysmography：SPG），空気容積脈波（air plethysmography：APG）がある。

　　PPGは近赤外光を発する光源と受光セルが並列に並んだプローブを任意の部位に貼り付けて検査する。光源からの光が皮下数mmの深さの赤血球によって反射されたものが受光セルで感知され，皮膚・皮下の血流量の変動を観察する。10回のつま先立ち運動と行った直後の最も低下した静脈圧はambulatory venous pressure（AVP）とよばれるが，PPGにおける運動負荷後の出力レベルの回復時間はAVPと良好に相関するので機能評価に用いられる[1]。しかし，AVPが45mmHg以上では両者に相関がなくなるため，重症なうっ血肢を評価するには難点がある[2]。一方，SPGとAPGは下腿容積の変動を観察する。SPGは阪口らによって開発され，1968年に報告された[3]。これは水銀やインジウムガリウムを満たした内径1mmのシリコンチューブを下腿に巻き付けて下腿周囲径の変化を記録するものである。石飛はアナログコンピューターシミュレーションによって下腿の容積変化が静脈還流機能を確実に反映することを証明した[4]。この業績により，容積脈波が動静脈循環機能評価法としての地位を得たといっても過言ではない[5]。

　　1980年代になり，この理論を基礎としてNicolaidesらがAPGを開発した。この装置の原理は下腿全体を空気カフで覆い，下腿の容積変化を絶対値として記録するものである。実際に静脈圧との同時記録をすると両者は同期した動きをするが（**図1**），SPGとAPGはともにその記録波形には弁不全あるいは閉塞といった器質的異常だけでなく，交感神経や内因性カテコラミンによる静脈中膜平滑筋の緊張度，弾性線維を含めた壁

A. 空気容積脈波（APG），脈波法

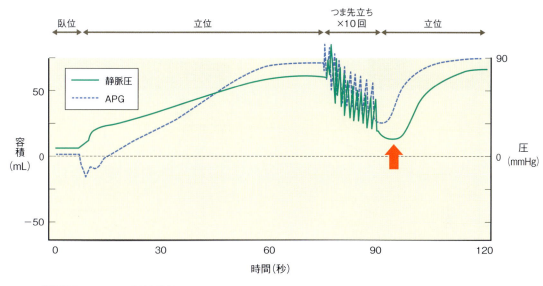

図1　静脈圧とAPGの同時記録
体位変換やつま先立ち運動をさせると同期して変化する。
↑：Ambulatory venous pressure。

構造に基づく静脈の伸展性，動静脈瘻や炎症，運動などによる動脈流入量の変化，浮腫や皮膚の硬さなどが影響する。特に測定開始時の静脈内圧に左右されることを忘れてはならない。

● 空気容積脈波（APG）

現在，APGは空気カフ，校正用シリンジ，解析用ソフトが内蔵されたコンピューター一式がセットになって市販されている（APG-1000，ACI Medical, LLC, CA, USA）。

1. 測定方法

測定方法には静脈圧迫法と運動負荷法がある。前者は臥位で大腿部を一定の圧で駆血する定圧負荷によって生じる容積変化を記録するもので，後者は立位による静水圧負荷とつま先立ち運動に伴う容積変化を記録するものである。測定開始前の準備は共通している。すなわち，被検者を臥位として，被検肢の踵を15cm高の枕に乗せ，膝を軽度屈曲外旋させた状態とする。下腿にポリプロピレン製の空気カフを巻き，内圧が6mmHgとなるようにカフ内を空気で満たす。これはカフを下腿に密着させ，静脈に影響を与えない最低圧である。次いで校正用シリンジから100mLの空気をカフに送り，キャリブレーションを行って準備完了となる。

● 静脈圧迫法（図2）

次に大腿部に駆血用のマンシェットを巻き，50～70mmHgの圧で急速に加圧する。

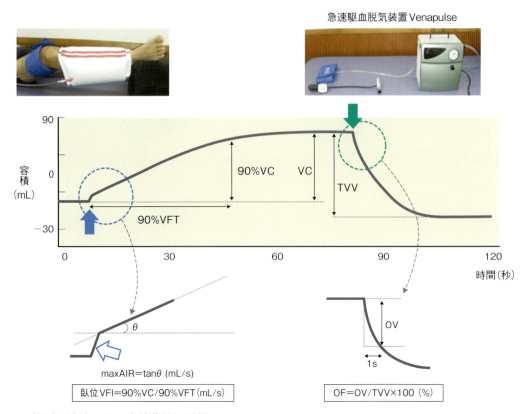

図2 静脈圧迫法による容積曲線の記録
⬆：急速駆血。⬇：急速脱気。⇦：駆血によるアーチファクト。
VFT：venous filling time, VC：venous capacity, TVV：total venous volume, maxAIR：maximum arterial inflow rate, OV：outflow volume, OF：outflow fraction

これにより静脈の還流はなくなり，遠位の静脈が動脈血によって徐々に満たされていく。容積曲線は駆血直後には直線的に増加するが，その後静脈内圧の上昇とともに傾きは小さくなりプラトーとなる。この時点で駆血マンシェットを急速に脱気すると下腿にプールされていた静脈血が中枢に向かって一気に還流されるので，容積曲線が一気に下降してプラトーとなる。得られた波形からは計測・算出される指標は以下のものがある。

(1) 最大動脈流入量 (maximum arterial inflow rate, maxAIR：mL/s)
急速駆血後に直線状に増加する部分の傾きから算出される。BMIと正の相関がある。

(2) 臥位静脈充満指数 (venous filling index, VFI：mL/s) in supine
定圧負荷によって静脈が90%満たされるまでの平均的充満速度である。
maxAIRに対して静脈の伸展性・緊張度が反映された値である。反応性充血の指標としても用いられ，慢性静脈不全患者は健常人より低下している[6]。

(3) 静脈容積 (venous capacity, VC：mL)
駆血後の容積最大増加分がVCである。駆血圧と駆血前の下腿静脈圧の差に基づいた

容積しか変化しない。急性の中枢型DVTでVCが低値となるのは駆血前の下腿の静脈圧が高いためである[7]。逆に動脈流入量が増えると高値となる。

(4) 総静脈容積 (total venous volume, TVV : mL)

駆血解除後に下腿にプールされた静脈血は一気に還流されるが，最後のベースラインは駆血前より下がる[8]。駆血解除時と最後のベースラインとの差をTVVとする。

(5) 還流量 (outflow volume, OV : mL)，還流率 (outflow fraction, OF : %)

駆血解除後1秒間に減少する容積OVをTVVで除したものがOFである。OFの正常値は35%以上であり，流出路抵抗の増大で低下するが，骨盤内静脈の閉塞では偽陰性となることがある[9]。

● 運動負荷法（図3）

これはChristopoulosらによるプロトコールが一般的である[10]。事前準備に続き，被検肢を検者の手で45°挙上し，これを機能的ゼロとする。次いで被検者を立位にするが，このとき対側枝のみに体重をかけさせて被検肢はつま先が床につく程度に浮かせて膝を軽度屈曲させる。静脈が100%充満したら両下肢に等分に体重をかけて1回のつま先立ちをさせた後に被検肢を浮かせる。静脈が再充満したら両脚で10回のつま先立ち運

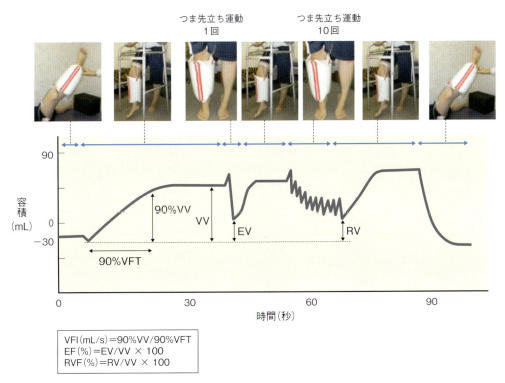

図3 運動負荷法

VFT : venous filling time, VFI : venous filling index, VV : venous volume, EV : ejection volume, EF : ejection fraction, RV : residual volume, RVF : residual volume fraction

動をさせる。運動終了後に静脈が再充満したところで被検者を仰臥位にさせて被検肢を検者の手で45°挙上する。容積曲線がベースラインに戻ったら終了である。得られた波形から計測・算出される指標は以下のものがある。

(1) 静脈容積 (venous volume, VV : mL)

立位によって増加した容積である。立位をとらせた直後にはveno-arterial reflexと交感神経緊張による静脈の収縮により曲線が一時的に下降する。一次性下肢静脈瘤や動脈流入量の増加では高値となり，DVT患者で低値となる。

(2) 立位静脈充満指数 (venous filling index, VFI : mL/s) while standing

静水圧負荷によって静脈が90%満たされるまでの平均的充満速度である。2.0mL/s未満が正常とされている。AVPと強い正の相関を示し[11]，重症度評価にも適しているという報告がある[12]。しかし，逆流だけでなく動脈流入量の増加でも高値となる。健常人142肢のうち22肢（15.5%）はVFI＞2.0mL/s以上であり，それは肥満によるmaxAIRの増加と関係していたとの報告がある[13]。

(3) 駆出量 (ejection volume, EV : mL)，駆出率 (ejection fraction, EF : %)

1回のつま先立ち運動によって低下した容積EVをVVで除したものがEFである。筋ポンプ作用の指標で，60%以上が正常であり，40%未満が異常低値とされている。しかし，つま先立ち運動によるEV，EFは日常の歩行を反映していないとして，トレッドミル歩行や脚の踏み替え（体重移動）によるEV，EFで評価する方法が報告されている[14, 15]。

(4) 残存量 (residual volume, RV:mL)，残存率 (residual volume fraction, RVF:%)

10回のつま先立ち運動後の最下点と最後のベースラインとの差RVをVVで除したものがRVFである。RVFの正常値は35%未満とされている。ChristopoulosらはRVFがAVPと非常に強い正の相関があることを報告した[10]。しかし，ごく最近，より多くの症例数の検討からこれを否定する結果が報告された[16]。

2. APGの限界と静脈疾患への応用上の留意点

逆流の検出については大腿から下腿への逆流しか検出できないため，再循環回路が大腿あるいは下腿に限局している場合は検出できない。すなわち，下腿の不全穿通枝の逆流は評価できない。そして測定の媒体が空気なので室温や気温にも影響を受け，静脈還流機能は夕方に悪化することも忘れてはならない[17]。さらにAPGでは，静脈と動脈の情報を分離できない。動脈流入量の増加は記録波形に大きく影響するので，検査前には15分程度の安静が必要である。立位VFIは慢性静脈不全症の重症度とよく相関するが，逆流量に動脈流入量が加味された値であるので，超音波上逆流がないはずなのに立位VFI＞2.0mL/sの場合は動脈血流量の増加を考慮すべきである。最近，動脈の要因を除く1つのアイディアとして，立位静脈充満指数から臥位静脈充満指数を引いた逆流指数（regurgitation index, RI : mL/s）が考案され，下肢静脈瘤における皮膚病変発生は逆流量に依存しないと報告されている[18]。

以上，APGを中心に脈波法について解説した。

(白石恭史)

文献

1) Abramowitz HB, Queral LA, Flinn WT, et al : The use of photoplethysmography in the assessment of venous insufficiency : A comparison to venous pressure measurements. Surgery 86 : 434-441, 1979.

2) Nicolaides AN, Miles C : Photoplethysmography in the assessment of venous insufficiency. J Vasc Surg 5 : 405-412, 1987.

3) Sakaguchi S, Tomita T, Endo I, et al : Functional segmental plethysmography: A new venous function test. J Cardiovasc Surg 9 : 87-98, 1968.

4) 石飛幸三：Meucury strain gaugeによるfunctional segmental plethysmography. 日外会誌 71 : 1613–1626, 1970.

5) 阪口周吉：ストレインゲージプレチスモグラフィー，末梢血管疾患の無侵襲診断法（塩野谷惠彦，大原　至，阪口周吉編）．永井書店，大阪，1983, p.313–321.

6) Paolini DJ, Comerota AJ, Jones LS : Lower extremity arterial inflow is adversely affected in patients with venous disease. J Vasc Surg 48 : 960-964, 2008.

7) Kalodiki E, Nicolaides AN : Air plethysmography for the detection of acute DVT: New criteria. Vasc Surg 31 : 123-129, 1997.

8) Lattimer CR, Kalodiki E, Azzam M, Geroulakos G : Pneumatic thigh compression reduces calf volume and augments the venous return. Phlebology 30 : 316-322, 2015.

9) Paolini DJ, Jones LS, Comerota AJ : Hyperemic maximal venous outflow unmasks symptomatic lower extremity venous obstruction. J Vasc Surg 48 : 749-753, 2008.

10) Christopoulos DG, Nicolaides AN, Szendro G : Air-plethysmography and the effect of elastic compression on venous hemodynamics of the leg. J Vasc Surg 5 : 148-159, 1987.

11) Tachibana M, Hirose T, Kanaoka Y, et al : Quantitative air-plethysmographic venous function and ambulatory venous pressure in patients with primary varicose vein. Int Angiol 23 : 213-217, 2004.

12) Criado E, Farber MA, Marston WA, et al : The role of air plethysmography in the diagnosis of chronic venous insufficiency. J Vasc Surg 27 : 660-670, 1998.

13) Shiraishi Y : Relationship between Arterial Inflow Rate and Venous Filling Index of the Lower Extremities Assessed by Air Plethysmography in Subjects with or without Axial Reflux in the Great Saphenous Vein. Ann Vasc Dis 7 : 306-311, 2014.

14) Ibegbuna V, Delis KT, Nicolaides AN, et al : Effect of elastic compression stockings on venous hemodynamics during walking. J Vasc Surg 37 : 420-425, 2003.

15) Lattimer CR, Franceschi C, Kalodiki E : Optimizing calf muscle pump function. Phlebology 33 : 353-360, 2018.

16) Raju S, Knepper J, May C, et al : Ambulatory venous pressure, air plethysmography, and the role of calf venous pump in chronic venous disease. J Vasc Surg : Venous and Lym Dis 7 : 428-440, 2019.

17) Katz ML, Comerota AJ, Kerr RP, et al : Variability of venous-hemodynamics with daily activity. J Vasc Surg 19 : 361-365, 1994.

18) Shiraishi Y : The haemodynamic causes of skin changes in limbs with primary varicose veins. Phlebology 34 : 88-97, 2019.

III 検査法（検体，画像）

2. 生理機能検査
B. 近赤外線分光法

● はじめに

　可視光が波長400～700nmであるのに対し，近赤外光は700～2,500nmに分布する電磁波で，赤色の可視光に近い波長をもつ。この近赤外光を生体計測に用いたのは，1977年のJöbsisらの報告が最初である[1]。

　近赤外光は生体透過性がよいという近赤外光の特徴を利用し，特定波長の吸光度とその光の吸収体の濃度が直線関係にあるというLambert-Beerの法則により，皮下2～3cmの組織におけるヘモグロビン濃度を非侵襲的に評価することが可能である。四肢においては骨格筋の血流量の変化を評価することができるとされ，主に骨格筋に対する阻血の影響や虚血肢の研究が行われてきた[2~5]。

　本項では，近赤外分光法（near-infrared spectroscopy：NIRS）について言及する。同じく近赤外領域でのヘモグロビンの吸収を利用した計測装置であるパルスオキシメータとの相違は，パルスオキシメータが動脈血中の酸素飽和度を測定するのに対し，NIRSは組織全体の酸素化状態を測定することである。

● NIRSの測定原理

　波長700～900nm領域の近赤外光は前述のごとく生体透過性が高く，生体内に多量に存在する酸化ヘモグロビン（oxygenated hemoglobin：O_2Hb）および還元ヘモグロビン（deoxygenated hemoglobin：HHb）の分光スペクトルが異なることを利用して，ヘモグロビン濃度変化を測定することが可能である。筆者らが使用しているのは，異なる4波長（690，780，805，830nm）の近赤外光を用いた，1つの走光部と2つの受光部が一体となったプローブを有する近赤外分光装置OM200またはOM300（島津製作所）である。

　光が照射される生体は強い散乱体であり，直線光がほとんどなく，散乱によるarc状の反射光を利用した測定が行われている。プローブの走光部と受光部の距離の1/2が測定の組織深部といわれており，使用機器のプローブの走光部と受光部の距離は4cmのため，近赤外光の到達深度は2cmである[6]。データの解釈にあたっては，modified Lambert-Beer（MLB）法やtime resolved spectroscopy（TRS）法，spatially resolved spectroscopy（SRS）法などがあり，現在医療用に用いられているのはMLB法とSRS法である[7]。MLB法は，光の散乱が変化せず，光の吸収は濃度変化と直線的と仮定して相

対変化量を計算する方法で，時間分解能が高いという特徴を有する。一方，SRS法は後方散乱光強度の空間分布から測定部位が均質であるという仮定の下に媒質の光学定数の絶対値を算出する手法であり，連続光を用いて時間的かつ定量的に組織酸素濃度を計測するうえで有用といわれている。

NIRSの下肢静脈疾患への応用

NIRSの下肢静脈疾患への応用は，Hosoiらの報告が最初である[8]。Hosoiらは動脈疾患で行われていたNIRSトレッドミル運動負荷検査法を応用し，下腿筋ポンプ作用の効果指標としてHHbの変化に着目した。プローブを下腿後面に装着し，運動に伴う下腿筋HHbの変化を記録した。その結果，正常例では運動開始直後に筋ポンプ作用による静脈還流の増加に伴いHHbが減少し，運動中も基線よりも低いレベルで推移し運動終了後に徐々に基線に戻る波形を示すのに対し，静脈不全症例ではHHbが上昇する波形が観察され，両者の間に明らかな波形の相違がみられた。運動開始時に基線からHHbが最低値に至るまでの変化量（E）をその後トレッドミル運動時の最大値までの変化量（R）で割ったものをambulatory venous retention index（AVRI）と名付けた。Hosoiらは，静脈不全の臨床的重症度が高くなるにしたがって，運動中の逆流による静脈うっ滞が増加するため，有意にAVRIが上昇すると結論付けた。

一方，HosoiらはDVTにもNIRSを応用した[9]。その結果，PTSの臨床的重症度はAVRIの上昇と相関することを見出した。**表1**に，2011年まで報告されたNIRSのDVT評価に関する報告をまとめた[10~14]。いずれも運動時のHHbの相対的変化を重症度の指標としている。

下肢静脈疾患におけるO₂HbとHHbの相互関係

Yamakiらは，2013年にHHbのみならず，O_2Hbの相対的変化も加味した，NIRSを用いた検査プロトコールを考案した[15]。検査は空気容積脈波の慢性静脈不全症評価のプロトコールに準じ，臥位から立位，そして10回つま先立ち運動をして，最後に臥位へ戻る方法で，下腿筋のO_2HbとHHbの相対量の変化を測定した。詳しい検査法を**図1**に示す。まず臥位から立位に移ると，下腿筋のO_2HbとHHbはともに上昇し，ある時点でプラトーに達する。基線からそれぞれプラトーに達した変化量をΔO_2Hbst（$\mu mol/L$）および$\Delta HHbst$（$\mu mol/L$）と定義した。またプラトーに達するまでの時間をそれぞれ$_T O_2Hbst$（s）および$_T HHbst$（s）と定義した。立位保持の最後のO_2HbとHHbの差はHbDst（$\mu mol/L$）と定義した。10回つま先立ち運動では連続的にO_2Hbは減少し，その変化量をΔO_2Hbex（$\mu mol/L$）と定義した。一方，HHbはいったん減少し，再び増加する曲線を描くため，それぞれの最小値および最大値の部分を$\Delta HHbEex$（$\mu mol/L$）および$\Delta HHbRex$（$\mu mol/L$）と定義した。10回つま先立ちの最後におけるO_2HbとHHbの差はHbDex（$\mu mol/L$）と定義した。

Ⅲ　検査法（検体，画像）／2. 生理機能検査

表1　DVTの評価における近赤外分光法のシステマティック・レビュー

Study	Study group (N)	Control group (N)	Measurement conditions	Parameter	Outcome
Hosoi Y et al[9]	31	8	5-minutes treadmill walking test	AVRI	AVRI showed significant differences between DVT patients and controls
Korah LK et al[11]	6	11	Supine	Maximum blood volume changes	Differences in these parameters between DVT patients and normal subjects
			Leg elevation, standing	Slope of blood volume increase	
			Single and multiple calf raises	Decrease of blood volume by calf raise	
				Amount of blood left after ten repetitions of calf raise	
Yamaki T et al[12]	75	N/A	Supine with leg elevation	HHbFI	A significant difference in HHbRI between DVT patients with occlusion and these with resolution
			Standing on unstudied leg	HHbRI	
Yamaki T et al[12]	20	56	1 and 10 tiptoe movements		At 6 months, HHbRI significantly increased in DVT patients who developed PTS
Yamaki T et al[12]	14	50			Preoperative HHbRI significantly increased in orthopaedic patients who developed DVT

HHbFI：hemoglobin filling index, HHbRI：hemoglobin retention index

　　一次性下肢静脈瘤で臨床的に軽症群と重症群でNIRSのパラメータを比較した結果，重症群では立位において$_T O_2 Hbst$が有意に短くなり，運動時には$\Delta HHbRex$の有意な上昇および$HbDex$が有意に低下していた[15]。

　　また，DVTの治療経過でPTSを発症した群と発症していない群でNIRSのパラメータを比較した結果，PTS群では立位において$_T O_2 Hbst$が有意に短くなり，$HbDst$が有意に低下していることを認めた。また，運動時はPTS群で$\Delta HHbEex$の有意な低下および$\Delta HHbRex$の有意な上昇を認め，その結果$HbDex$の有意な低下を認めた[16]。さらにDVT発症後6カ月の時点で，PTSの予測因子を検討した結果，NIRSのパラメータでは，$_T O_2 Hbst \leq 48s$のみが有意な独立予測因子であった[17]。

　　一方，CEAP C4a以上を対象として三尖弁閉鎖不全（tricuspid regurgitation：TR）を有する群と有しない群でNIRSのパラメータを比較した結果，立位では両群で$_T O_2 Hbst$

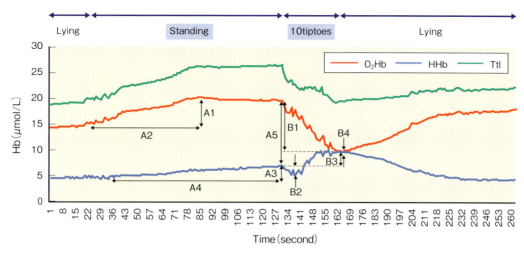

図1 下肢静脈疾患に対する近赤外分光法を用いた検査プロトコール

A1：Maximum increase in O_2Hb on standing（ΔO_2Hbst）
A2：Time elapsed until the maximum increase in O_2Hb（TO_2Hbst）
A3：Maximum increase in HHb on standing（$\Delta HHbst$）
A4：Time elapsed until the maximum increase in HHb（THHbst）
A5：Oxygenation index at the end of standing（HbDst）
B1：Maximum decrease in O_2Hb during exercise（ΔO_2Hbex）
B2：Venous expulsion during exercise（$\Delta HHbEex$）
B3：Venous retention during exercise（$\Delta HHbRex$）
B4：Oxygen index at the end of exercise（HbDex）

（文献17より引用）

に変化なく，TR群でΔHHbstが有意に上昇し，HbDstが有意に減少していることがわかった．また，運動時はHbDexが有意に減少していた[18]．

これらの結果から，下肢静脈疾患では臨床的重症度によりそれぞれO_2HbとHHbの動態がまったく異なること，立位では臨床的重症度が進むにしたがってTO_2Hbstが有意に短くなり，運動時に$\Delta HHbEex$の有意な低下および$\Delta HHbRex$の有意な上昇を認めること，臨床的重症例でHbDexの有意な上昇を認めることが判明した．すなわち，重力に伴う変化はO_2Hbの変化に反映され，運動時の筋ポンプ作用（$\Delta HHbEex$および$\Delta HHbRex$）と酸素化指標（HbDex）は臨床的重症例で障害されていることが示唆された．また，今回用いたNIRSの検査プロトコールでは，同じCEAP C4a以上の症例においては，TR群で酸素化指標の有意な低下が明らかであった．

まとめ

NIRSによるO_2HbおよびHHb測定のメカニズムと，下肢静脈疾患の血流評価への応用について述べた．NIRSによる検査のパラメータとしてHHbの相対変化の測定から始まり，最近ではHHbのみならずO_2Hbの相対的変化を加味した研究が行われている．

（八巻　隆）

■ 文献

1) Jöbsis FF : Noninvasive infrared monitoring of cerebral and myocardial oxygen sufficiency and circulatory parameters. Science 198 : 1264-1267, 1977.

2) Chance B, Leigh J, Clark B, et al : Control of oxidative metabolism and oxygen delivery in human skeletal muscle: a steady-state analysis of work/energy cost transfer function. Proc Natl Acad Sci U S A 82 : 8384-8388, 1985.

3) De Blasi RA, Cope M, Elwell C, et al : Noninvasive measurement of human forearm oxygen consumption by near infrared spectroscopy. Eur J Appl Physiol Occup Physiol 67 : 20-25, 1993.

4) Belardinelli R, Barstow T, Porszasz J, et al : Changes in skeletal muscle oxygenation during incremental exercise measured with near infrared spectroscopy. Eur J Appl Physiol Occup Physiol 70 : 487-492, 1995.

5) Komiyama T, Shigematsu H, Yasuhara H, et al : Near-infrared spectroscopy grades the severity of intermittent claudication in diabetics more accurately than ankle pressure measurement. Br J Surg 87 : 459-466, 2000.

6) McCully K, Hamaoka T : Near-infrared spectroscopy : what can it tell us about oxygen saturation in skeletal muscle ? Exerc Sport Sci Rev 28 : 123-127, 2000.

7) 網田孝司, 常石召一, 河野　理ほか : 近赤外分光法の医療応用－NIRSからfNIRSへ－. Medical application of near-infrared spectroscopy. J Jpn Soc Infrared Science & Technology 14 : 11-16, 2004.

8) Hosoi Y, Yasuhara H, Shigematsu H, et al : A new method for the assessment of venous insufficiency in primary varicose veins using near-infrared spectroscopy. J Vasc Surg 26 : 53-60, 1997.

9) Hosoi Y, Yasuhara H, Shigematsu H, et al : Influence of popliteal vein thrombosis on subsequent ambulatory venous function measured by near-infrared spectroscopy. Am J Surg 177 : 111-116, 1999.

10) Boezeman RPE, Moll FL, Ünlü Ç, et al : Systematic review of clinical applications of monitoring muscle tissue oxygenation with near-infrared spectroscopy in vascular disease. Microvasc Res 104 : 11-22, 2016.

11) Korah LK, Scott FD, Williams GM, et al : Preliminary studies of the application of near-infrared spectroscopy in the diagnosis of deep vein thrombosis. Adv Exp Med Biol 530 : 697-706, 2003.

12) Yamaki T, Nozaki M, Sakurai H, et al : The utility of quantitative calf muscle near-infrared spectroscopy in the follow-up of acute deep vein thrombosis. J Thromb Haemost 4 : 800-866, 2006.

13) Yamaki T, Nozaki M, Sakurai H, et al : Prognostic impact of calf muscle near-infrared spectroscopy in patients with a first episode of deep vein thrombosis. J Thromb Haemost 7 : 1506-1513, 2009.

14) Yamaki T, Hamahata A, Fujisawa D, et al : Deep vein thrombosis after total knee or hip arthroplasty is associated with increased preoperative calf muscle deoxygenation as measured by near-infrared spectroscopy. J Vasc Surg 54 : 39S-47S, 2011.

15) Yamaki T, Konoeda H, Osada A, et al : Measurement of calf muscle oxygenation during standing and exercise in patients with primary valvular insufficiency. J Vasc Surg : Venous Lymphat Disord 1 : 333-340, 2013.

16) Yamaki T, Konoeda H, Osada A, et al : Measurement of calf muscle oxygenation during light-intensity exercise in patients with post-thrombotic syndrome. J Vasc Surg : Venous Lymphat Disord 2 : 424-432, 2014.

17) Yamaki T, Hasegawa Y, Osada A, et al : Time taken to the maximum increase in the oxygenated hemoglobin level in calf muscle as a predictor of mild and moderate post-thrombotic syndrome. J Vasc Surg : Venous Lymphat Disord 4 : 446-454, 2016.

18) Yamaki T, Mizobuchi T, Sasaki Y, et al : Noninvasive near-infrared spectroscopic evaluation of calf muscle oxygenation in patients with advanced chronic venous insufficiency associated with tricuspid regurgitation. Itl J Vasc Endvasc Surg 26 : 14-21, 2019.

3. 画像検査
A. 静脈エコー, 心エコー

はじめに

　エコー検査は簡便で非侵襲的な検査法であり, 病変の検出や重症度評価, 治療後の効果判定, 経過観察などに不可欠な画像情報を提供している。また, 他の画像診断に比較し分解能(解像度)が高く, 実時間性に優れ, ドプラ法による血流評価が容易であり, その役割は大きい。

　本項ではエコー検査の全般的な内容ではなく, 静脈エコーの進め方と見落としてはならないポイント, 合併症診断として知っておきたい心エコーについて解説する。

超音波の基礎知識

　エコー検査は他の画像診断に比較し検者依存性が高く, 検者の技量により得られる情報に差が生じる。特に静脈エコーではその傾向が高い。それは, 静脈エコーは観察範囲が広く, 各部位において適切な画像の描出と装置条件の調整が必要だからである。

　検査に先立って, ゲイン(画面全体の明るさを調節する機能)やダイナミックレンジ(白黒画像の階調度を変える機能), 流速レンジ(目的血流の速度に合わせて調整する機能)など, 画像調整方法について習得しておきたい。また近年, エコー機器メーカー各社がさまざまな機能を開発している。それぞれの利点と欠点を理解し活用することが大切である。特にアーチファクトを軽減させる機能は, ときには血栓を検出しにくくする危険性もあり, 留意して用いたい。

静脈エコーの進め方

1. 検査の範囲

　2018年, 日本超音波医学会と日本静脈学会, 日本脈管学会の3学会が共同で「超音波による深部静脈血栓症・下肢静脈瘤の標準的評価法」を作成した[1]。DVTを疑って検査を行う場合, 下肢全体の近位側〜遠位側を検索する全下肢静脈エコー(whole leg ultrasonography：whole-leg US)と, 鼠径部〜膝窩部の中枢側のみを圧迫する検査法(proximal compression ultrasonography：proximal CUS)が紹介されている。Proximal CUSでは, 総大腿静脈と膝窩静脈の2カ所に限定して圧迫する2 point CUS法, 大腿静

脈を加えた3カ所に限定して圧迫する3 point CUS法がある。
　Whole-leg USでは、全領域を観察するため見落とす危険性は低いが、proximal CUSでは、下腿部は未検査になるため、末梢型DVTの近位部伸展を見逃す危険性がある。そのため検査が陰性であった場合でも、1週間後の再検査が必須であることに注意したい。一般にproximal CUSは救急診療やwhole-leg USができるスタッフがいない場合に利用される。

2. 血栓の確定診断（図1）

　静脈血栓のエコー所見には、直接所見（静脈内血栓エコーと静脈非圧縮性）と間接所見（静脈内血流欠損と血流誘発法での反応不良所見）がある。直接所見を認めれば静脈

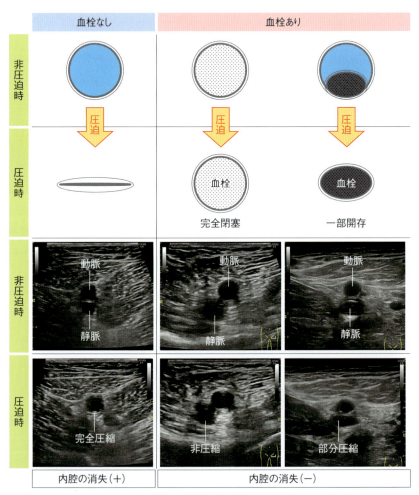

図1　静脈圧迫法（compression ultrasonography：CUS）の判定
血栓なし：圧迫時に静脈の内腔が完全に消失する（完全圧縮）。
血栓あり：静脈の変形はみられない（非圧縮）。あるいは一部変形がみられても血管内腔の完全な消失は認められない（部分圧縮）。

A. 静脈エコー，心エコー

血栓の確定診断となる[1]。間接所見のみの場合は静脈血栓を疑い，さらに検査を進めなければならない。

●静脈内血栓エコー像の検出

短軸像や長軸像で壁と内腔を観察する。新しい血栓はエコー輝度が低いことを念頭におき，見逃さないように留意したい。

●静脈非圧縮性所見の検出

探触子で静脈を圧迫し，静脈の圧縮性を判定する。圧迫する際，短軸で血管に対し垂直に圧迫することが基本である。また，探触子を持っていないほうの手で，被検者の下肢を把持し，両手で抱え込むように圧迫操作を行うことが勧められる。ただし，急性期血栓はやわらかいので強く圧迫してはいけない[1]。

3. 診断のポイント [1]

血栓を有する場合，(1)部位診断(血栓範囲)，(2)性状診断(血栓形態，血栓性状)，(3)血流診断(還流障害)の検査が必要である。これらの所見から総合的に急性期と慢性期を判定する。

●部位診断

直接所見により静脈血栓の診断が確定したら，血栓の存在範囲を確定する。特に血栓の中枢端の位置は正確に把握したい。DVTは血栓の存在部位によって，「近位型」(中枢型：腸骨型と大腿型，膝窩静脈は中枢型へ含む)と「遠位型」(末梢型：下腿限局型)に分類される[1]。

●性状診断(血栓形態，血栓性状)

(1)形態診断

静脈血栓の形態は閉塞型と非閉塞型に大別され，特殊なものとして浮遊型がある。閉塞型では，充満血栓と血管径の縮小した慢性期にみられる退縮血栓がある。 一方，非閉塞型では血栓の形状から棒状や索状，壁在血栓などに区別され，急性期と慢性期血栓の鑑別の際，参考になる(図2)。

(2)性状診断

血栓のエコー輝度が低輝度，均一の場合，新鮮血栓を疑い，エコー輝度の上昇や不均一な場合，陳旧性血栓を疑う。特に器質化血栓では，高輝度エコーとして表示される。

●血流診断

カラードプラを併用し，静脈血栓周囲や血栓内部の血流情報から血管開存性を確認する。慢性期DVTでは側副血行路の発達や静脈逆流により，静脈弁不全の有無も忘れずに評価したい。

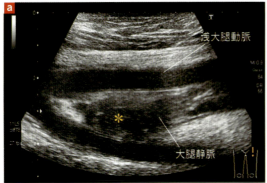
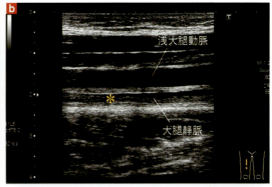
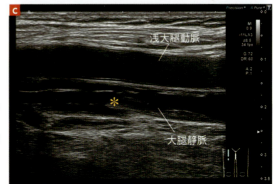

図2 急性期と慢性期の血栓像
a：急性期血栓。静脈が併走する動脈より拡張し，血栓で充満している。
b：慢性期血栓。血栓が退縮し静脈が併走する動脈より縮小している。
c：慢性期血栓。血栓が索状の形態を呈している。
＊：血栓像。

● 静脈エコー！ 見落としてはならないポイント

1. 浮遊血栓（floating thrombus，図3）

　浮遊血栓とは「血栓の末梢の部分は血管壁に固着し，それより中枢の部分（5cm以上）が静脈壁に固着せず，内腔に浮遊している形態」と定義される[2]。この浮遊血栓を検出した時点で36〜60％の症例にPTEを合併していると報告されている[3,4]。特に近位型の急性期血栓は遊離して急性PTEを生じる危険性が高いため，検査時留意したい[1]。

　本症を見落とさないコツは，静脈を拡張させてみることである。安静臥床時では閉塞してみえる症例も深呼吸や頭側を高くすることで静脈が拡張し，浮遊型として観察される症例も少なくない[5]。また，静脈弁洞部から発生する血栓は血管壁との固定性が不安定であり，無症状のまま伸展しPTEを生じる危険性がある。チェックポイントとして知っておきたい。

2. PTS

　本症候群はDVTの既往を有し，浮腫や疼痛，湿疹，皮膚硬結，色素沈着，潰瘍，静脈性跛行などを認める慢性静脈疾患と定義される。その原因は，静脈閉塞や逆流病変などが関与し，静脈圧上昇をきたすことで生じる。すなわち，DVTの晩期合併症として知られている。

　エコー検査では，深部静脈に器質化した血栓が残存していることが多く，その形態は

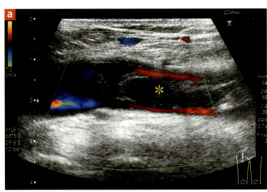 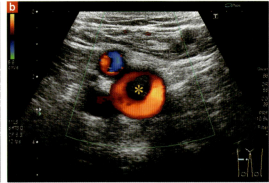

図3 浮遊血栓
a：縦断像。血栓は棒状に観察され，中枢部分が静脈壁に固着せず，内腔に浮遊している。
b：横断像。カラードプラ法で血栓周囲に血流シグナルが検出されている。
＊：血栓像。

壁在型や索状型など，さまざまである。また，器質化した静脈弁による弁逆流が観察され，弁不全を伴っている。その判定にはドプラ法が有用であり，バルサルバ負荷やミルキング法により弁に血流負荷を加え判定する[6]。一般に，大腿～膝窩静脈では1.0秒を超える逆流を有する場合，深部静脈弁不全と判定する（図4）[1]。なお，深部静脈では伏在静脈（0.5秒超）や穿通枝と弁逆流（弁不全）の判定基準が異なることを知っておきたい[1]。本症例に伴う静脈瘤の多くは側枝型が特徴で，伏在静脈に逆流がない場合はPTSを念頭に入れ，一次性静脈瘤との区別を明確にしなければならい。通常，PTSでは，深部静脈弁の逆流速度が速い特徴がある[7]。

3. 動静脈瘻（arteriovenous fistula）

動脈と静脈が短絡し，毛細血管を経ない異常な交通路が動脈と静脈の間に生じた病態を動静脈瘻という。この動静脈瘻には，先天性に生じる場合と後天性に生じる場合がある。後天性の動静脈瘻では動脈と静脈が併走する部位において，何らかの原因で損傷を受けることによって発生する。その症状は，瘻孔形成部位によって異なり，下肢では突然の疼痛や腫脹，ときには静脈瘤を形成することもある。これらの症状から，下肢静脈疾患を疑い検査した際に偶然発見される例も少なくない[5]。

エコー検査では，動静脈瘻付近の静脈に連続性の高速血流像が検出されることで判定される。その診断にはセクタ型探触子による連続波ドプラ法が有効である。

4. 腎細胞がんの下大静脈伸展（図5）

腎がんなどの腫瘍栓が伸展し，下大静脈を閉塞させ高度な下半身静脈還流障害が発生することがある。特に肝静脈合流部より中枢側の狭窄や閉塞例では側副血行路の発達が乏しく，その傾向が高い。両下肢腫脹をきたしているにもかかわらず，下肢領域に血栓が検出されない症例では観察範囲を広げ，下大静脈からの観察が必要である[5]。

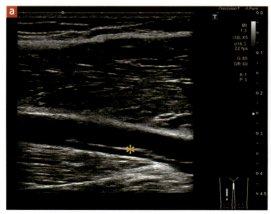
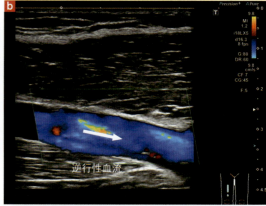
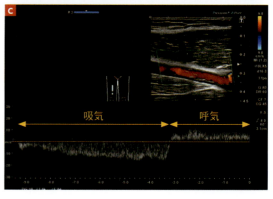

図4 深部静脈弁不全の判定
a：Bモード像。高エコー輝度の器質化した線状の血栓像が観察されている（＊：血栓）。
b：カラードプラ像。吸気時に逆行する血流が検出されている（→：血流方向）。
c：パルスドプラ像。吸気時に持続時間の長い逆行血流が検出され，深部静脈弁不全と判定される。

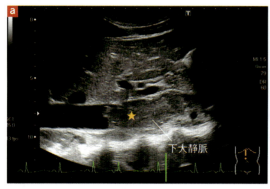
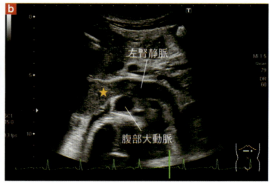

図5 腎細胞がんの下大静脈伸展
a：縦断像。下大静脈は腫瘤像で充満し，閉塞している。
b：横断像。腫瘤像は左腎静脈から連続している。腎細胞がんの下大静脈伸展が疑われる。
★：腫瘤像。

5. 血管内レーザー治療後の血栓伸展（endovenous heat-induced thrombus：EHIT）の評価

　伏在静脈の焼灼部位より深部静脈接合部（伏在大腿静脈接合部または伏在膝窩静脈接合部）の中枢の大腿静脈に血栓が伸展することがある。これをEHITとよんでいる。発生頻度は少なくないが，VTEに発展することは少ないといわれている。エコー検査

では血栓伸展範囲を分類し，経過観察することが重要である。

● 心エコー！　知っておきたい合併症診断

　DVTの合併症として知っておきたいのが，PTEと奇異性脳塞栓症（paradoxical cerebral embolism）である。これらの合併症は心エコー検査が診断の一助となる。

1. PTE

　本症の診断は，CT，血管造影や肺血流シンチグラフィなどで行われる。エコー検査では塞栓源の検索には有用であるが，PTEの確定診断には限界がある。

　一般に，心エコー検査では，慢性の右室圧負荷の場合，右室壁運動はび漫性に低下する。一方，急性の圧負荷（急性PTE）の典型例では，右室圧（三尖弁逆流速度からの推定右室圧）上昇と右室拡大に伴い右室中部自由壁の壁運動が低下し，左室の影響で右室心尖部の壁運動は保たれている所見，いわゆるMcConnell signを呈する[8]（図6）。さらに右房，または右室に血栓像が検出されるとPTEの可能性はきわめて高くなる。しかし，これらの所見は間接的所見であり，肺動脈内に直接血栓像を検出しなければ，確定診断

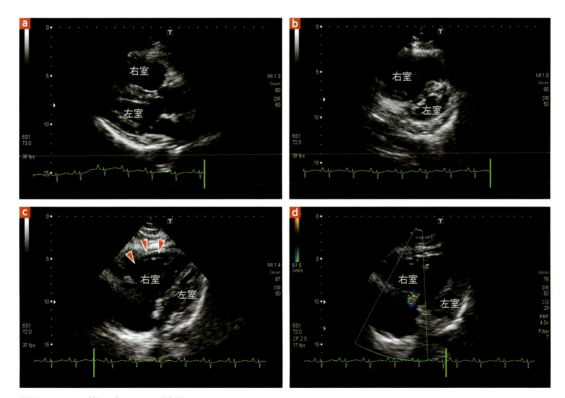

図6　PTEを疑う心エコー所見
右室圧上昇と右室の拡大に伴い右室中部自由壁の壁運動が低下し（▶），左室の影響で右室心尖部の壁運動は保たれている所見，いわゆるMcConnell signを呈する。
a：左室長軸断面　　b：左室短軸断面　　c：心尖部四腔断面　　d：心尖部四腔断面カラードプラ像

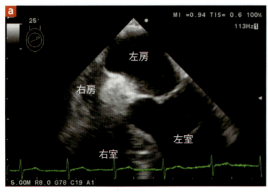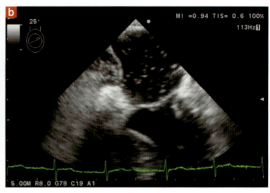

図7　右左シャントの確認
コントラスト剤を用いた経食道心エコー検査による右左シャントの確認。
a：コントラスト剤注入後。右房内にバブルが出現している。
b：バルサルバ負荷解除直後。左房内にマイクロバブルが出現し，右左シャントの存在が示唆される。

はできないことを理解しておきたい[5]。

2. 奇異性脳塞栓症(paradoxical cerebral embolism)[9]

　奇異性脳塞栓症とは「静脈や右房に存在する栓子（血栓，腫瘍など）が右左シャントを経て動脈に流入し発症する塞栓症」である。右左シャントを生ずる主な病変は卵円孔開存(PFO)，心房中隔欠損(ASD)，肺動静脈瘻であり，塞栓症の大多数は脳塞栓である。PFOやASDは臨床的には原因不明の脳梗塞例で多く認められることから，短絡径が小さくても塞栓症の危険因子の1つとして重要視されている。

　右左シャントの確認にはバルサルバ負荷を加えたコントラスト心エコーが有効である。ただし，経胸壁心エコー法では検出感度が低いため，経食道心エコー検査が必要である。コントラスト剤としてはブドウ糖や生理食塩液が利用される。右左シャントを有する症例では，バルサルバ負荷解除直後に左房内にマイクロバブルが出現する（図7）。

〔山本哲也〕

文献

1) 日本超音波医学会・診断基準委員会，静脈エコー検討小委員会：超音波による深部静脈血栓症・下肢静脈瘤の標準的評価法2018．(http://www.jsum.or.jp/committee/diagnostic/pdf/deep_vein_thrombosis.pdf，2019年2月閲覧)
2) Voet D, Afschrift M : Floating thrombi : diagnosis and follow-up by duplex ultrasound. Br J Radiol 64 : 1010-1014, 1991.
3) Baldridge E, Martin M, Welling R : Clinical significance of free-floating venous thrombi. J Vasc Surg 11 : 62-69, 1990.
4) Radomski JS, Jarrell BE, Carabasi RA, et al : Risk of pulmonary embolus with inferior vena cava thrombosis. Am Surg 53 : 97-101, 1987.
5) 山本哲也：下肢静脈エコー検査の攻略法．メディカ出版，大阪，2018．
6) 山本哲也：下肢静脈エコー，めざせ！　血管エコー職人，中外医学社，東京，2013, p.150-192．
7) Yamaki T, Nozaki M, Sakurai H, et al : High peak reflux velocity in the proximal deep veins is a strong predictor of advanced postthrombotic sequelae. J Thromb Haemost 5 : 305-312, 2007.
8) McConnell MV, Solomon SD, Rayan ME, et al : Regional right ventricular dysfunction detected by echocardiography in acute pulmonary embolism. Am J Cardiol 78(4) : 469-473, 1996.
9) 山本哲也，松村　誠：第4章　四肢静脈，血管超音波テキスト（日本超音波検査学会監修）．医師薬出版，東京，2005, p.87-126．

Ⅲ 検査法（検体，画像）

3. 画像検査
B. CT

● はじめに

　　静脈疾患の画像診断は従来，静脈造影がゴールドスタンダードであったが，最近の画像診断機器の進歩により，CT venography（CTV）やMR venography（MRV）が低侵襲で有用な評価法として，エコー検査と併用して行われることが多くなった。本項では，CTVに重点をおいて，画像検査の特徴，撮影プロトコールならびに各疾患の画像所見について概説する。

● 画像検査

　　Computed tomography（CT）は1968年英国のGodfrey Hounsfieldらによって開発され，1973年に英国EMI社から商品化され，わが国へは1975年に初のCTが導入された。
　　その後もヘリカルCTや検出器が多列化されたmultidetector-row CT（MDCT）の登場など，CTの発達は目覚ましく，静脈領域においても，正確な下肢静脈の評価ができるようになった。CTVでは任意断面での再構成（multi-planar reconstruction：MPR）や平面再構成（curved planar reconstruction：CPR）で多方向から病変の観察ができ，CT値の最大値部分を表した最大値投影法（maximum intensity projection：MIP）や三次元（3D）のデータを二次元（2D）的に表示するボリュームレンダリング（volume rendering：VR）などにより3D画像の構築が行える点など，平面の投影像である血管造影検査にない優れた特徴をもつ。CPR画像や3D再構成画像では，周囲構造物との位置関係が把握できることから，3D的な血管解剖が把握できる本法は有用である。また，近年では四次元（4D）CTによる経時的血流評価が可能となった。
　　一方で，放射線被ばくや造影剤による腎機能障害，さらにはアナフィラキシーショックなどの可能性については，十分に留意する必要がある。また，血管周囲に人工関節や動脈内のコイル，ステントなどの金属が存在すると，アーチファクトにより評価が困難となりうる。また，臥位での検査であり，立位や座位と比較して静脈拡張が過小評価されてしまうため，CTで存在，部位診断を行い，他のモダリティで機能診断が行われることが多い。
　　静脈疾患に対する造影CT検査の撮像理論は一般化されておらず，施設によってプロトコールは異なる。一般的に管電圧を下げ，血管とのコントラストをつけるように撮像

Ⅲ　検査法(検体, 画像)／3. 画像検査

表1　当院でのCT撮影プロトコール

	PTE	DVT	下肢静脈瘤	中心静脈狭窄
撮影条件				
管電圧	80kV／140kV (dual energy)	120kV	120kV	120kV
管電流	CARE Dose 4 D＊	CARE Dose 4 D	CARE Dose 4 D	CARE Dose 4 D
rotation time	0.33 sec	0.5 sec	0.5 sec	0.5 sec
pitch factor	0.55	0.6	0.6	0.6
検出器構成	64×0.6mm	128×0.6mm	128×0.6mm	128×0.6mm
造影剤				
造影剤濃度	体重別に設定＊＊	←	←	←
注入速度	4.0mL/sec	←	3.0mL/sec	3.0mL/sec
注入量	80mL＋50mL (40％希釈造影剤)	←	100mL	100mL
撮影タイミング	20 sec	180 sec	180 sec	180 sec

＊：CARE Dose 4 D(自動管電流調整機構)
＊＊：50kg未満は300mgI, 50～60kgは300mgI, 60kg以上は370mgIをそれぞれ減量

される。1例として, **表1**に当院でのCTVの撮像プロトコールを示す。

● 各静脈疾患のCT画像所見

1. DVT(図1)

　DVTは, 四肢(腓腹部または大腿部)または骨盤の深部静脈に血栓が生じる病態である。DVTは, 静脈還流を阻害する病態, 内皮の損傷または機能不全をきたす病態, または凝固亢進状態を引き起こす病態によって発生するとされる[1]。DVTは肺塞栓の原因の中で最も多く, 無症状の場合もあるが, 多くは四肢に疼痛および腫脹を認める[2]。Rudolf Virchowは, 静脈血栓症の原因として, (1)血流の変化, (2)血管壁の変化, (3)血液成分の変化の3つが血栓を形成する要因であることを提唱した(Virchowの3徴)[3]。静脈血栓はフィブリンと赤血球に富んだ赤色血栓が主であるが, 血小板とその接着因子であるフォンヴィレブランド因子(VWF)も静脈血栓内に見出されており, 血小板血栓も関与しているといわれている[4]。静脈血栓症は静脈弁のポケット部で発生しやすく, 静脈うっ滞などにより低酸素状態になると静脈弁は虚血に陥って内皮障害をきたし, 白血球や血小板などからなる血栓が発生する。その後, 凝固反応が促進され, 二次血栓が伸展する[5]。CTでは血栓が静脈内の造影欠損として描出され, ひらめ静脈をはじめ, 腸骨動脈との交叉部や下大静脈横隔膜レベルなど, 生理的に静脈の血流が淀みやすいところに認められることが多い。DVTの浮遊性の有無の評価はCTでは困難であり, エコー検査にその役目を譲る。大部分の症例では抗凝固療法を中心とした保存的加

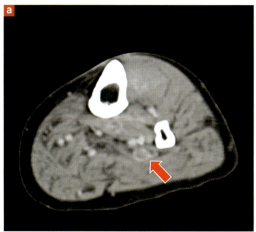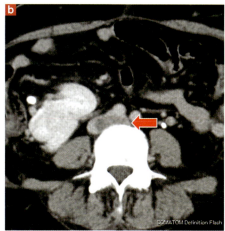
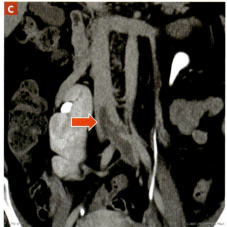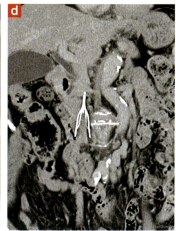

図1 DVT
a〜c：ひらめ静脈（a➡），左腸骨静脈から合流部（b➡），下大静脈（c➡）に血栓が認められる。
d：下大静脈フィルター留置後，フィルター内に血栓が捕獲されている。

療により症状改善が得られることが多いが，うっ滞が強い例では強い疼痛が遷延するため，血栓摘除術やカテーテル誘導下血栓溶解療法（catheter-directed thrombolysis：CDT）の適応となる。

2. 腸骨静脈圧迫症候群（May-Thurner症候群，図2）

　右総腸骨動脈と腰椎による左総腸骨静脈の圧排が下肢の血流障害を引き起こす。1957年にMayとThurnerは剖検430例中22％に左総腸骨静脈部の狭窄を認め，右腸骨動脈の圧迫が原因と報告した。また1967年にCocketが静脈造影を用いて，左腸骨大腿でのDVTにおける患者の65％に腸骨静脈の圧迫を認めたとの報告もある。慢性の腸骨静脈狭窄では骨盤内の側副血行路の発達を示し，無症状で経過する例も多く認められる。50％以上の狭窄，あるいは静脈圧較差が2mmHgを超えれば血流障害が存在すると

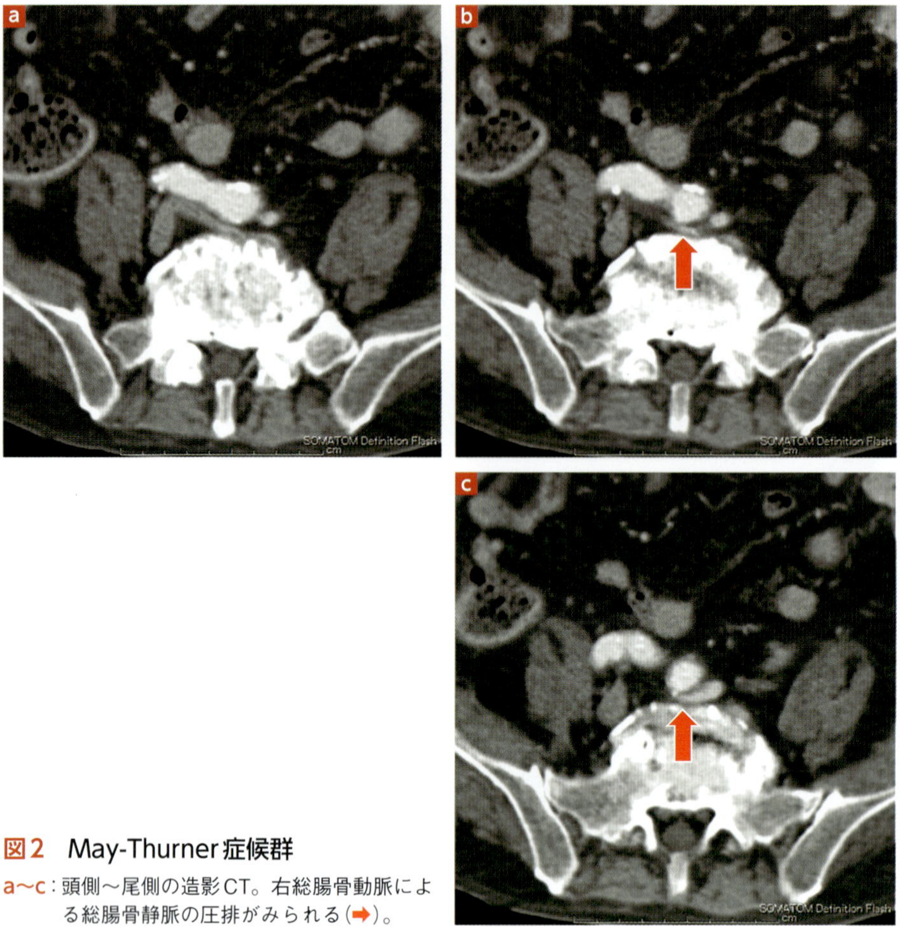

Ⅲ　検査法(検体，画像)／3. 画像検査

図2　May-Thurner 症候群

a〜c：頭側〜尾側の造影CT。右総腸骨動脈による総腸骨静脈の圧排がみられる(➡)。

診断され，左腸骨静脈の隔壁(spur)形成を特徴とする。欧米ではMay-Thurner症候群に対するステントの使用が正式に認可されており，良好な初期・慢性期の成績が報告されている[6, 7]。

3. PTE(図3)

　PTEは新鮮血栓が塞栓子として肺動脈を閉塞する急性PTEと器質化血栓による慢性PTEとに分類される[8]。PTEの主たる病態は急速に出現する肺高血圧や右心負荷，低酸素血症である。塞栓子の大きさや患者の心肺予備能によってはショックや突然死をきたし，重症例での予後は不良となる。低酸素血症の主な原因は，肺血管床の減少による非閉塞部の代償性血流増加と気管支攣縮による換気血流不均衡である[9]。

　造影ダイナミックCTにおける急性PTE診断の感度，特異度は高く，PIOPED Ⅱ試験においてCTの感度は83％，特異度 96％といわれている[10]。下肢静脈も同時に評価した場合は感度 90％，特異度 95％であり，CTで血栓がなければ急性PTEはほぼ否定できる。ごく少ない診断不能例の検討では，動きによるアーチファクトと造影不良が原因

76

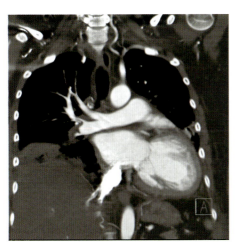

図3 PTEの胸部造影CT冠状断像
右肺動脈下葉枝に血栓を疑う欠損像を認める。

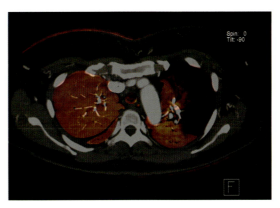

図4 PTEのlung perfused blood volume画像
左の肺灌流低下を認める。

とされ，これらを防ぐために短い撮影時間と薄いスライス厚を用いて，肺動脈が良好に造影されるタイミングで撮影することが必要である[11, 12]。

しかし，適切なタイミングの造影ダイナミックCTであっても肺末梢の細い血管内の造影欠損像の検出は困難といわれてきた。そこでdual energy imaging（2つの管球より2つのエネルギーのX線を照射し，エネルギーの違いによる組織の差を利用して画像を表示させる方法）を応用することにより，胸部領域では肺灌流血液量（lung perfused blood volume：lung PBV）を反映した画像が作製可能となった（図4）。造影CT撮像時に80 kVpもしくは100 kVpと140 kVpのように，低エネルギー，高エネルギーの異なる2種類の電圧を用いて得られたデータから肺実質内のヨード造影剤の分布，肺灌流の状態を評価することができる。核医学検査の肺血流シンチグラフィとは成り立ちが異なるが，lung PBVは肺血流シンチグラフィの所見とよく一致するとされる[13]。しかし，lung PBVは肺動脈血流だけでなく，気管支動脈の血流も同時に画像化している可能性があり，側副血行路が発達した慢性PTE例では，病変部においても灌流が保たれて描出されることがある。また，体動によるアーチファクトや大きな骨でX線の低エネルギー成分が吸収され高エネルギー成分だけ残る線質硬化アーチファクト（beam hardening artifact），特定の検出器で，特定の投影方向からの信号が出力されなかったため生じるstreak artifactなどのアーチファクトがある例では，実際にはPTEでなくとも欠損像として描出されることがある。

4．下肢静脈瘤（varicose vein，図5）

下肢静脈瘤は下肢静脈弁不全による一次性静脈瘤，DVT後の二次性静脈瘤および先天性静脈瘤に分類されるが，治療対象になる症例のほとんどが一次性下肢静脈瘤で，下肢静脈逆流部位はGSV，SSVを中心とした静脈瘤部を含む表在静脈，深部静脈-表在静脈を連絡する穿通枝，大腿，膝窩静脈などの深部静脈に分類される。

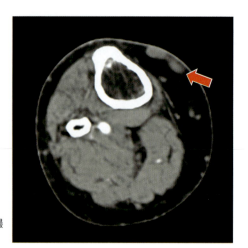

図5 下肢静脈瘤
表在静脈を圧迫しないように，踵に枕を入れて撮影。表在静脈の拡張を認める。

　表在静脈と周囲脂肪織とのコントラストが大きいため，造影剤なしでも下肢静脈瘤はある程度評価可能[14]であるが，臥位での検査となるため，立位や座位と比較すると静脈拡張が軽度に評価されがちであり，CTだけでなく，エコーなど他のモダリティとの併用が望ましい。

5. 腸間膜静脈血栓症 (mesenteric vein thrombosis：MVT，図6a, b)

　MVTには腸間膜静脈のほか，脾静脈，門脈，下腸間膜静脈に生じる血栓症も含まれる。MVTは急性腸間膜虚血の数%を占め，まれな疾患ではあるが高い死亡率が報告されている[15]。MVTに関連する因子としては，(1)直接的な傷害(腹部外傷，脾摘などの腹部手術，膵炎や炎症性腸疾患などの腹腔内炎症状態，腹膜炎)，(2)局所的な血流うっ滞(門脈圧亢進症，心不全，脾機能亢進)，(3)凝固能亢進(PCなど上記凝固因子の欠損，悪性腫瘍と抗がん剤，経口避妊薬やステロイドの服用，抗リン脂質抗体症候群)が挙げられる。症状は比較的慢性ではっきりとしない場合も多い。CTでは拡張した静脈と内部血栓，静脈うっ滞による腸管浮腫が認められる。重度の腸管虚血がない症例においては，ヘパリンやワルファリンを中心とした抗凝固療法を行う。開腹手術に至るような重度の腸管虚血例では周術期死亡率12～20%と比較的高い。

6. 胃食道静脈瘤 (図7a, b)

　肝硬変，Budd-Chiari症候群患者など，門脈圧亢進による胃静脈路を流入路とする側副血行路として胃食道静脈瘤が発達する。門脈圧亢進症に伴う所見(硬変肝，脾腫，脾腎シャントの発達など)を副所見として認められれば，診断の手助けとなる。胃食道静脈瘤は異所性静脈瘤の中で，最も頻度が高いとされており[16]，破裂により致死的出血をきたすことがある。MDCTは胃食道静脈瘤の供血路やその他の側副血行路といった大局的な門脈血行動態の把握に有効である。左胃静脈からの供血が最も多く，続いて後胃静脈，短胃静脈からの供血が多い[17]。食道静脈瘤の3D構築画像作製は心拍動の影

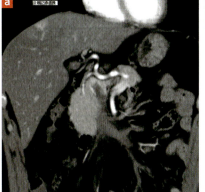
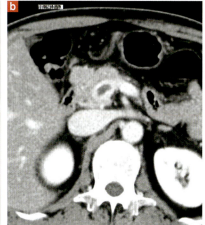
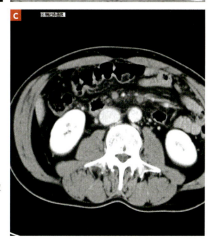

図6 上腸間膜静脈血栓症
a, b：上腸間膜静脈内に鋳型状に血栓を認める。
c：うっ血による腸間膜脂肪織の軽度混濁を認める。

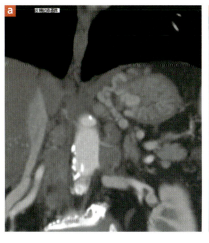
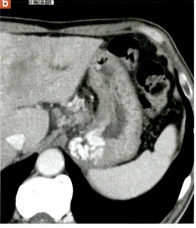

図7 胃静脈瘤
a, b：胃食道吻合部に発達した静脈瘤を認める。

響を受けることや，MIP画像においても心臓や肺と重なり困難といわれている[18]。CTは静脈瘤の大きさや側副路との位置関係など，全体像の把握には優れるが，破裂の危険性など局所の性状評価には向いておらず，内視鏡と併用して治療方針（内視鏡的静脈瘤結紮術［endoscopic variceal ligation：EVL］，バルーン閉塞下逆行性経静脈的塞栓術［balloon-occluded retrograde transvenous obliteration：B-RTO］など）を決定する[19]。

7. 上大静脈・下大静脈症候群（図8，9）

上大静脈（superior vena cava：SVC）症候群，下大静脈（inferior vena cava：IVC）症候群は腫瘍などにより大静脈が狭窄あるいは閉塞し，血流が制限されることにより生じる病態である。上大静脈においては肺がんが原因として最も多く，顔面や上肢の浮

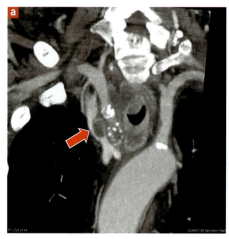
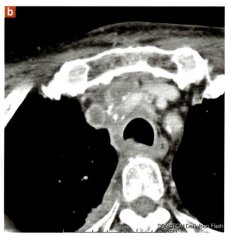

図8　上大静脈症候群
a, b：上大静脈近傍の腫瘤により上大静脈の圧排・狭窄を認める（a➡）。

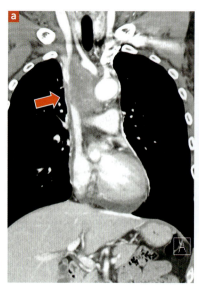
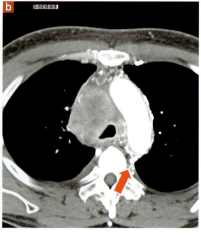

図9　上大静脈症候群
a, b：縦隔腫瘍により上大静脈は完全に閉塞しており（a➡），奇静脈系が側副血行路として発達している（b➡）。

腫, 呼吸困難感, 咳嗽などの症状を呈する。下大静脈においては肝臓がんによる圧排が原因として多く, 下腿浮腫や腹水貯留の原因となる。肺がんなど圧排する原因の腫瘍の放射線感受性が高い場合は放射線照射を行い, 原発巣を縮小させることで症状の改善を得ることができる。近年はステント留置術も行われるようになり, 悪性腫瘍に対するステント治療はわが国でも有効例の報告が散見される[20] (CTでは, 上大静脈・下大静脈の機械的圧排を認め, 末梢静脈の拡張や皮下の浮腫, 側副血行路の発達を認める)。

8. シャント作製後の中心静脈狭窄(図10)

維持透析患者において中心静脈狭窄の合併はまれではない。その頻度は, 2.6～40%[21,22]と報告されている。中心静脈内へのカテーテルやペースメーカ留置などが主たる誘因とされているが, 必ずしもその既往を有するとは限らず, 本症も同様である。シャント肢側に生ずることが多いため, シャント血流量増加に伴い静脈分岐部での乱流が発生し, 静脈弁付近が過形成となることも狭窄の原因として推測されている。造影CTは病変部位の同定, 側副血行路の発達の程度を客観的に把握できるため, 治療方針の決定に重要な役割を果たしている。

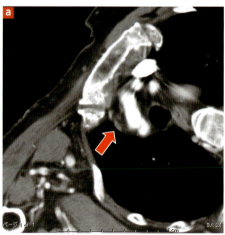
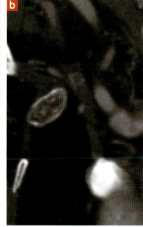
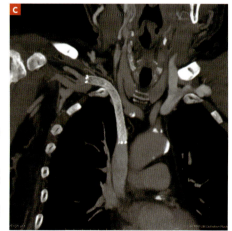

図10 シャント作製後の右鎖骨下静脈狭窄

a：右鎖骨下静脈の狭窄がみられる(➡)。
b：MPR再構成像で血栓による欠損像が描出されている。
c：ステント留置術により, 良好な再開通が得られている。

9. まとめ

　静脈疾患に対するCTはエコー検査ほどの簡便性はないものの，低侵襲かつ迅速に全体像を把握することができる優れた診断方法である。近年，被ばく量の低減，検出器の多列化による撮像の高速化・画像の高精細化，dual energy CTを用いたサブトラクションなど，新しい撮像技術や再構成技術の開発が行われており，今後のさらなる発展が期待される。

（岸田勇人・市橋成夫・吉川公彦）

文献

1) 日本循環器学会ほか：肺血栓塞栓症および深部静脈血栓症の診断，治療，予防に関するガイドライン（2017年改訂版）．(http://j-circ.or.jp/guideline/pdf/JCS2017_ito_h.pdf, 2019年6月閲覧)

2) Kesieme E, Kesieme C, Jebbin N, et al : Deep vein thrombosis: a clinical review. J Blood Med 2 : 59-69,2011

3) Virchow R (1856) : Thrombose und Embolie. Gefässentzündung und septische Infektion. Gesammelte Abhandlungen zur Wissenschaftlichen Medicin (in German). Frankfurt am Main: Von Meidinger & Sohn. pp. 219-732.Matzdorff AC, Bell WR (1998). Thrombosis and embolie (1846-1856). Canton, Massachusetts: Science History.

4) 宮田敏行：血栓形成機序の新概念と次世代型抗血栓療法．生化学89(3) : 333-342, 2017.

5) Malone PC, Agutter PS : The aetiology of deep venous thrombosis. QJM 99 : 581-593, 2006.

6) Raju S, Neglen P : High prevalence of nonthrombotic iliac vein lesions in chronic venous disease : A permissive role in pathogenicity. J Vasc Surg 44 : 136-144, 2006.

7) Mickley V, Schwagierek R, Rilinger N, et al : Left iliac venous thrombosis caused by venous spur : treatment with thrombectomy and stent implantation. J Vasc Surg 28 : 492-497, 1998.

8) Ansari A : Acute and chronic pulmonary thromboembolism : current perspectives. Part Ⅱ : Etiology, pathology, pathogenesis, and pathophysiology. Clin Cardiol 9 : 449-456, 1986.

9) McIntyre KM : Pulmonary thromboembolism : current concepts. Adv Intern Med 18 : 199-218, 1972.

10) Stein PD, Fowler SE, Goodman LR, et al : Multidetector computed tomography for acute pulmonary embolism. N Engl J Med 354 : 2317-2327, 2006.

11) Schumichen C : V/Q scanning/SPECT for the diagnosis of pulmonary embolism. Respiration 70(4) : 329-342, 2003.

12) Reinartz R, Kaiser HJ, Wildberger JE, et al. SPECT imaging in the diagnosis of pulmonary embolism: automated detection of match and mismatch defects by means of image-processing techniques. JNucl Med 2006;47:968-973

13) Bauer RW, Frellesen C, Renker M et al. Dual energy CT pulmonary blood volume assessment in acute pulmonary embolism: correlation with D-dimer level, right heart strain and clinical outcome. Eur Radiol 2011;21(9):1914–1921.

14) 高橋佳史，小窪正樹，野坂哲也：非造影 3DCT-venography（128列MDCT）は下肢静脈瘤に対する第一選択の画像診断法となり得るか？―3DCT-venography 1348 例の経験から．静脈学 25 : 332-339, 2014.

15) Stoney RJ, Cunningham CG : Acute mesenteric ischemia. Surgery 114 : 489-490, 1993.

16) 佐藤隆啓，山崎　克：異所性静脈瘤の臨床．日門亢会誌 15 : 149-153, 2009.

17) 丸野美由紀，清末一路，森　宣：B-RTOのための局所画像解剖．日獨医報 52 : 175-184, 2007.

18) 竹内雅春：食道静脈瘤血行動態診断における3D-CTの有用性．日門亢会誌 12 : 234-238, 2006.

19) Willmann JK : Detection of submucosal gastric fundal varices with multi-detector row CT angiography. Gut 52 : 886-892, 2003.

20) Takeuchi Y, Arai Y, Sone M, et al : Evaluation of stent placement for vena cava syndrome : phase Ⅱ trial and phase Ⅲ randomized controlled trial. Support Care Cancer 27 : 1081-1088, 2019.

21) MacRae J, Ahmed A, Johnson N, et al : Central vein stenosis : a common problem in patients on hemodialysis. ASAIO J 51 : 77-81, 2005.

22) 中川芳彦：内シャント静脈高血圧症23例の検討．透析会誌 26 : 1777-1782, 1993.

Ⅲ　検査法（検体，画像）

3. 画像検査
C. MRI

　　Magnetic resonance image（MRI）は磁場と電磁波を用いて，原子核のもつ磁気情報を画像化するものであり，多様な磁場と電磁波を用いることで，磁気情報をさまざまなコントラストとして画像化することが可能である。撮像に時間がかかるため，静脈疾患の画像診断は血管エコーと造影CTが主流となっているが，近年の技術進歩による空間分解能の向上や高速撮像法の開発により，MRIにおいても全身の良好な脈管情報が得られるようになってきた。造影剤を用いずとも血管が描出できる点，筋や脂肪といった軟部組織とのコントラストが高い点など，他の検査法より優れている点も多く，適応が広がってきている。

● MR静脈造影（MR venography：MRV）

　　MR angiographyは，MRIの撮像技術を用いて血管の二次元（2D），あるいは三次元（3D）像を描出する方法のことであり，さまざまな撮像法がある。MR angiographyのなかで，静脈を描出する撮像のことをMRVとよぶが，静脈は動脈と比較して血流の速度が遅いなどの特徴があり，動脈とは異なる撮像シークエンスの設定が必要となる。本項では，MRVの理解に必要な基礎知識と，実際に用いられている代表的な撮像法について解説する（**表1**）。

● MRVの理解に必要な基礎知識

1. 2D法と3D法[1]

　　MRIには2D法と3D法の2つの情報取得方法がある。2D法は設定したある厚さのスライスの情報を1断面ずつ取得する方法で，3D法は3Dの関心ボリュームから任意の方向のスライスを切り出して情報を取得する方法である（**図1**）。3D法の利点としては，2D法と比較してSN比（signal-to-noise ratio：信号と雑音の比）が高いこと，1mm以下のスライス厚の画像でも得られることが挙げられる。そのため，MSCTのように任意の断面での画像の抽出や，それを元にした最大値投影法（信号強度の最大値の部分を表したもの，maximum intensity projection：MIP）像，立体的にみえる2D画像を3Dデータから作製するボリュームレンダリング（volume rendering：VR）像などの作製も可能である。一方で，スライスを切り出すためには位相エンコード傾斜磁場をかける必要が

表1 MR venographyにおける主な撮像方法の特徴

撮像方法	PC法*	3D SSFP法**	造影T1強調像
対象血管	頭頸部	体幹, 下肢静脈	体幹, 下肢静脈
利点	非造影 撮像が簡便 流速の定量化	非造影 高空間分解能 高速撮像	多時相撮像 (dynamic study) 高空間分解能
欠点	体動に弱い 流速の推定が必要	静脈以外も描出	造影剤が必要

＊：Phase contrast法，＊＊：3D steady-state free precession法

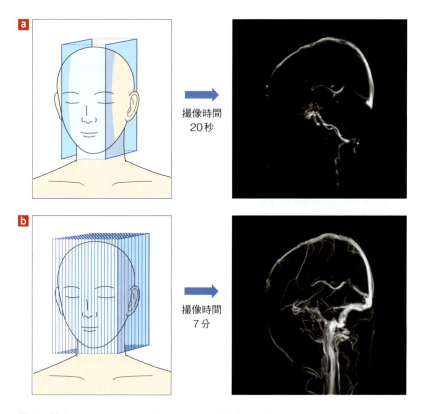

図1 位相コントラスト法による頭部静脈MIP像
a：2D法 b：3D法
2D法に比べ，3D法のほうが空間分解能は高く，末梢の静脈まで明瞭に描出されている。撮像時間は3D法のほうが長い。

あるため，撮像時間はスライス数で決まる。たとえば，50mm厚の関心ボリュームに対してスライス幅を5mmとすると10スライスの撮像となるが，スライス幅2.5mmとすると20スライスが必要となり，撮像時間は2倍になる。高空間分解能の画像，つまりスライス厚の薄い画像を得ようとすると，撮像時間を長くする必要があり，時間分解能は低くなるため，撮像範囲を小さくするか，高速な撮像法（1スライスあたりの撮像時間が短い）を用いる必要がある。

2. MRI造影剤

MRIでは造影剤を用いずに血管を撮像できることが大きな利点の1つではあるが，造影剤を用いることで，非造影MRIと比較して高い空間分解能や高SN比を得ることが可能である。MRVで用いられる造影剤はガドリニウム（Gd）造影剤であるが，アレルギーによる嘔吐や蕁麻疹などの副作用はヨード造影剤よりも低頻度である。ガドブトロール（Gd系細胞外液性造影剤）での前向き研究ではアレルギー性の副作用が0.32％で，そのうち95.8％は軽症であったと報告されている[2]。腎機能への影響もまれであるが，腎機能の低下した患者（GFR＜30mL/minおよび透析患者）において，Gd系細胞外液性造影剤投与により腎性全身性線維症（nephrogenic systemic fibrosis：NSF）が発症する危険性があり[3]，原則的には禁忌とされている。

● MRVに用いられる代表的な撮像法

1. Phase contrast法

Phase contrast法（PC法，位相コントラスト法）は，傾斜磁場内の血流の位相変化を利用した撮像法で，血流の方向や流速を反映した血流画像を得ることができる。静的組織は位相が変化しないが，血液のような動的組織は位相が変化するため信号として検出される。PC法では描出したい目的血管の流速を推定し，撮像前に設定を行うことが必要となる。また，撮像時間が長く，体動に弱い特性がある。一方で撮像の熟練度が必要ではなく，MRI装置の性能にも大きく左右されないこともあり，脳静脈洞血栓症などの頭頸部MRVの撮像法として広く普及している。また，位相変化量は血流の速度に比例しているため，PC法では血流速度や血流量を定量することが可能であり，体幹部や下肢においても応用されている[4, 5]。

2. Balanced SSFP法

Balanced SSFP（steady-state free precession）法は，非造影で血管を高信号に描出させることができる撮像法で，血流の方向や速度の影響も受けにくい。高速撮像が可能で，空間分解能やSN比も高いため，体幹部・下肢静脈の撮像に広く用いられている。一方で，balancedシーケンスでの定常状態における組織の信号強度は，T2/T1に比例するため，T2値がT1値に近い組織（血液や脳脊髄液などの水成分や脂肪成分）も高信号となる。

胸部においては，心臓シネMRIの中心的な撮像法であり，中枢肺動脈の描出にも優れている。しかし，磁化率アーチファクトを受けやすい撮像法であるため，末梢の描出は不良である。Arterial spin labeling（ASL）とよばれる選択的に脈管情報を得る撮像技術を用いたtime-spatial labeling inversion pulse（time SLIP）法などにより応用範囲が広がっているものの[6~8]，息止めが必要で重症例に用いにくいことや，撮像にある程度の熟練も必要なことから臨床での利用例は限定されている。

腹部においては，呼吸同期法を併用した冠状断撮像を行うことで，広範囲に3D法で

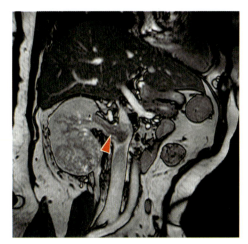

図2 Balanced SSFP法による腹部斜冠状断像
右腎細胞がんの症例。右腎静脈〜下大静脈に低信号構造を認め，下大静脈進展が疑われる(▶)。

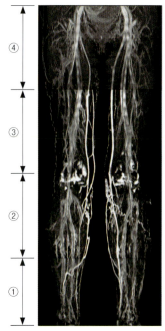

図3 Balanced SSFP法による全下肢静脈MIP像
4回のベッド移動で全下肢を撮像している。

の撮像が可能である。しかし，動静脈の分離や腸管，胆管，囊胞など血管以外の構造も高信号を呈することから，MIP像やVR像など血管のみを描出する画像は困難で，基本的には平面断面像での評価となる(図2)。

下肢においては，動静脈の血流の向きが一定であるため，撮像面への流入・流出効果を利用することで静脈を選択的に描出することが可能である。一般的には4〜5回に分けて撮像し，約15分程度で全下肢の静脈が撮像できる(図3)。しかし，静脈血の流速は遅いために動脈に比して流入効果が弱く，撮像前にはフットバスや電気毛布による加温，あるいは弾性包帯などの圧迫の解除などの前処置を行い，血流量を増加させる工夫が必要である。静脈だけを選択的に描出できるため，MIP像などの作製が可能であるが(高信号に描出される)，浮腫が強い場合には血管のみの描出が難しい場合もあり，平面断面像での評価も必要となる。

3. 造影MRV

前述のごとく，造影MRIでは非造影MRIと比較して高い空間分解能やSN比を得ることが可能であり，多時相での撮像(dynamic study)や，術前などで末梢血管までの評価が必要な場合などに用いられる。Gd造影剤はT1およびT2の短縮効果を有し，血管はT1強調像で高信号に描出されるため，T1強調3D GRE(gradient echo)法で撮像されることが多い。胸部を例に取ると，3D撮像1回あたりの撮像時間を2〜4秒に設定す

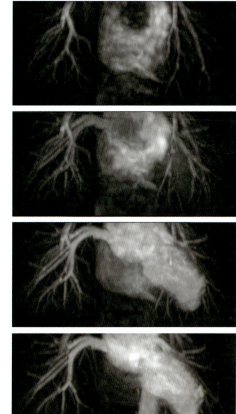

図4　T1強調3D GRE法による肺動静脈MIP像（多時相撮像）
撮像範囲を下肺野に設定し，1回あたりの撮像時間は2.8秒で撮像を行っている。亜区域枝レベルまでの動静脈が明瞭に分離できている。

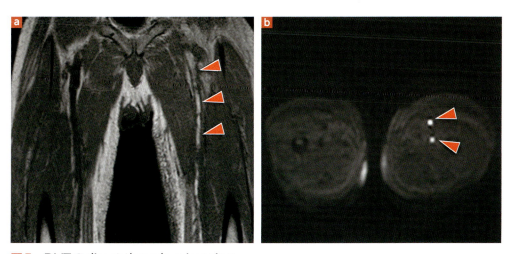

図5　DVTのdirect thrombus imaging
a：T1強調像冠状断像　b：拡散強調像横断像
左下肢静脈血栓症の症例。左大腿静脈にT1強調像および拡散強調像で高信号となる病変を認め（▶），急性期の血栓症が疑われる。

ることで，動静脈の分離や血流の方向，遅延などを評価することが可能である（**図4**）。しかし，撮像時間を短縮するほど空間分解能が低下してしまうため，小病変の評価などでさらに空間分解能を優先させた画像が必要な場合には，同時に動静脈が描出されてしまうが，3D撮像1回あたりの撮像時間を15～20秒に設定するか，撮像範囲を小さくする必要がある。

4. 血栓イメージング

静脈疾患におけるMRIとして，MRVのほかに血栓イメージング（direct thrombus imaging）が挙げられる。たとえば，新鮮血栓においてはT1値が短縮しているため，T1強調像で高信号，また拡散強調像では高信号となりやすい。これらの信号変化を基に，血栓の発生時期や性状を推測することが可能である（**図5**）。頸動脈狭窄におけるプラークイメージングとしての利用が一般的であるが，静脈血栓症の治療適応の有無の判断など，静脈疾患においても応用されつつある[9~11]。

（岡田卓也・京谷勉輔・宮崎亜樹・村上卓道）

文献

1) Runge VM, Nitz WR, Trelles M, Goerner F : 3D imaging: basic principles. The physics of clinical MR taught through images, 3rd edition, Thieme, New York, 2014, p.92-93.

2) Power S, Talbot N, Kucharczyk W, et al : Allergic-like reactions to the MR imaging contrast agent gadobutrol: a prospective study of 32,991 consecutive injections. Radiology 281(1) : 72-77, 2016.

3) ESUR Guidelines on Contrast Media v10.0. (http://www.esur-cm.org/index.php/en/, 2019年2月閲覧)

4) Yzet T, Bouzerar R, Allart JD, et al : Hepatic vascular flow measurements by phase contrast MRI and doppler echography : a comparative and reproducibility study. J Magn Reson Imaging 31(3) : 579-588, 2010.

5) Pierce IT, Gatehouse PD, Xu XY, et al : MR phase-contrast velocity mapping methods for measuring venous blood velocity in the deep veins of the calf. J Magn Reson Imaging 34(3) : 634-644, 2011.

6) Miyazaki M, Akahane M : Non-contrast enhanced MR angiography : established techniques. J Magn Reson Imaging 35(1) : 1-19, 2012.

7) Hamamoto K, Matsuura K, Chiba E, et al : Feasibility of non-contrast-enhanced MR angiography using the time-SLIP technique for the assessment of pulmonary arteriovenous malformation. Magnetic Resonance in Medical Sciences 15(3) : 253-265, 2016.

8) Hamamoto K, Chiba E, Matsuura K, et al : Non-contrast-enhanced magnetic resonance angiography using time-spatial labeling inversion pulse technique for differentiation between pulmonary varix and arteriovenous malformation. Radiol Case Rep 12(3) : 460-466, 2017.

9) Mendichovszky IA, Priest AN, Bowden DJ, et al : Combined MR direct thrombus imaging and non-contrast magnetic resonance venography reveal the evolution of deep vein thrombosis: a feasibility study. Eur Radiol 27(6) : 2326-2332, 2017.

10) Barco S, Konstantinides S, Huisman MV, et al : Diagnosis of recurrent venous thromboembolism. Thromb Res 163 : 229-235, 2018.

11) Tsuchiya N, van Beek EJ, Ohno Y, et al : Magnetic resonance angiography for the primary diagnosis of pulmonary embolism : a review from the international workshop for pulmonary functional imaging. World J Radiol 10(6) : 52-64, 2018.

Ⅲ 検査法（検体，画像）

3. 画像検査
D. 静脈造影

はじめに

　静脈造影は，長い間DVTと下肢静脈瘤の診断においてゴールドスタンダードとされてきたが，近年，エコー検査，CT venography，MR venographyの出現に伴い施行される頻度が減少している。しかしながら，下肢静脈全体を描出できる最も信頼性が高い検査の1つであり，現在もその重要性は失われていない。

静脈造影の適応

　スクリーニング検査として行われることはほとんどなくなった。しかし，臨床的にDVTが疑われるが他検査では血栓の存在が不明な場合や，下肢静脈瘤を全体として理解したい場合によい適応となる。また，急性期DVTの血管内治療の際や，慢性期の血栓を診断するには，静脈造影が必要とされる場合も少なくない。

静脈造影の種類

　静脈造影には上行性（順行性）静脈造影法と下行性（逆行性）静脈造影法がある。上行性静脈造影は深部静脈血栓の有無，不全穿通枝の診断に用いられる。下行性静脈造影は大腿静脈などから末梢に向けて造影を行う。通常，バルサルバ手技を併用し，深部静脈，GSVの弁逆流を評価する目的で行われる[1]。一般的には上行性静脈造影が行われる。

検査方法[2]

　水溶性ヨード造影剤は腎機能障害やヨードアレルギーがある患者には使用できないため，検査前に十分にチェックする必要がある。通常X線透視台を使用する。透視台上で仰臥位にて，足背部皮静脈を22～24G留置針を用いて穿刺し，静脈ルートを確保する。座位にてルート確保を行ってからのほうが容易である。造影剤が表在静脈へ流出しないように足関節上部と膝関節下部を強く駆血する。検査側下肢への荷重を避けるため，対側下肢を足台に乗せ，検査側下肢を浮かせた状態で撮影を行うとよい。60°程度の半立位とし，240～300 mgI/mLのヨード造影剤を手動でゆっくり注入しながらX線透視

89

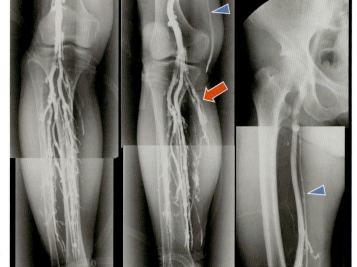

図1 右下肢静脈造影正常像
a：下腿正面撮影
b：下腿外旋撮影
c：大腿部撮影
足関節部と膝窩部を駆血している。a，b：下腿深部静脈は3分枝，6本とも良好に描出されている。腓腹静脈も十分に充盈されている（b➡）。c：大腿静脈から不全穿通枝を介してGSVが描出されている（c▶）。深部静脈血栓は認めない。

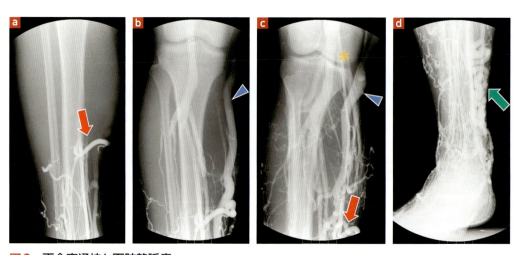

図2 不全穿通枝と下肢静脈瘤
駆血時下腿正面撮影（a，b）では，不全穿通枝（Cockett，a➡）が腓骨静脈からGSV（b▶）に逆流している。非駆血下腿外旋時（c，d）では，下腿全体の把握が容易である。腓腹静脈も十分に充盈されている（c＊）。下腿下方まで逆流したGSV弁不全による下肢静脈瘤も観察される（d➡）。

下にて深部静脈の描出を確認し，正面と下腿外旋の2方向を撮影する（図1）。この際，表在静脈が描出される場合は，下腿部の不全穿通枝が存在するか，駆血が不十分であるかどちらかである（図2）。続いて駆血を解除し，造影剤を注入しながら静脈の描出をX線透視下にて確認し，正面と下腿外旋の2方向を撮影すると表在・深部静脈ともに描出される。ゆっくり透視台を倒すと造影剤が大腿部・骨盤部の静脈に流出するのですばやく撮影を行う。使用造影剤量は片側で50〜70 mLを目安とする。

急性期DVTなどの緊急症例においては，下肢静脈造影に引き続き血管内治療を行う

D. 静脈造影

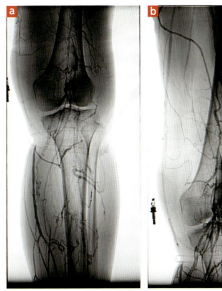
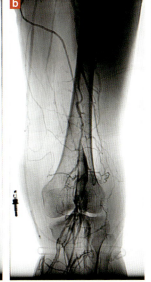
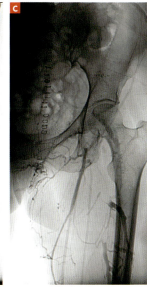

図3　急性期DVT
血管撮影室にて背臥位撮影。左足関節部と膝窩部を駆血している。広範な深部静脈血栓のため，深部静脈はほとんど描出されていない。このまま血管内治療に移行した。

場合は，背臥位のまま簡易的に検査を行ってもよい（図3）。

検査の長所・短所[3]

1. 長所

ルートさえ確保できれば，緊急例においても短時間でDVTの有無を確認できる。また術者の技量の影響が少なく，下肢・骨盤領域全体を観察でき，エコー検査が不得手な肥満や浮腫を有する患者に対しても施行できる。

2. 短所

痛覚の強い足背部を穿刺しヨード造影剤を使用する侵襲的な検査であり，放射線被ばくもある。アナフィラキシーショックや検査後の静脈炎などの副作用も報告されている。

診断方法

1. 病期

DVTにおいて，形成されたばかりの新鮮血栓は血管内腔を充満し，血管を拡張する。下肢静脈造影では，血栓部が描出されずに側副路のみ描出されることも多い。亜急性期，慢性期になるにしたがい血栓は次第に細く索状となり，血栓周囲の血流が回復する。血栓により静脈が完全閉塞している場合は，慢性期であっても病変部の血管は描出

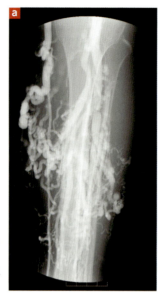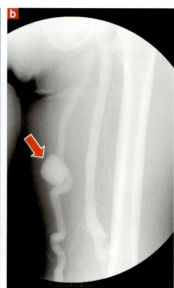

図4 下肢静脈瘤
a：左大伏在静脈の逆流による下腿内側を中心とした広範な下肢静脈瘤がみられる。
b：大腿内側に拡張・屈曲・蛇行したGSVが観察され, 一部著明に瘤化している(➡)。

されない[2]。

2. 読影

　正常解剖をしっかりと理解し, 静脈造影検査時より, 静脈内の血栓像や透亮像, 側副路, 不全穿通枝, 破格を確認する。下腿では前脛骨静脈, 腓骨静脈, 後脛骨静脈が2本ずつ描出されていることを確認する(図1)。下腿部は血管の重なりが多いため2方向にて末梢まで十分に読影する。静脈造影では筋枝静脈自体が十分に充盈されることは少なく, その診断は困難である[2,3]。膝窩〜骨盤部静脈では血栓は陰影欠損像として比較的容易に確認でき, 完全閉塞している場合には著明な側副路の発達が認められる。血栓の側副路としてGSVの拡張を認めることがあるが, 弁不全による拡張でもみられる所見であり, 特異的な所見ではない。静脈瘤がある場合には弁不全の可能性が高い(図4)。

● 最後に

　下肢静脈造影検査の診断方法について述べた。画像診断の低侵襲化は時代の流れだが, エコー検査が100％の診断能を有するわけでない。静脈造影という検査法を学んでおく必要があるゆえんである。

(田島廣之・竹ノ下尚子・金城忠志)

文献

1) 林　富貴雄：下肢静脈超音波, 下肢静脈造影からの診断. Heart View 10(7)：757-763, 2006.
2) 金城忠志, 田島廣之：静脈造影法. 臨床医のための静脈血栓塞栓症診断・治療マニュアル(福田幾夫, 田島廣之, 中村真潮, 保田知生編), 医薬ジャーナル社, 大阪, 2015, p.198-203.
3) 金城忠志, 竹ノ下尚子, 田島廣之：動脈・静脈の疾患(上), 静脈疾患の検査−血管造影. 日本臨牀75(増4)：213-217, 2017.

3. 画像検査
E. 肺血流シンチグラフィ

　肺血流シンチグラフィは肺内の血流分布を視覚化できる数少ない検査方法である。特に急性PTEの診断では40年以上にわたり用いられてきたが，近年ではCTやCT肺動脈造影(CT pulmonary arteriography：CTPA)に第一選択の座を譲っている。胸部の救急画像診断においてCTは非常に有用であり，CTPAでは塞栓そのものも描出できる。夜間などの緊急時での対応においても核医学検査(RI)に対し優位性は明らかである。また，dual energy CT(2つの管球より2つのエネルギーのX線を照射し，エネルギーの違いによる組織の差を利用して画像を表示させる方法)を用いれば，血液量の画像化も可能である。

　ただし肺血流シンチグラフィは，単位時間あたりの肺血流量の画像化という理論的な強みをもつ。最近ではSPECT*-CTの登場により，SPECTとCTのデータを重ねて表示することが可能となり，形態診断と機能診断と融合させ，より有用な診断が行えるようになっている。またヨード造影剤の禁忌例や妊娠中のほか，近年では糖尿病などによる慢性腎臓病や造影剤腎症への関心も高く，腎機能不良例に適応される場合がある。

　従来は肺換気シンチグラフィと併せて診断されることも多く，PTEにおいては，肺換気シンチグラフィで欠損のない領域に肺血流シンチグラフィで楔状欠損を示す換気/血流ミスマッチが認められる。しかしながら，肺換気シンチグラフィを緊急に行うことは実質的に困難で，検査手技も煩雑であり敬遠されている。その場合は単純CTと血流SPECTを組み合わせて(可能であるならSPECT-CTを用いて)評価がなされる。

＊SPECT：single photon emission computed tomographyの略で，2～3つの検出器で構成され，2方向(もしくは3方向)で計測され放射線信号を得ることができ，カメラを回転させ撮影することでCTやMRIと同様な断層画像が得られる。

● 検査原理

　肺血流シンチグラフィには微粒子法とガス法の2つがあるが，現在は微粒子法が圧倒的に多く利用されている。

　微粒子法は，肺毛細血管(6～10μm)を通過できない放射性標識微粒子物質(10～50μm)を静注し，微小肺塞栓を生じさせ撮像する方法である。静注された放射線標識微粒子物質は右室内，また右室までに十分血液と混和され，肺細動脈の毛細血管に一時

Ⅲ　検査法(検体, 画像)／3. 画像検査

的に塞栓を形成する。塞栓は肺毛細血管全体の約0.1～0.2%程度とされ, 塞栓子による症状悪化の危険性は低い。放射線性標識用に放射線医薬品としてTc-99m標識大凝集ヒト血清アルブミン(Tc-99m macroaggregated human serum albumin : Tc-99m MAA)が用いられる。実効半減期は約3～5時間程度で個人差がある。肺毛細血管で塞栓されたTc-99m MAAは網内系で処理分解され, 大部分が尿中に排泄され, わずかに糞便中に排泄されるものがある。Tc-99m MAAは凝集しやすく, 直前に静かに注射器を振盪してから静注する。注射筒内に血液を逆流させると血栓を形成し, 肺内にhot spotが多発する。

● 検査方法

　　肺循環は低圧系であるため, Tc-99m MAAの肺血流分布は重力や胸腔内圧の影響を強く受ける。そのためTc-99m MAA注射時の体位が重要であり, 座位で注射すると肺尖部上肺野への集積は低く, 下肺野では高くなり, 背臥位で静注すると腹側より背側で集積が高くなる。

　　また前述したように, Tc-99m MAA静注時には凝集しないよう静注直前に軽く静かに振盪させ, 注射器に血液が逆流しないよう注意を要する。さらに23ゲージ以下の注射針で急速に静注すると, 粒子が粉砕され細かくなるため一時塞栓されず体循環へ移行することがあるとされる。そのような場合には腎の描出を認める。腎の描出はほかに, 右左シャントの存在, 標識不良, 静注後2～3時間以上経過した場合に認める。

　　塞栓子となったMAAは経時的に分解され, 血中にfreeのTc-99mが遊離していくため, 速やかに撮像を行う。

● 撮像プロトコル

1. 投与量

　　成人の標準投与量は111～185MBqである(小児の場合, 基本量13.2MBq, 最小量10MBq)。また右左シャントが疑われる場合には, MAA粒子数を1/10程度に減少させ慎重に投与する。

　　最大被ばく臓器は肺で, 1.1×10^{-3}mGy/MBqである。一般的に成人の場合, 被ばくは問題とならない。しかし, 胎児ではCTよりも増加することが指摘されており, 妊婦への投与量は減量することが多い。

2. 投与

　　安静呼吸下にゆっくりと静かに静注する。肺高血圧症では座位で静注する。静注に際しては既存ルートでは放射線性医薬品の付着による放射能汚染を避けるため, また99mTc-MAAの凝集塊形成を防ぐため, できる限り新規に静注ルートを確保する。既存のルートを使用する場合には, 静注前後で十分な生理食塩液でフラッシュを行う。静

注フィルタがある場合にはフィルタより体側から静注投与する。

3. 撮像

座位または臥位で，静注後2分より撮像を開始する。撮像は30分以内に終了する。ダイナミック収集を行う場合は静注直後から収集を開始する。

従来の撮像は低エネルギー用高分解能コリメーター（low energy high-resolution collimator：LHER）を使用して512×512また256×256マトリックスで収集カウント1,000Kカウントの条件にて通常6方向からのプラナー像（正面，背面，左右側面，左右後斜位）であり，必要に応じて左右前斜位を加えて8方向とする。また，SPECTの利用が有用である。SPECT収集は128×128（64×64）マトリックス撮像する。SPECT像を追加することで解剖学的位置がより明瞭となり，小病巣が検出されるなどプラナー像では得られない情報が得られる。近年ではSPECTのみ撮像することも多く，SPECTデータから疑似的にプラナー像を作製することができる。

なお側面像，斜位像の撮影では，上肢を挙上させ，重なり合いを避ける。右左シャントを評価する場合は，前後全身画像データをデータ処理装置で処理する必要がある。

4. 解析方法

●肺野の血流分布比較

Lung ratio評価がある。これは静態画像より両肺野に関心領域をとり，それぞれの領域について統計計算を行う。

●右左シャントの解析（定量）

全身カウントと肺カウントからシャント率を測定できる。計算方法はシャント率＝（全身カウント－肺カウント）/全身カウント×100の式で求められる。シャント率は約15％以下が正常とされる。

5. 実際の画像呈示

●正常像（図1）

プラナー像6方向との実際の肺区域と位置関係の相関図，およびSPECT像による評価。

●急性肺動脈血栓塞栓症（図2, 3）

正常例と比較して肺動脈塞栓をきたした領域に楔状の多数の血流欠損域を認める。SPECT-CT像（別症例）では左上葉に血栓塞栓症をきたした区域の欠損像を認める。実際の肺野，気管支血管構造との把握が容易となる。

●原発性肺高血圧症（図4）

肺動脈末梢の狭小化を反映し，肺血流分布において下肺と比較して上肺で血流が増加する。したがって，上肺野の集積増加を認める。静注に際して座位で行うことが必要

である。本症例では非区域性に多発性の小欠損像を認める。

●慢性閉塞性肺疾患（図5）

気道系の疾患による二次的な肺血流低下が生じている。肺区域に一致しない斑状の欠損像を認める。

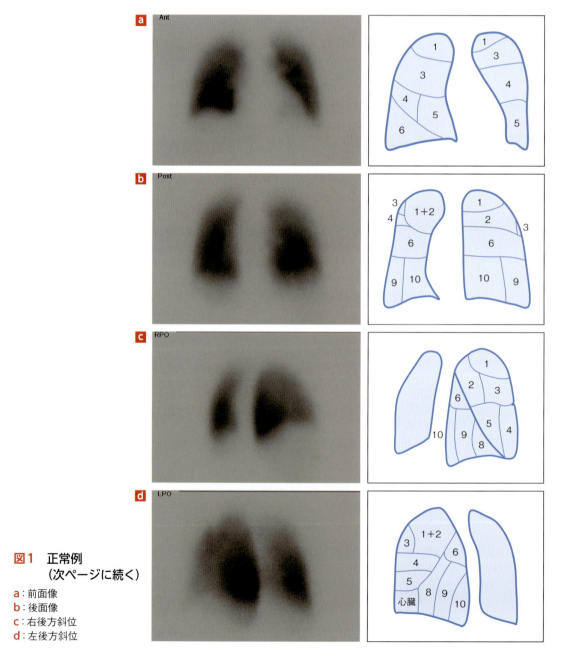

図1　正常例
（次ページに続く）

a：前面像
b：後面像
c：右後方斜位
d：左後方斜位

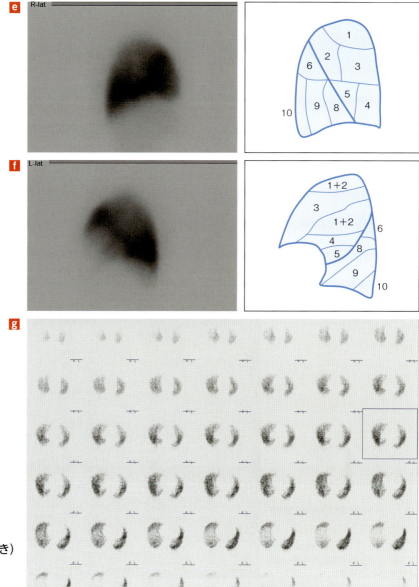

図1 正常例（続き）
e：右側面
f：左側面
g：SPECT

6. 読影時の注意点・ピットフォール

●肩甲骨の影響

後面像でγ線が肩甲骨で吸収されることにより画像に影響を受ける。肩甲骨の厚みにより，淡い欠損像として描出される。

●横隔膜挙上

挙上した横隔膜により肺底部の圧排が生じ，同部位の集積低下を生じ，無気肺となれ

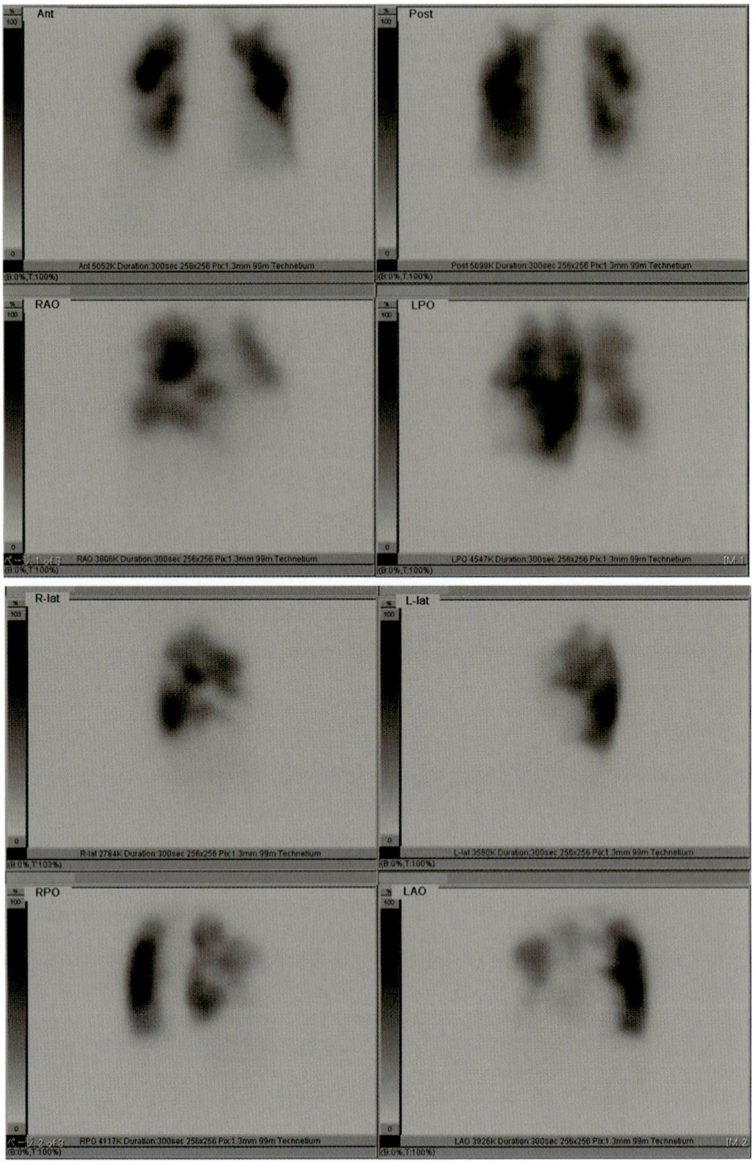

Ⅲ　検査法(検体，画像)／3. 画像検査

図2　急性肺動脈血栓塞栓症

正常例と比較して肺動脈塞栓をきたした領域に楔状の多数の血流欠損域を認める。

ば欠損像を生じる。

●乳房や上肢，肥満などの影響

大きな乳房や上肢の重なり，豊胸術後では集積低下をきたす。肥満例でもさまざまな程度で集積低下を認める。

● Hot spot

前述したように，主に薬剤調整や注入手技によるアーチファクトである。

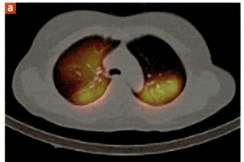 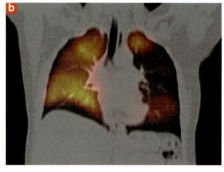

図3 PTEにおける肺血流シンチグラフィSPECT-CT画像の1例
左肺野に広汎な血流低下を認める。肺血流シンチグラフィにSPECT-CTを併用することで，血流の肺野区域ごとの評価が可能であり，また背景肺の状態が把握可能となり偽陽性を減少しうる。

●静脈弁

Tc-99m MAAは血栓のほか，静脈弁にも付着することがある。腋窩などにhot spotがみられた場合は，多くの場合は静脈弁への集積であり，静注した上肢また下肢を挙上ないしはマッサージすることで消失することが多い。カテーテルからの注入時にはカテーテル先端にhot spotを認めることがある。

●体位

重力の影響を受ける。SPECTではより明瞭に描出される。

●肺外集積

Tc-99m MAA静注後まもなく$^{99m}TcO_4^-$が遊離するとされ，腎と甲状腺への分布が増強していく。特に甲状腺，胃，唾液腺のみに集積した場合には，この遊離したTc-99mによる可能性がある。上大静脈症候群では肝左葉内に集積増加を認めることが多い。Tc-99m MAAが肺を経由せず門脈内へ流入し，肝内sinusoidにTc-99m MAAが捕捉されるため，肝内にhot spotが生じることがある。下大静脈の閉塞例においても，下肢よりTc-99m MAAを静注すると，側副血行路の発達により肝内にhot spotが生じる場合がある。

●Fissure sign

肺のmajor fissure，minor fissureに一致して帯状あるいは線状の欠損や集積低下を認めることがある。側面像で認めることが多く，この発生機序は末梢肺野の血流低下に加えて葉間胸膜の重なり合う部分での99mTc-MAAの分布低下がより強調されるためと考えられる。多発性微小肺血栓塞栓症，肺気腫などの慢性肺閉塞性疾患，胸水貯留，肺水腫，胸膜肥厚，老人肺に認められる。

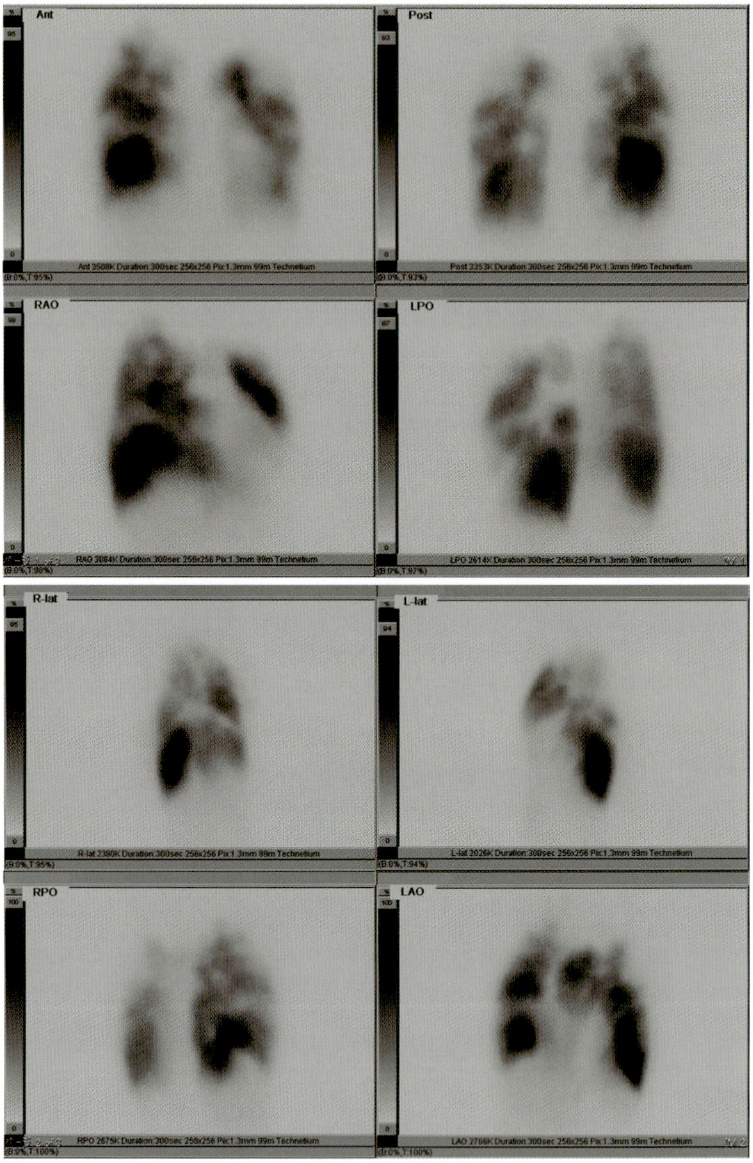

Ⅲ　検査法(検体，画像)／3. 画像検査

図4　原発性肺高血圧症

肺動脈末梢の狭小化を反映し，肺血流分布において下肺と比較して上肺で血流が増加する。したがって，上肺野の集積増加を認める。静注に際して座位で行うことが必要である。本症例では，非区域性に多発性の小欠損像を認める。

●**ペンダントやネックレスなどの金属**

　金属はγ線吸収係数が大きいため，容易に菲薄ないし欠損像として認められる。

●**ペースメーカー**

　留置位置として最も多い前胸壁に一致して，前面像左上肺野の欠損像として認めることがある。

(穴井　洋)

100

E. 肺血流シンチグラフィ

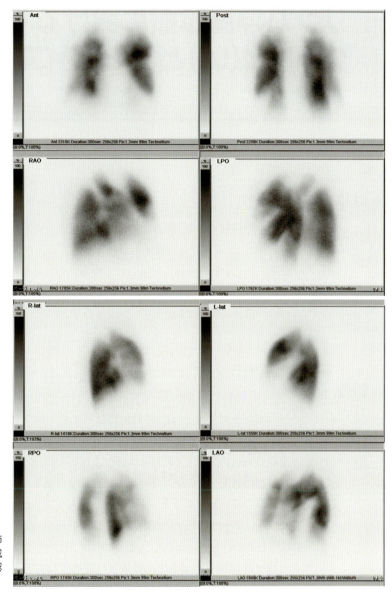

図5 慢性閉塞性肺疾患
気道系の疾患による二次的な肺血流低下が生じている。肺区域に一致しない斑状の欠損像を認める。

◆ 文献

1) 日本核医学会 分科会 呼吸器核医学研究会, 呼吸器核医学診断ガイドライン作成委員会編: 科学的根拠に基づく呼吸器核医学診断(診療)ガイドライン 第2版. 2015.

III 検査法（検体，画像）

3. 画像検査
F. リンパ浮腫診療におけるリンパシンチグラフィ(LS)とSPECT-CT LSの役割

● はじめに

慢性リンパ浮腫の診断・評価方法は長らく定まったものがなく，明確な診断基準がなかった。しかし，近年リンパ機能を直接評価することが可能なモダリティが複数開発され，慢性リンパ浮腫の評価に使用されている。それらを用いることで，病態を多角的に評価できるが，それぞれ利点・欠点を有するため，各々の特性を理解し相補的に用いなければならない。本項では，その1つであるリンパシンチグラフィの特性と問題点を中心に述べる。

● 概要

リンパシンチグラフィ[1]は，一般的にはセンチネルリンパ節の評価などに用いられる検査だが，リンパ機能評価検査としても有用である[2]。放射性同位体で標識したトレーサーを四肢末梢に局注し，ガンマカメラを用いて撮像することが多い。リンパ節やリンパ管の描出の程度と，リンパ流の側副路形成や皮膚逆流現象（dermal back flow：DBF）によりリンパ浮腫と診断でき，確定診断法として国際的にも評価されている。

近年，single photon emission computed tomography-CT lymphoscintigraphy（SPECT-CT LS）も用いられている。これは，角度可変式ガンマカメラを用いて断層画像化したリンパシンチグラフィ画像と同時撮像したX線CT画像を組み合わせたものである（図1）。トレーサーの局在が三次元的な解剖学的位置・形態情報とともに可視化され，表在のみならず深部のリンパ動態も評価可能である（図2）。一般的には，リンパシンチグラフィと同様にセンチネルリンパ節の評価として用いられるが，リンパ機能評価やリンパ管を同定する方法としても有用である。

● リンパシンチグラフィの撮影方法

リンパ流を評価する検査法は種々あるが，皮下や皮内に注入された異物をリンパ液に取り込みリンパ節へ輸送する生体反応を利用している。注入する物質の特性により観察方法や撮影方法が異なる。

リンパシンチグラフィは，放射性同位体で標識したトレーサーを局注する。トレー

F. リンパ浮腫診療におけるリンパシンチグラフィ(LS)とSPECT-CT LSの役割

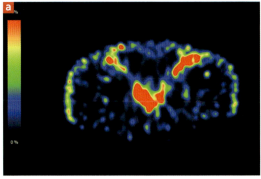
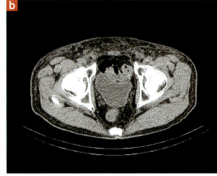
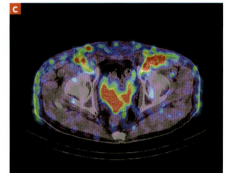

図1　SPECT-CTリンパシンチグラフィの画像
a：断層画像化したLS画像。角度可変式ガンマカメラで撮像したリンパシンチグラフィ画像を断層画像化したもの。
b：CT画像。単純X線CT画像。
c：重ね合わせ画像。それぞれを重ね合わせた像。

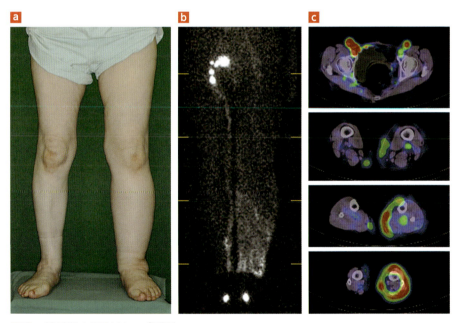

図2　続発性左下肢リンパ浮腫
a：臨床写真。右下肢に圧痕性浮腫，左下肢に非圧痕性浮腫を認める。皮膚はわずかに肥厚していた。
b：リンパシンチグラフィAP画像。左鼠経リンパ節の取り込みは減少しており，大腿部と下腿を中心にDBFを認める。重症度はType IVと判断した。
c：鼠径部，大腿部，下腿近位，下腿遠位におけるSPECT-CT LS軸位像。DBFばかりでなく，その深部にある筋肉間のリンパ流や鼠径・骨盤リンパ節の取り込みを評価可能である。CT画像と重ね合わせているため，解剖学的情報が付加される。

サーはヒトアルブミンやフチン酸，デキストランなどが用いられている．筆者らは，下肢リンパ浮腫では^{99m}Tc標識ヒトアルブミンを左右足趾趾間2カ所に各40 MBq，合計160 MBq注射し，30分後と120分後に撮影している．近年は主にSPECT-CT LSを撮影している．その場合，同時撮影するCTに伴う放射線被ばく量の増加を考慮し，120分後に1回撮影している．ただし，局注する放射性同位体による放射線被ばく量は少ないため，左右足趾趾間2カ所に各92.5 MBq，1患者あたり合計370 MBq投与している．なお，トレーサーの局注〜撮影の間は，安静度制限や運動の指示などは行っていない．

● リンパ浮腫の診断とリンパ機能評価

リンパ浮腫，特に続発性リンパ浮腫はリンパ管の変性が中枢から末梢に向けて進行するため，側副路の形成やDBFが遠位に存在するものほどリンパ機能が低く重症であると考えられている．それを基に，筆者らは機能を有しているリンパ節の多寡やDBFの範囲と局在により5段階でリンパ機能を評価・分類している[2,3]（図3，4）．この分類は国際リンパ学会の臨床期分類[4]に相関性を認めることなどから，適正なものであると考えている．しかも周径や臨床所見で分類する方法とは異なり，リンパ機能評価に基づいているため，重症度の評価としては正確性が高く，予後などの予測や経年的変化の評価に適していると考えている．

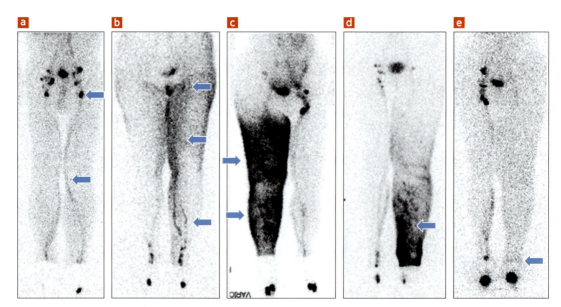

図3　続発性下肢リンパ浮腫におけるリンパシンチグラフィによる重症度分類
a：TypeⅠ．所属リンパ節は減少しているが，明らかなDBFは認めない．
b：TypeⅡ．所属リンパ節は減少もしくは消失し，近位（大腿）にDBFを認める．
c：TypeⅢ．所属リンパ節は減少・消失し，近位（大腿）と遠位（下腿）にDBFを認める．
d：TypeⅣ．所属リンパ節は消失し，遠位（下腿）にDBFを認める．
e：TypeⅤ．所属リンパ節は消失し，トレーサーは注入部に留まりDBFを認めない．

（文献2より一部改変して引用）

F. リンパ浮腫診療におけるリンパシンチグラフィ(LS)とSPECT-CT LSの役割

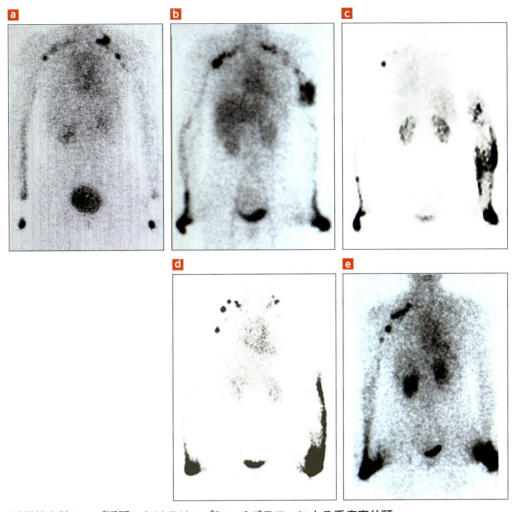

図4 続発性上肢リンパ浮腫におけるリンパシンチグラフィによる重症度分類
a：Type Ⅰ　b：Type Ⅱ　c：Type Ⅲ　d：Type Ⅳ　e：Type Ⅴ
トレーサーは注入部に留まりDBFを認めない。図3と同様，所属リンパ節におけるトレーサーの集積やDBFの局在でType Ⅰ～Ⅴの5型に分類している。

（文献3より一部改変して引用）

● リンパ管静脈吻合術での活用方法

　リンパ浮腫に対してリンパ管静脈吻合術など行う際，皮下のリンパ管を同定する方法としてICG蛍光リンパ管造影(near infrared fluorescence lymphography：NIR)を選択することが一般的である[5]。この検査法を用いると皮下のリンパ管を直接的にかつ即時的に同定することができるが，観察可能深度に限界があり，皮下組織が厚い部位において皮下集合リンパ管を同定することは困難である。一方，リンパシンチグラフィは評価可能深度に限界がないため，NIRでの同定が困難な部位においても皮下集合リンパ管の存在を示唆する所見が得られる。

105

Ⅲ　検査法（検体，画像）／3．画像検査

筆者らは下肢リンパ浮腫に対してリンパ管静脈吻合術を行う際，まず足趾趾間へICGを皮内注射しNIRを行う。その所見に基づき皮膚切開部位をデザインするが，大腿部で観察困難であった場合，リンパシンチグラフィを基に皮膚切開部位のデザインを追加する。以前はリンパシンチグラフィを用いずGSV近傍を顕微鏡下に探索しており，その際のリンパ管同定率は約20%程度であった。一方，リンパシンチグラフィを用いると約半数の皮膚切開部位において皮下集合リンパ管を同定した[6]。さらにSPECT-CT LSはX線CT画像により解剖学的情報が付加されるため，トレーサーの局在の判断が容易となる。下肢リンパ浮腫の症例であれば膝蓋骨や内外果をメルクマールとし，その部位からの距離と角度で皮下のリンパ流を想定し，皮膚切開部位をデザインする（図2）。実際にその方法でのリンパ管同定率は約80%程度と向上した。

● 考察と問題点

リンパシンチグラフィは観察可能深度に限界がなく，リンパ流の全体像を把握するのに非常に適している。一方，多様なリンパ流を即時的に評価するには不向きである。たとえば，DBFより近位においてICGを追加注射すると，リンパシンチグラフィでは観察できなかった線状陰影を認めることがある。このような多様なリンパ流を一定の撮影方法と撮影条件で描出するには限界がある。特に原発性リンパ浮腫，そのなかでも先天性や若年性のものはリンパシンチグラフィでも非典型的なパターンを示すものが多く[8]，リンパシンチグラフィで評価する際には注意が必要である。しかし先天性リンパ浮腫は，過形成，低形成，無形成とリンパ節の多寡などにより分類する報告なども認め，リンパ流を評価することの重要性は変わらない[7]。また，原発性や特殊部位のリンパ浮腫において手術適応を判断する際には，リンパシンチグラフィ単独では行わず，NIFなど他の手法を併せて施行するなど，複数の方法で総合的に判断している。

リンパシンチグラフィはトレーサーによってリンパ流の描出が大きく異なる。トレーサーはヒトアルブミンやフチン酸，デキストランなどが使用されるが，その分子量，粒子径，組織親和性の差異によってリンパ管やDBFの描出のタイミングと程度が異なる[8]。なお，いずれのトレーサーでも撮影のタイミングを1回とするのであれば60〜120分後[8~10]とする報告が多く，筆者らは120分後に撮影を行っている。

リンパシンチグラフィを行う際，放射性同位体を用いるため放射線被ばくに留意しなければならない。ただし，リンパシンチグラフィに用いる^{99m}Tcは，放射能の半減期も短く24時間でほぼ消失する。そのため，リンパシンチグラフィ単独での実効線量は0.8mSv程度で一般的なX線撮影の2〜3回分とされている。しかし，SPECT-CT LSはX線CT画像撮影を併施するため，実効線量は7〜20mSv程度となる。そのため，頻回の撮影は避けるべきである。

● 今後の課題

　わが国では，リンパ浮腫に対する評価としてリンパシンチグラフィやSPECT-CT LSは長らく保険収載されていなかった。しかし，2018年9月より一部のテクネシウム製剤は支払基金への診療報酬申請が可能となった。そのため，わが国における同法の施行件数が増加するものと思われる。しかし前述のとおり，トレーサーや撮影時間など撮影条件により得られる情報が変化する。そのため，得られる検査所見が施設によって異なり，施設間の比較検討できないことが懸念される。正確な評価には適切なトレーサーの選択と撮影時間の設定が必要である。さらに，全国で標準化された撮影方法を行い，統一された評価基準を用いるのが理想と考える。同法が広く一般化するには，そのような課題が残っている。

　一方，深部のリンパ流も含めて三次元的に評価できるという優位性から，臨床分野での新たな活用法ばかりでなく，リンパ浮腫発症の病態生理解明など基礎医学的な領域での応用も期待される。

（矢吹雄一郎・前川二郎）

◆ 文献

1) Hollander W, REILLY P, BURROWS BA : Lymphatic flow in human subjects as indicated by the disappearance of 1131 labeled albumin from the subcutaneous tissue. J Clin Invest 40 : 222-233, 1961.

2) Maegawa J, Mikami T, Yamamoto Y, et al : Types of lymphoscintigraphy and indications for lymphaticovenous anastomosis. Microsurgery 30(6) : 437-442, 2010.

3) Mikami T, Hosono M, Yabuki Y, et al : Classification of lymphoscintigraphy and relevance to surgical indication for lymphaticovenous anastomosis in upper limb lymphedema. Lymphology 44(4) : 155-167, 2011.

4) International Society of Lymphology : The diagnosis and treatment of peripheral lymph-edema. 2009 Consensus Document of the International Society of Lymphology. Lymphology 42(2) : 51-60, 2009.

5) Unno, N, Inuzuka K, Suzuki M, et al : Preliminary experience with a novel fluorescence lymphography using indo-cyanine green in patients with secondary lymphedema. J Vasc Surg 45(5) : 1016-1021, 2007.

6) 清水宏昭，前川二郎：原発性リンパ浮腫12例の術前画像評価と術中所見の比較検討. リンパ学 33(2)．91-93, 2010.

7) Bellini C, Villa G, Sambuceti G, et al : Lymphoscintigraphy patterns in newborns and children with congenital lymphatic dysplasia. Lymphology 47(1) : 28-39, 2014.

8) Yuan Z, Chen L, Luo Q, et al : The role of radionuclide lymphoscintigraphy in extremity lymphedema. Ann Nucl Med 20(5) : 341-344, 2006.

9) Weissleder H, Weissleder R : Lymphedema : evaluation of qualitative and quantitative lymphoscintigraphy in 238 patients. Radiology 167 : 729-735, 1988.

10) Iimura T, Fukushima Y, Kumita S, et al : Estimating lymphodynamic condition and lymphovenous anastomosis efficacy using (99m) Tc-phytate lymphoscintigraphy with SPECT-CT in patients with lower-limb lymphedema. Plast Reconstr Surg Glob Open 3(5) : e404, 2015.

3. 画像検査
G. MRIによるリンパ管の診断
―MR lymphangiographyおよびMR thoracic ductography

● はじめに

　これまでリンパ管の低侵襲なイメージングは容易でなかったため，リンパ浮腫をはじめとしたリンパ管疾患では，いまだに診断や治療開始の遅延をきたし重症化している例も多い現状がある．また，近年リンパ浮腫治療の有効なオプションとして普及しつつあるリンパ管静脈吻合の際にも，より正確で有効な治療のために，術前リンパ管マッピングとして微細なリンパ管を高いクオリティで描出しうる画像診断法が求められてきた．

　MR lymphangiography（MRL）は，非侵襲的で安全な新しいリンパ管イメージングの手法として近年多くの報告がなされており，微細なリンパ管の走行や機能を評価可能とし，リンパ浮腫の診断や術前のリンパ管マッピング，重症度評価などに有用な手法である．

　本項では末梢リンパ管のイメージング法である造影MRLを中心に，単純MRLや中枢リンパ管のイメージング法であるmagnetic resonance-thoracic ductography（MRTD）の概要も解説した．

● 造影MRL

　リンパ管疾患の診断において，従来のMRIはリンパ管自体を可視化できず，浮腫や液貯留の評価などの間接的所見を描出するのみであったために，その役割はごく限定的であった．しかし，造影MRLの手法が2001年にRuehmらによって報告され[1]，画期的な進歩がもたらされた．造影MRLは，通常のMRIで用いられるごく一般的なガドリニウム造影剤を組織間質に投与することで，下肢全体あるいは上肢全体のリンパ管ネットワークを高い分解能で描出しうる新たな手法で（図1, 2），正確かつ，低侵襲に患者の病態評価や治療計画を可能にする．

● 造影MRLの方法

1. 造影剤投与

　造影MRLでは，ガドリニウム造影剤を皮内投与することで，リンパ管に造影効果が

G. MRIによるリンパ管の診断—MR lymphangiographyおよびMR thoracic ductography

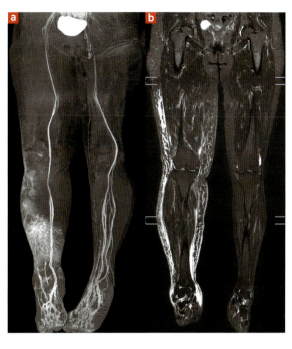

図1 60歳代・女性，子宮がん術後，右下肢二次性リンパ浮腫
a：造影MRL
b：T2強調脂肪抑制画像
MRLでは下肢全体などの広範囲を俯瞰的に評価することができる。右足部〜下腿にリンパ流障害を反映し，拡張リンパ管やリンパ管外への造影剤漏出がみられる。右鼠径リンパ節の造影効果は対側より遅延し不明瞭である。T2強調画像では足部〜大腿の皮下に広範な高信号がみられ，浮腫の所見である。

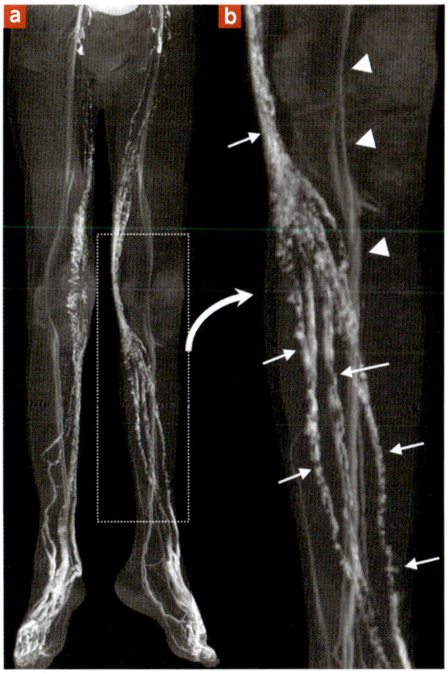

図2 20歳代・男性，両下肢原発性リンパ浮腫
a：造影MRL
b：左下肢の拡大像
両足部〜鼠径部に至る多数の拡張した内側表在リンパ管（b➡）がみられ，典型的な数珠状の形状を呈している。静脈の描出もみられる（b▶）。

もたらされる。投与方法は施設間の差異があるが，1例としてガドテリドール（プロハンス，エーザイ）7.2mLと1%リドカイン0.8mLの混合液を作製し，23～27G程度の細径針で各足趾ないしは手指間に1mLずつ皮内投与する。注射時には通常の注射と同様に疼痛が生じるが，注射部の腫脹は通常一過性で，過去の動物実験や臨床応用でも安全性が報告されている[1]。使用される造影剤も各種報告されているが，重大な副作用は報告されておらず[2]，安全性の高い検査と考えられている。

2. 撮影方法

撮影方法は造影MRアンギオグラフィの変法で，一般的な1.5テスラ機でも3テスラ機でも施行可能であるが，細径リンパ管の描出には高い空間分解能が望ましい。

Notohamiprodjoらは3テスラ装置で，36エレメントの下肢コイルと12エレメントのボディコイルを用いて冠状断脂肪抑制T1強調グラディエントエコーシーケンス（TR/TE：4.13/1.47ms, section thickness：0.8mm, field of view 380mm, matrix：448×448, in-plane resolution：0.8×0.8mm[2]）にて足部～骨盤の4つの部位（足部，下腿，大腿，骨盤）に分け撮影を行っているが，最低1回の繰り返し撮影を含めて平均検査時間が40分と報告している[3]。造影後の撮影タイミングは，造影剤投与後15～25分後を推奨する報告があるが[4,5]，被検者のリンパ流にも影響されると思われ，議論の余地が残る。また，経時的に複数回の撮影を行うダイナミックMRLでは，リンパ管やリンパ節の形態や機能の付加情報が得られることも多い[2]。

リンパ浮腫のMRI診断では，リンパ管外の軟部組織やその二次的変化，浮腫の範囲，性状を評価できるメリットがあり，このためにT2強調脂肪抑制画像（**図1b**）やT1強調画像などを組み合わせるのが一般的である。

● MRLの画像所見

足趾間から造影剤投与を行ったMRLでは，通常足部内側から下肢内側を上行するいわゆる内側表在リンパ管が描出される（**図2**）。静脈のコンタミネーションが生じるため，リンパ管と静脈の鑑別は重要だが，鑑別のポイントとして，静脈壁は通常滑らかで弁の部位を除き一定の径を呈するが，リンパ管は径が不整で数珠状の所見を呈するため[6]，多くは鑑別可能である（**図2**）。また，ダイナミックMRLでは静脈の造影効果が時間とともに減弱する一方で，リンパ管の造影効果が相対的に長く持続するため，この点でも鑑別可能となる[2]。なお，正常リンパ管はしばしば造影MRLで描出されず注意が必要であるが，その理由としては健常リンパ管の径が小さいこと[7]やリンパ流が早いこと[8]が推測されている。病的リンパ管の所見には，拡張やリンパ流の遅延，側副路形成や後述するdermal backflowなどがあり[5]，リンパ浮腫の患肢ではリンパ管径が有意に太く[7]，リンパ管はより容易に同定される（**図2～4**）。また，リンパ浮腫ではリンパ流の停滞により患側のリンパ管やリンパ節の造影効果が健側より遅延する[5]（**図1**）。側副路形成は近位側のリンパ管の通過障害を示唆し，細く蛇行したリンパ管が多数みられる

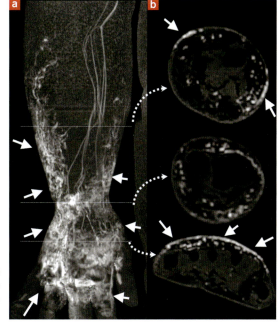

図3 40歳代・女性，右上肢リンパ浮腫
a：右上肢造影MRL画像
b：点線部に対応する3断面の軸位断画像
MRLでdermal backflow（➡）が顕著で内部に側副路を示唆する拡張した網状の管状構造がみられる。中枢側でのリンパ流障害が示唆される。軸位断面像ではリンパ管の分布や深さの詳細を評価できる。

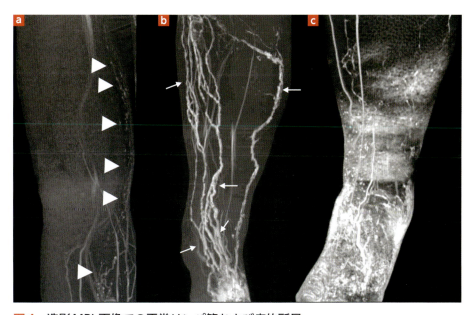

図4 造影MRL画像での正常リンパ管および病的所見
a：淡く細い数珠状の管状構造を呈する正常リンパ管がみられる（▶）。
b：リンパ流障害に伴い蛇行し明瞭に拡張したリンパ管がみられる（→）。
c：皮下に広範な造影剤の漏出がみられ，dermal backflowの所見である。内部には蛇行した網状のリンパ管も透見される。

ことが多い[6]（図1, 2）。Dermal backflow（図3, 4）は，末梢リンパ管の機能不全や閉塞に伴って生じたリンパ管外，皮下への造影剤の漏出で，経時的に顕在化，増大する[3]。

これらMRLの情報は治療戦略の決定に有用で，MRL所見に基づいた治療法選択アルゴリズムも提唱されている[9]。リンパ浮腫に対するリンパ管静脈吻合術においても，術前にMRLで評価し，患者ごとのリンパ管形態，病態に合わせ，より長区間をドレナージする機能のあるリンパ管や，より圧の高いリンパ管を選択，吻合することでより効果的な減圧が期待できるであろう。

なお，造影MRLでは投与された造影剤は静脈内や周辺組織に拡散するため，足部からの造影により骨盤領域や後腹膜のリンパ管，胸管などを描出するのは通常困難である。

近年MR cholangiopancreatography（MRCP）類似の手法でリンパ管を描出する非造影MRLの報告も散見される[10]。撮影原理上，背景の浮腫や液貯留によりリンパ管解剖が不明瞭化する例が少なくないが，造影剤が不要で簡便に施行できるアドバンテージは大きい。また非造影MRLでは造影剤の動態に依存しないため，造影MRLで描出されないリンパ管が描出される例もしばしば経験される。Luらは，リンパ管拡張病変の同定において非造影MRLの感度がより高かったとしている[10]。

● MRTD

近年，乳び胸をはじめとした中枢リンパ管の診断，治療プランニング法として，MRTDの有用性が多く報告されている[11]。これも単純MRLと同様に，MRCP類似の手

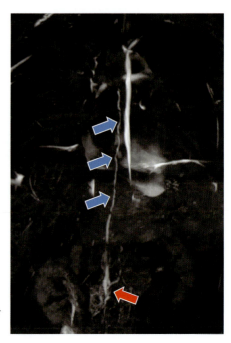

図5　10歳代・女性，単純MRTD
MRTDにより正常の胸管（➡）および乳び槽（➡）が明瞭に描出されている。

法[12]を用いる非造影MRTD（**図5**）がより一般的で簡便に施行可能だが，鼠径リンパ節に刺入した針から造影剤の投与を行う造影MRTD[13]の報告もなされている。

　非造影MRTDでは健常人では大半の症例で胸管の描出が可能で94%の症例で胸管が描出される[12]。しかし単純MRLと同様に乳び胸などで，胸水が存在する場合は胸管や損傷部位が不明瞭化することも多い[11]。

● まとめ

- ● 造影MRLにより低侵襲に末梢リンパ管疾患の解剖情報と機能評価が可能となる。
- ● MRLはリンパ管静脈吻合などのリンパ浮腫に対する治療適応の判断や，手術プランニングに有用である。
- ● 単純MRLや非造影MRTDは，侵襲がなく，より簡便に施行可能なリンパ管イメージング法である。

（曽我茂義・大西文夫・三鍋俊春・新本　弘）

🔷 文献

1) Ruehm SG, Corot C, Debatin JF : Interstitial MR lymphography with a conventional extracellular gadolinium-based agent : assessment in rabbits. Radiology 218(3) : 664-669, 2001.

2) Mitsumori LM, McDonald ES, Wilson GJ, et al : MR lymphangiography : How I do it. J Magn Reson Imaging 42(6) : 1465-1477, 2015.

3) Notohamiprodjo M, Weiss M, Baumeister RG, et al : MR lymphangiography at 3.0 T : correlation with lymphoscintigraphy. Radiology 264(1) : 78-87, 2012.

4) Mazzei MA, Gentili F, Mazzei FG, et al : High-resolution MR lymphangiography for planning lymphaticovenous anastomosis treatment: a single-centre experience. Radiol Med 122(12) : 918-927, 2017.

5) White RD, Weir-McCall JR, Budak MJ, et al : Contrast-enhanced magnetic resonance lymphography in the assessment of lower limb lymphoedema. Clin Radiol 69(11) : e435-e444, 2014.

6) Lohrmann C, Foeldi E, Speck O, et al : High-resolution MR lymphangiography in patients with primary and secondary lymphedema. AJR Am J Roentgenol 187(2) : 556-561, 2006.

7) Lu Q, Delproposto Z, Hu A, et al : MR lymphography of lymphatic vessels in lower extremity with gynecologic oncology-related lymphedema. PloS one 7(11) : e50319, 2012.

8) Liu NF, Lu Q, Jiang ZH, et al : Anatomic and functional evaluation of the lymphatics and lymph nodes in diagnosis of lymphatic circulation disorders with contrast magnetic resonance lymphangiography. J Vasc Surg 49(4) : 980-987, 2009.

9) Neligan PC, Kung TA, Maki JH : MR lymphangiography in the treatment of lymphedema. J Surg Oncol 2016.

10) Lu Q, Xu J, Liu N : Chronic lower extremity lymphedema: a comparative study of high-resolution interstitial MR lymphangiography and heavily T2-weighted MRI. Eur J Radiol 73(2):365-373, 2010.

11) Pamarthi V, Pabon-Ramos WM, Marnell V, et al : MRI of the Central Lymphatic System: Indications, Imaging Technique, and Pre-Procedural Planning. Top Magn Reson Imaging 26(4) : 175-180, 2017.

12) Okuda I, Udagawa H, Takahashi J, et al : Magnetic resonance-thoracic ductography: imaging aid for thoracic surgery and thoracic duct depiction based on embryological considerations. Gen Thorac Cardiovasc Surgery 57(12) : 640-646, 2009.

13) Krishnamurthy R, Hernandez A, Kavuk S, et al : Imaging the central conducting lymphatics: initial experience with dynamic MR lymphangiography. Radiology 274(3) : 871-878, 2015.

III 検査法（検体，画像）

3. 画像検査
H. IVUS，血管内視鏡

これらはともに静脈疾患診療においてあまり一般的な検査ではない。しかしながら今後，静脈疾患領域への血管内治療の普及，発展まで見据えて考慮すると，知っておくべき検査方法といえる。

● IVUS

バルーン拡張術やステント留置術といったカテーテル治療が行われる際，狭窄箇所を詳しく評価するためにIVUSカテーテルで血管内腔よりエコー検査を行うことで，病変に合った治療法や医療機器を選択することができる。主に動脈疾患に対して使用されることが一般的であるが，静脈疾患に対しても有効な場合がある。しかしながら，基本的な考え方としては本検査で詳しく評価した後に引き続きカテーテルインターベンションが必要となる病態が対象となるため，静脈疾患の場合はかなり限定された病態が対象となる。その代表として，PTSが挙げられる。

PTSは，DVT発症後慢性期に，静脈血栓が時間経過とともに徐々に退縮，一部が静脈壁に器質化血栓として残存し血管内腔に蜂の巣状の多腔構造を呈する隔壁を形成，血管内腔の狭小化，閉塞を引き起こしたり，静脈弁の破壊による静脈逆流等を合併すると下肢に静脈うっ滞性の症状を惹起する（Ⅶ章-2-A-⑥，p.385～395参照）。主に腸骨静脈レベルにおいて上記病態による静脈流出路の高度狭窄，閉塞がある場合，同部へのカテーテルインターベンション（バルーン拡張術，ステント留置術）は有効な治療手段になりうる（図1）。

本治療法はわが国ではいまだ未承認の治療法ではあるが，近年欧米を中心に多くの良好な成績が報告されてきている。しかしながら，静脈ステントの早期血栓閉塞や晩期再狭窄などは動脈疾患のそれよりは頻度は少ないまでも，同様に起こりうる可能性がある。Meissner[1]は可及的に長期開存を得るためのポイントとして，至適サイズの自己拡張型のステントを使用すること，病変部位すべてをステントでカバーすること，IVUSを必ず使用すること，を指摘している。

● 腸骨静脈カテーテルインターベンションの実際：IVUSの利点

PTS症例の場合，器質化血栓により血管内腔が蜂の巣状の多腔構造となっているこ

H. IVUS，血管内視鏡

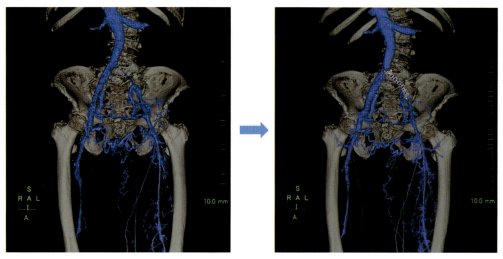

図1　左腸骨静脈ステント留置術

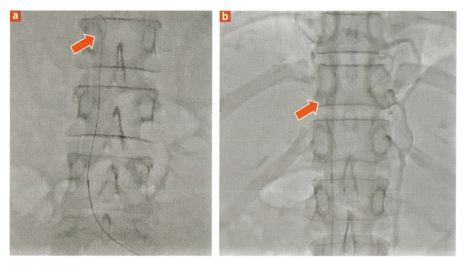

図2　奇静脈
a：ガイドワイヤーの迷入　b：造影所見

とが多いため，大腿静脈より中枢側にガイドワイヤーを挿入していくと本来のルートである腸骨静脈～下大静脈方向へ向かわずに奇静脈系や側副路に迷入してしまうことがある（図2）。本来のルートにガイドワイヤーが正しく通過できているかの判断にもIVUSでの確認が必須となる。

また，大腿部からのアプローチだけでなく頭側からのアプローチも追加する両方向性のアプローチが必要になる際にも，両者のガイドワイヤーが同一血管内腔にあるかの確認にはIVUSが必須となる（図3）。

ガイドワイヤー通過後，病変部位・ステント留置領域の判断，至適ステントサイズの

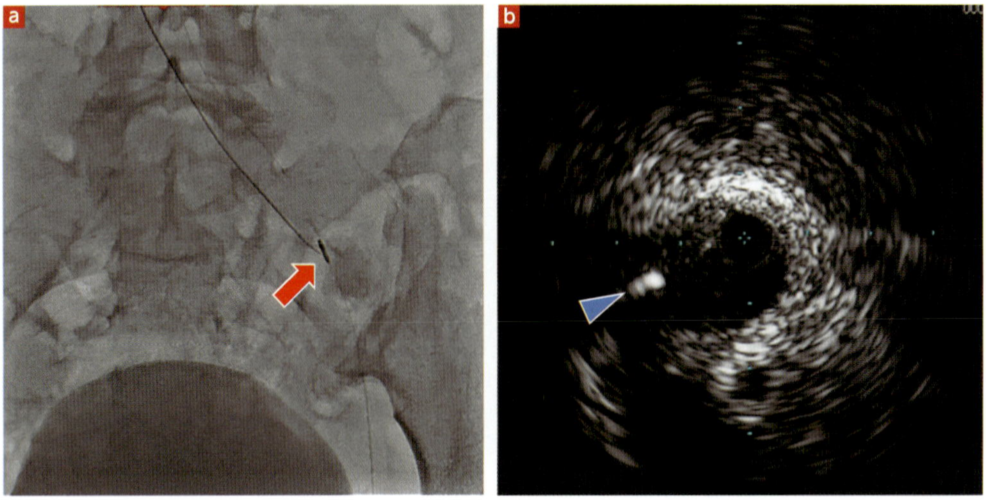

Ⅲ 検査法(検体, 画像)／3. 画像検査

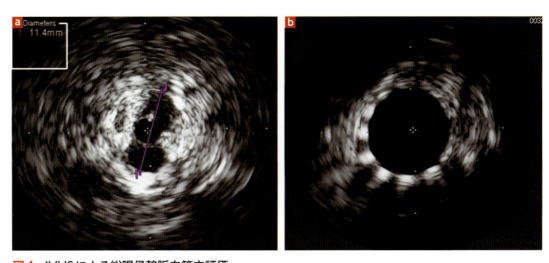

図3　左腸骨静脈部への両方向性アプローチ
a：透視画像。末梢側からのIVUS, 頭側よりガイドワイヤーが交差(➡)。
b：IVUSにてガイドワイヤー(▶)が同一血管内にあることを確認。

図4　IVUSによる総腸骨静脈血管内評価
a：PTS病変による狭窄血管の評価・計測。
b：ステント留置拡張後の開存確認。

　　　　選択は血管造影だけの所見ではなく，IVUSで得られる所見を加味して考慮する必要がある(図4a)。また同様に，ステント留置後の開存確認やステントの拡張の評価・確認にもIVUSが有用となる(図4b)。

● 血管内視鏡

　　　　1990年代，深部静脈の弁形成手術を行う際に，血管内視鏡を使用して血管内腔より

静脈弁の性状を直視下に弁形成術を行う方法が行われていた[2][図5，Ⅶ章-2-A-⑥（p.385～395）参照]。実際にはGSVの分枝よりカットダウン法にてアングルタイプの血管内視鏡を逆行性に挿入し静脈弁を確認していたのだが，その後，術後長期成績の問題や内視鏡デバイスが製造中止になったりしたことにより次第に行われなくなった時代背景がある。しかしながら，当時の「内視鏡で静脈弁を直視下に確認する」という革新的な技術によって得られたデータは，いま現在でも静脈弁に関する貴重な知識財産とし

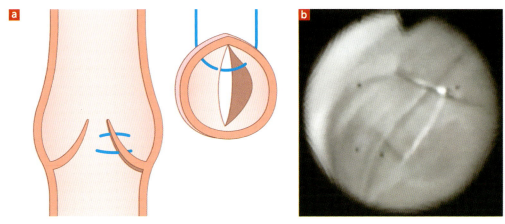

図5 深部静脈弁形成術（external valvuloplasty法）
a：弁形成術シェーマ　b：血管内視鏡所見

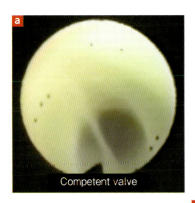
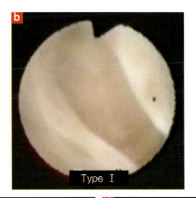
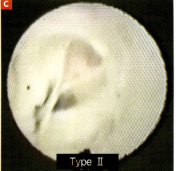
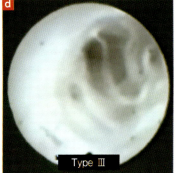

図6 静脈弁性状の血管内視鏡下所見分類（angioscopic classification of incompetent valve）

a：正常弁。
b：TypeⅠ。弁尖の延長，屈曲を認める。
c：TypeⅡ。弁尖の変化に加え交連部の拡大を伴う。
d：TypeⅢ。破壊された弁。

Ⅲ　検査法(検体，画像)／3. 画像検査

て残っている[3]。

　佐戸川，星野らは血管内視鏡で観察した不全弁の観察結果より，不全弁を3型に分類している[4]。弁不全が弁尖の延長，屈曲によるものをType Ⅰ，弁尖の変化に加え交連部の拡大を伴うものをType Ⅱ，その他一葉弁や破壊された弁などをType Ⅲに分類した(**図6**)。

　実際に血管内視鏡による血管内腔の観察を行う場合，最も問題になる点は血液の排除となる。血液を排除し鮮明な視野を得るための方法としては，バルーンを膨らませ血液を排除し，バルーン内腔より血管の表面を観察する方法[5]と内腔に生理食塩液を加圧注入，血液を排除し無血視野を得る方法[6]とがある。バルーン越しに観察する場合，圧排の影響による内膜性状の変化が加わってしまうため，実際には後者がよく用いられていた。しかし，生理食塩液の急速注入により得られる無血視野は数秒間以内と時間制約があること，総腸骨静脈などの血流が多い部分や血管の屈曲が強い部分では観察が不十分となりやすいことが問題点として挙げられる。実際の水分負荷は500〜1,000 mL程度であり，通常では問題ないが，心機能低下例などでは注意が必要である。

(星野祐二)

文献

1) Meissner MH : Indications for platelet aggregation inhibitors after venous stents. Phlebology 28 (Suppl 1) : 91-98, 2013.
2) 佐戸川弘之，星野俊一，岩谷文夫ほか：静脈疾患における Endoscopic Surgery. 日血外会誌 3 : 411-416, 1994.
3) 星野俊一：静脈疾患と血管内視鏡. 静脈疾患診療の実際(星野俊一ほか編)，文光堂，東京，1999，p.148-151.
4) 佐戸川弘之，星野俊一，岩谷文夫ほか：血管内視鏡による静脈弁の形態と分類. 脈管学 32 : 395-400, 1992.
5) 池田識道，越智真一，佐々木義孝ほか：バルーン法による血管内視鏡の臨床応用. 日心血外会誌19 : 1192-1193, 1990.
6) Vollmar JF, Loeprecht H, Hutschenreiter S, et al : Advances in vascular endoscopy. Thorac Cardiovasc Surg 35 : 334-341, 1987.

III 検査法（検体，画像）

3. 画像検査
I. ICG脈管造影の応用

インドシアニングリーン（ICG）の蛍光特性を利用して生体内部の血液やリンパの流れを可視化するICG蛍光イメージング技術が普及しつつある。通常の放射線造影法と比し，被ばくせず，装置が小型軽量であること，リアルタイムでビデオ画像として観察できるなどの利点があり，とりわけリンパ流を観察できる点が大きな特徴である。

ICG蛍光法の背景と原理

ICGは分子量775の暗緑青色の水溶性化合物で（**図1a**），体内では血漿蛋白と速やかに結合し，肝臓から代謝されて胆汁に排出される。ICGは肝機能検査や循環機能検査薬として広く使用されてきた毒性の低い試薬であるが，ヨード造影剤と同様にヨードアレルギーの患者には慎重投与が必要である。水を溶媒としたICG溶液（**図1b**）と，血漿を混ぜたICG溶液（**図1c**）に励起光を与えると，血漿を混ぜたICG溶液からは強い蛍光が発せられる。ICGは粉末状で供給され，通常血管造影用としては，25mgを付属の注射用水5mLに溶いて（0.5%）通常0.1～0.3mg/kgを静脈内投与する。一方，乳がんセンチネルリンパ節の同定や，リンパ浮腫診断目的で皮膚に注射する際には0.25～0.5%の濃度で1～数カ所に皮下注射し，その後ICG蛍光を近赤外線カメラのpde-neo®赤外観察カメラ（浜松ホトニクス，浜松）で観察する（ただし四肢のリンパ流観察は，いまだ保険収載されていない）。また，ICGに貼付の注射用水で溶解して皮膚へ注射する際は，疼痛を伴うので局所麻酔薬の併用が推奨される。ICGの光学特性は，**図1d**に示すように 750～810nm波長の光を励起光として照射することで約840nmにピークをもつ蛍光を発する。これらの波長は生体内における主な吸光物質であるヘモグロビンと水による吸収を受けないいわゆる「生体の分光学的窓」に属し，生体の比較的深部（1～2cm）まで光が到達可能なため，皮膚表面から皮下の血管の血流やリンパ管を流れるリンパ流が観察可能である[1]。

ICG動脈造影

ICGは脳神経外科手術時の脳血管造影や[2]，冠動脈造影[3]，食道がん術後の胃管の血流や再建に用いた遊離空腸の血流観察などに利用されている[4,5]。血管外科領域では末梢動脈疾患患者に対するdistal bypass手術の後にバイパスの開存評価に用いることが

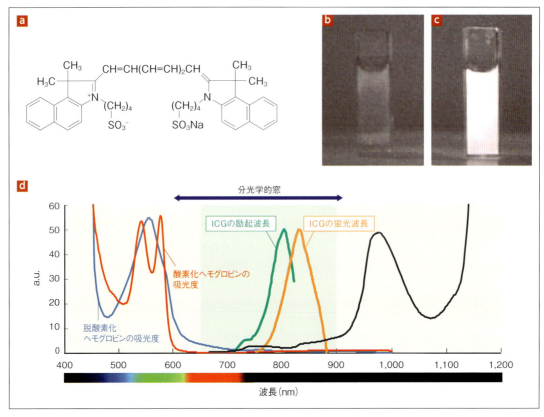

図1 ICG蛍光の原理
a：インドシアニングリーンの化学式　b：水に混ぜたICG溶液　c：血漿を混ぜたICG溶液
d：ICGの励起・蛍光スペクトル

(文献1より引用)

できる(**図2**)[6]。ICG静脈注射の約30秒後にICGはバイパスグラフトに到達し，中枢側吻合部～末梢側吻合部のグラフト全長，そして吻合部末梢の動脈へのICG蛍光を観察することができる。きわめて簡便にグラフト再建の成否を判定できる一方，造影剤を経動脈的に投与して行う確認血管造影と比べ明らかにその解像度は劣り，吻合部の狭窄率の計測や，バイパス内の微小な血栓の存在などの同定は困難である。近年，蛍光輝度測定ソフトウェアを用いて足部の蛍光輝度を定量化し，最大輝度に到達する時間の1/2に相当する時間をパラメータとしてバイパス手術を質的に評価しようとする試みも始まっている[7]。

● ICGシャント造影

血管外科領域で静脈造影を行うことは近年まれである。ICG蛍光血管造影も静脈疾患に用いられることはほとんどないが，シャント再建後のICG血管造影は有用なこともある。**図3**は橈側皮静脈を転位させて尺骨動脈へと吻合した際の内シャントの術中

I. ICG脈管造影の応用

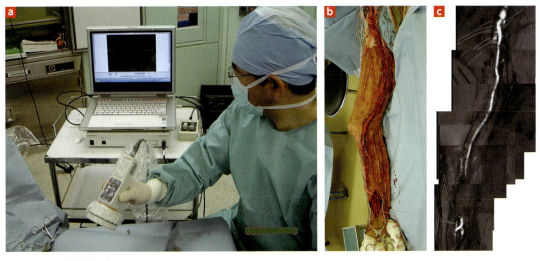

図2 ICG動脈造影
a：術中ICG動脈造影　b：Distal bypass術写真　c：術中ICG動脈造影によるバイパス血流の蛍光画像

(文献6より引用)

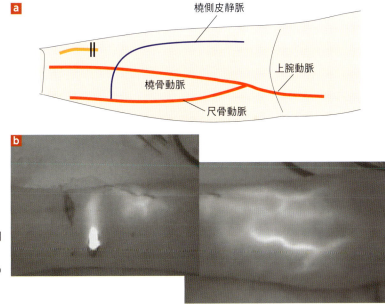

図3 ICG血管造影の内シャント術への応用
a：橈側皮静脈の尺骨動脈への吻合
b：術中シャント造影

ICG造影である。術中に撮影することにより吻合部の状態ならびにシャント静脈がどのように前腕を走行しているかが観察できる（図3）。また手関節部に通常のAV fistulaを作製した際には，ときに予期せぬ分枝が手背方向に向かって走行しており，そのままにしておくとシャント血流過多のため手の腫脹を引き起こしてしまうことがあるが，ICG造影を行うとシャント血流が手背へと向かう様子が観察でき，術中に未然に結紮しておくことができる。

● ICGリンパ管造影

　ICG脈管造影法のなかで，今後最も普及が期待される手法である．四肢の浮腫にはDVTや廃用性浮腫，脂肪浮腫，感染や関節炎などの炎症の波及による浮腫，薬剤性の浮腫，そしてリンパ浮腫などがあるが，エコー検査やCTでは浮腫の鑑別診断は不可能である．2018年9月にリンパシンチグラフィに使用するヒト血清アルブミンテクネチウム注射液は，リンパ浮腫の診断検査として薬価請求ができるようにはなったが，依然として保険適用とはなっていない．一方，ICG検査も保険適用となっていない(2019年9月現在治験計画中)．リンパ浮腫の診断は除外診断を必要としてきたため，不十分な検索が実施された結果，DVTをリンパ浮腫と誤診して抗凝固療法を行わずに複合的理学療法を実施したり，廃用性浮腫をリンパ浮腫と診断するなどのエラーが発生している．ICGを足背または趾間，外顆に皮下注射すると，集合リンパ管が線状に造影され，正常者では立位で足背部注射後約10分ほどで膝まで到達し，15〜30分で鼠径部リンパ節まで到達する(図4a〜d)．しかし，リンパ浮腫患者ではリンパ管の途絶によりリンパが皮膚へと逆流するdermal backflow patternがみられ(図4e, f)，重症者では下肢全体に蛍光イメージがびまん性に広がり，ところどころ星のようにスポット状に蛍光

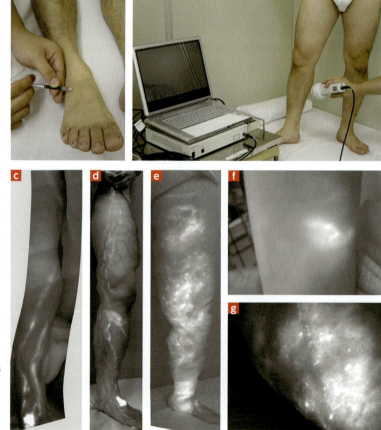

図4　ICGリンパ管造影
a：ICGを足背部に皮下注
b：PDE®カメラにて観察
c, d：正常肢ICG蛍光リンパ管造影
e〜g：ICG蛍光リンパ管造影によるdermal backflow像
(文献8より引用)

I. ICG脈管造影の応用

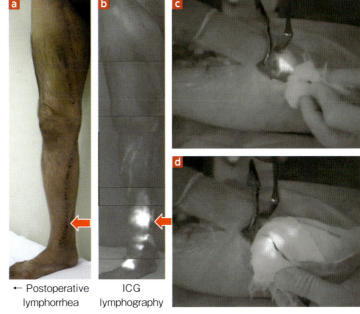

図5 Distal bypass手術におけるリンパ瘻の検出
a：Distal bypass術後リンパ瘻（→）
b：ICG蛍光リンパ管造影像（→）
c, d：ガーゼによるリンパ瘻有無のチェック
（文献13より引用）

← Postoperative lymphorrhea　　ICG lymphography

イメージが観察される（図4e, g）[8]。またリンパ流の形態異常だけではなく，リンパの還流スピードやリンパ管ポンプ機能の駆出圧を本法を用いて測定することも可能であり，機能検査法としても有用である[9, 10]。またICGリンパ管造影法を利用して，現在本法では年間500例以上のリンパ管静脈吻合術がリンパ浮腫患者に対して行われるようになった[11]。ICGリンパ管造影は手術時のリンパ管の同定や吻合部の開存の有無に欠くことのできない検査であるが，外来で本手術の適応を決定する際にも多くの施設で施行されている。以上のように，本法の有用性については論を待たないが，保険術式として認定されている手術を施行するために必要なICG法が保険認可されていないという事実は片手落ち感が否めず，一刻も早く保険収載されることが望まれる。

● リンパ瘻の描出

　前述したICGリンパ管造影はリンパ瘻の描出とその漏出箇所の同定にも優れている。Distal bypassや冠動脈バイパス時にGSVを採取した後にリンパ瘻に難渋することがある（図5a, b）。手術終了時にICGリンパ管造影を行い，創部にガーゼを当ててICG蛍光を発するか否かで簡便にリンパ瘻を検知し，同部を結紮することによりリンパ瘻を未然に防ぐことが可能である（図5c, d）[12, 13]。また食道がん術後の難治性の乳び胸の際にも，ICGを両側鼠径部に皮下柱した後に，再開胸し術野をPDEカメラで観察することによりピンポイントで乳びの漏出部位を同定して乳び胸を治療した症例報告もある[13]。以上からICGリンパ管造影はリンパ浮腫の診断と治療のみならず，術後合併症であるリンパ瘻の予防や治療にも応用できると考えられる。

（海野直樹）

文献

1) 三輪光春：インドシアニングリーン蛍光イメージング（ICG蛍光法）の原理と応用. 消化器外科医のためのちょっと先いく画像診断（今野弘之, 海野直樹編）. メジカルビュー社, 東京, 2015, p.27-32.

2) Woitzik J, Horn P, Vajkoczy YP, et al : Intraoperative control of extracranial-intracranial bypass patency by near-infrared indocyanine green videoangiography. J Neurosurg 102 : 392-398, 2005.

3) Desai ND, Miwa S, Kodama D, et al : A randomized comparison of intraoperative indocyanine green angiography and transit-time flow measurement to detect technical errors in coronary bypass graft. J Thorac Cardiovasc Surg 132 : 585-594, 2006.

4) Kamiya K, Unno N, Miyazaki S, et al : Quantitative assessment of the free jejunal graft perfusion. J Surg Res 194 : 394-399, 2015.

5) Ishige F, Nabeya Y, Hoshino I, et al : Quantitative Assessment of the Blood Perfusion of the Gastric Conduit by Indocyanine Green Imaging. J Surg Res 234:303-310, 2019.

6) Unno N, Suzuki M, Yamamoto N, et al : Indocyanine green fluorescence angiography for intraoperative assessment of blood flow : a feasibility study. Eur J Vasc Endovasc Surg 35 : 205-207, 2008.

7) Igari K, Kudo T, Toyofuku T, et al : Quantitative evaluation of the outcomes of revascularization procedures for peripheral arterial disease using indocyanine green angiography. Eur J Vasc Endovasc Surg 46 : 460-465, 2013.

8) Unno N, Inuzuka K, Suzuki M, et al : Preliminary experience with a novel fluorescence lymphography using indocyanine green in patients with secondary lymphedema. J Vasc Surg 45 : 1016-1021, 2007.

9) Unno N, Nishiyama M, Suzuki M, et al : Quantitative lymph imaging for assessment of lymph function using indocyanine green lymphography. Eur J Vasc Endovasc Surg 36 : 230-236, 2008.

10) Unno N, Nishiyama M, Suzuki M, et al : A novel method of measuring human lymphatic pumping using indocyanine green fluorescence lymphography. J Vasc Surg 52 : 946-952, 2010.

11) 品岡　玲, 海野直樹, 前川二郎ほか：リンパ浮腫画像検査の実態について―日本形成外科学会認定施設を対象とした全国アンケート調査から―. リンパ学 41 : 81-85, 2018.

12) Unno N, Yamamoto N, Suzuki M, et al : Intraoperative lymph mapping with preoperative vein mapping to prevent postoperative lymphorrhea in paramalleolar bypass surgery in patients with critical limb ischemia. Surg Today 44 : 436-442, 2014.

13) Kamiya K, Unno N, Konno H: Intraoperative indocyanine green fluorescence lymphography, a novel imaging technique to detect a chyle fistula after an esophagectomy: report of a case. Surg Today 39: 421-424, 2009.

総論

IV

圧迫療法の基礎と
臨床応用

1. 圧迫療法の生理学と物理学

圧迫療法の生理学

　　圧迫療法とは弾性着衣の装着や，空気圧駆動のポンプ装着により身体に圧迫圧をかける治療法である。古くから行われており，「静脈還流の改善・増強」，「微小循環改善・浮腫改善」が主な生理学的機序とされ，心拍出量増強・前負荷増強や抗炎症効果なども提唱されているが，いまだ十分に解明されていない部分も多い。

静脈還流の改善・増強

1. 筋ポンプ作用の増強

　　下肢は弾性ストッキング・包帯などの圧迫装具の着用により，安静時でも皮膚や筋肉，静脈は常に加圧されている。さらに臥位から立位になると下肢体積が増加するため，圧迫装具下の皮膚表面の圧は高くなる。

　　筋ポンプ作用とは筋肉の収縮・弛緩が近傍の静脈を圧迫し，その縮小によって血液を右房へ還流させる機能である（**図1**）。運動時に下肢の筋肉が収縮弛緩すると，圧迫装具からの反発力で下肢を圧迫する力が加わり，筋ポンプ作用が増強される。これはストレインゲージ法での血液駆出率，足背静脈圧変化，空気容積脈波法などによる下肢体積の変化，体表での圧迫圧の測定から示されている[1~5]。また，通常はあまり筋ポンプ作用を受けない表在静脈も，圧迫療法下ではその作用をより強く受けるとされている。下肢は液体でも固体でもない半固体であるため，圧迫圧は下肢の深部静脈，表在静脈にパスカルの法則どおりにそのまま伝わるわけではない。硬い骨や腱もあるため，実際に静脈にかかっている圧は皮膚にかかる圧と異なる。

2. 静脈径の減少と静脈流速の上昇

　　圧迫療法により表在静脈および深部静脈が変形し，その径が減少して流速が上昇することが報告されている。変形の程度は圧迫圧と体位によって異なる。エコー検査を使用した下肢静脈瘤患者の伏在静脈や深部静脈径の検討では，立位と座位における静脈の変型に最低35～40mmHgの圧迫が必要であると報告されている。閉塞させるには70mmHg以上を必要とし，通常の圧迫療法だけでは十分な効果が得られない可能性も示唆された。一方，臥位において下腿では20～25mmHgの圧迫圧で表在静脈，深部静脈

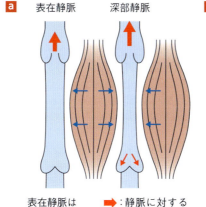
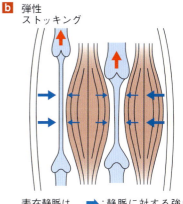

図1 圧迫療法での筋ポンプ増強作用
a：弾性ストッキングなし。
b：弾性ストッキングあり。
（文献19より引用）

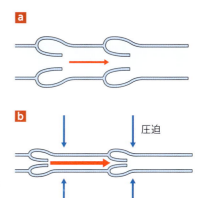

図2 血管径減少による静脈血流速上昇
a：圧迫なしに静脈径は大きい。
b：圧迫により静脈径が小さくなり，同じ血流量が流れる場合では血流速が上昇する。
（文献19より引用）

いずれも径が減少し，大腿ではより低圧でも静脈径の減少がみられるとされている[6~8]。
　静脈径が縮小した場合，同じ血流量が動脈から流入していれば静脈流速は上昇する（図2）。弾性ストッキング着用により深部静脈血流速度が増加しているとの報告があり，VTEの予防にストッキング着用を推奨する理論的根拠となっている[9]。しかし，その流速変化は小さく，測定法にも議論が残り，これを否定する論文もある[10]。

3. 静脈逆流の減少

　圧迫療法では静脈逆流が減少することが，空気脈波法により示されている。空気容積脈波法は下腿の静脈内に残存する血液量（残存量，residual volume：RV），静脈充満指数（venous filling index：VFI）を測定できる。圧迫下では，RVが減少し，それにしたがいVFIで表される静脈逆流量も減少する（図3）[4,5,11]。その他，径の縮小により不全の静脈弁の接合が改善し逆流量が減少することや，重症静脈瘤や血栓症後後遺症で起きている深部静脈から表在静脈への不全穿通枝逆流の防止などが，理論上は静脈逆流減少の機序として想定されている。

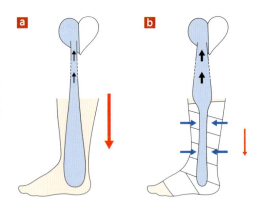

図3 圧迫により末梢静脈容量が減少し静脈逆流が減少する。このため末梢静脈から中心静脈への血液移動が起き，心拍出量が上がる
a：圧迫なし。
b：圧迫により静脈容量が減少。逆流が減少し，血液が末梢静脈から中心静脈へ移動する。
(文献19より引用)

● 浮腫・微小循環の改善

圧迫療法による浮腫の改善が示され[12, 13]，静脈疾患において上肢では30 mmHg，下肢では60 mmHgまでの圧迫圧が至適圧とされている。最近では生体インピーダンス法による体内水分量の簡易測定が圧迫療法の効果判定にも使用されている[14]。毛細血管，リンパ管レベルでの微小循環は動脈側の毛細血管からの水分の漏出（濾過）と静脈側の毛細血管，リンパ管からの吸収（再吸収）のバランスで成り立っている。圧迫療法下では，毛細血管やリンパ管周囲の間質圧が高くなって動脈側毛細血管からの濾過が減少し，静脈側の毛細血管やリンパ管の再吸収が増加し浮腫を軽減すると考えられている（図4）。その機序の妥当性は，血球速度測定や蛍光色素などの基礎研究でも一部，示唆されている[15～17]。

● その他の想定されている生理学的効果

1. 心拍出量増強，前負荷増加

圧迫療法では下肢の静脈容量が減少するため，相対的に静脈還流量が増加し心臓の前負荷が増加すると考えられ，心機能を改善するとの報告もある（図3）[18,19]。他方，下肢挙上や腹部圧迫などに比べ効果は弱く，心機能には大きな影響がないとの報告も多い。本機序は起立性低血圧治療に弾性ストッキングが使用される根拠となり，また心不全患者への慎重使用の根拠となっている[20]。

2. 炎症所見の改善

臨床的にはうっ滞性皮膚炎や血栓性静脈炎が圧迫療法によって改善する。静脈うっ滞により炎症サイトカインが増加し，圧迫療法下で減少することが報告されている[21]。

● 圧迫療法の物理学

圧迫療法は生体に圧をかける治療であるため，圧迫装具の物理学的特性を理解する

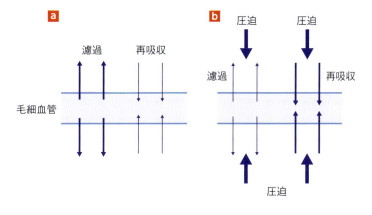

図4 微小循環改善による浮腫軽減
a：濾過が増えて間質液の再吸収が減り，浮腫が起こる。
b：圧迫療法は濾過を減らし，間質液の再吸収を増やす。
（文献19より引用）

ことが臨床上も役立つ。まず圧迫圧を安静時と運動時に区別して考え，次いで圧迫療法を規定する安静時圧迫圧，層の数，構成要素，伸縮性・伸び硬度の因子別に分けて考えると理解しやすい[19, 22, 23]。

1. 安静時の圧迫圧

安静時の圧迫圧は，下肢を円筒に近似として考え，Laplace（ラプラス）の法則にあてはめると

$$P = T/r \quad (P：圧迫圧，T：張力，r：半径)$$

で数学的に計算することが可能である。張力と径により圧迫力が算出される。張力は弾性包帯の場合，包帯を巻くときの牽引の強さにより決まり，半径は下肢が正円でないため，その部位ごとの曲率半径を採用する。すなわち，張力が高ければ圧迫力は高くなり，半径の小さい部位（足首や脛骨前面の尖った部位）では高い圧迫力がかかることになる（図5）[22]。

弾性ストッキングや弾性包帯は基本的にこの原理に従った推定値を圧迫圧として設計されている。弾性包帯などで層が増えると，計算式は層数を加えた $P = T \times N \times C/r \times W$（$P$：圧迫圧，$T$：張力，$N$：層の数，$C$：係数，$r$：半径，$W$：包帯の幅）となる[24]。また，これらの式による圧迫圧は，あくまで下肢を円筒形かつ固体とみなした圧迫装具直下における推定値である。実際の下肢の形状は円筒ではなく，縦方向にも曲率があり単純ではない。また生体は固体でも液体でもない半固体であり，組織深部への圧の伝わり方はより複雑である。いずれにせよ，「張力が高いと圧迫圧が高くなる，径が小さいと圧迫圧が高くなる」の原則は圧迫療法の理解に役に立つ。

2. 運動時の圧迫圧

圧迫療法では生体の運動や体位を考慮しなければならない。安静時と運動時，臥位と立位でも圧迫圧は異なり，従来の安静時の圧迫圧のみでは十分な指標にならないといわれている。安静時との圧迫圧の差は圧迫の方法によって異なり，運動時は主として後

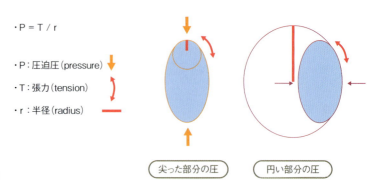

- $P = T / r$
- P：圧迫圧（pressure）
- T：張力（tension）
- r：半径（radius）

尖った部分の圧　　円い部分の圧

図5 Laplaceの法則
（文献22より引用）

述する装具の伸縮性・伸び硬度の影響を受ける（図6）[19, 23]。

3. 圧迫療法を規定する因子：PLACE

臨床応用に際しては，圧迫療法を圧迫圧（Pressure），層（Layer），構成要素（Component），伸縮性（Elasticity）に分けて考えると理解しやすく，その頭文字を取ってPLACEとされている[23]。これらは必ずしも独立した因子ではなく，それぞれ相互に関連する。

● P：pressure，圧

ここで示す圧は前述の安静時圧迫圧を指し，Laplaceの法則で規定される。
使用（表示）されている単位の換算：1 mmHg = 1.33322 hPa。

● LA：layer，層

層は圧迫装具が何層に装着されているかを示す。弾性包帯は重ね合わせて使うので常に多層であり，重ね合わせの幅で層の数が変わる。1/2重ねなら2層，2/3重ねなら3層となり，層が多いほど加わる圧迫圧は高くなり，伸縮性は落ちる。また，弾性ストッキングは1層であるが，重ね履きにより多層を形成できる。

● C：component，構成要素

多種類の包帯を重ねて巻く多層包帯法は，それぞれの層に皮膚保護，クッション性，圧迫力産生などの機能をもち，そのすべてによって均一な圧迫圧やずり落ちにくさなどが発揮される。広く使用されている4層包帯法は，筒状包帯，クッションとなる包帯，ショートストレッチ包帯，自着包帯で構成される。自着性包帯は包帯と包帯が固着するため摩擦が大きくなり伸びにくく，より硬い生地のように作用する。すなわち，構成要素の表面の性状も圧迫圧に影響する。用いる包帯の種類が多くなると装着が難しくなり，患者のアドヒアランスは低下する。

● E：elasticity，伸縮性・伸び硬度

弾性着衣の伸縮性・伸び硬度は運動時の圧迫圧に大きく影響する。

1. 圧迫療法の生理学と物理学

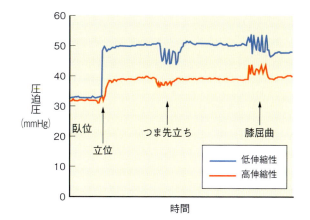

図6 伸縮性・伸び硬度の違いによる安静時，運動時圧の変化
(文献27より改変引用)

(1) 伸縮性

生地の伸縮性は簡易的に非伸縮性(伸長率10％以下)，低伸縮性(ショートストレッチ：伸長率100％未満)，高伸縮性(ロングストレッチ：伸長率100％以上)と定義されている[4]。

(2) 伸び硬度

生地の伸縮性を圧迫圧の変化からみた指標が伸び硬度(stiffness)である。伸び硬度は生地を1cm伸ばして装着したときに上昇する圧迫圧で決定され，専用機器を用いて *in vitro* で測定される[25]。伸縮性と伸び硬度はおおむね反比例する。伸縮性が低く伸び硬度が高い(ショートストレッチ，硬く伸びにくい生地)装具は患肢の形状変化に生地が追従しないので，患肢の運動に伴い大きな圧迫圧変化が起きる。臥位から立位になったときや歩行時などに下肢が腫大すると高い圧迫圧がかかり，挙上などにより下肢が縮小するとき，圧迫圧は大きく低下する。すなわち低伸縮性の伸び硬度の高い生地は，運動による下肢マッサージ効果が高く，筋ポンプ増強作用が大きい。一方，伸縮性が高く伸び硬度が低い(ロングストレッチ，やわらかく伸びやすい生地)装具は患肢の形状変化に生地が追従するので，運動に伴う圧迫圧の変化は小さい。したがって，下肢マッサージ効果は弱く，筋ポンプ増強作用も小さい[26,27] (**図6**)。

(3) 生体における伸び硬度，static stiffness index (SSI)

Partschらは生体での圧測定(下腿内側部腓腹筋アキレス腱移行部)を行い，臥位から立位になったときの圧迫圧上昇分を static stiffness index (SSI) と定義した[28]。前述の *in vitro* での伸び硬度の結果とも相関が確認されており，圧変化が10mmHg未満は高伸縮性，10mmHg以上を低伸縮性としている。本研究はそれぞれの個体で起こる圧迫圧変化を実際にみており，圧迫装具の伸縮性・伸び硬度をみる臨床的な指標になる。問題点として各個体により圧変化が異なる点が挙げられ，同一の圧迫装具でも装着する個体により高伸縮性および低伸縮性のいずれにもなりうることから，装具の分類には適さないとの意見もある。

(孟　真・松原　忍)

Ⅳ　圧迫療法の基礎と臨床応用

◆ 文献

1) Mosti G, Partsch H: Inelastic bandages maintain their hemodynamic effectiveness over time despite significant pressure loss. J Vasc Surgs 52: 925-931, 2010.

2) Christopoulos DG, Nicolaides AN, Szendro G: Air-plethysmography and the effect of elastic compression on venous hemodynamics of the leg. J Vasc Surg 5: 148-159, 1987.

3) Partsch H, Clark M, Bassez S, et al: Measurement of lower leg compression in vivo: recommendations for the performance of measurements of interface pressure and stiffness: consensus statement. Dermatol Surg 32(2):224-232(discussion 233), 2006.

4) Spence RK, Cahall E: Inelastic versus elastic leg compression in chronic venous insufficiency: a comparison of limb size and venous hemodynamics. J Vasc Surg 24(5): 783-787,1996.

5) Lattimer CR, Kalodiki E, Azzam M, et al: Haemodynamic Performance of Low Strength Below Knee Graduated Elastic Compression Stockings in Health, Venous Disease, and Lymphoedema. Eur J Vasc Endovasc Surg 52(1): 105-112, 2016.

6) Partsch B, Partsch H: Calf compression pressure required to achieve venous closure from supine to standing posvitions. J Vasc Surg 42: 734-738, 2005.

7) Partsch H, Mosti G: Thigh compression. Phlebology 23: 252-258, 2008.

8) Rastel D, Lun B: Lower Limb Deep Vein Diameters Beneath Medical Compression Stockings in the Standing Position. Eur J Vasc Endovasc Surg 57(2): 276-282, 2019.

9) Norgren L, Austrell C, Nilsson L: The effect of graduated elastic compression stockings on femoral blood flow velocity during late pregnancy. Vasa 24(3): 282-285, 1995.

10) Mayberry JC, Moneta GL, DeFrang RD, et al: The influence of elastic compression stockings on deep venous hemodynamics. J Vasc Surg 13(1): 91-99 (discussion 99-100), 1991.

11) Christopoulos DG, Nicolaides AN, et al: Air-plethysmography and the effect of elastic compression on venous hemodynamics of the leg. J Vasc Surg 5: 148-159,1987.

12) Diehm C, Trampisch HJ, Lange S, et al: Comparison of leg compression stocking and oral horse-chestnut seed extract therapy in patients with chronic venous insufficiency. Lancet 347(8997): 292-294, 1996.

13) Partsch H, Damstra RJ, Mosti G: Dose finding for an optimal compression pressure to reduce chronic edema of the extremities. Int Angiol 30: 527-533, 2011.

14) Cardoso LV, de Fátima Guerreiro Godoy M, Czorny RCN: Pereira de Godoy JM.Using bioelectrical impedance analysis to compare the treatment of edema with the Unna's boot and non-compression in individuals with venous ulcers. J Vasc Nurs 37(1): 58-63, 2019.

15) Abu-Own A, Shami SK, Chittenden SJ, et al: Microangiopathy of the skin and the effect of leg compression in patients with chronic venous insufficiency. J Vasc Surg 19(6): 1074-1083, 1994.

16) Lentner A, Wienert V: Influence of medical compression stockings on venolymphatic drainage in phlebologically healthy test persons and patients with chronic venous insufficiency. Int J Microcirc Clin Exp 16(6): 320-324, 1996.

17) Franzeck UK, Spiegel I, Fischer M, et al: Combined physical therapy for lymphedema evaluated by fluorescence microlymphography and lymph capillary pressure measurements. J Vasc Res 34(4): 306-311, 1997.

18) Watanuki S, Murata H: Effects of wearing compression stockings on cardiovascular responses. Ann Physiol Anthropol 13(3): 121-127, 1994.

19) 岩井武尚監修, 孟　真, 佐久田斉編: 新弾性ストッキング・コンダクター(第2版) 静脈疾患・リンパ浮腫における圧迫療法の基礎と臨床応用. へるす出版, 東京, 2019.

20) Mills PB, Fung CK, Travlos A, et al: Nonpharmacologic management of orthostatic hypotension: a systematic review. Arch Phys Med Rehabil 96(2): 366-375, 2015.

21) Beidler SK, Douillet CD, Berndt DF, et al: Inflammatory cytokine levels in chronic venous insufficiency ulcer tissue before and after compression therapy. J Vasc Surg 49: 1013–1020, 2009.

22) 孟　真, 根本寛子, 益田宗孝: プラクティカルフレボロジー: 圧迫療法と圧迫圧. 静脈学 27: 45-51, 2016.

23) Partsch H, Clark M, Mosti G, et al : Classification of compression bandages: practical aspects. Dermatol Surg 34: 600-609, 2008.

24) Steve T: The use of the Laplace equation in the calculation of sub-bandage pressure World Wide Wounds 3(1): 21-23, 2002.(http://www.worldwidewounds.com/2003/june/Thomas/Laplace-Bandages.html)

25) European Committee for Standardization (CEN). Nonactive Medical Devices. Working Group 2 ENV 12718: European Pressure standard, Medical Compression Hosiery.CEN TC 205. Brussels: CEN, 2001.

26) Partsch H: Compression therapy: clinical and experimental evidence. Ann Vasc Dis 5: 416-422, 2012.

27) Hirai M, Niimi K, Iwata H, et al: A comparison of interface pressure and stiffness between elastic stockings and bandages. Phlebology 24(3):120-124, 2009.

28) Partsch H, Schuren J, Mosti G, et al: The Static Stiffness Index: an important parameter to characterise compression therapy in vivo. J Wound Care 25(Suppl 9): S4-S10, 2016.

IV 圧迫療法の基礎と臨床応用

2. 圧迫療法の種類と特徴

● 圧迫療法の基礎

圧迫療法とは，患肢を物理的に圧迫し，静脈やリンパの還流を促進させてうっ滞を減少させる治療方法である。

1. 圧迫療法の効果

大きく分けて3つの効果が期待できる[1]。

(1) VTEの予防：最も期待されている効果である。手術後や長期臥床症例における合併症予防として，2004年に肺塞栓症予防管理料が保険収載され，多くの施設で圧迫療法が導入された。その他，2004年の新潟県中越地震の際に起きた「車中泊や避難所生活で発生したエコノミークラス症候群による突然死」に端を発し，発災時の二次災害となるVTE予防のために，避難所などで弾性ストッキングが無料配布されるようになりつつある。

(2) 静脈疾患の治療としての効果：下肢静脈瘤や慢性静脈不全症に伴う浮腫，鈍重感などのうっ滞症状を改善し，また，ストリッピング手術および血管内焼灼術など静脈瘤における外科治療の後療法としても圧迫療法が用いられる。適度な加圧による静脈還流の改善は，うっ滞性皮膚炎や静脈性潰瘍の治癒を促進する。

(3) 浮腫の改善：全身疾患の一部分症としての浮腫やリンパ機能障害による浮腫，廃用性浮腫など原因はさまざまであり，必要とする圧力も疾患ごとに異なるが，圧迫療法は症状としての浮腫を改善させる最もよい方法である。

2. 素材と製造法

圧迫療法には，弾性着衣（elastic garments），弾性包帯，IPCの3種類があり，弾性着衣には弾性スリーブと弾性ストッキングがある。弾性着衣，弾性包帯はナイロン糸やポリウレタン糸，綿糸が原材料に用いられ，製品によって天然ゴムや綿を多く含むものもある。多くの弾性着衣は縦糸と横糸がループ状に絡むように作られた編み物で，安定した圧迫圧を生み出すために，伸縮性のあるゴム糸やポリウレタン弾性糸（インレイ糸）をループの中に挿入して編んである。インレイ糸の挿入方法によって丸編みと平編みに分けられる。また図1に示すように，弾性包帯は縦糸と横糸が直交し交差するように作られた織物であることが多い[2]。

133

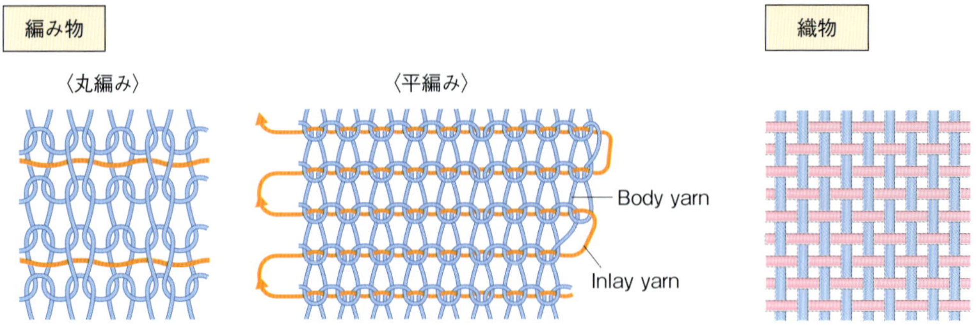

図1 弾性着衣と弾性包帯の生地
一般的な弾性着衣は編み物で,弾性包帯は織物で作製されている。
（文献2より改変引用）

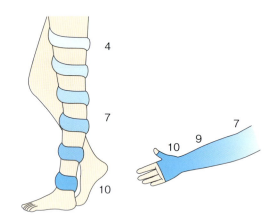

図2 段階的圧迫法
四肢では遠位の圧が最も高く,中枢に向かうにしたがって圧が弱くなるように圧迫は設定されている。
（文献1より引用）

3. 圧迫圧と伸び硬度

　圧迫療法では中枢より末梢のほうに高圧がかかるようにする段階的圧迫圧(図2)が推奨されてきた。圧勾配によって患肢の末梢から中枢側への還流を促すためとされてきた。しかし,最近は必ずしも段階的圧迫圧でなく腓腹部に強い圧がかる逆圧の圧迫法でも症状,静脈還流改善するとの研究もある[3]。必要とされる圧迫圧は病態ごとに異なり(表1)[1],臨床的には適切な圧迫圧をできるだけ長時間維持することが症状の改善につながる。製品に表示されている圧迫圧は,通常,臥位での安静時圧迫圧を示しているが,立位や運動時は下肢など臓器の大きさが変化するので状況に応じて圧迫圧は変化する(運動時圧迫圧)。

　圧迫療法を行う際には伸び硬度も考慮する必要がある。「伸び硬度」とは弾性着衣や弾性包帯の伸縮性・硬さを示す指標であり,伸び硬度が大きいものは低伸縮性(伸びにくい),小さいものは高伸縮性(伸びやすい)と表現される(図3)[2]。低伸縮性(伸び硬度の大きい・伸びにくい)素材を用いた製品であれば,筋肉収縮時の筋肉の膨隆をしっか

表1　圧迫圧選択の目安

	圧迫圧	疾患
軽度圧迫圧	<20mmHg	● DVTの予防（16〜19mmHg） ● 廃用性症候群による浮腫 ● 健常者，非脈管疾患による浮腫
弱圧	20〜29mmHg	● 下肢静脈瘤（皮膚病変なし） ● PTS（軽症） ● 下肢リンパ浮腫（軽度） ● 上肢リンパ浮腫 ● 先天性の脈管異常（重症，動静脈瘻）
中圧	30〜39mmHg	● 下肢静脈瘤（皮膚病変あり） ● PTS ● 下肢リンパ浮腫 ● 先天性の脈管異常（重症，動静脈瘻）
強圧	40mmHg以上	● 下肢静脈瘤（静脈性潰瘍） ● PTS（重症，静脈性潰瘍） ● 下肢リンパ浮腫（重度） ● 先天性の脈管異常（重症，動静脈瘻）

疾患や病態によって圧迫療法に必要な圧は異なる。適切な圧を加えられるよう，弾性着衣や包帯の工夫が必要である。

（文献1より引用）

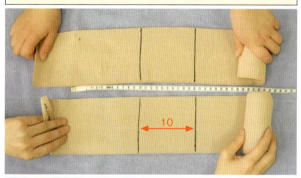

2種類の弾性包帯に10cm幅の印を付ける

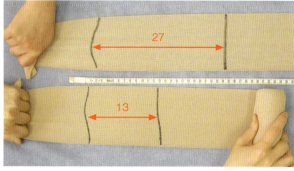

思いきり引っ張る

図3　伸び硬度

伸び硬度の異なる2種類の包帯に同じ10cm幅の印を付ける。同じ力で引くと，伸び硬度の小さいよく伸びる包帯（高伸縮性包帯）と伸び硬度の大きい伸びにくい包帯（低伸縮性包帯）では，印の幅が倍以上に異なる。

（弾性ストッキング・コンダクター養成委員会より提供）

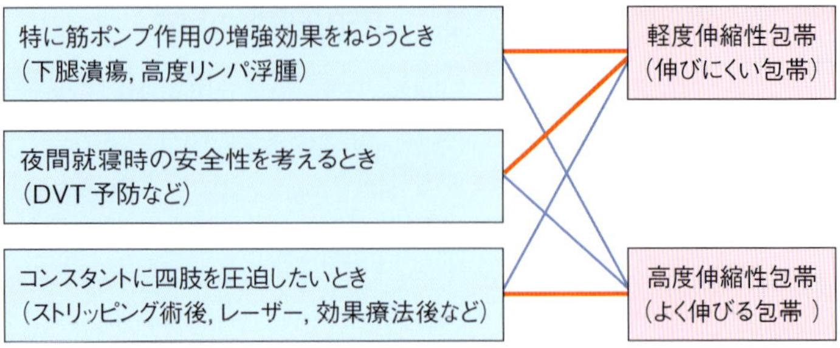

図4 伸び硬度の選択方法
弾性着衣や弾性包帯の選択では圧迫圧だけではなく，伸び硬度も検討することが重要である。（文献2より引用）

特に筋ポンプ作用の増強効果をねらうとき（下腿潰瘍，高度リンパ浮腫）	軽度伸縮性包帯（伸びにくい包帯）
夜間就寝時の安全性を考えるとき（DVT予防など）	
コンスタントに四肢を圧迫したいとき（ストリッピング術後，レーザー，効果療法後など）	高度伸縮性包帯（よく伸びる包帯）

りと押さえることができるので圧迫圧が高くなるが，その反面，筋弛緩時の筋肉の縮小に追従しないので圧迫圧は大きく低下する。図4に示すように，病態や治療目的に応じて低伸縮性（伸び硬度が高い）と高伸縮性（伸び硬度が低い）の製品を選択していく必要がある。

● 圧迫療法の種類およびその特徴

1. 弾性着衣

上肢に用いる弾性スリーブとグローブ，ミトン，下肢に用いる弾性ストッキングとトゥキャップが含まれる（図5）[1]。

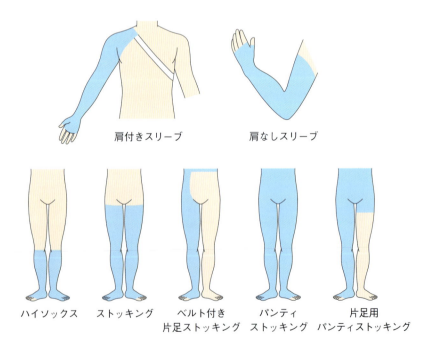

肩付きスリーブ　　肩なしスリーブ

ハイソックス　ストッキング　ベルト付き片足ストッキング　パンティストッキング　片足用パンティストッキング

図5 さまざまな弾性着衣
上肢に用いる弾性スリーブと下肢に用いる弾性ストッキングの代表的な形状。
（文献1より引用）

●弾性スリーブ

上肢の静脈疾患では浮腫や腫脹が出現しても程度が軽く，一過性であることが多いので，恒常的に弾性スリーブを要することはほとんどない。適応となるのは，ほとんどがリンパ浮腫症例である。一般に上肢は下肢ほど重力の影響を受けないので，スリーブの圧迫圧は弾性ストッキングより弱めに設定されている。浮腫の範囲によって肩付きスリーブを用いることもあるが，着脱の利便性から肩なしスリーブが選択されることが多い。肩なしタイプでは上縁が丸まって食い込むことがあり，その場合には食い込みの末梢で浮腫が増悪するので着用方法を丁寧に指導する必要がある。また，肩付き，肩なしいずれのタイプも，グローブやミトンが連続している一体型と別々になっている分離型がある。水仕事などが多い症例では分離型が好まれるが，スリーブとグローブあるいはミトンの重なる部位が必要以上に強く圧迫されることがあるので注意を要する。手部の浮腫がない症例に分離型を用いると，近位圧迫による遠位浮腫の増悪として手部の浮腫が出現することがあるので，着用開始後の観察ポイントとする。

●弾性ストッキング

病態や疾患，圧迫を要する部位などにより，ハイソックスやロングストッキング（大腿丈あるいは単にストッキング），ベルト付きロングストッキング，パンティストッキング，片足パンティストッキングなどの選択肢がある。**表1**に示すように，下肢では高い圧迫圧を使用することがあるので上肢に比して選択幅が大きい。VTEの予防および一次性下肢静脈瘤やPTSにおける静脈うっ滞症状の改善にはハイソックスタイプによる下腿筋ポンプ作用の増強が有効であり，中枢型のDVTで下肢全体が腫脹している場合はロングストッキングタイプを用いて下肢腫脹を軽減させる。静脈性潰瘍の治療では圧迫圧とともに，低伸縮性の素材が有効とされ伸び硬度も考慮する。静脈疾患では通常は丸編みの弾性ストッキングで十分な効果が得られる（**図6**）。

ハイソックスタイプやロングストッキングタイプは，ストッキング上縁の折り返しのために圧がわずかに高い部分ができる。他にも着用後にずり落ちで上縁が丸まって

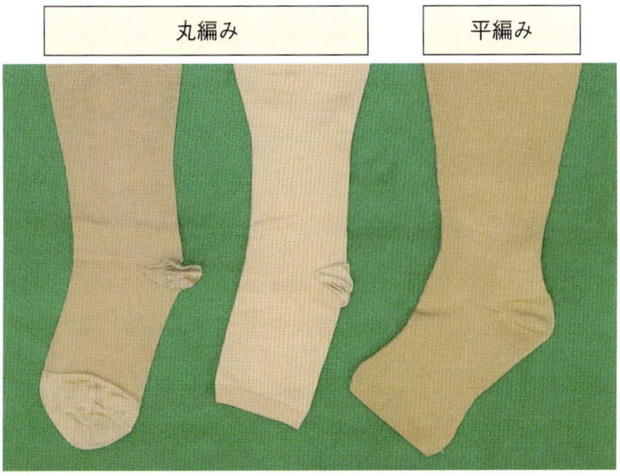

図6　弾性ストッキングの実際
編み方や生地の厚さにより外観は大きく異なる。同じ丸編みでも糸の太さや厚みの違いで伸び硬度に大きな差が生まれる。一般的に平編みは同じ圧の丸編みより伸び硬度が大きい。

食い込むこともあり，これらの部位では全周性に静脈やリンパの還流を妨げてしまいかねない。リンパ浮腫の治療においては片脚ベルト付き，片脚パンティストッキング，パンティストッキングタイプを用いて，できるだけリンパ還流を阻害しない工夫を要する。また，重症になるほど深部への加圧が必要になるので，伸び硬度の大きなものや平編みの製品（図6）を用いる。足趾の浮腫の治療ではトゥキャップ着用の利便性が高い。

　静脈疾患，リンパ疾患のいずれも女性が多い。指の力や握力が弱いばかりでなく，高齢になるにしたがい手指の変形や疼痛を有する症例が増加する。弾性ストッキングの着用が困難となり，治療中断の誘因になる。ゴム手袋やフットスリップ（図7）の活用による容易な着脱方法を指導し，体型や関節可動域に合わせた着用補助具などを提案することも重要である。最近では創部処置を行っている症例，ストッキングを引き上げる力が弱い症例などでも圧迫療法が可能となるジッパー付きの弾性ストッキング，2枚重ねのストッキングやベルクロを用いた圧迫装具（Velcro adjustable wrap）も登場している。

●夜間用圧迫装具

　以前は就寝時には圧迫療法を解除してもよいとも考えられていたが，静脈性潰瘍やリンパ浮腫の中等症以上の症例では夜間も圧迫療法の継続が望ましい場合がある。低めの圧迫圧だが，表面を波状にするなどの形状の工夫にてマッサージ効果を生み出す製品も数種類存在し，就寝時間を利用した治療に有効である。また，入眠中は基本的に臥位なので必ずしも高い圧迫圧や段階的圧迫圧を遵守する必要はなく，筒状包帯など簡便に圧迫できるものを応用することもある。

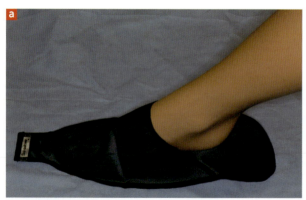 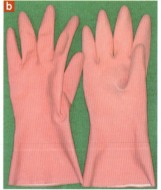

図7　弾性着衣を着用する際の補助具
a：足部の滑りをよくするフットスリップ。
b：摩擦力で弾性着衣をつかみやすくするゴム手袋。
他にも金属製の着用補助具や脱衣補助具などがあるが，プラスチック製靴べらなどの日用品で代用できることもある。

2. 弾性包帯

　弾性包帯は，手術後や下腿潰瘍などで頻繁にガーゼ交換が必要なとき，患肢の大きさが弾性着衣の規格に合わないとき，変形や高度浮腫のため弾性着衣が使用できないとき，治療により短期間で患肢の周径や形状が変化する可能性のあるときなどが適応となる。特に高度なリンパ浮腫や下腿潰瘍のある慢性静脈不全症例では，弾性着衣より弾性包帯が治療効果に優れており，初期治療時の第一選択になる。

　素材や幅，伸び硬度などの違いでさまざまな種類が存在し，ずり落ち防止を目的とした自着性を有するものもある(図8)。また，最近では適切な圧迫力をかけながら巻くことができるようインジケータ付きの包帯(図9)も多数あり，1種類の包帯で疾患ごとに必要とされる異なる圧迫圧を調整することができるほか，トレーニングにも有用である。

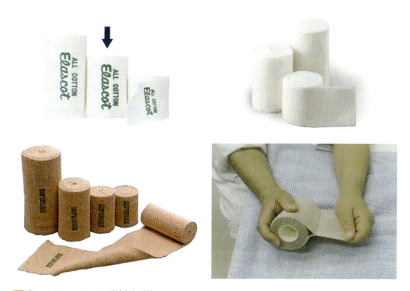

図8　いろいろな弾性包帯
綿素材のもの，クッション性を有するもの，伸び硬度の大きいものなどたくさんの種類がある。ずり落ち防止には自着性包帯が優れている。
(弾性ストッキング・コンダクター養成委員会より提供)

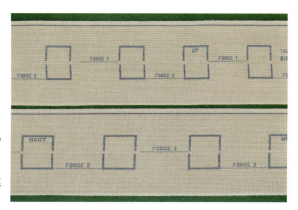

図9　インジケータ付き包帯
製品によりマークの形が異なる。図のものは長方形を正方形にみえるようになるまで引いたときに予定される圧が生まれ，重なり幅でかける圧を選択できる。

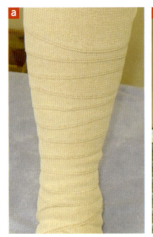
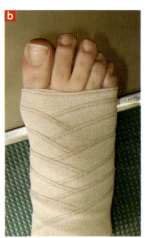

図10 基本的な包帯法
a：らせん帯　**b**：8の字帯(麦穂帯)
らせん帯と8の字帯(麦穂帯)が一般的に用いられる。
巻く部位の形状によって使い分けることもある。
(弾性ストッキング・コンダクター養成委員会より提供)

包帯の巻き方には基本包帯法として知られている環行帯, らせん帯, 折転帯, 亀甲帯, 麦穂帯(ばくすいたい)などがあり[2], 静脈疾患やリンパ浮腫ではらせん帯と麦穂帯がよく用いられる(図10)。また, 静脈性潰瘍やリンパ浮腫への臨床応用では, 一般的な包帯法と多層包帯法とがある。いずれにおいても, 安全かつ効果的に巻くためには前項に述べられている「Laplaceの法則」(p.129参照)を熟知しておくことが重要である。一般的な包帯法とは通常1種類の弾性包帯を用いて患肢を巻き上げていく方法であり, 多層包帯法は数種類の機能の異なる包帯を用いて患肢を包み込む方法で, 主として静脈性潰瘍やリンパ浮腫に用いられる。多層包帯法では時間経過に伴う圧迫圧の低下や患肢の各部位で起こる圧迫圧の不均衡, 巻くたびに圧迫圧が異なる不安定性など, 弾性包帯の欠点とされる問題がある程度解決される。

● IPC

患肢にうっ滞した静脈血やリンパ液を, 一定の時間間隔で空気圧によって圧迫し還流させる方法をIPCとよぶ。わが国ではVTEの予防として保険適用が認められているが, リンパ浮腫や静脈性潰瘍の治療にも応用されている[1]。足部のみを圧迫する足底型, 下腿まで圧迫する下腿型, 下腿と大腿を圧迫する下肢型に分かれ, それぞれの圧迫圧は100～130 mmHg, 40～60 mmHgに設定されているものが多い(図11)。複数のエアカフに分かれて足部から順次, 近位側へ圧迫部位を移動させる波動式間欠的空気圧迫法と1つのカフで脚全体を一度に加圧する単一カフ式間欠的空気圧迫法があり, 前者ではそれぞれのカフの圧や圧迫時間, 加圧されるカフの組み合わせなどを調整できるものもある。

周術期のVTE予防では, 単独で弾性ストッキングより有効, 薬物治療との併用でさらに有効性が増すとされ, 内科患者でも十分な歩行ができない急性脳卒中患者を対象とした研究では, DVTの発生率はIPC装着群で8.5％, 非装着群で12.1％と報告されて

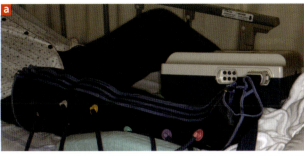
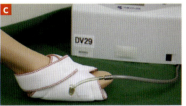

a：大腿型	圧迫圧　40〜60mmHgで圧迫
b：下腿型	
c：足底型	圧迫圧　100〜130mmHgで圧迫

図11　IPC
足部型，下腿型，大腿型（全体型）があり，加える圧や圧迫のかけ方も機器によって異なる。

おり，IPCの有用性が示された[4,5]。リンパ浮腫（慢性期）や静脈性潰瘍に対する治療法としての有効性については意見が分かれるところであり，十分なエビデンスが出されてはいないが，通常治療で改善の得られない症例に適切な使用方法で治療すれば，いずれも症状改善が期待できる。

圧迫療法の慎重使用と禁忌

圧迫療法においても禁忌，合併症に留意して慎重な使用を求められる。

禁忌の代表例は動脈の血行障害である。加圧によってさらに動脈血流が低下する可能性があり，皮膚障害の期間があり，最悪の場合には下肢壊疽や患肢切断に至ることもある。足関節圧が65〜80mmHg未満またはABPI（足関節／上腕血圧比）が0.6〜0.7未満，安静時痛や間欠性跛行を有する症例は，圧迫療法の相対的禁忌とされる[1]。施行する場合には，圧迫後の経過観察を十分に行う，圧迫圧を下げる，圧迫時間を短めにするなどの対処を行う。また，糖尿病が併存する症例では細動脈レベルで動脈硬化が進行しており，神経障害が合併しているため，同様の注意が必要である。

外傷や感染，血栓性静脈炎など急性炎症の状態のときにも慎重に使用すべきであり，患部の疼痛の増強などを注意深く観察する。うっ血性心不全の症例では，圧迫療法による前負荷の増加が心不全悪化の誘因になりうる。

また，ハイソックスタイプの弾性着衣やIPCは上縁が腓骨骨頭に当たりやすい高さとなって，腓骨神経を長時間圧迫することがあり，腓骨神経麻痺による下垂足などが生ずることがある。

近年，医療関連機器圧迫創傷（medical device related pressure ulcer：MDRPU，**図12**）が注目され，弾性着衣は発生原因の高い疾患に挙げられている[4]。弾性着衣のシワ

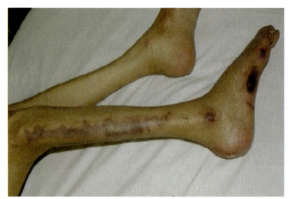

図12 弾性ストッキングに起因するMDRPU

動脈血流の障害を有する肢の弾性ストッキング着用で，骨などの突出部にびらんや潰瘍などを生じた。

（文献1より引用）

や丸まりに起因する発赤や水疱形成は，時折，遭遇する合併症であり，ストッキング上縁，下縁，足関節部，アキレス腱部，皮下組織が少なく骨の角がある足部の骨突出部，下腿前面には，びらんや潰瘍などの皮膚損傷が起こりやすい。こまめな観察，適切な着用方法を心がけるとともに，綿やスポンジなどをクッション材とした突出の軽減によって患肢全体に均等な圧がかかるような工夫が必要となる。

おわりに

圧迫療法は紀元前より施行されており，その有用性については歴史が証明している。下肢静脈瘤や静脈性潰瘍，DVT，リンパ浮腫などの脈管疾患に対する治療に不可欠であるとともに，日常生活のなかでみられる「むくみ」の改善にも役立つ。昨今では医療用，市販品を問わずさまざまな圧迫用製品が登場し，病態に応じた圧迫具を使い分けられるようになってきたが，その反面，選択肢が増加し複雑になって現場の混乱もきたしている。圧迫療法の種類や特徴が十分に理解され，より適切な治療法として臨床に活用されることを期待する。

（松原　忍）

文献

1) 岩井武尚監修, 孟　真, 佐久田斉編：新弾性ストッキング・コンダクター（第2版）静脈疾患・リンパ浮腫における圧迫療法の基礎と臨床応用. へるす出版, 東京, 2019.
2) 平井正文：データとケースレポートから見た圧迫療法の基礎と臨床. Medical Tribune, 東京, 2013.
3) Couzan S, Leizorovicz A, Laporte S, et al : A randomized double-blind trial of upward progressive versus degressive compressive stockings in patients with moderate to severe chronic venous insufficiency. J Vasc Surg 56(5) : 1344-1350, 2012.
4) Ho KM, Tan JA : Stratified meta-analysis of intermittent pneumatic compression of the lower limbs to prevent venous thromboembolism in hospitalized patients. Circulation 128 : 1003-1020, 2013.
5) CLOTS (Clots in Legs Or sTockings after Stroke) Trials Collaboration : Effectiveness of intermittent pneumatic compression in reduction of risk of deep vein thrombosis in patients who have had a stroke (CLOTS 3) : a multicentre randomized controlled trial. Lancet 382 : 516-524, 2013.
6) 日本褥瘡学会編：ベストプラクティス　医療関連機器圧迫創傷MDRPUの予防と管理. 照林社, 東京, 2016.
（http://www.jspu.org/jpn/info/pdf/bestpractice_.pdf）

| Ⅳ | 圧迫療法の基礎と臨床応用 |

3. 静脈血栓予防における臨床応用

はじめに

VTE予防に対する理学療法には，弾性包帯，弾性ストッキング，IPCがある。

本項では，主に弾性ストッキングならびにIPCについて述べる。弾性包帯は緩みやすく使用が煩雑なので，弾性ストッキングが下肢形状や合併症のため使用できないときに使用する。

VTE予防における圧迫療法の適応

VTE予防，特にDVTの予防は積極的な運動・歩行であることは論をまたないが，術後や内科的疾患（脳梗塞，心筋梗塞，呼吸器疾患）などで臥床を余儀なくされるときにVTE予防が必要となる。がん患者の術後などでVTE発症リスクが高く，出血のリスクが低い場合は抗凝固薬を用いた薬物予防も必要となる。VTE発症リスクがそれほど高くない場合や，出血リスクが高い場合は弾性ストッキングやIPCを用いる理学的予防が主に用いられる。また，非常にVTE発症リスクの高い場合は，理学予防と薬物予防の併用も可能で有効性が増すとされている。

VTE予防に用いる弾性ストッキングとIPC

理学的予防として用いられる弾性ストッキングの下腿の圧迫圧は16〜20mmHg程度で，リンパ浮腫や静脈疾患治療などで用いられる圧迫圧が30mmHgより高圧のものは使用しない。その理由は，原則的に臥位で就寝時も使用する，皮膚合併症が起こりやすい，低圧でVTE予防効果が得られていることから，高圧が必要ないからである。足の甲または足底部にモニタリングホールがあり，そこから術中・術後含め足部の皮膚状態を観察できるようになっている。膝までの下腿用と大腿まで圧迫するものがあるが，一般的には不快感が少なく安価な下腿用を用いることが多い。弾性ストッキングの主な作用機序の1つは下肢の筋ポンプ作用を補助することなので，筋ポンプ作用を発揮するうえで重要な下腿を圧迫するのが効果的とされている。IPCも同様の理由で下腿を圧迫する装置（カフポンプ）が最も効果があると考えられる。下腿に創部がある患者では足底を圧迫する装置（フットポンプ）も使用されるが静脈血流増加効果は低く，また，ひら

143

IV　圧迫療法の基礎と臨床応用

め筋静脈などの下腿の盲端となっている静脈のうっ滞を改善することができないことを考慮する必要がある。

● 弾性ストッキング，IPCの禁忌ならびに合併症（IV章 - 2, p.133〜142を参照）

　表1，2に弾性ストッキング，IPC使用時の合併症ならびに注意すべき病態を示す[1]。合併症予防には，適切なサイズのストッキングを着用し，しわを作らない，観察を怠らないようにすることである。ストッキングの踵を合わせ，上端は引き上げすぎるとずり落ちて膝窩部にしわができるので，腓骨骨頭より引き上げないようにする。しわができると，局所的に圧迫圧が上がり動脈・静脈の血流障害を招く危険性や，皮膚の水疱・びらん・潰瘍などの医療関連機器圧迫創傷（MDRPU）を惹起する危険性がある。しわによる圧迫が強く長期に及ぶと腓骨神経麻痺の可能性もある。

　弾性ストッキング・IPCの使用に際して注意する疾患は，動脈の閉塞性疾患である。閉塞性動脈硬化症などの慢性の動脈閉塞疾患がある場合は，これらの理学療法を行うことで血流障害をきたす可能性がある。特に，糖尿病で動脈硬化・狭窄ならびに末梢神経障害をきたしている患者では，症状が自覚されない場合があるので注意が必要である。また，下肢麻痺を伴う脳卒中後などでは下肢の感覚がないため，弾性ストッキングの着用により有意にびらんなどの皮膚障害が多いことが報告されている[2]。

● 弾性ストッキングのDVT予防効果

　20の臨床試験における弾性ストッキングの有用性を検討したメタ解析[3]によると，弾性ストッキング使用にてその発症率（9%）は使用しない場合（21%）に比べて有意に減少している（OR：0.35, 95%CI：0.28〜0.43）。しかしその解析は，一般外科が10試験，整形外科が6試験と術後の予防に関してが多く，内科系の疾患におけるDVT予防の試

表1　弾性ストッキング・IPCの合併症

- 動脈血行障害
- 静脈還流障害
- 浮腫
- 皮膚発赤，皮膚炎，かぶれ
- びらん，潰瘍
- 水疱
- 皮膚感染症，蜂窩織炎
- 腓骨神経麻痺

表2　弾性ストッキング・IPCの禁忌，慎重な使用が必要な対象

1	動脈血行障害 　足関節血圧：65 あるいは 80mmHg 未満 　足関節・上腕血圧比（ABI）：0.6 あるいは 0.7 未満
2	蜂窩織炎，血栓性静脈炎などの急性炎症
3	急性期外傷・創傷
4	糖尿病
5	うっ血性心不全
6	DVTの急性期

3. 静脈血栓予防における臨床応用

表3　外科領域と脳卒中のDVT予防における比較

		外科領域	脳卒中
DVT予防	下肢筋ポンプ作用（足を動かせる）	あり	ない
	安静期間	短い	長い
	予防開始時期	術前	発症後（数時間〜数日）
合併症	下肢の知覚	あり	ないことが多い
	基礎疾患	少ない	多い（特に血管疾患）

験は1試験しか含まれていない。外科・整形外科術後の弾性ストッキングのDVT予防に対する有用性についてはその他のメタ解析でも報告されている[4]。内科領域においては脳卒中後、心筋梗塞後、呼吸器疾患などがDVT予防の必要な疾患である。特に脳卒中後の麻痺のために歩行できない患者の弾性ストッキングの有用性については、RCTを含むメタ解析にてDVT発生を減少させることなく皮膚合併症を増加させるため推奨されていない[2,5]。**表3**に外科術後と脳卒中後のDVT予防における違いを示す。脳卒中後は下腿運動障害を認めることが多くなるため弾性ストッキングの下腿ポンプ作用の補助（増強）が得られにくいこと、装着開始が遅延することなどが影響して弾性ストッキングの有効性が認めにくく、また、麻痺感覚障害や末梢血管系合併症が多いことが一因となっているとも考えられる。

IPCのVTE予防効果

70試験（整形外科領域 27試験、一般外科領域 17試験、脳神経領域 11試験、集中治療・外傷領域 8試験、婦人科領域 4試験、循環器領域 3試験）、16,164 症例の解析では[6]、IPCによるDVT発症率は予防なし16.7％に対して、予防ありで7.3％（RR：0.43、95％CI：0.36〜0.52）と有意にその発症率を低下させた。肺塞栓症予防に関しては、予防なし 2.8％、予防あり 1.2％（RR：0.48、95％CI：0.33〜0.69）で有意に低下させた。弾性ストッキングと異なり、脳卒中領域においてもIPCはDVT予防に有効であるとの臨床試験結果がある[7]。

わが国のガイドラインでの推奨

2018年に発行された日本循環器学会の「肺血栓塞栓症および深部静脈血栓症の診断、治療、予防に関するガイドライン（2017年改訂版）」[8]では、すべてのリスクにおいて「早期離床および積極的な運動」が推奨予防法となった。安価で副作用のない予防法であることに加え、患者にVTE予防の重要性を伝え主体的に予防に参加を勧めるためである。中リスク以上の予防に関しては弾性ストッキングまたはIPCが推奨されているが、高

145

リスク以上において弾性ストッキングの単独使用は避ける。出血リスクが高いと判断された場合はIPCまたは弾性ストッキングによる予防を行う。

（池田正孝・宋　智亨・冨田尚裕）

文献

1) 岩井武尚監修, 孟　真, 佐久田斉編：新弾性ストッキング・コンダクター（第2版）静脈疾患・リンパ浮腫における圧迫療法の基礎と臨床応用. へるす出版, 東京, 2019, p90-94, p97-98, p117-118.

2) The CLOTS Trials Collaboration : Effectiveness of thigh-length graduated compression stockings to reduce the risk of deep vein thrombosis after stroke (CLOTS trial 1) : a multicentre, randomised controlled trial. Lancet 373 : 1958-1965, 2009.

3) Sachdeva A, Dalton M, Lees T : Graduated compression stockings for prevention of deep vein thrombosis. Cochrane Database of Syst Rev 11 : CD001484, 2018.

4) Agu O, Hamilton G, Baker D : Graduated compression stockings in the prevention of venous thromboembolism. Br J Surg 86 : 992-1004, 1999.

5) Naccarato M, Grandi GC, Dennis M, et al : Physical methods for preventing deep vein thrombosis in stroke.

Cochrane Database of Syst Rev 4 : CD001922, 2010

6) Ho KM, Tan JA : Stratified meta-analysis of intermittent pneumatic compression of the lower limbs to prevent venous thromboembolism in hospitalized patients. Circulation 128 : 1003-1020, 2013.

7) CLOTS Trials Collaboration : Effectiveness of intermittent pneumatic compression in reduction of risk of deep vein thrombosis in patients who have had a stroke (CLOTS 3) : a multicentre randomised controlled trial. Lancet 382 : 516-524, 2013.

8) 日本循環器学会ほか: 肺血栓塞栓症および深部静脈血栓症の診断・治療・予防に関するガイドライン（2017年改訂版）, 肺血栓塞栓症/深部静脈血栓症（静脈血栓塞栓症）の予防. 2018, p.68-76.
（http://www.j-circ.or.jp/guideline/pdf/JCS2017_ito_h.pdf, 2018年9月15日閲覧）

4. 下肢静脈瘤における臨床応用

下肢静脈瘤は下肢の表在静脈が逆流を伴い異常に拡張し，しばしば蛇行を伴っている疾患と定義される（Ⅵ章-1-A, p.196〜197参照）。下肢の血管疾患のなかで最も頻度の高い疾患である。古くヒポクラテスの時代から下肢静脈瘤治療に圧迫療法は欠かせないものであった。下肢静脈瘤は，原因がはっきりしない静脈弁不全を病因とする一次性静脈瘤，DVTなどに続発する二次性静脈瘤，先天性の脈管異常に伴う静脈瘤に大別される。

本項では，その大部分を占める一次性下肢静脈瘤に対する圧迫療法の臨床応用を解説する。

下肢静脈瘤の治療としての圧迫療法

一次性下肢静脈瘤は，主に表在静脈や穿通枝の静脈弁が荒廃し，静脈血の逆流が発生することに起因する。下肢静脈圧が，特に立位において異常に上昇する結果，表在静脈が拡張，屈曲，蛇行し，だるい，ほてる，疼痛，浮腫，掻痒，こむら返り，湿疹，さらに重症例では色素沈着，脂肪皮膚硬化症，静脈性潰瘍などのさまざまなうっ血症状を生じる[1]。特記すべきは，下肢静脈瘤は，その静脈逆流および静脈高血圧の程度および臨床的重症度はさまざまであり，幅広い病態を含む疾患概念であることを認識すべきである。

下肢静脈瘤の治療法を**表1**に掲げる。弾性ストッキングを中心とする圧迫療法は，非侵襲的かつ簡便にうっ血症状を改善させることができるため有用であり[2]，古くから単独あるいは他の治療法と併用して行われてきた。逆にいえば，弾性ストッキングは下肢静脈瘤の治療とともに進歩したといっても過言ではない[3]。

近年，低侵襲治療の導入により下肢静脈瘤に対して弾性ストッキングが単独で使用される機会は減少したが，弾性ストッキング着用によって障害されている静脈機能がある程度改善することが証明されている[4〜6]。その原理は複合的であるが，圧迫により表在静脈径が縮小し逆流量が減少すること，同時に緩んだ静脈弁の接合が良好になって弁機能が改善する可能性，筋ポンプ作用の増強などが考えられている（Ⅳ章-1, p.126〜132参照）。

下肢静脈瘤に対する弾性ストッキングの適応は，(1)下肢静脈瘤手術（硬化療法を含む）までの対症療法，特にうっ血症状が強い症例（CEAP Class C2〜C6），(2)手術を希望しない場合やできない場合の対症療法，(3)下肢静脈瘤手術後の補助療法（Ⅵ章-2-B-

表1　下肢静脈瘤の治療法

1. 下肢の静脈うっ血の回避
- 長時間の立位を避ける，肥満の解消，就眠時の下肢挙上

2. 圧迫療法
- 弾性ストッキング
- 弾性包帯

3. 硬化療法
- 液状硬化療法
- フォーム硬化療法

4. 手術治療
- 血管内焼灼術（レーザー，高周波）
- ストリッピング手術
- 静脈結紮術
- 穿通枝切離術（直視下，内視鏡下）
- 静脈瘤摘出術（直接法，Stab avulsion法）

①，p.310〜311参照），（4）静脈性潰瘍（C5，C6）に対する圧迫療法，などである。一方，症状の乏しい軽度静脈瘤の進行予防，治療後の再発予防，あるいは立ち仕事の従事者や妊婦などの高リスク例における発生予防を目的とする弾性ストッキング着用は，エビデンスが乏しいため奨励されていない[2,7,8]。

　圧迫療法においては圧迫圧の選択がきわめて重要である。日本静脈学会 弾性ストッキング・コンダクター養成委員会が作成した「圧迫圧選択の目安」（Ⅳ章-2 表1，p.135参照）を参考に，弾性ストッキングの圧迫圧を選択する[9]。（1）および（2）では，20〜29mmHgの弱圧，または30〜39mmHgの中圧を選択する。弾性ストッキング着用により静脈還流が改善するため，「足が軽くなった」ことがすぐに実感されるであろう。一方，うっ血症状の自覚が乏しい患者に着用させた場合，その改善効果を実感できないため長続きしないことが多い。

　下肢静脈瘤に使用される弾性ストッキングには，ハイソックス，ストッキング，パンティーストッキング（パンスト）の3つのタイプがあるが，通常は最も履きやすいハイソックスを選択する。どのタイプでも血行動態的改善効果に差がなく[10]，また，うっ血による色素沈着や静脈潰瘍などは足関節〜下腿に圧倒的に多く発生することもその選択根拠になっている。大腿部に大きな静脈瘤がある場合，Dodd交通枝の逆流がある場合，ハイソックスの上縁が静脈瘤に当たってしまう場合では，ストッキングやパンストを選択することがある。妊娠時には下肢浮腫が頻発し，側枝型の下肢静脈瘤や陰部静脈瘤も発生しやすい（妊娠時静脈瘤）。いったん静脈瘤が発生すると，うっ血症状のみならず，ときに疼痛，血栓性静脈炎や出血などを合併することがある。合併症の治療やその発生を抑制するため，妊娠中後期や産褥期に弾性ストッキング着用を指導することは大切である。妊婦向けにマタニティタイプの弾性ストッキングも市販されている。

4. 下肢静脈瘤における臨床応用

Ⅳ

総論

重症例，すなわち色素沈着や湿疹（C4a），皮膚脂肪硬化・白色萎縮（C4b）および潰瘍瘢痕（C5）例では，30～39mmHgの中圧を選択する。湿疹や炎症を合併している場合には弾性ストッキング着用によって悪化する場合があるので，ステロイドや保湿剤含有軟膏など外用薬の併用が必要である。静脈性潰瘍（C6）例に対する標準治療は表在静脈逆流を確実に遮断する手術治療である（**表1**）。術前から圧迫療法（40mmHg以上の強圧が望ましい）を行い，潰瘍に伴う浮腫や炎症を改善させておくことは重要である。細菌感染合併例では起炎菌に適した抗菌剤投与や抗菌作用を有する外用薬の塗布を行う。潰瘍が大きく滲出液が多いときは，ガーゼおよび弾性包帯による圧迫療法で対応する。潰瘍が縮小し滲出液が減少した場合には，創傷被覆材を適宜使用しながら，安定かつ持続的に圧迫可能な弾性ストッキング着用に変更することが多い。

なお，二次性下肢静脈瘤（主にPTSが原因となる）では，強い下肢腫脹や色素沈着を伴うことが多く，重症例では静脈性潰瘍を合併することがある。腸骨静脈領域の血管内治療の有効性を示す報告があるが，一般的には根治は難しく，中圧あるいは強圧の弾性ストッキングによる圧迫療法が治療の基本である（Ⅳ章-2，p.133～142参照）。深部静脈血栓症の発症後はできるだけ早い時期に抗凝固療法と弾性ストッキング着用を開始することが推奨されている[2]。しかし，PTSの発生予防を目的とする弾性ストッキングの画一的な長期着用は，エビデンスが乏しいため奨励されていない（Ⅳ章-6，p.157～162参照）。

● 硬化療法と圧迫療法

硬化療法は下肢静脈瘤硬化剤を静脈瘤内に注入する治療法である（Ⅵ章-2-A-③-ⅱ，p.291～296参照）。硬化療法の補助治療としての圧迫療法は必須かつ重要である。施設によって圧迫療法の手技や期間は異なるが，基本的には硬化剤を注入した直後にガーゼやウレタン製品などの枕子を当て，弾性包帯を巻いて圧迫する。その際，水疱形成や皮膚炎の合併に注意が必要である。1～2日後に包帯を外して弱圧の弾性ストッキング着用に切り換える。フォーム硬化療法では，硬化剤の有効性が高いため，静脈瘤の形態・範囲や部位によりはじめから弾性ストッキング着用による圧迫療法を行う場合もある。

RCTを含むこれまでの研究によって，硬化療法後の圧迫療法は静脈瘤消失の効率を高めると同時に色素沈着，紫斑，血栓性静脈炎などの合併症を減少させることが判明している[2, 11, 12]。最新の海外のガイドラインにおいても，硬化療法後は直ちに圧迫療法を開始することが推奨されている[2, 12]。しかし，弾性包帯と弾性ストッキングの優劣，手技，圧迫圧，圧迫期間についてはまだ結論が得られていない。

● 手術と圧迫療法

手術治療には種々の術式があるが（Ⅵ章-2-A，p.229～309参照），手術直後は，止血，表在静脈圧迫，手術副作用の減少のため，弾性包帯による圧迫療法が行われる（**図1**）。

149

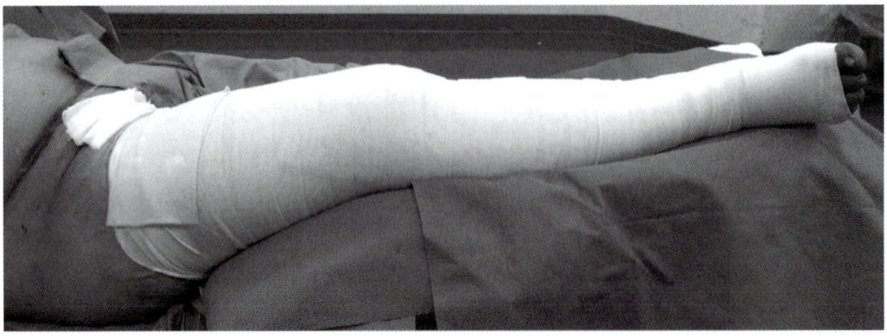

Ⅳ 圧迫療法の基礎と臨床応用

図1 ストリッピング手術後の圧迫療法
手術直後は止血および表在静脈の圧迫のため，弾性包帯による圧迫療法が行われる。

圧迫手技は施設や術者によって異なっており，明確な圧迫圧の基準はない。通常，手術翌日に弾性ストッキング(弱圧または中圧)への履き替えを行い，最初の数日間は24時間着用し，その後は日中のみストッキングを着用するように指導する。施設によっては術直後から弾性ストッキングを使用する場合もある。また，海外のガイドラインでは疼痛緩和を目的に治療した静脈に沿って直接的に圧迫する偏心性圧迫沈子(eccentric compression pad)の併用が推奨されている[2, 12]。

術後圧迫療法の至適期間に関してはRCTを含む多くの研究が行われているが，エビデンスは確立されていない[2, 12]。その理由の1つとして，下肢静脈瘤の病態や重症度はさまざまであり，圧迫療法の必要性も個々の症例によって異なっていることが挙げられる。わが国では施設によって経験的に圧迫療法の期間が定められてきた。かつては重症例の比率が比較的高く，ストリッピング手術が主体であったため，術後1〜6カ月の弾性ストッキング着用を指示することが多かった。近年は軽症例が増加し，手術の低侵襲化(血管内焼灼術やフォーム硬化療法の導入など)も相まって弾性ストッキングの着用期間が短縮している。特に波長1,470 nmのレーザーやラジオ波を使用した場合，術後の皮下出血が少ないため弾性ストッキング着用は従来に比べ短期間でよいとする意見が多い。最近の海外のガイドラインでは，伏在静脈に対する血管内治療を含む外科手術後の弾性ストッキング着用(偏心性圧迫沈子の併用を推奨)は1週間でよいであろうと記載されている[2, 8, 12]。

しかし，C3症例で術後も浮腫が持続する例(特に腸骨静脈圧迫症候群やリンパ浮腫の合併例，生活不活発病による下腿筋ポンプ機能の低下例など)，深部静脈を含む静脈逆流が遺残する例，立ち仕事(美容師，調理師など)や高度肥満などの危険因子が持続する例などでは，手術後にうっ血症状が十分に消失しないことがよく観察される。このような症例では血管内焼灼術後であっても弾性ストッキングの長期着用が望ましい。また，静脈うっ滞性皮膚病変(C4)静脈性潰瘍例(C6)では，当然ながら皮膚病変，潰瘍が治癒するまでできるだけ厳重な圧迫療法が必要である。下肢静脈瘤治療後における弾性ストッキングによる静脈性潰瘍の再発防止効果に関して十分なエビデンスがあり

（Ⅳ章‐7，p.163〜169参照），静脈性潰瘍が治癒した後も可及的に長期着用を奨励されている[2, 12]。

● まとめ

　下肢静脈瘤に対する弾性ストッキング着用は，うっ血症状を緩和させQOLの向上に大変有用である。長い歴史のある治療法であるが，今後さらにデータの集積とエビデンスの確立が望まれる。一方，画一的に弾性ストッキング着用を指示するのみでは，患者のアドヒアランスが悪くなり，着用や継続を断念してしまう結果になりかねない。また，正しく着用しなければ治療効果が乏しく，医療関連機器圧迫創傷（medical device related pressure ulcer：MDRPU）[13]などの合併症を引き起こす例も散見される。下肢静脈瘤診療においては圧迫療法に関する十分な知識に加え，患者が快適に弾性ストッキング着用を継続できる工夫についても理解することが望まれる。

（佐久田　斉）

◆ 文献

1) 佐戸川弘之，八巻　隆，岩田博英ほか：一次性下肢静脈瘤の治療−本邦における静脈疾患に関するSurvey ⅩⅦ．静脈学 27：249-257, 2016.

2) Rabe E, Partsch H, Hafner J, et al：Indications for medical compression stockings in venous and lymphatic disorders：an evidence-based consensus statement. Phlebology 33：163-184, 2018.

3) 平井正文：第Ⅴ章　データとケースレポートから見た圧迫療法の基礎と臨床，下肢静脈瘤．メディカルトリビューン，東京, 2013, p.116-130.

4) 佐戸川弘之，岩谷文夫，猪狩次雄ほか：下肢静脈瘤に対する弾性ストッキングの治療効果—Plethysmography, Duplex scanによる検討．脈管学 35：25-29, 1995.

5) Hirai M, Iwata H, Hayakawa N：Effect of elastic compression stockings in patients with varicose veins and healthy controls measured by strain gauge plethysmography. Skin Res Technol 8：236-239, 2002.

6) 杉山　悟：弾性ストッキングの現状とエビデンス：肢静脈瘤における弾性ストッキングの治療効果と弾性ストッキングコンダクターの役割．静脈学 23：221-226, 2012.

7) Lim CS, Davies AH：Graduated compression stockings. CMAJ 186（10）：E391-E398, 2014.

8) National Clinical Guideline Centre（UK）：Varicose veins in the legs：the diagnosis and management of varicose veins. National Institute for Health and Care Excellence, London, 2013.

9) 岩井武尚監修，孟　真，佐久田斉編：第4章圧迫療法を理解する．新弾性ストッキング・コンダクター（第2版）静脈疾患・リンパ浮腫における圧迫療法の基礎と臨床応用．へるす出版，東京, 2019, p.66-111.

10) 平井正文，池田修平，森浦滋明ほか：下腿筋ポンプ作用に及ぼす弾力ストッキングの効用．脈管学 31：631-634, 1991.

11) Kern P, Ramelet AA, Wutschert R, et al：Compression after sclerotherapy for telangiectasias and reticular leg veins：a randomized controlled study. J Vasc Surg 45：1212-1216, 2007.

12) Lurie F, Lal BK, Antignani PL, et al：Compression therapy after invasive treatment of superficial veins of the lower extremities：Clinical practice guidelines of the American Venous Forum, Society for Vascular Surgery, American College of Phlebology, Society for Vascular Medicine, and International Union of Phlebology. J Vasc Surg Venous and Lym Dis 7：17-28, 2019.

13) 日本褥瘡学会編：深部静脈血栓塞栓予防用ストッキング，および間欠的空気圧迫装置．ベストプラクティス医療関連機器圧迫創傷の予防と管理．照林社，東京, 2016.

Ⅳ 圧迫療法の基礎と臨床応用

5. リンパ浮腫の治療における臨床応用

日本におけるリンパ浮腫治療の歴史

　　国際リンパ学会の合意文書[1]で解説されたリンパ浮腫の治療法を**表1**にまとめた。このうち複合的理学療法（combined physical therapy：CPT）は，スキンケア・用手的リンパドレナージ（manual lymphatic drainage：MLD）・圧迫療法・（圧迫下での）運動療法で構成されており，リンパ浮腫に欠かせない治療法である。日本ではCPTに「日常生活の指導」を併せた「複合的治療」が標準的治療である。

　　日本でのリンパ浮腫治療の歴史は浅く，2000年頃CPTで治療していた医療機関は全国に数施設しかなかった。2008年に「リンパ浮腫指導管理料」が保険収載され，「弾性着衣・弾性包帯の療養費支給」が認められると，全国的にCPTが普及し始めたが自由診療が中心であった。2016年には「複合的治療」が保険収載され，施設基準を満たした医療機関だけではあるが，保険で治療を受けられるようになった[2]。手術治療は以前から「リンパ管吻合術」と「象皮病根治術」が保険収載されているが，2005年頃からは顕微鏡下「リンパ管静脈吻合術」が全国的に普及している。

　　2000年以前は治療を受けられず放置されていたリンパ浮腫患者もあったが，現在はリンパ浮腫外来を解説する施設数も徐々に増加し，患肢の状態によっていろいろ治療方法を選択できる。

病態からみたリンパ浮腫治療の基本的な考え方

　　リンパ浮腫の患肢では，リンパ還流障害で運搬できなかった間質液が過剰に貯留して発症している。その後長期間浮腫が続くと皮膚の硬化，皮下組織内の線維組織・脂肪組織の増加など慢性期のリンパ浮腫に移行する。

　　よってリンパ浮腫の治療には，(1)リンパ還流障害以外の要因による間質液の増加を防ぐこと（むくみにくい日常生活の指導や，患肢の圧迫や筋肉運動による静脈還流の改善），(2)リンパ還流を改善させること（MLDによる患肢リンパ液・間質液の正常なリンパ管系への移動や，患肢の圧迫や筋肉運動によるリンパ還流の改善），(3)発症早期からの治療で慢性化させないこと（早期発見につながる患肢の異常所見を患者に指導し自己検診）が重要である。

152

表1 リンパ浮腫の治療法

Non-operative treatment	**1. Physical therapy**
	a) Combined physical therapy (skin care, manual lymphatic drainage, compression, remedial exercise)
	b) Compression garments alone
	c) Massage alone
	d) Intermittent pneumatic compression
	e) Thermal therapy
	f) Elevation
	g) Low level laser
	h) Aquatic therapy
	i) Ultrasound or shockwaves
	j) Wringing out
	2. Drug therapy
	a) Diuretics
	b) Benzopyrones
	c) Antibiotics
	d) Filariasis
	e) Mesotherapy
	f) Immunological therapy
	g) Diet
	h) Anti-proliferative agents
	3. Psychosocial rehabilitation
Operative treatment	**1. Microsurgical procedures**
	a) Derivative methods : lymphatic-venous anastomoses（LVA）
	b) Reconstructive methods
	2. Vascularized lymph node transplantation
	3. Liposuction
	4. Surgical resection
	5. Tissue engineering/lymphatic（re）vascularization
	6. Specialized considerations

（文献1より引用）

● 複合的治療の実際

複合的治療の詳細は専門書[3]に譲り，ここでは治療の理論のみ解説する。

1. 日常生活の指導

リンパ浮腫は起床時よりも就寝時に悪化するが，これはリンパ還流の日間変動ではなく，静脈うっ血などで間質液が増加しリンパ還流量を上回ったためである。したがって間質液の増加につながる悪化要因を減らす指導は，リンパ浮腫の悪化防止にもつながる。また弾性着衣の食い込みは，皮下静脈の還流障害につながるため避ける。

IV　圧迫療法の基礎と臨床応用

表2　リンパ浮腫の皮膚合併症

● 患肢の炎症（丹毒・リンパ管炎・蜂窩織炎）

● 急性皮膚炎（患肢の発赤・急激な浮腫の進行・血液検査で炎症所見なし）

● 皮膚の硬化・角化

● 象皮症

● 血管肉腫（Stewart-Treves症候群）

● リンパ小疱・リンパ漏

● 皮膚潰瘍

2. スキンケア

　リンパ浮腫の合併症（**表2**）は，皮膚・皮下組織に関連するものが多い。特に患肢は，リンパ還流障害で細胞性免疫が低下して細菌感染がみられやすい。炎症がリンパ浮腫の発症・悪化要因であることは間違いなく[4]，感染予防は重要である。具体的には，皮膚に傷がつくこと（鍼灸治療など）は避け，手指・足趾の深爪・白癬症などの感染源を防ぐスキンケアが必要である。しかし感染源が不明な症例も多く，完全に炎症を避けることは難しい。

3. 用手的リンパドレナージ[5]

　体表のリンパ管系は**図1**のように「体液区分線」により6分画に分けられるため，リンパ節郭清されリンパ還流が障害された部位にリンパ浮腫を発症する。**図2**のように，患肢のリンパ液・間質液を隣接したリンパ循環が正常な分画の所属リンパ節に向かい「体液区分線」を越えて移動させる治療手技がMLDである。患者本人が覚えて行う「シンプルリンパドレナージ」には治療効果は少ないが，患肢の状態を本人が確認して治療効果を評価できるため，自己評価するためには有効である。

4. 圧迫療法[6]

　弾性包帯や弾性着衣（ストッキング・グローブ・スリーブ）による圧迫療法は複合的治療のなかで最も効果がある。軽症例は弾性着衣だけで治療できるが，重症例では弾性包帯で症状を改善させてから弾性着衣に変更する。しかし，関節などで食い込むとかえって浮腫が悪化したり，かぶれなどの皮膚障害やしびれなどの神経障害の原因になったりすることもある。重症化すれば夜間を含め長時間にわたり圧迫する必要があり，静脈疾患に対する圧迫療法よりも適切に圧迫できる製品選択が重要となる。下肢リンパ浮腫は重力により悪化しやすく，発症早期から十分な圧迫圧が必要である。上肢リンパ浮腫は重力の影響による悪化が少なく症状の進行は遅いため，発症早期には圧迫せずにMLDを優先し，症状の進行に応じて圧迫を考慮する。複合的治療を行っても浮腫が悪化するときは，まず圧迫方法の変更を検討する。

154

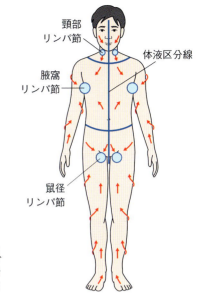

図1　体表のリンパ流

体表のリンパ管はそれぞれ所属リンパ節に流入し，体表を6分画に分けている。その境界線が「体液区分線」であるが，完全に分断するわけではなく各分画をつなぐ細い交通路が存在する。　（文献5より改変引用）

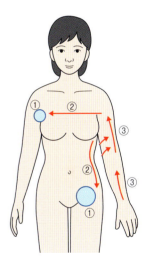

図2　MLDの手順（左乳がん術後左上肢リンパ浮腫の例）

左腋窩リンパ節郭清されており，正常な左鼠径リンパ節と右腋窩リンパ節に誘導するようにMLDを行う。①から数字の順に分節的に体幹部のリンパ液・間質液組を移動させる。最後は患肢で中枢から始め，徐々に末梢に進める。　（文献5より改変引用）

5. 圧迫した状態での運動療法

患肢を圧迫して筋肉運動すれば，皮下組織内のリンパ還流を改善し，深部静脈への圧迫力も強くなり静脈還流も改善できる。関節を十分に動かし筋肉を使うことであれば，散歩や室内での軽い運動でも改善効果がある。

● 複合的治療の注意点・禁忌

複合的治療の絶対的禁忌は，患肢炎症の急性期やDVTの急性期であり，治療はいったん中止する。相対的禁忌は患肢の虚血や活動期の悪性腫瘍，心不全などの全身疾患が

Ⅳ　圧迫療法の基礎と臨床応用

挙げられるが，弱い圧迫力で治療を開始し，患肢の状態を確認しながら徐々に治療を進める。

リンパ浮腫の手術治療

手術治療は，現在リンパ還流を改善させる「リンパ管静脈吻合手術」が中心であるが，重症患者には余剰皮膚や浮腫組織の切除が行われることもある。手術してもリンパ還流が正常化しリンパ浮腫が完治するわけではなく，複合的治療の併用が必要である。

リンパ浮腫の予防

がん治療で必要なリンパ節郭清・放射線治療・化学療法は，いずれもリンパ管系を損傷しリンパ浮腫の発症要因となる。しかし，センチネルリンパ節生検だけでリンパ節郭清しなくてもリンパ浮腫を発症した症例があり，がん治療を縮小化するだけでは完全に発症を予防できない。がん治療後の患者に，リンパ浮腫を発症する可能性がある腕や脚を毎日触る指示をすれば，発症を早期に発見できる。この早期発見・治療こそが「発症しても悪化を予防する」ことになると考えて，患者へ指導することが重要である。

(小川佳宏)

文献

1) Consensus Document of the International Society of Lymphology : The diagnosis and treatment of peripheral lymphedema. Lymphology 49:170-184.2016
2) 松原　忍：リンパ浮腫の予防と治療，新弾性ストッキング・コンダクター 第2版(岩井武尚監修，孟　真，佐久田斉編). へるす出版，東京，2019, p.54-61.
3) 佐藤佳代子：フェルディ式複合的理学療法，リンパ浮腫の治療とケア 第2版. 医学書院，東京，2010, p.35-136.

4) 日本リンパ浮腫学会編：リンパ浮腫診療ガイドライン 2018年版，金原出版，東京，2018.
5) 小川佳宏：用手的リンパドレナージ，新弾性ストッキング・コンダクター 第2版(岩井武尚監修，孟　真，佐久田斉編). へるす出版，東京，2019, p.62-63.
6) 小川佳宏：リンパ浮腫の治療と圧迫療法，新弾性ストッキング・コンダクター 第2版(岩井武尚監修，孟　真，佐久田斉編). へるす出版，東京，2019, p.131-135.

| **IV** 圧迫療法の基礎と臨床応用 |

6. 浮腫・慢性静脈不全症における臨床応用

はじめに

下肢浮腫は多くの患者の訴えとなり多くの患者を苦しめており，慢性静脈不全症以外に多くの原因がある。慢性静脈不全症の概念も静脈性潰瘍などの皮膚病変を伴った病変をかつては指していたが，近年では軽度の皮膚病変のない静脈瘤なども含めるようになってきている。軽症例の正確な統計はないが，静脈性潰瘍など重症例の慢性静脈不全症の原因の多数は一次性下肢静脈瘤が占め，一部が静脈血栓後症候群である。下肢静脈瘤術後などにみられる原発性深部静脈逆流や廃用，長時間座位，肥満などによる機能的静脈不全も関与している[1]。浮腫などの軽症例を含めると，機能的な静脈不全患者はより増加すると思われる。

本項では数多くみられる浮腫，PTS，その他の慢性静脈不全症の最も基本的でかつ有効である治療法である圧迫療法について解説する。なお，一次性下肢静脈瘤，静脈性潰瘍の圧迫療法は別項で詳述する（IV章-4，7，p.147〜151，p.163〜169をそれぞれ参照）。

圧迫療法の原理と簡単な理解法

すでに圧迫療法の基礎とその種類については詳述されているが（IV章-2，p.133〜142），臨床応用に際してはより簡便な方法で理解するとわかりやすい。圧迫療法の基本は圧迫圧（Pressure），層（Layer），構成要素（Component），伸縮性（Elasticity）と分けて考え，その頭文字を取ってPLACEとすると覚えやすい（**表1**)[2]。特に，圧迫圧は最も大切な要素で安静時の圧で表示されるがその効果は安静時圧だけではなく運動時の圧も含めて考慮する必要がある（IV章-2 表1，p.135参照）[3]。

実臨床での圧迫療法の選択法

圧迫療法は，さまざまな方法が導入され，従来の弱圧から強圧の医療用弾性ストッキング，弾性包帯に加え，軽度圧迫圧弾性ストッキング，パイル地弾性ストッキング，圧インジケータ付き弾性包帯，自着性包帯，2層性弾性包帯キット，ベルクロ式圧迫装具が導入されてきている。患者背景，重症度にしたがって用途が異なりその選択はより複雑となってきている。さらには，圧迫療法による皮膚合併症である医療関連機器圧迫創

157

表1　圧迫療法に影響する因子(PLACE)

P：Pressure, 圧迫圧
安静時の圧迫圧
LA：Layer, 層
層の数：弾性ストッキングは1層, 包帯は1/2重ねなら2層, 2/3重ねなら3層
C：Component, 構成
構成要素：弾性ストッキングでは1つ, 異なったストッキングの重ね履きの場合は2つ, 包帯は4つなど
E：Elasticity, 伸び硬度
生地の伸びやすさ

(文献2より引用)

傷に対しても注意を払わなければならない[3, 4]。

　臨床での圧迫療法の原則は, (1)着用者が受け入れ可能な方法, (2)合併症を起こさない装具の選択, (3)軽症では簡便な装具で不快感が少ない圧迫圧は低めで伸縮性が高い装具, (4)重症では圧迫圧が高めで伸縮性が低い装具を選択することになる。軽症例では弾性ストッキングから開始し, 静脈性潰瘍, 脂肪皮膚硬化症などで浮腫が強い重症例は伸縮性が低く伸び硬度の高い弾性包帯から開始し, 安定したところで着脱の簡単なストッキングに変更して維持治療を行う。

　病態からは弱圧(20mmHg～), 中圧(30mmHg～), 強圧(40mmHg～)の医療用ストッキングによる圧迫療法が好ましい場合でも, 疼痛や着用の困難な場合はアドヒアランスが得られない可能性がある。この場合は圧迫圧を下げ, たとえ軽度圧迫圧の弾性ストッキング(足関節圧 20mmHg未満)でも症状が静脈瘤や浮腫(CEAP分類 C1S～C3)までであれば改善することが知られている。アドヒアランスが低いことが予想される場合は, 受け入れ可能なより低い圧から開始して, 患者が圧迫療法の効果を実感して必要性を理解してから圧迫圧を上げる方法が有用である。また, 軽度圧迫圧弾性ストッキングは健常人の長時間立位・座位の職業による浮腫に対しても有効性が確認されている(Ⅳ章-2 表1, p.135参照)[3, 5~7]。

● 病態別の圧迫療法

　圧迫療法を必要とする病態は, 浮腫を含めると原因は多様である。軽症例の正確な統計はないが, 静脈性潰瘍など重症例の慢性静脈不全症の原因の多数は一次性下肢静脈瘤が占め, 一部が静脈血栓後症候群である。重症例でも下肢静脈瘤術後などにみられる原発性深部静脈逆流や廃用, 長時間座位, 肥満などによる機能的静脈不全が関与している[7]。浮腫などの軽症例を含めると, 機能的な静脈不全患者はより増加する。このように病態は多様であるが, 圧迫療法は, 病因だけなく臨床所見に応じて圧迫法, 圧迫圧を

6. 浮腫・慢性静脈不全症における臨床応用

選択するので，以下に病態別に記載する。

1. 明らかな静脈疾患がない場合（CEAP分類 C0）

静脈疾患が明らかにないが「こむら返り」，「立位の職業による浮腫」などに対しては軽度圧迫圧弾性ストッキングがこむら返り，重圧感などの症状の軽減に有効である[7]。症状も軽度であることが多いので弱圧でもアドヒアランスが下がってしまうことが多く，着用のしやすい軽度圧迫圧で高伸縮性のハイソックスを使用することが多い。

2. クモの巣状静脈瘤，網状静脈瘤（CEAP分類 C1）

クモの巣状静脈瘤，網状静脈瘤患者では圧迫療法は主に硬化療法後の追加治療としての価値がある（Ⅳ章-4，p.147～151参照）。また，CEAP分類 C0と同様でこむら返り，重圧感など下肢症状がある場合（CEAP分類 C1S）があるので，やはり軽度圧迫圧のストッキングを使用する。なお，美容的にも気にする例が多く，薄手で透明感の高い素材が好まれる。

3. 静脈瘤（CEAP分類 C2）

下肢静脈瘤患者（C2）では，圧迫療法は症状の改善に有効である[8]。圧迫療法は静脈瘤を圧迫してうっ血，静脈逆流を防止し，筋ポンプ作用を改善することが作用機序とされている。一方で単純な合併症のない静脈瘤で手術可能な場合は，2年後のQOL，venous clinical severity score（VCSS），venous segmental disease score（VSDS）は，圧迫療法を継続するより表在静脈逆流遮断する手術をしたほうが良好でコストも安いことが指摘されている。理由なく漫然と圧迫療法を継続しないようにしなければならない[9]。また無症候性の静脈瘤に対して圧迫療法しても，悪化予防の効果は証明されていないので，予防的な使用は控える[10]。詳細はⅣ章-4（p.147～151）を参照されたい。また海外の下肢静脈瘤のストリッピングや血管内焼灼術の研究では，DVT合併は絶対禁忌となっていないので，少ないながらもPTSによる二次性静脈瘤も研究されている。一次性と二次性下肢静脈瘤の分別が厳密にされていない可能性があるが，PTSによる二次性静脈瘤にも圧迫療法の有用性が認められている[11]。

4. 浮腫（CEAP分類 C3）

静脈疾患が明らかにない全身疾患に伴う浮腫，クモの巣状静脈瘤，網状静脈瘤に合併する浮腫，廃用・長時間座位・立位，肥満などによる機能的静脈不全などによる浮腫に対しては，軽度圧迫圧弾性ストッキング（＜20mmHg）が有効である。一次性下肢静脈瘤，DVT急性期，PTSによる浮腫には弱圧（20mmHg～），中圧ストッキング（30mmHg～）を使用する。浮腫は苦痛になっていない場合があるので，浮腫そのものがどれぐらい苦痛であるかも評価しながら圧迫療法を行う。

浮腫が長期間継続した場合は廃用性浮腫でも下肢が変型してしまうこともある。変型をきたした場合は，弾性ストッキングの使用が困難で弾性包帯から開始したほうが圧

159

迫療法の導入がしやすい。その際，圧インジケータ付きの弾性包帯やベルクロ付圧迫装具を使用すると，低い圧迫圧から高い圧に徐々に上げることができる（図1〜3，Ⅳ章-2図9，p.139参照）。初期の浮腫のひどい時期を過ぎ安定すると弾性ストッキングに変更可能で維持療法とする。また着用の容易さから伸縮性が高く，やわらかいので，多少の変型に追従するパイル地綿性の弾性ストッキングや安価な綿性の筒状包帯も使用しや

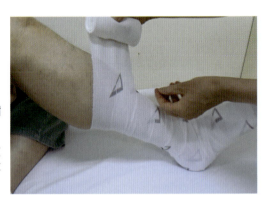

図1　圧インジケータ付き高伸縮性綿性弾性包帯
インジケータを正三角型にして半分重ねで30 mmHg，2/3重ねで45 mmHgの圧が得られる。エラスコットテンションガイド®（アルケア社）。

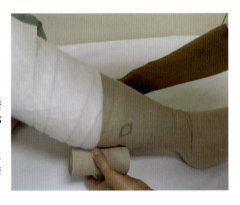

図2　圧インジケータ付き低伸縮性自着弾性包帯・綿包帯の2層弾性包帯キット
綿包帯の上に，楕円形のインジケータを正円にするように引っ張って半分ずつ重ねながら自着包帯を巻く。コンプリ2®（テルモBSN）。

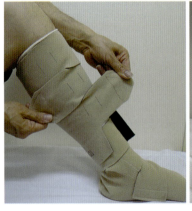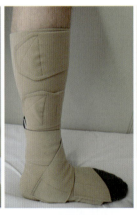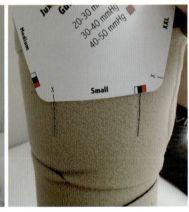

図3　圧迫圧調節可能なベルクロ付き低伸縮性圧迫装具
ベルクロを交互に引っ張りながら接着させる。ベルクロをどの程度吸引するかを付属のメジャーで決定すると圧迫圧を調整することができる（ジャクスタライト，ナック商会）。

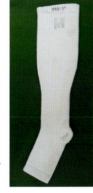
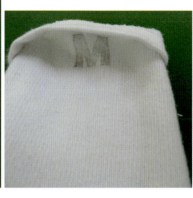

図4 高伸縮性・厚手タオル地ハイソックス

高伸縮性でタオル地の綿性のストッキングで軽度圧迫圧（5～10mmHg），弱圧（20～30mmHg）がある。伸びやすく厚手で食い込みにくいので，皮膚障害を起こしにくい（ソフィットVE，ベーテル・プラス）。

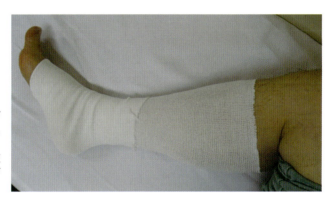

図5 筒状包帯

筒状包帯は伸縮性が高く，着用しやすい。足部は緩くなるので，二重に折り返すと圧迫圧を高めることができる。

すい（図4，5）。

　DVT急性期浮腫などの症状改善，PTS予防のためのDVT慢性期の圧迫療法の詳細についてはⅦ章-2-A-4-ⅴ（p.378～379）を参照されたい。DVT後の弾性ストッキングの効果を否定する研究が1つだけあったが，同研究はアドヒアランスが低い研究であった。他の研究すべてで効果を認めており，その後の研究からは，(1)急性期に症状改善のために中圧ストッキングを使用開始する，(2)症状が改善したら弾性ストッキングは中止する，(3)症状が継続する場合は着用を継続する，という方針が妥当とされている。この方針であれば，患者のQOLを阻害せずに症状改善とPTSの予防効果を得ることができる[12]。

5. 静脈性湿疹，うっ滞性皮膚炎，脂肪皮膚硬化，白色萎縮（CEAP分類 C4a，C4b）

　静脈性潰瘍の前病変で，皮膚炎，皮下脂肪織の炎症所見，血栓性静脈炎を伴っており，搔痒感，疼痛が強い場合もあるのでステロイド軟膏，保湿材とともに圧迫療法を行う。変型などなければ中圧（30mmHg～）で伸縮性の低い弾性ストッキングが適応となる。疼痛がある場合は中圧の弾性ストッキングは使用できず，弱圧から開始する場合も多い。潰瘍病変のエビデンスであるが40mmHg以上の高い圧迫圧のほうが皮膚病変の改

善には有効である可能性が高い[13, 14]。静脈性湿疹，うっ滞性皮膚炎などC4a病変は治癒しやすく，特に病因が一次性下肢静脈瘤で表在静脈逆流遮断の手術を行った場合は改善の度合いが大きい。しかし脂肪皮膚硬化（C4b）まで進行してしまうと，改善は得られるが根治に至ることは難しく，可能な範囲での圧迫療法の継続が勧められる[15]。

（孟　　真・島袋伸洋）

文献

1) 白石恭史, 八巻　隆, 孟　真ほか: 静脈性潰瘍（Venous Ulcer）―本邦における静脈疾患に関するSurvey XIX―. 静脈学 29(1): 1-12, 2018.

2) Partsch H, Flour M, Smith PC, et al: Indications for compression therapy in venous and lymphatic disease consensus based on experimental data and scientific evidence. Under the auspices of the IUP. Int Angiol 27: 193–219, 2008.

3) 孟　真, 佐久田斉編: 新弾性ストッキング・コンダクター（第2版）静脈疾患・リンパ浮腫における圧迫療法の基礎と臨床応用（岩井武尚監修）. へるす出版, 東京, 2019.

4) 日本褥瘡学会編: ベストプラクティス医療関連器機圧迫創傷の予防と管理. 照林社, 東京, 2016.

5) Benigni J, Sadoun S, Allaert F, et al: Comparative study of the effectiveness of class 1 compression stockings on the symptomatology of early chronic venous disease. Phlebologie 56: 117–125, 2003.

6) Vayssairat M, Ziani E, Houot B: Placebo controlled efficacy of class 1 elastic stockings in chronic venous insufficiency of the lower limbs. J Mal Vasc 25: 256–262, 2000.

7) Blättler W, Kreis N, Lun B, et al: Leg symptoms of healthy people and their treatment with compression hosiery. Phlebology 23(5): 214-221, 2008.

8) Andreozzi GM, Cordova R, Scomparin MA, et al: Effects of elastic stocking on quality of life of patients with chronic venous insufficiency. An Italian pilot study on Triveneto Region. Int Angiol 24: 325-329, 2005.

9) Sell H, Vikatmaa P, Albäck A, et al: Compression therapy versus surgery in the treatment of patients with varicose veins: A RCT. Eur J Vasc Endovasc Surg 47(6): 670-677, 2014.

10) Shingler S, Robertson L, Boghossian S, et al: Compression stockings for the initial treatment of varicose veins in patients without venous ulceration. Cochrane Database Syst Rev: CD008819, 2001.

11) Kolbach DN, Sandbrink MW, Neumann HA, et al: Compression therapy for treating stage I and II (Widmer) post-thrombotic syndrome. Cochrane Database Syst Rev: CD004177, 2003.

12) Ten Cate-Hoek AJ, Amin EE, Bouman AC, et al: Individualised versus standard duration of elastic compression therapy for prevention of post-thrombotic syndrome (IDEAL DVT): a multicentre, randomised,single-blind, allocation-concealed, non-inferiority trial. Lancet Haematol 5(1): e25-e33, 2018.

13) Callam MJ, Harper DR, Dale JJ, et al: Lothian and Forth Valley leg ulcer healing trial: part 1. Elastic versus non-elastic bandaging in the treatment of chronic leg ulceration. Phlebology 7: 136-141, 1992.

14) Milic DJ, Zivic SS, Bogdanovic DC, et al: The influence of different sub-bandage pressure values on venous leg ulcers healing when treated with compression therapy. J Vasc Surg 51(3): 655-661, 2010.

15) Blair SD, Wright DD, Backhouse CM, et al: Sustained compression and healing of chronic venous ulcers.Br Med J 297:1159-1161, 1988.

7. 静脈性潰瘍における臨床応用

静脈性潰瘍は慢性静脈不全の最重症型であり，難治で再発が多いことで知られている。ここでは圧迫療法を施行してよいかの診断法と付随する管理法も含め記載する。

静脈性潰瘍の診断と圧迫療法と付随する治療法

静脈性潰瘍の多くは一次性下肢静脈瘤に由来する[1]。診察，エコー診断で表在静脈逆流がある一次性下肢静脈瘤に由来する静脈性潰瘍と診断された場合では，圧迫療法に加え表在静脈手術を検討する。以前は，早期ストリッピング手術は潰瘍の早期治癒には寄与せず，潰瘍再発予防のみに寄与するとされていたので潰瘍が治癒してから手術でもよいとされていた[2]。しかし低侵襲な血管内焼灼術が導入され，早期に血管内焼灼術やフォーム硬化療法を行うと潰瘍治癒時間，治癒率の向上がみられるとの結果を受けて，潰瘍の圧迫療法での治癒を待たずに早期の手術が推奨される[3]。

静脈性潰瘍はその形態，部位から特徴的で虚血性潰瘍と区別は容易であるが，末梢動脈疾患との合併はありうる。末梢動脈疾患があると治癒が遅延するだけではなく，圧迫療法で末梢動脈圧が減少して虚血が悪化する可能性がある。診察では脈拍触知，冷感，色調変化など末梢動脈疾患の要素がないか，ankle brachial pressure index（ABPI），足関節動脈血圧測定を行う。ABPI 0.5以下，足関節動脈血圧 60mmHg以下の圧迫療法の安全性は検討されていないので，注意が必要である[4]。

創傷管理法は一般の創傷管理に準じ，まず感染管理を行う。細菌感染を伴う皮膚潰瘍の場合があるので，潰瘍部分の細菌を同定する。

広範なデブリドマンは必要なことは少なく，滲出液が多い場合は周囲皮膚が浸軟しないように吸湿性の高いドレッシング材を使用する。急性期で炎症が強いと疼痛が強く圧迫療法が行えないので炎症が治まってから行う。さまざまな軟膏，被覆材，陰圧閉鎖療法なども施行されているが，明らかな優越性を示すエビデンスをもった方法はない。

静脈性潰瘍の圧迫療法

1. 圧迫療法の効果

潰瘍の創管理に加え圧迫療法は圧迫なしに比して潰瘍治癒を促進することは一部に相反する結果あるのものランダム化比較試験，メタアナリシスで示されている。元とな

る研究は治療前の潰瘍サイズ，治癒までの時間，治癒率なども明らかになっている厳密な研究で信頼がおける[5, 6]。ただその圧迫方法は多様でギプス様の硬い圧迫装具であるUnna boots，4層包帯，低伸縮性圧迫包帯，弾性ストッキングとさまざまな皮膚管理との比較が行われ，個々の圧迫療法の明らかな効果の違いは不明なものの，ほとんどの研究で圧迫療法を行ったほうが潰瘍治癒速度や治癒率が高いことが示された。

2. 圧迫圧

圧迫療法の圧迫圧は，より高い圧が低圧より効果的であることが示されている。潰瘍の圧迫療法の基本とされてきた4層多層包帯法の研究で40 mmHg以上の圧が弱い圧より有効との結果があり，目標の圧迫圧は40 mmHgを目安にする[7, 8]。一方で，はじめから高圧では不快感が強く装着困難な患者も多い。また高圧の弾性ストッキングでは着用できなくなるので，多層包帯法のように圧迫圧を高くすることは難しい。

3. 伸縮性（伸び硬度）

弾性ストッキング，単層弾性包帯，多層包帯の順に伸縮性は低下してより硬い低伸縮性素材となる。低伸縮性の素材のほうが逆流を減らし理論的にも筋ポンプ作用を増強することからより潰瘍治癒に有利であるとされてきたが，一方で伸縮性を下げても潰瘍治癒に差がないとの報告もある[9, 10]。包帯とストッキングと素材は異なるものの低伸縮性包帯と高伸縮性の弾性ストッキングで治癒率に変わりがないとのメタアナリシスもあった[11]。ただ，この結果は包帯法での圧迫圧が測定されていないことが問題との意見が根強く，難治例は依然低伸縮性素材が使用される。より有効性の高いといわれる低伸縮性の素材から開始すると，着用・装着が難しくアドヒアランスが下がってしまう。実臨床では，高価で不快感の強い低伸縮性包帯でなく安価で快適な高伸縮包帯から開始して，治癒がよくなければ低伸縮性包帯に変更することも多い。結果として低伸縮性素材はより皮膚硬化の強い重症例に多く使用される。高伸縮性の弾性ストッキングを潰瘍治療の初期に使用する場合はガーゼや創傷被覆材などの固定に，下巻きに圧迫力のないストッキングなどを着用するなどの工夫が必要となる（図1）。

4. 圧迫療法のアドヒアランス

圧迫療法は患者にとって装着が困難で，装着中も不快感を伴い，圧迫療法を中止してしまう場合がある。このため，静脈性潰瘍の治療では圧迫療法のアドヒアランスが大切である。アドヒアランスが高い患者と低い患者の長期観察の結果は，静脈性潰瘍の治癒率（97％と55％）と再発率（16％と100％）がアドヒアランスに大きく影響されるとの結果も出ている[12]。Moffattらは静脈性潰瘍の治癒率，治癒期間とアドヒアランスの関係をレビューしたところ，圧迫方法そのものよりアドヒアランスが治療結果により関連したとの結果を発表している[13]。また，各ガイドラインも圧迫療法のアドヒアランスの重要性を述べている。患者の圧迫療法に対する理解と受け入れ可能な圧迫法を提供することが重要である。圧迫圧が低く，伸縮性が高いとアドヒアランスは高くな

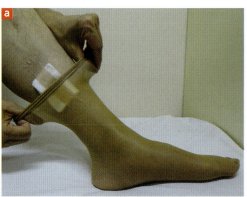
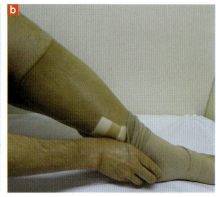

図1　弾性ストッキングを使用しての潰瘍治療
a：圧迫力のないストッキングを第1層としてドレッシングが剥がれないように固定。
b：その上から，圧の強い弾性ストッキングを2重に着用する。

り，単純な単層包帯法は多層包帯法より患者に受け入れやすくアドヒアランスが高くなる[14〜16]。

5. 潰瘍症例における圧迫方法の選択

圧迫方法には弾性ストッキング，単層包帯法，多層包帯法，ベルクロ式圧迫装具，間欠的空気圧迫法があり，さらにそれぞれ圧迫圧，伸縮性，装着の難易度が異なりさまざまな選択がある。

● 弾性包帯

弾性包帯は，潰瘍症例，特に滲出液の多い初期などに適する。しかし，どれくらいの「引っ張り」で巻くか，何層に重ねて巻くかにより圧迫圧が異なる，緩みやすい，圧迫圧が下がりやすい欠点がある。伸びやすい高伸縮性包帯と伸びにくい低伸縮性包帯のうち，重症の慢性静脈不全の治療には4層多層包帯法が適するとされてきた。4層多層包帯法は低伸縮性包帯の単層法より治癒が早かった[6]。その後，多くの標準治療であった4層多層包帯法との比較がされ，改良された2，3層包帯，Unna boots，高圧のストッキングでも同様の結果が得られてきている。しかし，35mmHgの多層のストッキングのほうが25mmHgの弾性包帯より有効とのデータもあり，ある程度の圧迫圧は保たなければならない[7]。一方で上手に巻けない患者，アドヒアランスが悪い患者では，伸びやすい高伸縮性単層包帯は巻きやすく不快感が少ないので装着ができるので，潰瘍が改善する場合もある。

包帯法の進歩に包帯法の緩みやすくずり落ちやすい欠点を補った自着性包帯（コンプリハフト®，アルケア自着性包帯®，コンプリ2®など）がある。自着性包帯は硬度が増すので包帯での皮膚障害が起こりやすく，避けるためにはやわらかい綿包帯，筒状包帯を下巻とし，その上に自着性包帯を使用するのが一般的である（図2，Ⅳ章-6 図2，p.160）。

医療者はもちろん，特に患者は弾性包帯を正しい圧迫圧で巻く技術を習得すること

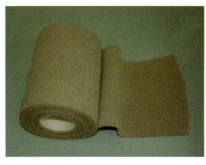

図2　自着性低伸縮性包帯
包帯相互に接着するので，緩みにくく，ずり落ちにくい。硬いため直接皮膚に当てると皮膚障害を起こすので，筒状包帯などを下巻きにする。コンプリハフト®（テルモBSN）。

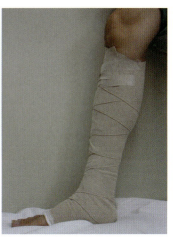

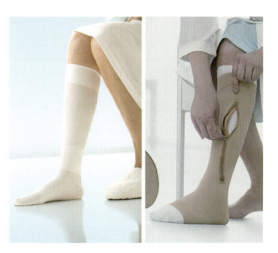

図3　潰瘍治療用2層ストッキング
下履きライナー（20 mmHgの圧が低めの白色の下地のストッキング）で被覆材固定し，その上に厚手のストッキングの組み合わせで40 mmHgの圧迫圧となる。アルサーケア®（テルモBSN）。

は困難である。この点，多少の練習をすれば一定の圧迫圧で巻くことが可能な圧インジケータ付き包帯は有用である（Ⅳ章-6 図1, 2, p.160参照）。包帯法での治療が困難な場合や治癒が得られないときは，次項で述べる弾性ストッキング，2層からなる潰瘍用弾性ストッキング（**図3**），ベルクロ式圧迫装具（Ⅳ章-6 図3, p.160）に変更も考慮する。

●弾性ストッキング

　弾性ストッキングはサイズを合わせれば一定の圧迫圧を安定的にかけることができ，長期の使用に適する。ただ，着脱が困難となるため弾性包帯ほど高い圧迫圧をかけられない，硬く伸びにくい低伸縮性（のび硬度が高い）素材は使用ができない，創傷があるとドレッシングが剥がれやすい，高度肥満や変形の強い下肢では着用できず設計どおりの圧迫圧とならないなどの欠点がある。最近のメタアナリシスでは包帯法より弾性ストッキングのほうが治癒率が高いとの報告も出ているので，適切に装着できれば有用な選択肢である[11]。静脈性潰瘍には30〜40 mmHg以上の圧のストッキングが低圧

のストッキングより推奨されている[17]。潰瘍治癒後も皮膚病変があれば再発予防に使用できるので，下肢周径が安定した後に選択すれば経済的でもある。

●ベルクロ式圧迫装具

低伸縮性素材であり装着が容易であるので，弾性包帯や弾性ストッキングで不応あるいはアドヒアランスが得られない場合は選択する価値がある（Ⅳ章-6 図3，p.160）。浮腫の急性期治療効果では，低伸縮性包帯より優れるとの結果が報告されている[18]圧迫圧の調節も可能である。

●付加圧迫手技

静脈性潰瘍の治癒が悪ければ，スポンジやガーゼのパッドを用いて圧迫圧を上げることができる。特に内踝外踝の背側で凹面になって圧がかからない部分に有効である。ただし，局所の圧が上がりすぎて圧迫創傷の危険もあるので，慎重に経過をみながら行う。

●IPC

IPCは静脈性潰瘍に対してはストッキングに追加して有効との報告もあるが否定的な研究もあり，確定的な結果が報告されていない。通常の手術，圧迫療法が不応であった後の選択肢となる。IPCはさまざまな圧迫圧，圧迫時間，開放時間，送気脱気速度があることも研究を難しくしている。症状改善，浮腫改善の報告もあるので，自覚症状に強い患者に使用することもできる[15, 16, 19]。通常の圧迫療法で不応の場合の追加治療である。

● 末梢動脈疾患を合併した混合性潰瘍

下腿潰瘍の中には閉塞性動脈硬化症などの末梢動脈疾患が合併して虚血のために難治となっている場合があり，その頻度は軽症 13%，重症 2%と報告されている[20]。混合性潰瘍での圧迫療法は下肢虚血の悪化，医療関連機器圧迫創傷が起こりやすいので圧迫圧を下げての治療や慎重な経過観察が必要である。しかし，混合性潰瘍の圧迫療法は禁忌ではなく ABPI＞0.5，足関節圧＞60 mmHg 以上であれば40 mmHgまでの低伸縮性包帯での圧迫圧ならば動脈血流を阻害せず静脈機能を改善する[4]。混合性潰瘍に対する治療は，動脈血流の改善と圧迫圧を正確に調節しながら慎重な圧迫療法を行う。

● 静脈性潰瘍の再発予防

静脈性潰瘍は再発が多いことで知られ，その社会的，経済的損失が多いことが指摘されている。PTSで血管内治療も適応でない場合は圧迫療法の継続が唯一の治療法でもある。潰瘍治癒後のRCT研究では34～46 mmHgの弾性ストッキングで圧迫すると再発が21%であったのに対して圧迫療法を行わないと46%の再発があったと報告されてい

IV　圧迫療法の基礎と臨床応用

る[21]。システマッティックレビューでは潰瘍治療に比してエビデンスレベルは下がるものの圧迫療法の継続は潰瘍再発を減少させることが示されている[6]。弾性包帯で治癒した症例は，弾性ストッキングに変更する。弾性ストッキングで治癒した場合は，圧迫圧を25～35mmHgで患者が許容できる圧迫圧のものを選択し，皮膚病変が継続する限り使用を継続することが望ましい[22,23]。

● 静脈性潰瘍の診断治療手順の1例

- ● 診察で静脈疾患診察，潰瘍の性状から静脈性潰瘍を疑う。
- ● 潰瘍部分の細菌学的検査を行う。
- ● 混合性潰瘍除外と圧迫療法が安全に施行できるか，脈拍などの動脈系の診察とABPI測定を施行する。
- ● 下肢静脈エコー検査で表在静脈が逆流，深部静脈閉塞逆流を評価し，伏在静脈逆流があれば早期に下肢静脈瘤血管内焼灼術などを施行する。
- ● 下肢挙上励行，下垂時間の減少，減量の指導。圧迫下運動療法を指導する。
- ● 圧迫療法は高伸縮性の弾性包帯から開始が多い。可能なら圧インジケータ付き包帯とし，低圧(30mHg)から開始して高圧(45mmHg)にする。
- ● 治癒しなければ，あるいは皮膚硬化が著明な重症例では，はじめから低伸縮性圧迫包帯を含む多層包帯法で圧迫する。可能なら圧インジケータ付きとし，圧迫圧は45mmHgまで圧を上げる。
- ● 包帯でコンプライアンスが保てないあるいは治癒が得られないならば，弾性ストッキングに変更する。その際は，薄手の婦人用ストッキングでガーゼや被覆材を固定し，その上に弾性ストッキングを2重履きとする(**図1**)。弾性ストッキングの圧迫圧は30mmHg以上が好ましいが，アドヒアランスが保てなければ20mmHgから開始する。着用できないときは2層の潰瘍用ストッキング(**図3**)やベルクロ式圧迫装具(IV章-6 図3, p.160)を使用する。
- ● アドヒアランスが保てないときは家族補助，訪問看護など社会的資源の投入も考慮する。
- ● 創傷治癒後は中圧(30mmHg～)あるいは弱圧(20mmHg～)ハイソックスを皮膚硬化が治癒するまで，できるだけの着用を勧める。
- ● 外来治療が基本で，入院治療は難治例のみとする。

● 静脈性潰瘍の治療方法のまとめ

　弾性包帯，弾性ストッキングなど各方法の圧迫方法の優劣は確定的な結果が報告されていない。個々の経験に従った選択をある程度行ってよいが，臨床経過，アドヒアランスを観察し，患者に合わせた圧迫方法に変更することを常に考慮に入れるべきである[14~16]。圧迫療法の患者教育，コンサルテーションを行うために圧迫療法に医師が

7. 静脈性潰瘍における臨床応用

精通することはもちろん，弾性ストッキングコンダクター資格をもったメディカルスタッフの人材を活用することも大切である[24]。また今後は，正確な圧迫圧をかける装具の改良開発，圧迫圧測定の標準化，ひいては圧迫療法が広く受け入れられるために保険適用が重要となると思われる。

（孟　　真・島袋伸洋）

◆ 文献

1) 白石恭史，八巻　隆，孟　真ほか：静脈性潰瘍（Venous Ulcer）－本邦における静脈疾患に関するSurvey XIX．静脈学 29(1) : 1-12, 2018.

2) Barwell JR, Davies CE, Deacon J, et al : Comparison of surgery and compression with compression alone in chronic venous ulceration (ESCHAR study) : randomised controlled trial. Lancet 363(9424) : 1854-1859, 2004.

3) Gohel MS, Heatley F, Liu X, et al : EVRA Trial Investigators : A randomized trial of early endovenous ablation in venous ulceration. N Engl J Med 378(22) : 2105-2114, 2018.

4) Mosti G, Iabichella ML, Partsch H : Compression therapy in mixed ulcers increases venous output and arterial perfusion. J Vasc Surg 55(1) : 122-128, 2012.

5) Mauck KF, Asi N, Elraiyah TA, et al : Comparative systematic review and meta-analysis of compression modalities for the promotion of venous ulcer healing and reducing　ulcer recurrence. J Vasc Surg 60:73S-92S, 279, 2014.

6) O'Meara S, Cullum N, Nelson EA, Dumville JC : Compression for venous leg ulcers. Cochrane Database Syst Rev 11 : CD000265, 2012.

7) Milic DJ, Zivic SS, Bogdanovic DC, et al : The influence of different sub-bandage pressure values on venous leg ulcers healing when treated with compression therapy. J Vasc Surg 51(3) : 655-661, 2010.

8) Blair SD, Wright DD, Backhouse CM, et al : Sustained compression and healing of chronic venous ulcers. BMJ 297(6657) : 1159-1161, 1988.

9) Partsch H, Menzinger G, Mostbeck A : Inelastic leg compression is more effective to reduce deep venous refluxes than elastic bandages. Dermatol Surg 25 . 695-700, 1999.

10) Callam MJ, Harper DR, Dale JJ, et al : Lothian and forth valley leg ulcer healing trial : part 1. Elastic versus non-elastic bandaging in the treatment of chronic leg ulceration. Phlebology 7 : 136-141, 1992.

11) Amsler F, Willenberg T, Blättler W : In search of optimal compressiontherapy for venous leg ulcers : a meta-analysis of studies comparing diverse [corrected] bandages with specifically designed stockings. J Vasc Surg 50 : 668-674, 2009.

12) Mayberry JC, Moneta GL, Taylor LM Jr, Porter JM : Fifteen-year results of ambulatory compression therapy for chronic venous ulcers. Surgery 109 : 575-81, 1991.

13) Moffatt C, Kommala D, Dourdin N, Choe Y : Venous leg ulcers : patient concordance with compression therapy and its impact on healing and prevention of recurrence. Int Wound J 6(5) : 386-393, 2009.

14) Rabe E, Partsch H, Hafner J, et al : Indications for medical compression stockings in venous and lymphatic disorders : An evidence-based consensus statement. Phlebology 33(3) : 163-184, 2018.

15) Wittens C, Davies AH, Bækgaard N, et al : Editor's Choice-Management of chronic venous disease : clinical practice guidelines of the European Society for Vascular Surgery (ESVS). Eur J Vasc Endovasc Surg 49(6) : 678-737, 2015.

16) O'Donnell TF Jr, Passman MA, Marston WA, et al ; Society for Vascular Surgery; American Venous Forum : Management of venous leg ulcers : clinical practice guidelines of the Society for Vascular Surgery® and the American Venous Forum. J Vasc Surg 60(2 Suppl) : 3S-59S, 2014.

17) Partsch H, Flour M, Smith PC ; International Compression Club : Indications for compression therapy in venous and lymphatic disease consensus based on experimental data and scientific evidence. Under the auspices of the IUP. Int Angiol, Coleridge-Smith PD. Leg ulcer treatment. Int Angiol 27:193-219, 2008.

18) Mosti G, Cavezzi A, Partsch H, et al : Adjustable velcro compression devices are more effective than inelastic bandages in reducing venous edema in the initial treatment phase : a randomized controlled trial. Eur J Vasc Endovasc Surg 50(3) : 368-374, 2015.

19) Berliner E, Ozbilgin B, Zarin DA : A systematic review of pneumatic compression for treatment of chronic venous insufficiency and venous ulcers. J Vasc Surg 37 : 539-544, 2003.

20) Humphreys ML, Stewart AH, Gohel MS, et al . Management of mixed arterial and venous leg ulcers. Br J Surg 94 : 1104-1107, 2007.

21) Vandongen YK, Stacey MC : Graduated compression elastic stockings reduce lipodermatosclerosis and ulcer recurrence. Phlebology 15: 33-37, 2000.

22) Franks PJ, Oldroyd MI, Dickson D, et al : Risk factors for leg ulcer recurrence: A randomized trial of two types of compression stocking. Age Ageing 124 : 490-494, 1995.

23) Nelson EA, Harper DR, Prescott RJ, et al : Prevention of recurrence of venous ulceration : Randomized controlled trial of class 2 and class 3 elastic compression. J Vasc Surg 44:803-808, 2006.

24) 岩井武尚監修，孟　真，佐久田斉編：新弾性ストッキング・コンダクター（第2版）－静脈疾患・リンパ浮腫における圧迫療法の基礎と臨床応用．へるす出版，東京，2019.

Column①

「弾性ストッキング・コンダクター」について

　2004年4月よりPTE予防に弾性ストッキングが保険認可され, 脈管疾患とは無関係の病棟でも弾性ストッキングを取り扱う機会が増加している。弾性ストッキングは, 2005年4月に医療機器として扱われることとなり, 下肢静脈瘤の治療, DVT・PTEの治療・予防およびリンパ浮腫の治療に幅広く使用されている。

　弾性ストッキング着用に際して, 合併症なく十分な効果を得るためには, 正しい適応, ストッキングの圧迫圧・タイプ・サイズの適切な選択, 着用時および着用後の注意深い観察が大切である。患者からは「硬くて履きにくい」, 「すぐにずり落ちる」などの苦情も聞かれ, 履けないままになってしまうケースもあり, アドヒアランスを向上させる必要もある。弾性ストッキングの適切な使用のため, また, 患者の苦情や質問に答えられる医療従事者を養成する目的で, 日本静脈学会の弾性ストッキング・コンダクター養成委員会が「弾性ストッキング・コンダクター」の教育, 育成ならびに認定を行っている。

　全国各地で開催される, 弾性ストッキング・コンダクター講習会を受講し, 一定の条件を満たした者を「弾性ストッキング・コンダクター」として認定している。弾性ストッキング・コンダクターの業務は医師の指示の下, ストッキングの種類・サイズの判断, 着用時の指導, 着用後の不満・問題点の相談を受け, 適切な指導を行うことである。業務範囲は各人がもつ後述した国家資格の範囲を越えるものではない。弾性ストッキング・コンダクターに要求される知識・技術は, (1) 静脈疾患 (PTEを含む), リンパ疾患に対する基礎的な知識, (2) 弾性ストッキングに対する専門的知識および技術である。

　認定対象者は, わが国における医師, 薬剤師, 看護師, 准看護師, 臨床検査技師, 理学療法士, 作業療法士, 診療放射線技師, 臨床工学技士, あん摩マッサージ指圧師・柔道整復師のいずれかの資格を有していることである (2019年5月現在)。

　講習会の目的は, 「静脈疾患・リンパ疾患についての理解」および「圧迫療法の理論と実践」の2つである。まず静脈疾患・リンパ疾患, 肺塞栓予防などについて講義を受講し, その後, 弾性ストッキングと弾性包帯, 間欠的空気圧迫法についての専門講義および弾性ストッキングと弾性包帯を取り扱うための実技指導を受ける。講習会ではテキストとして『新 弾性ストッキング・コンダクター』を用いている。本テキストは2019年1月に改訂されて第2版が出版された [新 弾性ストッキング・コンダクター 第2版−静脈疾患・リンパ浮腫における圧迫療法の基礎と臨床応用−(岩井武尚監修, 孟 真, 佐久田斉編), へるす出版, 東京, 2019]。本講習会は, 圧迫療法に関してばかりではなく, 静脈疾患・リンパ疾患・肺塞栓症予防の医療安全などの啓蒙にも役立つものと思われる。

　弾性ストッキング・コンダクターは, 2018年6月の時点で2,750人が認定されている。今後も, 意欲ある医療関係者のスキルアップとして, 本資格を取得する人の増加が予想される。資格の継続には学問の進歩や新製品の登場を鑑み, 5年ごとの更新が必要である。今後も地域性を考慮しながら,

1年に8回程度全国で講習会を開催する予定である。

　新規資格申請には，講習会を受講したうえで，受講後2年以内に30人に対する臨床指導を必要とする。弾性ストッキング・コンダクターの資格は5年間有効とし，更新には資格終了前2年間に施行される認定講習会を再度受講するか，同期間中に30人に対する再度の臨床指導を必要とする。認定制度，認定に必要な書類などは，日本静脈学会ホームページ（http://js-phlebology.org/）の「弾性ストッキング・コンダクター養成委員会より」にて閲覧，ダウンロードできる。また，最新の講習会の情報も同ホームページにて確認することができる。

　脈管疾患チーム医療の一員として，「弾性ストッキング・コンダクター」の活躍の場面がさらに広がっていくことが強く望まれる。

（八杉　巧）

Column②

弾性着衣の効果・機能を評価するには

▶はじめに

　弾性着衣の効果を評価する方法として，弾性着衣着用下（着用前後測定を含む）あるいは非着用下に行う方法がある。着用下・着用前後では，周径測定による体積や周径変化，エコー検査や脈波法による静脈還流機能の評価，エコー検査による浮腫の計測，体成分分析装置による体水分量測定，圧迫圧（接触圧）の測定や測定条件による圧迫圧変化などがある。いずれも高い精度で評価できる方法ではないため，不明な部分が多い。非着用下では，装具の張力や条件によるその変化を調べる方法がある。

▶弾性着衣着用下あるいは着用前後における効果の評価

1. リンパ浮腫

　一定期間の着用前後で計測されることが多い。圧迫療法の前後に周径計測による測定が最も簡便で，適正な弾性着衣の選択上も計測が必要なため汎用されている。近年は光学的な三次元計測方法で体積を測定する方法も応用され，Pero-systemなどがこれに相当する[1]。その他，エコー検査による皮下組織の厚さを測定する方法もあるが，毎回同じ部位を計測することが困難であり，さらにプローブの圧迫の程度が調整しにくく，再現性による誤差も生じやすい。生体インピーダンス検査による体成分分析を行い，治療効果判定を定量的に行う研究も報告されている[2]。圧迫療法下にリンパの還流機能を測定する定量的な検査法は，いまのところ存在しない。

2. 慢性静脈不全（下肢静脈瘤や血栓後後遺症を含む）

　静脈還流機能を生理的に検査する方法にはエコー検査や，ストレインゲージ脈波法，空気脈波法などがある。いずれも着用下に測定が可能であるが，エコー検査は定量性と再現性には多少問題があり，弾性着衣の効果を十分に評価するのは困難である。脈波法では，健常者，下肢静脈瘤，血栓後症候群，リンパ浮腫などにおける弾性着衣着用下での静脈逆流，筋ポンプ機能などを評価した報告がある[3,4]。

3. 弾性着衣の圧迫圧（接触圧）

　圧迫圧（接触圧）測定器を利用した機能の評価方法として，安静時圧迫圧，運動時の圧較差であるworking pressure，臥位と立位での圧差であるstatic stiffness index（SSI）などがある（Ⅳ章-1「圧迫療法の生理学と物理学」p.126～132を参照）。伸び硬度の高い製品ほどworking pressure，SSIの値は高い傾向がある。体表測定の可能なエアカフ式の圧迫圧（接触圧）測定器は凸部で高圧，凹部で低圧の影響を受けやすい。

▶弾性着衣非着用下における評価

　弾性着衣の張力特性から圧迫圧（接触圧）を推定することが可能で，弾性着衣の開発段階で圧測

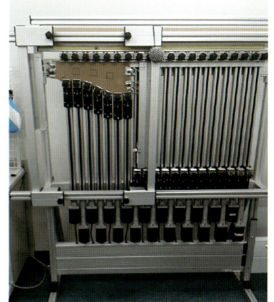

図1 HOSYによるハイソックスタイプの測定例

張力センサーは上端黒丸部分に5cm間隔にあり，下方へと着用寸まで引っ張り，張力を測定する。同時にさらに周径で1cmを追加して張力を測定し張力差を求めると伸び硬度の算出可能である。RAL規格を取得するためには検査機関であるHohenstein InstituteのHOSYでの定期的な測定が必要である。

定や伸び硬度測定に使用されている。検討項目は張力，最大伸長率，伸び硬度，着用伸長率，伸張回復曲線の分析，などがある[5]。その他，縦張力や摩擦の影響もあるが，圧迫圧を決定する横方向の張力と伸び硬度は特に重要である。製品の張力を測定する機器としてHOSY（Hohenstein testing device, Boennigheim, Germany，図1）がある。わが国で製造されている製品の大部分はSwisslastic社のMST Mark Vが使用されている。

▶まとめ

弾性着衣の効果は圧迫圧の特性，着用する個体により異なる至適な圧迫法は異なるため，前述のような測定方法を行い管理することが今後望ましい。

（保田知生）

文献

1) Tierney S, Aslam M, Rennie K, et al: Infrared optoelectronic volumetry, the ideal way to measure limb volume. Eur J Vasc Endovasc Surg 12(4): 412-417, 1996.
2) 浜野裕一，内野　忍，宗岡寅三: Bioelectrical impedance analyzer(InBody)を用いたリンパ浮腫およびLVA術後評価に関する新しい試み. 日形会誌 30: 722, 2010.
3) Nicolaides AN: Cardiovascular Disease Educational and Research Trust; European Society of Vascular Surgery: The International Angiology Scientific Activity Congress Organization; International Union of Angiology; Union Internationale de Phlebologie at the Abbaye des Vaux de Cernay. Investigation of chronic venous insufficiency: A consensus statement (France, March 5-9, 1997). Circulation 102(20): E126-63, 2000.
4) Lattimer CR, Kalodiki E, Azzam M, et al: Haemodynamic Performance of Low Strength Below Knee Graduated Elastic Compression Stockings in Health, Venous Disease, and Lymphoedema. Eur J Vasc Endovasc Surg 52(1): 105-112, 2016.
5) 平井正文: データとケースレポートから見た圧迫療法の基礎と臨床. メディカルトリビューン，東京，2013. p1-189.

総論

V

静脈疾患に用いられる抗血栓療法

1. 抗凝固薬の薬理機序と特徴

はじめに

　静脈血栓を主体とする病態の予防・治療は抗凝固療法が行われる。主な抗凝固療法には，静脈投与で行われるヘパリン療法とワルファリン（warfarin）などの経口抗凝固療法がある。経口抗凝固薬は半世紀にわたってワルファリンが主流であったが，近年トロンビンの選択的阻害薬（selective direct thrombin inhibitor：DTI）や活性化凝固第X因子（Xa）の選択的阻害薬（selective direct Xa inhibitor：DXaI）が開発され使用されており，DOACとよばれる。これらの抗凝固薬の薬理機序には大きな違いがあり，抗凝固作用の特徴となっている。また，同じDXaIでも投与回数の異なるDXaIがあり，それぞれの薬理機序の違いから長所・短所を形成する。これらの薬理学的機序の違いを理解することにより，患者の状況に応じた抗凝固薬の使い分けが可能になる。

　本項では，特に経口抗凝固薬の薬物動態とその抗凝固機序について解説し，それぞれの抗凝固薬としての特徴を説明する。

ヘパリン類抗凝固薬（間接的Xa阻害薬）

　ヘパリン（heparin）類は，生理的凝固阻害因子（セリンプロテアーゼインヒビター）であるアンチトロンビン（antithrombin：AT）を介してXa活性を阻害する間接的Xa阻害薬である。ヘパリン類には，Xaのみならずトロンビン活性の阻害も有する未分画ヘパリンや低分子ヘパリンのような非選択的Xa阻害薬と合成ペンタサッカライドのようにXa阻害活性のみを有する選択的Xa阻害薬がある[1]。

　ヘパリンは分子量5,000～20,000のムコ多糖類であり，ヘパリン自身には抗凝固活性はなく，ATの抗凝固活性を補酵素的に1,000～2,000倍増強する。ATはトロンビンやXaなどと1:1の複合体を形成しその活性を阻害する。ATのトロンビン阻害は，ATと結合したヘパリンの陰性荷電を有するトロンビン結合領域にトロンビンが電気的に引き寄せられ，ATと複合体を形成することにより阻害される。一方，Xa阻害機序は異なっており，ATはヘパリンが結合するとその立体構造が変化し，Xaと複合体を形成しやすくなり，Xa活性が阻害される（**図1**）[2,3]。静脈投与時のヘパリンの半減期は約40分ときわめて短く[4]，抗凝固効果の発現および消失は早い。抗凝固効果はきわめて強く，1日2回皮下注射や持続点滴による治療法が行われる。

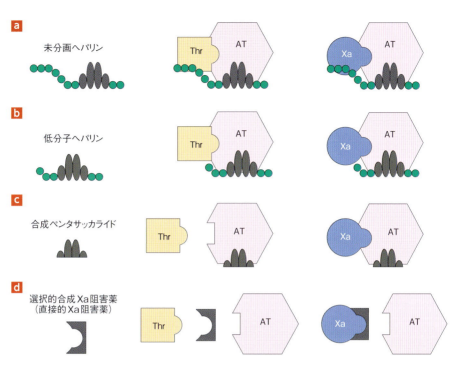

図1 間接的Xa阻害薬と直接Xa阻害薬

a〜c：間接的Xa阻害薬であるヘパリン類はATの抗凝固活性を補酵素的に増強する。ATは陰性に荷電しているヘパリン類と結合すると構造変化を起こし活性中心が表面に露出し，トロンビンなどのプロテアーゼと1：1の複合体が速やかに形成され，プロテアーゼ阻害作用が著しく促進される。ATのトロンビン阻害は，ATと結合したヘパリン類にトロンビンが電気的に引き寄せられ，ATと複合体を形成することにより阻害される。一方，Xaの阻害機序は，ヘパリン類の結合によりATの立体構造が変化しXa-AT複合体が形成されやすくなることである。
d：直接的Xa阻害薬は，Xaの活性基に直接結合することにより阻害する。
Thr：トロンビン，Xa：凝固第Xa因子，AT：アンチトロンビン

（文献3より改変引用）

クマリン系抗凝固薬（ワルファリン）の薬理学的特徴と抗凝固作用

　半世紀にわたり経口抗凝固薬の中心であったワルファリンは，ビタミンKに拮抗することにより肝臓におけるビタミンK依存性凝固因子（プロトロンビン，FVII，FIX，およびFX）の産生を阻害し，これらの因子の血中濃度を低下させる。ビタミンKはグルタミン酸（Glu）残基をγ-カルボキシグルタミン酸（Gla）残基に変換する酵素であるγ-カルボキシラーゼ（γ-glutamyl carboxylase）の補因子として作用する[5]。ビタミンK依存性凝固因子はこのGla残基（Glaドメイン）を有しており，立体構造の保持に重要であるとともに，これらの凝固因子が活性化血小板膜表面などのリン脂質にカルシウムイオン依存性に結合するうえで重要な役割を果たしている。ワルファリンは，この反応に必要な還元型ビタミンKを保持するために必要なビタミンKエポキシドリダクターゼ（vitamin K epoxide reductase complex subunit 1：VKORC1）の酵素活性を阻

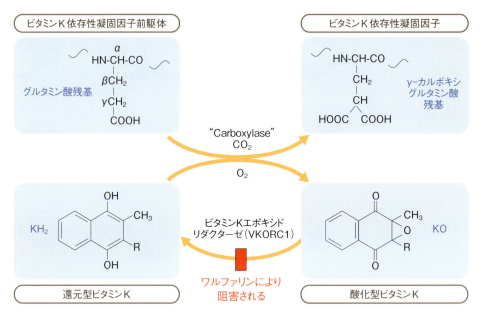

図2 ワルファリンの薬理作用
ワルファリンはビタミンK拮抗薬として，還元型ビタミンKを維持する酵素（ビタミンKエポキシドリダクターゼ）を阻害する。

(文献11より引用)

害する（図2）。その結果，Glaドメインがなく凝固活性を有しない蛋白(protein induced vitamin K antagonist：PIVKA)が産生される。

ワルファリンの抗凝固効果はビタミンK依存性凝固因子の半減期に左右される。特に，半減期の長いプロトロンビンが強く影響し，効果発現や効果消失に4～5日を有する[6]。ワルファリンの最大の特徴は，血栓材料である凝固因子を減らすためきわめて強力な抗凝固作用を発揮することと，持続的な抗凝固作用が期待できることである[7]。

直接経口抗凝固薬の薬理学的特徴と抗凝固作用

1. DOAC共通の薬理学的特徴

DOACは活性化凝固因子（トロンビンやXa）の活性基に結合するように作製された低分子化合物であり，活性化凝固因子の即時型のインヒビターとして作用する。DOAC共通の最大の特徴は，その半減期が短いことである（表1）。そのため，血中濃度にピーク期とトラフ期が存在する。DOACの抗凝固効果は血中濃度ピーク期に発揮され，トラフ期にはきわめて弱い。ワルファリンと異なり抗凝固効果は断続的であり[7]，その抗凝固効果の発現・消退が速やかである。トラフ期にはある程度のトロンビン産生が許容され，止血や血管新生・細胞増殖といったさまざまなトロンビンの生理作用を担うと考えられる[8]。この時期は患者自身が有する生理的抗凝固能（凝固制御因子：アンチトロンビン，PC，PSなど）が抗凝固効果を示すと想定されるが，DOAC量が不十分な場合

1. 抗凝固薬の薬理機序と特徴

表1　経口抗凝固薬の薬理学的特徴

抗凝固薬	ダビガトラン	リバーロキサバン	アピキサバン	エドキサバン	ワルファリン
対象となる凝固因子	トロンビン	Xa	Xa	Xa	ビタミンK依存性因子
生物学的利用率（%）	6.5	80〜100	50	62	－
半減期（T1/2）(hrs)	11〜12	5〜13	12	10〜14	102〜106
腎排泄（%）(CLr/CL) *	85（80%）	66（45%）	27（27%）	50（59%）	－
Tmax(hrs)	0.5〜2	1〜4	1〜4	1〜2	0.25
蛋白結合率（%）	34〜35	92〜95	87	40〜58.9	（97%がアルブミンと結合）
分布容積（Vss：L）	42〜52	50	21	107	－
free-Xa阻害定数/プロトロンビナーゼ複合体中Xa阻害定数(Ki：nM/L)	4.5（トロンビン阻害定数）	0.4/2.1	0.08/0.62	0.32/2.98	－
分子量（MW）	472（724**）	436	460	548	346.42

＊：腎クリアランス（CLr）/全身クリアランス（CL）　＊＊：Dabigatran etexilateの分子量

（文献22 および各薬剤のインタビューフォームより作成）

にはトラフ期を中心に血栓形成に至る可能性がある．一方，過剰なDOAC量などでトラフ期にDOAC血中濃度が高くなる（DOACの蓄積）と出血性副作用の可能性が高くなる[9,10]。したがって，DOAC療法ではトラフ期のDOAC濃度を正しく維持するために，服薬コンプライアンスや減量基準の遵守が重要となる。また，DOAC療法では抗凝固活性のピーク期とトラフ期を作ることにより，多少の血中濃度の増減や患者自身の凝固活性・抗凝固活性の変化にも影響されにくくなる[11]。DOACの特徴である有効域の広さの成因の1つであり，細かな投与量のコントロールは不要となる。

2. 直接トロンビン阻害薬の薬理学的特徴と抗凝固作用

　直接トロンビン阻害薬（DTI）であるダビガトラン（dabigatran）は，プロドラックであるダビガトランエテキシラート（dabigatran etexilate）が吸収されたのち，エラスターゼによって加水分解されて生じた活性代謝物である[12]。ダビガトランは，凝固反応の凝固開始期に産生される初期トロンビンとプロトロンビナーゼ複合体で形成されXaseにフィードバックするトロンビンを阻害すると考えられ，結果的にXaseを阻害する（**図3**）。その効果は，Xaseの構成因子である内因系凝固因子のスクリーニング検査である活性化部分トロンボプラスチン時間（activated partial thromboplastin time：APTT）に反映される[13]。

　抗凝固療法の目的はトロンビンをコントロールすることであり，ダビガトランはトロンビン活性を直接阻害するため，投与量に応じた抗凝固効果を示す。減量用量（220mg/日）においても確実な抗凝固効果が期待できることは立証されている[14]。また，

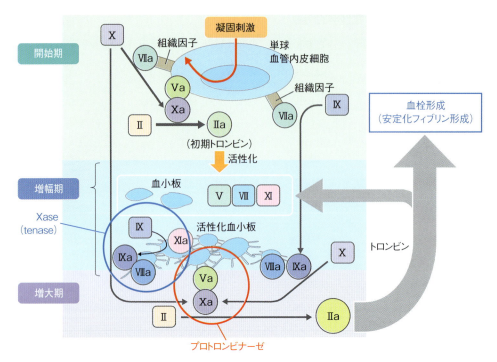

図3 細胞性凝固反応におけるDOACの作用機序

DTIは，凝固反応の凝固開始期の初期トロンビンとXaseにフィードバックするトロンビンを阻害し，結果としてXaseに影響すると考えられる。一方，DXaIは主にプロトロンビナーゼ複合体内のXaを阻害する。

(文献7より引用)

血小板に対する作用も認められる[15]。しかし，抗凝固薬は諸刃の剣であり，その投与量を少しでも間違えば出血性副作用に直結する可能性もある。

3. 直接Xa阻害薬共通の薬理学的特徴と抗凝固作用

　直接Xa阻害薬（DXaI）は，凝固反応における主にプロトロンビナーゼ複合体内のXaを阻害する（図3）[13]。プロトロンビナーゼ複合体は共通系凝固因子（Xa, Va）より構成されるため，その効果はPTにある程度反映される[13]。初期トロンビン（initial thrombin）に影響しないことより，血小板に対する作用は小さい[16, 17]。そのため，直接Xa阻害薬の単独服用では出血時間を延長せず，出血性副作用の減少に寄与していると考えられる。

　新鮮な血栓においては，血栓内に活性化血小板や活性化凝固因子が集合しプロトロンビナーゼ複合体（prothrombinase complex）が形成され，血栓は新たな血栓形成の場となる。DXaIはこのプロトロンビナーゼ複合体内のXaを阻害し，新たな血栓形成を抑制する[1]。一方，生理的凝固制御因子であるアンチトロンビン（AT）はフリーのXaは阻害できるが，プロトロンビナーゼ複合体のXaは阻害できない[1]。

　DXaIには，1日1回投与薬（リバーロキサバン：rivaroxaban，エドキサバン：edoxaban）と1日2回投与薬（アピキサバン：apixaban）がある。この投与回数の違いは

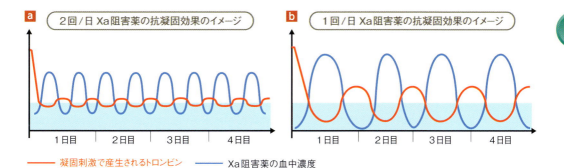

図4 Xa阻害薬の抗凝固効果のイメージ
a：1日2回投与DXaI（アピキサバン）は血中濃度のピーク期とトラフ期の変動が小さいため，持続する抗凝固作用を期待できるが，ピーク期の抗凝固効果はマイルドである。
b：1日1回投与薬DXaI（リバーロキサバン，エドキサバン）は血中濃度のピーク期とトラフ期の差が大きくなり，ピーク期には強い抗凝固効果を期待できるが，トラフ期の抗凝固効果は小さい。

（文献24より引用）

各DXaIの阻害定数（Ki値）によるものと考えられる。Ki値は，Ki=[E][I]/[EI]（E：基質，I：阻害薬，EI：基質・阻害薬複合体）で示され，Ki値が小さいほどXaとの結合が早い。1日2回投与薬（アピキサバン）のKi値は1日1回投与薬と比べるとかなり小さく（**表1**），Xaとの結合は素早いと考えられる。アピキサバンは，凝固反応で産生されたXaに比較的早く結合するので結合対象となるXa量は少なく，必要とされるアピキサバンも少量となる。それは24時間を維持できる量ではなく，1日2回の服用が必要となる[7]。一方，Ki値の大きな1日1回投与薬はXaとの結合速度は遅く，凝固反応で大量のXaが産生されてから結合するため，必要とされるDXaIも大量となり，その血中濃度は24時間維持され，1日1回の服用で十分である[7]。

4. 個々のXa阻害薬の薬理学的特徴と抗凝固作用

リバーロキサバンの薬理作用は非常に素直である。生物学的利用率は高く（**表1**），投与量がそのまま血中濃度に相関し薬理効果につながる。ピーク期およびトラフ期の血中濃度の増減が出血・血栓に直接影響する可能性がある。抗凝固効果としては，DXaIのなかでも強く低濃度でも十分な効果が期待できる。

エドキサバンの薬理作用で興味深い点は，服用後24時間（トラフ期）の血中濃度がほとんど検出できないにもかかわらずPTが若干延長[18]していることである。トラフ期にもトロンビン産生阻害効果が残存している[19]。正確な機序は不明ではあるが，DOAC共通の注意点であるトラフ期の血栓傾向をカバーするエドキサバンの利点の1つである。

アピキサバンは，Ki値が小さく，腎排泄が少なく，分布容積が小さいという特徴を有し，他のDXaIとの相違点も明確である。前述したように，アピキサバンはピーク期の抗凝固活性はマイルドでトラフ期にも抗凝固活性が残存しており，比較的持続した抗凝固効果が期待できる（**図4**）[20, 21]。また，アピキサバンの代謝は腎臓，肝臓に加えて腸管での排泄機序が存在するため，腎臓に対する負担が少ない[22, 23]（**表1**）。しかし，効果

V 静脈疾患に用いられる抗血栓療法

がマイルドである分，投与量を間違えると抗凝固効果が期待できない可能性がある。

● おわりに

　ヘパリン，ワルファリン，DTI，そして３種類のDXaIと抗凝固薬が揃ったいま，患者の状況に応じた適切な抗凝固薬を選ぶことにより，より良質な抗凝固療法が可能となる。抗凝固薬の薬理作用や特徴を理解したうえで，抗凝固薬は使い分ける時代に入ってきている。本項が抗凝固薬選択の参考となることを期待したい。

（家子正裕）

◆ 文献

1) 家子正裕：Xa阻害薬の薬理学的プロフィールと臨床応用をみる，Xa阻害薬のすべて（池田康夫，坂田洋一，丸山征郎編）．先端医学社，東京，pp.76-82, 2007.

2) 辻　　肇：凝固インヒビター－ATの基礎と臨床，図説　血栓・止血・血管学（一瀬白帝編）．中外医学社，東京，pp.483-289, 2005.

3) 家子正裕：抗凝固作用とそのメカニズム．血液と循環 17：12-16, 2009.

4) 小嶋哲人：1．ヘパリンカルシウム，ヘパリンナトリウム，抗凝固薬の適正な使い方 第2版（櫻川信男，上塚芳郎，和田英夫編）．医薬薬出版，東京，pp.267-273, 2008.

5) 高橋晴美：ワルファリン療法関連遺伝子多型，ワルファリン抵抗性，抗凝固薬の適正な使い方 第2版（櫻川信雄，上塚芳郎，和田英夫編）．医薬薬出版，東京，pp.20-33, 2008.

6) 青崎正彦，木全心一：心臓－A 心疾患，ワルファリン 第2版．メディカル・ジャーナル，東京，pp.137-186, 1998.

7) 家子正裕：新規経口抗凝固薬の基礎－作用機序・薬理学的特徴－．Cardio-Coagulation 3：16-23, 2014.

8) 家子正裕：NOACの薬理．血管医学 14：133-141, 2013.

9) Weitz JI, Connolly SJ, Patel I, et al：Randomised, parallel-group, multicentre, multinational phase 2 study comparing edoxaban, an oral factor Xa inhibitor, with warfarin for stroke prevention in patients with atrial fibrillation. Thromb Haemost 104：633-641, 2010.

10) Eikelboom JW, Connolly SJ, Hart RG, et al：Balancing the benefits and risks of 2 doses of dabigatran compared with warfarin in atrial fibrillation. J Am Coll Cardiol 62：900-908, 2013.

11) 家子正裕：薬物動態から経口抗凝固薬の作用を再考する．Cardio-Coagulation 3：40-45, 2018.

12) Ieko M：Dabigatran etexilate, a thrombin inhibitor for the prevention of venous thromboembolism and stroke. Curr Opin Investig Drugs 8：758-768, 2007.

13) Ieko M, Naitoh S, Yoshida M, et al：Profiles of direct oral anticoagulants and clinical usage-dosage and dose regimen differences. J Intensive Care 4：19, 2016.

14) Ezekowitz MD, Eikelboom J, Oldgren J, et al：Long-term evaluation of dabigatran 150 vs. 110 mg twice a day in patients with non-valvular atrial fibrillation. Europace 18：973-978, 2016.

15) Wong PC, Pinto DJ, Zhang D：Preclinical discovery of apixaban, a direct and orally bioavailable factor Xa inhibitor. J Thromb Thrombolysis 31：478-492, 2011.

16) Ieko M, Tarumi T, Takeda M, et al：Synthetic selective inhibitors of coagulation factor Xa strongly inhibit thrombin generation without affecting initial thrombin forming time necessary for platelet activation in hemostasis. J Thromb Haemost 2：612-618, 2004.

17) Ieko M, Tarumi T, Nakabayashi T, et al：Factor Xa inhibitors: new anti-thrombotic agents and their characteristics. Front Biosci 11：232-248, 2006.

18) Ogata K, Mendell-Harary J, Tachibana M, et al：Clinical safety, tolerability, pharmacokinetics, and pharmacodynamics of the novel factor Xa inhibitor edoxaban in healthy volunteers. J. Clin. Pharmacol 50：743-753, 2010.

19) Zahir H, Matsushima N, Halim AB, et al：Edoxaban administration following enoxaparin: a pharmacodynamic, pharmacokinetic, and tolerability assessment in human subjects. Thromb. Haemost 108：166-175, 2012.

20) Frost C, Song Y, Barrett YC, et al：Direct comparison of the pharmacokinetics and pharmacodynamics of apixaban and rivaroxaban. Journal of Thrombosis and Haemostasis 9 (Suppl 2)：569, 2011.

21) 家子正裕：新規経口抗凝固薬（NOAC）とワルファリンの抗凝固機序のメカニズム．医薬ジャーナル 50：55-65, 2014.

22) 大石昌代，今井康彦，越前宏俊：日本語公開資料に基づく新規経口抗凝固薬（NOAC）の薬物動態，特性の比較と解説．TDM研究 33：75-85, 2016.

23) Wang X, Tirucherai G, Marbury TC, et al：Pharmacokinetics, pharmacodynamics, and safety of apixaban in subjects with end-stage renal disease on hemodialysis. J Clin Pharmacol 56：628-636, 2016.

24) 家子正裕：新規経口抗凝固薬（NOAC）とワルファリンの抗凝固機序のメカニズム．医薬ジャーナル 50：55-65, 2014.

| V | 静脈疾患に用いられる抗血栓療法 |

2. 血栓溶解療法の 薬理機序と特徴

はじめに

　正常な血管では，血流を維持するために不要な血栓の形成を予防する抗血栓機能をもっている。また不要な血栓が形成された場合には，積極的にこれを溶解するよう，高い線溶活性が維持されている。血栓溶解療法とは，もともと備わっている線溶反応を利用した治療方法である。その特徴は血栓を溶解する効果が強い反面，出血合併症も多いため，いわば諸刃の剣である。しかし，近年はカテーテルからの局所投与（catheter directed thrombolysis：CDT）やエコーの併用（ultrasound assisted catheter-directed thrombolysis），新規血栓溶解薬の開発がなされており，副作用を減らしつつ，治療効果を高めるための進歩が進んでいる。外科的血栓摘出術はカテーテル治療に取って代わられつつあるが，血栓溶解療法は今後も重要な治療の1つとして存在し続けると思われる。

血栓溶解機構とその制御

　血栓溶解療法は生理的な線溶反応を利用することから，薬理機序の理解にあたってはその反応経路について知る必要がある。詳細については，Ⅰ章-2-B-②（p.32〜37）に記載されているため，概略のみ述べる。

　線溶系は連続する活性化経路（カスケード）をもっており，必要な部位で必要十分量の活性が発現するよう制御されている[1, 2]（**図1**）。カスケードは，プラスミノーゲン活性化因子（plasminogen activator：PA）がプラスミノーゲンのArg561-Val562ペプチド結合を加水分解し，重鎖と軽鎖からなる二本鎖のプラスミンへ活性化する段階と，プラスミンが不溶性のフィブリンを可溶性のフィブリン分解産物（fibrin degradation product：FDP）に分解する段階の2つに分けられる。PAとプラスミンには，それぞれ特異阻害因子であるPAインヒビター1型（plasminogen activator inhibitor type 1：PAI-1）とα2アンチプラスミン（alpha-2 antiplasmin：α2AP）が存在する。また，トロンビンにより活性化されフィブリンに線溶抵抗性をもたらすトロンビン活性化線溶阻害因子（thrombin-activatable fibrinolysis inhibitor：TAFI）も線溶の制御に関わっている。

183

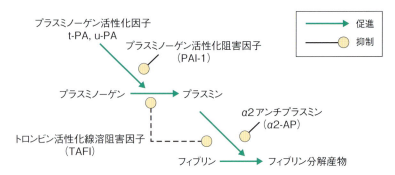

図1 線溶系カスケード
線溶系の連続する活性化経路を示している。プラスミノーゲン活性化因子（PA）からはじまり，プラスミンがフィブリンを分解するまでと，特異的インヒビターにより制御されている機構を表している。

血栓溶解療法の薬理機序

　薬理的に有効な線溶活性を得るには，線溶系酵素を投与する，もしくは制御因子を抑制するという2つの方法が考えられる。現在，線溶系酵素が一般的に使用されており，わが国では増幅系のより上流に位置するため効率よくプラスミンを活性化させるPAが使用されている。PAには組織型（tissue plasminogen activator：t-PA）とウロキナーゼ型（urokinase-type plasminogen activator：u-PA）が存在する。t-PAはフィブリンや細胞膜上で高い活性を発現するという特徴を有する[3]。

1. t-PA

　t-PAは527個のアミノ酸からなる一本鎖糖タンパク質である。プラスミンによりArg 275-Ile 276が限定分解されると，重鎖（N末端側）と軽鎖（C末端側）からなる二本鎖t-PAとなる。重鎖は，フィンガー領域，EGF領域（epidermal growth factor-like domain：EGF-like domain），2個のクリングル領域より構成される。軽鎖は，Asp 371，His 322，Ser 478からなる活性中心がある（図2）。一本鎖の状態でも二本鎖t-PAの約1/10の酵素活性を有する。また，一本鎖t-PAはフィブリンもしくはフィブリノーゲンと結合すると二本鎖t-PAと同様の活性を示すことや生理的条件下でプラスミンにより，きわめて効率的に二本鎖t-PAへ転換されるため，線溶活性発現能は両者に差異はない。

　t-PAはフィンガー領域とクリングル2領域を介して，フィブリンと結合する。プラスミノーゲンもリジン結合部位（LBS）を介して，フィブリンと結合するため，t-PA・フィブリン・プラスミノーゲンの3者複合体を形成することにより，効率よくプラスミン産生とフィブリン分解が行われる。フィブリン非存在下では，t-PAのプラスミノーゲンとの親和性が$K_M = 65\,\mu M$なのに対して，フィブリン存在下では$K_M = 0.15〜1.5\,\mu M$になると報告されている[3]。これには，t-PAとプラスミノーゲンがフィブリンへ結合

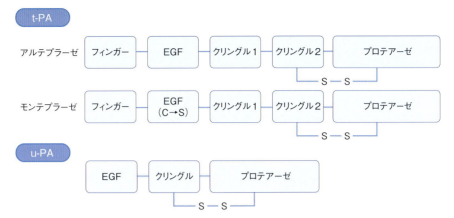

図2 t-PAとu-PAの分子構造

t-PAのアルテプラーゼとモンテプラーゼ，二本鎖u-PAは図のような分子構造となっている。

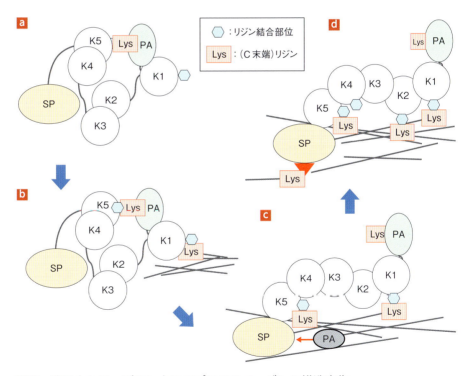

図3 液層中とフィブリン上でのプラスミノーゲンの構造変化

液層中では，N末端 pan apple domain のLys50がクリングル5のリジン結合部位（LBS）に結合し，活性化されにくい構造（a）だが，フィブリン上ではLBSを介してフィブリンと結合，活性化されやすい構造となる（c）。活性化されたプラスミンはリジンのC末端側を切断し新たなC末端リジンを露出する（d）。

(文献4より改変引用)

することによる鋳型効果と，リジン結合部位を介したフィブリン結合に伴うプラスミノーゲンの高次機能構造変化が関わる[4]（**図3**）。

わが国で使用可能なt-PA製剤は，遺伝子組み換えt-PAであるアルテプラーゼと遺伝子改変組み換えt-PAであるモンテプラーゼがある。モンテプラーゼは野生型t-PAのCys84がSerに置換されている。そのため，アルテプラーゼの血中半減期が約4.5分に対して，モンテプラーゼの半減期は約23分と長い[5]。

2. u-PA

u-PAは411のアミノ酸からなる一本鎖糖タンパク質である。プラスミンやカリクレイン，カテプシンBにより，Lys158-Ile159が限定分解されると，重鎖（N末端側）と軽鎖（C末端側）からなる二本鎖u-PAとなる。重鎖は，EGF領域，1個のクリングル領域より構成される。軽鎖は，Asp255，His204，Ser356からなる活性中心がある。u-PAはt-PAと異なり一本鎖の状態では，PA活性をもたないが，二本鎖に変換されることによりPA活性を示す。一本鎖u-PAは弱いフィブリン親和性を有するとされるが，二本鎖u-PAは有さない。

本邦では，二本鎖u-PAのウロキナーゼのみ使用可能である。一本鎖u-PAは以前，フィブリン親和性の高い血栓溶解薬として使用されていたが，現在は製造中止となっている。

● 血栓溶解療法の問題点

血栓溶解療法では出血の副作用が問題である。出血を引き起こす以下の2つの原因を区別して理解することが重要である。

1つ目は，病的血栓を溶かすためにPAI-1とα2APによる線溶抑制を凌駕する量の薬剤を必要とすることである。そのため過剰なプラスミンが産生され，これが凝固因子VIIIやフィブリノーゲンを分解するため低凝固因子血症を引き起こす。すなわち，凝固因子不足による出血傾向である。

2つ目は，病的血栓だけでなく止血血栓も溶解することである。通常生理的な止血血栓は溶解抵抗性で，障害部位が修復されるまで維持される。溶解抵抗性は，FXIIIaによりフィブリンに架橋されたα2PIの働きによる。しかし，血栓溶解療法時は生理的に機能している未熟な止血血栓も溶解してしまう。動脈穿刺部位からの出血もこれにあたる。

● 血栓溶解療法の臨床的特徴

対象となる血栓性疾患により治療成績が異なるため，VTEであるDVTと，PTEの2つの疾患を分けて記載する。また，血栓溶解薬の投与方法により治療成績が異なるため，注意が必要である。

1. DVT

　抗凝固療法が優先されるため，血栓溶解薬の全身投与は一般的に推奨されない。これは，出血合併症が高率に発症することが影響している。わが国から2012年にモンテプラーゼを急性肺塞栓症に対して使用した市販後調査の結果が報告された[6]。この報告では，重篤な出血合併症が，8.1%の確率で発症しており，これが根拠としてガイドラインで提示されている[7]。

　一方，カテーテルを用いて血栓溶解薬を血栓に直接投与するCDTでは，少量の投与量で良好な血栓溶解が得られるため，動脈虚血を伴う重症急性腸骨大腿静脈血栓症に対してClass Ⅰ（最も高い推奨度）で推奨されている。2006年Yamadaら[8]が，下大静脈～腸骨静脈，大腿静脈に至るDVTに対して，カテーテル側孔からウロキナーゼを間欠的に勢いよく投与するpulse-spray法で，平均して総血栓量の85%の溶解と主要な合併症がなかったことを発表している。

　DVTでは，慢性的な下肢痛，潰瘍，腫脹といったPTSが問題となることがある。CaVenT試験[9]では，抗凝固療法にCDTを追加することによる24カ月後のPTS発症率を比較した試験であるが，抗凝固療法単独群は55.6%に対してCDT追加群は41.1%と有意に発症率を低下させた。しかし，詳細は異なるもののATTRACT試験[10]では，抗凝固療法にCDTやバルーン拡張，血栓吸引などの手技を加えた群では，出血合併症が増加したが，PTS発症率を下げることができなかった。2つの試験で相反する結果が出されており，注意が必要である。

2. 急性肺血栓塞栓症

　血栓溶解薬の全身投与は血行動態が不安定な症例に対しては，Class Ⅰ（最も推奨度が高い）で，右心機能不全と心臓バイオマーカー陽性がともに認められる症例で循環動態が悪化した場合に，Class Ⅱa（有用である可能性が高い）で推奨されている。これはChristopheら[11]が15試験のメタ解析を行い，血栓溶解療法群では，全死亡やPTE関連死亡などが低下したが，この有意差は高リスクのPTEを除いた場合に消失したことが根拠となっている。また大出血や脳出血に関しては，血栓溶解療法群で多かった。

　一方，末梢投与が高リスクの患者においても，CDTに関してはClass Ⅱbで推奨されている。これは1988年Verstraeteら[12]が，末梢静脈からアルテプラーゼを投薬した群とカテーテルから投与した群を比較した結果，両群の重症度の低下が38%であり，差がなかったことが根拠である。

● 今後の展望について

　新規薬剤の開発や新たなデバイスの開発による血栓溶解薬の投与方法の改良による治療成績の向上が期待できる。新規薬剤の開発では，従来のPAの改良やPAI-1，α2AP，TAFIaをターゲットとした線溶カスケードに関わる作用薬が考えられる。デバイスの進歩による投与方法の改良については，エコーを併用した血栓溶解薬の局所投

V　静脈疾患に用いられる抗血栓療法

与や血栓の破砕と血栓溶解薬を組み合わせるなどの方法が海外で行われている。

1. PAの進歩

　わが国で承認されている薬剤以外も，吸血コウモリの唾液より発見されたデスモテプラーゼ変異型t-PAであるテネクテプラーゼなどが開発されている。テネクテプラーゼはPAI-1のreactive center loopのC末端に位置するアミノ酸配列（Glu 350-Glu 351-Ile 352-Ile 353-Asp 354）と電気的相互作用を示すt-PAの陽性荷電配列KHRRをアラニンに置換している。その結果，t-PAの阻害作用を示すPAI-1に対して抵抗性であり，血中半減期は約17分と延長している。テネクテプラーゼに関して，脳梗塞の分野では，アルテプラーゼとの比較試験で予後改善効果と出血合併症の差がない結果を示した[13]。しかし，PTEに関しては2014年ヘパリンによる抗凝固療法にテネクテプラーゼを加えた治療が中リスクのPTEに対して有効であるかどうか臨床試験[14]が行われ，その結果，死亡や血行動態代償不全はテネクテプラーゼ群2.6％に対して，ヘパリン群は5.6％と改善を認めた。しかし，脳出血は，テネクテプラーゼ群2.4％に対して，ヘパリン群は0.1％であり，出血合併症はテネクテプラーゼ群で多かった。その結果，有効性が相殺されてしまった。血行動態不良は改善する効果が高いため，重症度の高い症例では有効性を示せるのではないかと考察している。

2. 線溶カスケードに関わる新規薬剤

　現在血栓溶解療法に使用されているのは，PAを主とした線溶を活性化する薬剤である。しかし前述のごとく，線溶抑制を阻害する薬剤でも理論的には同様の効果が得られる[2]。PAI-1阻害薬，α2AP阻害薬，TAFIa阻害薬の開発が進められており，臨床治験も開始されている。PAI-1は分子内ジスルフィド結合を有さず，容易に高次構造が変化し活性をなくすことから，創薬の標的となりやすい。TAFIはトロンビンにより活性化されると，フィブリン分子上のC末端リジン残基を除去することにより線溶酵素の結合を阻害してフィブリンに線溶抵抗をもたらす。そのため活性を阻害すると線溶活性発現・増強効果が期待できる。また血小板機能ならびに凝固能に直接影響しないため，出血などの副作用が少ないと期待されている。現在脳梗塞に対して臨床治験が進んでいる。α2AP阻害薬の開発も進んでいる。血漿中のα2AP量は減少するが，プラスミンによる消費と異なり出血傾向は少ないという。マウスの実験では好結果を得ている。

3. デバイスの進歩

　海外では，血栓溶解薬とエコーを併用したultrasound assisted catheter-directed thrombolysisや機械的血栓除去にCDTを組み合わせた薬物機械的カテーテル血栓溶解療法（pharmacomechanical catheter directed thrombolysis：PCDT）について治療成績が報告されている。Ultrasound assisted catheter-directed thrombolysisについて，2つのランダム化比較試験が組まれており，いずれも有効性が証明された。Kucherら[15]は中リスクのPTEを対象としてヘパリンと比較し，24時間後の右心不全の改善効果を，

Piazzaら[16]は広範型，亜広範型を対象として，右心拡張や肺高血圧の改善効果を確認した。PCDTに関しては，rheolytic thrombectomyという液体を血栓に噴射するデバイスにPAを組み合わせたり，isolated segmental pharmacomechanical thrombolysisという血栓をバルーンで挟み込んで，PAを注入して血栓を破砕する方法が海外で報告されており，一定の効果を示している[17]。

● おわりに

血栓溶解療法は，生理的な線溶カスケードを利用した治療方法である。現在臨床で使用されている血栓溶解薬はPAに関連した薬剤である。血栓を溶解する作用は強いが，副作用である出血発症率も高い。少ない投与量で副作用を減らし，治療効果を高めるため，症例によってはカテーテルを使用した血栓溶解薬の直接投与も行われている。海外では，血栓溶解薬と特殊なカテーテルを組み合わせた治療が行われており，一定の効果を示している。また開発段階であるが，線溶カスケードの他の因子を標的とした阻害薬の研究もなされている。今後も重要な治療として期待される。

（松井秀介・浦野哲盟）

文献

1) 浦野哲盟，後藤信哉：血栓形成と凝固・線溶 治療に生かせる基礎医学．メディカル・サイエンス・インターナショナル，東京，2013.

2) Urano T, Castellino FJ, Suzuki Y : Regulation of plasminogen activation on cell surfaces and fibrin. J Thromb Haemost 2018 [Epub ahead of print].

3) Collen D : Fibrin-selective thrombolytic therapy for acute myocardial infarction, Circulation 93 : 857-865, 1996.

4) Law R, Caradoc-Davies T, Cowieson M et al : The X-ray Crystal Structure of Full-length Human Pasminogen. Cell Rep : 185-190, 2012.

5) 岡田清孝，松尾　理：プラスミノゲンアクチベーターとその受容体，新・血栓止血血管学　抗凝固と線溶（一瀬白帝，丸山征朗，和田英夫編）．金芳堂，2015.

6) Niwa A, Nakamura M, Harada N, et al : Observational investigation of thrombolysis with the tissue-type plasminogen activator monteplase for acute pulmonary embolism in Japan. Circ J 76 : 2471-2480, 2012.

7) 循環器病の診断と治療に関するガイドライン（2017年度合同研究報告）：肺血栓塞栓症および深部静脈血栓症の診断，治療，予防に関するガイドライン（2017年改訂版）．（http://www.j-circ.or.jp/guideline/pdf/JCS2017_ito_h.pdf）

8) Yamada N, Ishikura K, Ota S, et al : Pulse-spray pharmacomechanical thrombolysis for proximal deep vein thrombosis. Eur J Vasc Endovasc Surg 31 : 204-211, 2006.

9) Enden T, Haig Y, Kløw NE, et al ; CaVenT Study Group : Long-term outcome after additional catheter-directed thrombolysis versus standard treatment for acute iliofemoral deep vein thrombosis（the CaVenT study）: a randomised controlled trial. Lancet 379 : 31-38, 2012.

10) Vedantham S, Goldhaber SZ, Julian JA et al : Pharmacomechanical catheter-directed thrombolysis for deep-vein thrombosis. N Engle J Med 377 : 2240-2252, 2017

11) Marti C, John G, Konstantinides S, et al : Systemic thrombolytic therapy for acute pulmonary embolism: a systematic review and meta-analysis. Eur Heart J 36 : 605-614, 2015.

12) Verstraete M, Miller GA, Bounameaux H, et al : Intravenous and intrapulmonary recombinant tissue-type plasminogen activator in the treatment of acute massive pulmonary embolism. Circulation 77 : 353-360, 1988.

13) Cambell BCV, Mitchell PJ, Churilov L, et al : Tenecteplase versus alteplase before thrombectomy for ischemic stroke. N Engle J Med 378: 1573-1582, 2018.

14) Meyer G, Vicaut E, Danays T, et al : Fibrinolysis for Patients with Intermediate-Risk Pulmonary Embolism. N Engle J Med 370 : 1402-1411, 2014.

15) Kucher N, Boekstegers P, Muller OJ, et al : Randomized, controlled trial of ultrasound-assisted catheter-directed thrombolysis for acute intermediate-risk pulmonary embolism. Circulation 129 : 479-486, 2014.

16) Piazza G, Hohlfelder B, Jaff MR et al : A prospective, ingle-arm, multicenter trial of ultrasound-facilitated, catheter-directed, low-dose fibrinolysis for acute massive and submassive pulmonary embolism: The SEATTLE II study. JACC cardiovasc Interv 8 : 1382-1392, 2015.

17) Comerota AJ : Pharmacologic and pharmacomechanical thrombolysis for acute deep vein thrombosis : focus on ATTRACT. Methodist Debakey Cardiovasc J 14 : 219-227, 2018.

静脈疾患に用いられる抗血栓療法

3. 抗血小板療法の薬理機序と特徴

● 抗血小板薬とは

　血液は血球と血漿からなる。各種血球細胞には特定の機能がある。赤血球は酸素を運搬し，白血球は免疫，炎症を担う。血小板は直径2〜5μmとサイズは小さいが，止血，血栓形成に特化した機能を担う。血小板の機能を阻害して血栓イベントリスクの低減を目指す薬剤が抗血小板薬と総称される[1,2]。

　心筋梗塞，脳梗塞，PTEなどの血栓性疾患は突然死，QOLの急速な悪化の原因となる。これらの疾患の制圧を目指して多くの抗血小板薬が開発された。血小板機能を阻害すると血栓イベントリスクが低減しても出血イベントリスクが増加する。出血イベントリスクの増加が容認可能範囲の抗血小板薬として実臨床に使用される薬剤は多くない。血小板は細胞としての複雑性を有するので，抗血小板薬による重篤な出血イベントは複雑性の乏しい抗凝固薬による出血よりは一般に少なく軽い。抗血小板薬の使用にあたっては，抗血栓による効果が出血リスクを上回る症例群の選択が重要である。

● 抗血小板薬の種類と作用メカニズム

1. 古典的抗血小板薬

　筆者が医師になったころから使用可能であった抗血小板薬を主観的に古典的抗血小板薬とする。本当に血小板の活性化を阻害する作用があるか否かは多くの薬剤にて不明となった。古典的薬剤のうち，現在も使用可能な抗血小板薬としてアスピリン，チクロピジン・クロピドグレル，シロスタゾールがある。これらの薬剤の作用メカニズムと静脈血栓症予防治療における意義を概説する。

●アスピリン

　アスピリンはプロスタグランジン（prostagrandin：PG）産生における律速酵素であるシクロオキシゲナーゼ（cyclo-oxygenase：COX）の選択的阻害薬である[3]。PGは多くの細胞において産生される。血小板では膜のリン脂質から血栓性のトロンボキサン（thromboxane）A_2が産生される。このためアスピリンによるCOX阻害が起こると血小板細胞機能は阻害されることになる。血小板のみを取り出して凝集機能検査を行うと，アラキドン酸添加時の血小板凝集はアスピリンにより強力に阻害される。

血管内皮細胞ではPGとして抗血栓性のPG-I$_2$が産生される。アスピリンによるCOX阻害は血管内皮細胞では血栓性の亢進につながる。比較的少量のアスピリンを使用すれば，抗血栓効果が血栓性亢進効果を上回るのではないか，などと雑駁に理解されているが，古典的なアスピリンであっても血栓イベント予防効果のメカニズムは十分に理解されていない[3]。

薬剤の作用から血栓イベント予防までの効果の構成論的効果の予測ができないため，アスピリンの有効性，安全性はRCTにより検証されることになった。心筋梗塞急性期の症例を対象としたRCTでは，アスピリンの服用による心血管死亡率の低減効果が示された[4]。慢性期冠動脈疾患，脳梗塞後，糖尿病などのリスクの高い症例の一次予防などの多くの病態において，アスピリンは心血管イベントを20％程度低減させることが示された[5]。静脈血栓症でもアスピリンの再発予防効果は示されている[6]。最近，静脈血栓症におけるアスピリンと抗凝固薬のRCTが施行され，経口抗Xa阻害薬の優越性が示された[7]。

●チクロピジン・クロピドグレル

チクロピジンは脳梗塞予防に日本では広く使用されていた。冠動脈ステントが開発されたときに，ステント血栓症予防効果を最初に示した抗血小板薬もアスピリン・チクロピジンの併用療法であった[8]。チクロピジン服用例ではADPによる血小板の凝集が抑制されることが示されていた。しかし，その作用メカニズムの詳細は不明であった。日本では200mg／日と低用量を用いていたので，副作用は大きな問題にはならなかった。日本以外の多くの国では500mg／日を用いて，汎血球減少，血栓性血小板減少性紫斑病（thrombotic thrombocytopenic purpura：TTP）などの血球系合併症が問題となった。効果は同一で副作用の少ないクロピドグレルが後継薬として開発された。

クロピドグレルは冠動脈疾患，脳血管疾患，末梢血管疾患にて広く使用された。基礎研究も進み，薬効標的としてP2Y$_{12}$ ADP受容体がクローニングされた[9]。冠動脈インターベンション後の症例にはアスピリン・クロピドグレルが標準治療として使用されるようになった。

●シロスタゾール

シロスタゾールは細胞内のcyclic AMPの分解を司るphospho-di-esterase（PDE）の選択的阻害薬である。各種細胞のc-AMP濃度を増加させる。血小板ではc-AMP濃度が増加すると活性化が阻害される。その意味では抗血小板薬であるが，PDEは各種細胞に存在するため，薬効の構成論的予測は困難であった。

脳梗塞後，末梢血管疾患などを対象としたRCTが施行された。服用により出血リスクが増加するアスピリン，チクロピジン・クロピドグレルと異なり，シロスタゾールでは出血リスクが増加しなかった[10]。脳梗塞を予防しながら出血を増加させないシロスタゾールは世界でもユニークな薬剤である。

2. 新規の抗血小板薬

　古典的抗血小板薬には優れたものが多い。何よりも医師の使用経験が豊富である。薬剤が特許切れしているため価格も安い。高価な新薬を市場に普及させないと開発企業は元をとれない。RCTのエビデンスレベルが，臨床医の経験，専門家の勧告よりも高い特殊な世界を作り，エビデンスレベルに基づいた推奨を診療ガイドラインとするという戦略は新薬開発企業を助ける戦略である。それでも，抗血小板薬の領域では古典的抗血小板薬を超える新薬はできにくい。

●プラスグレル

　臨床医は薬剤の代謝経路などを知らない。体型，遺伝子配列の異なる個別患者ごとに薬剤の効果発現が異なるのは当然と認識している。クロピドグレルはプロドラッグである。活性代謝物はきわめて反応活性が高いので，血液中の濃度の計測が困難である。そこで，クロピドグレルは遺伝子型により効果発現のない症例がいるとのプロパガンダを始めた。クロピドグレルの活性体の産生にはCYP2C19が重要とした。Poor metabolizerは活性体ができないとさえいわれた。CYP2C19のpoor metabolizerとされる遺伝子型はアジアに多い。アジアではクロピドグレルの臨床開発において，重篤な出血リスクゆえに減量が検討された。実際，わが国ではクロピドグレルの25mg製剤が使用可能であり，50mgへの減量が添付文書にも記載されている。一方はアジアにおける過剰投与による出血が心配され，他方では遺伝子型による無効，血栓イベントの増加が危惧される。現在の医学では，RCTによる仮説検証を原理とするが，仮説を立てることも難しい。

　クロピドグレル後継薬の普及を目指したプロパガンダは十分に練り上げられていなかった。至るところに矛盾を生んだ。肝心のRCTでも心血管イベントはアスピリン・クロピドグレルよりも減少したが，致死的出血を含む重篤な出血が増加した[11]。日本市場のみを確保するために国際共同試験の1/3量のプラスグレルを開発し[12]，世界人類の均質性を前提としてRCTにより標準治療をシステム的に転換するというEBMの論理を破綻させた。

●チカグレロール

　P2Y₁₂はADP受容体なのでADPは結合できる。ADPの構造類似物から特異的阻害薬がチカグレロールとして開発された。直接的阻害薬なので効果発現が速い。プロトコールを工夫した急性冠症候群の試験は成功した[13]。クロピドグレルは冠動脈疾患，脳血管疾患，末梢血管と広い適応を有していたため，すべての領域の後継を目指して各種RCTを施行した。末梢血管疾患ではクロピドグレルで十分であった[14]。急性期の脳卒中，TIAではアスピリンとの比較でもチカグレロールの効果は微妙であった[15]。アスピリン，クロピドグレルはあらためて優れた薬剤であった。

●Vorapaxar

　血小板細胞上に発現するリン脂質とカルシウムイオンは凝固系活性化に必須の役割を演じる。凝固系活性化の結果トロンビンが産生される。血小板細胞上にはトロンビン受容体が存在する。トロンビン受容体を阻害すれば，血小板と凝固系のpositive feedbackを断ち切り効率的な抗血栓効果が期待された。しかし，急性冠症候群の試験では有効性が確認できず[16]，二次予防試験も脳血管疾患では出血リスクが大きくなりすぎた[17]。米国にて冠動脈疾患，末梢血管疾患のみにて適応を取得した。

● 将来展望

　止血，血栓形成に血小板が寄与することに疑いはない。血栓形成を阻害すれば出血合併症は必然的に増加する。止血，血栓形成における血小板の各種機能を定量的に評価し，止血には寄与が少ないが血栓形成に寄与の大きな因子を同定できれば革新的抗血小板薬の開発は不可能ではない。特許期間が短いので臨床開発を急ぐ企業の気持ちは理解できるが，RCTを繰り返しても生命現象の本質が理解できるわけではない。短期利益追求モデルを企業が自発的にやめるように，人類の福祉に直結する薬剤開発ルール自体を変更する必要があると筆者は考える。

（後藤信哉）

文献

1) 後藤信哉，浅田祐士郎：血栓症－やさしく，くわしく，わかりやすく．南江堂，東京，2006.
2) 後藤信哉：ここが知りたい　理屈がわかる抗凝固・抗血小板療法．中外医学社，2016.
3) 後藤信哉：臨床現場におけるアスピリン使用の実際，南江堂，東京，2006.
4) Randomised trial of intravenous streptokinase, oral aspirin, both, or neither among 17,187 cases of suspected acute myocardial infarction : ISIS-2. ISIS-2 (Second International Study of Infarct Survival) Collaborative Group. Lancet 2(8607) : 349-360, 1988.
5) Collaborative meta-analysis of randomised trials of antiplatelet therapy for prevention of death, myocardial infarction, and stroke in high risk patients. BMJ 324 (7329) : 71-86, 2002.
6) Anderson DR, Dunbar M, Murnaghan J, et al : Aspirin or rivaroxaban for VTE prophylaxis after hip or knee arthroplasty. N Engl J Med 378(8) : 699-707, 2018.
7) Weitz JI, Lensing AWA, Prins MH, et al : Prandoni, rivaroxaban or aspirin for extended treatment of venous thromboembolism. N Engl J Med 376(13) : 1211-1222, 2017.
8) Schomig A, Neumann FJ, Kastrati A, et al : A randomized comparison of antiplatelet and anticoagulant therapy after the placement of coronary-artery stents, The New England journal of medicine 334(17) : 1084-1089, 1996.
9) Hollopeter G, Jantzen HM, Vincent D, et al : Identification of the platelet ADP receptor targeted by antithrombotic drugs. Nature 409(6817) : 202-207, 2001.
10) Shinohara Y, Katayama Y, Uchiyama S, et al : Cilostazol for prevention of secondary stroke (CSPS 2) : an aspirin-controlled, double-blind, randomised non-inferiority trial. Lancet Neurol 9(10) : 959-968, 2010.
11) Wiviott SD, Braunwald E, McCabe CH, et al : Investigators, Prasugrel versus clopidogrel in patients with acute coronary syndromes, N Engl J Med 357(20) : 2001-2015, 2007.
12) Saito S, Isshiki T, Kimura T, et al : Efficacy and safety of adjusted-dose prasugrel compared with clopidogrel in Japanese patients with acute coronary syndrome: the PRASFIT-ACS study. Circ J 78(7) : 1684-1692, 2014.
13) Wallentin L, Becker RC, Budaj A, et al : Ticagrelor versus clopidogrel in patients with acute coronary syndromes. N Engl J Med 361(11) : 1045-1057, 2009.
14) Hiatt WR, Fowkes FG, Heizer G, et al : Ticagrelor versus clopidogrel in symptomatic peripheral artery disease. N Engl J Med 376(1) : 32-40, 2017.
15) Johnston SC, Amarenco P, Albers GW, et al : Ticagrelor versus aspirin in acute stroke or transient ischemic attack. N Engl J Med 375(1) : 35-43, 2016.
16) Tricoci P, Huang Z, Held C, et al : Thrombin-receptor antagonist vorapaxar in acute coronary syndromes. N Engl J Med 366(1) : 20-33, 2012.
17) Morrow DA, Braunwald E, Bonaca MP, et al : Vorapaxar in the secondary prevention of atherothrombotic events. N Engl J Med 366(15) : 1404-1413, 2012.

各論

VI

下肢静脈瘤の
病態と治療

A. 下肢静脈瘤の定義

　下肢静脈瘤は「下肢の表在静脈が著明に拡張・屈曲・蛇行した状態」と定義され，血液の逆流を防止する静脈弁の不全によって引き起こされる。古典的には静脈瘤の形態からクモの巣状，網目状，分枝型，伏在型に分類されていたが，国際的評価基準である慢性静脈疾患のCEAP分類では，立位での径1mm以下を毛細血管拡張（telangiectases），1～3mmを網目状静脈（reticular veins），3mm以上を静脈瘤（varicose veins）と定義している[1]（図1, 2）。

　本症に関する最古の文献はBC1600年ごろまで遡り，エジプト文明のエーベルスのパピルスに「下肢にできる蛇のような膨張物」と記載されている。BC500年ころのインダス文明のススルタ大医典やBC400年ころの古代ギリシャのアスクレピオス神殿奉納版にも記録が残り（図3），同時期のヒポクラテスは血栓性瘢痕による治療法についても言及している。本症の歴史は非常に古く，直立歩行を得た人類の宿痾ともいうべき疾患である。

（小櫃由樹生）

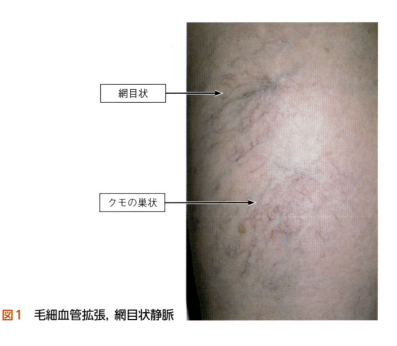

図1　毛細血管拡張，網目状静脈

A. 下肢静脈瘤の定義

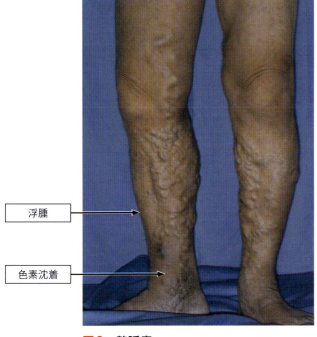

図2 静脈瘤
GSV不全による静脈瘤, 浮腫と色素沈着を伴っている。

浮腫
色素沈着

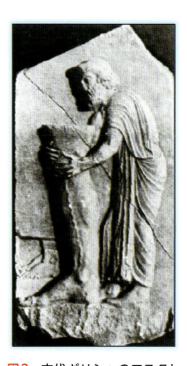

図3 古代ギリシャのアスクレピオス神殿奉納版
「ぶどうのような塊」と記載されている。

◆ 文献

1) Eklof B, Rutherford RB, Bergan JJ, et al: Revision of the CEAP classification for chronic venous disorders; consensus statement. J Vasc Surg 40: 1248-1252, 2004.

B. 病態生理と臨床症状
①下肢静脈瘤の病態

● 下肢静脈瘤の発生機序

下肢静脈瘤は表在静脈，深部静脈，穿通枝（交通枝）の弁不全から発症し，その発生機序により以下の一次性，二次性，先天性に分類される。

1. 一次性

主に表在静脈系である伏在静脈の弁不全により発症し，ほとんどの静脈瘤がこの範疇に属する。弁不全の原因として，先天的な静脈弁の脆弱性に基づくとする説や，外腸骨静脈の弁不全より伏在静脈−大腿静脈接合部に圧がかかり，同部の弁不全をきたすとする説などが提唱されている。しかし，定説は得られていないのが現況であり，静脈壁や静脈弁の内的脆弱性に起因する弁不全に種々の危険因子が関与して発症するものと考えられている[1]（図1, 2）。危険因子として年齢，性，立ち仕事，遺伝，妊娠，人種，便秘，肥満，慢性呼吸器疾患などが指摘されている。

● 年齢

年齢と発症頻度は正の相関を示し，若年者に比べ高齢者では5倍多いと報告されている。年齢による静脈壁や静脈弁の劣化は静脈圧の負荷期間に関係する。

● 性

女性に多く発症し，男女比は1：2〜4と報告されており，わが国ではその中間くらいである。

● 立ち仕事

長時間の立位での就業を余儀なくされるクリーニング業，美容師・理容師，飲食店業に多く発症し，下肢の運動を伴わない立位が重力による静水圧の負荷を助長するためである。

● 遺伝

本症の発症に遺伝的因子が関与していることは明らかで，しばしば家族内発症を認める。親が静脈瘤でない場合の子の発症率20％に対して，両親が静脈瘤の場合は90％，

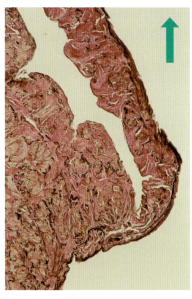

図1 正常の静脈弁
弁尖は主に膠原線維で構成され，腔側面は平滑で弾性線維層が内皮細胞と平行に走り，静脈壁の内弾性板に連なっている（EV染色，×40）。⬆は血流方向。

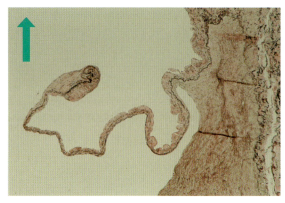

図2 静脈瘤の弁
弁尖の反転・屈曲，free edgeの球状肥厚，弾性線維の乱れと偏位を認め，静脈壁の内膜は線維性に肥厚し，中膜は菲薄化している（EV染色，×40）。⬆は血流方向。

片親の場合は男子25%，女子62%と報告され，その発症に遺伝的因子が大きく関与している。

● **妊娠**

子宮による骨盤内静脈の圧迫とホルモン環境の変化が関与している。妊娠初期から増加するエストロゲンとプロゲステロンは静脈拡張作用があり，静脈の血液量は増大する。静脈拡張より弁の接合不全をきたし，静脈瘤を発症する。妊娠に伴う静脈瘤は妊娠初期より出現するが，第一子の場合の多くは出産後に消失する可逆性変化である。第二子以降は不可逆性となり，順次静脈瘤を形成する。

● **人種**

欧米諸国では発症頻度は高く，アフリカでは少ないとされており，わが国の頻度は欧米より若干低い程度である。人種間での発症頻度の差は，遺伝的要因とともに生活習慣や食生活などの環境因子が関与していると考えられる。

2. 二次性

弁不全の原因が明らかなDVT，腫瘍による圧迫，外傷や医原性の静脈弁損傷などがある。DVTによる二次性静脈瘤は臨床上経験する機会が多く，血栓による流出路の閉

塞，再開通，側副路の形成，弁不全などから高静脈圧状態に至り発症する。この状態はPTSとも称され，表在静脈のみならず深部静脈や穿通枝（交通枝）の弁不全を伴うため，重症化しやすい[1]。

3. 先天性

静脈弁の低形成・欠損症や脈管奇形が報告されている。脈管奇形の代表的な疾患として，静脈・毛細血管・リンパ管奇形により患肢の延長・腫脹，ポートワイン母斑，二次性静脈瘤，外側の辺縁静脈の静脈瘤化を主徴とするKlippel-Trenaunay症候群（KTS，図3）と，KTSの症状に明らかな動静脈瘻を認めるParks Wever症候群（PWS）がある。低流速型脈管奇形であるKTSと高流速型奇形のPWSを類縁疾患群として扱う概念も提唱され，わが国ではKlippel Trenaunay Wever症候群として難病疾患に指定されている[2]。

● 下肢静脈瘤の臨床症状

下肢静脈瘤の臨床症状は静脈圧上昇に基づく静脈うっ滞が主体であり，静脈圧上昇の程度と曝露期間によりさまざまな症状を呈する。Nicolaidesらは立位歩行時の静脈圧は正常群15～30mmHgであるのに対し，一次性静脈瘤群25～75mmHg，PTS55～110mmHgであったと報告し，80mmHg以上の潰瘍発症率は80％で，40mmHg以下での潰瘍形成はまれであるとしている[3]。

CEAP分類の臨床徴候分類では臨床兆候を8段階に分けている。C0：無徴候，C1：毛細血管拡張や網目状静脈，C2：静脈瘤，C3：浮腫，C4：皮膚や皮下組織の病変で，A：色素沈着または湿疹，B：脂肪皮膚硬化症（lipodermatosclerosis）または白色萎縮

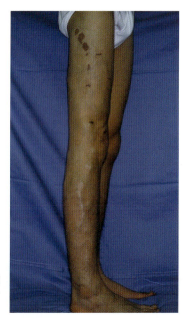

図3　Klippel-Trenaunay 症候群
Port-wine stain（赤紫の島状母斑），右下肢の腫大・延長，外側の辺縁静脈の静脈瘤を認める。

（atrophie blanche），C5：潰瘍の既往，C6：活動性潰瘍とし，C0〜3は初期症状，C4〜6は皮膚病変を伴う重症例としている。本項ではC0〜3を初期症状とし，長期間の静脈圧の上昇によるC4以上を晩期症状（合併症）として扱う。

1. 初期症状

◉外観

毛細血管拡張や網目状静脈は無症状であるが，美容上の問題を訴える。女性に圧倒的に多く，下肢を露出する機会が多くなる季節に増加する。

◉下肢痛，倦怠感

長時間の立位にて下腿に倦怠感や緊満感を認めるが，鈍痛や激痛を訴えることもある。これらの症状は下肢の挙上や歩行にて軽快する。発生機序は不詳であるが，睡眠中，特に明け方に突然の下腿筋の攣縮（こむら返り）をきたす。

◉浮腫

足，足関節部にきたし，病変の進行に伴い下腿にも及ぶようになる。浮腫は朝より夕方に強くなり，靴下痕を訴えることが多い（p.197 図2参照）。

2. 晩期症状（合併症）

静脈うっ滞は下腿下1/3〜足部にかけて強く起こり，各種合併症も同領域に好発する。

◉血栓性静脈炎

太く蛇行した静脈瘤に限局性，血栓性，無菌性の静脈炎を起こす。静脈炎は赤斑と硬結を伴った有痛性結節として触知される。静脈炎は伏在静脈に広がることもあるが，深部静脈に波及することはまれである。

◉湿疹

静脈瘤上の皮膚に赤褐色の鱗状の湿疹をきたし，軽度の刺激感や掻痒感を伴う。同部の皮膚が感作されるとアレルギー反応が惹起され，病変が広がっていく。

◉色素沈着

細静脈の破綻・出血が起こる。赤血球は吸収されるが，ヘモジデリンが残存して同部は赤褐色様になり，経過とともに黒色化する（図4）。

◉脂肪皮膚硬化症（lipodermatosclerosis）

皮膚および皮下脂肪組織の線維化をきたし，同部の肥厚性瘢痕化を引き起こす。急性期の脂肪皮膚硬化症は皮下組織炎ともよばれ，微熱を伴う発赤，硬結，疼痛を認める。

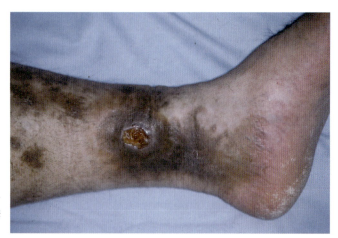

図4 静脈性潰瘍
一次性下肢静脈瘤に合併するうっ滞性潰瘍，周囲に色素沈着を伴っている。

●白色萎縮(atrophie blanche)

　周囲を拡張した毛細血管や色素沈着に囲われ，環状の白色萎縮した皮膚病変を呈する。同部に小水疱やびらんをみることがあり，脂肪皮膚硬化症とともに潰瘍の前駆状態とみなされる。

●静脈性潰瘍

　前述の色素沈着や脂肪皮膚による皮膚炎の結果，皮膚への酸素供給が阻害され，表皮細胞壊死・皮膚の硬化性萎縮から潰瘍形成に至る(図4)。皮膚病変に関する詳細は次項p.203〜205を参照。

（小櫃由樹生）

◆文献

1) Nicolaides AN, Hussein MK, Szendro G, et al: The relation of venous ulceration with ambulatory venous pressure measurements. J Vasc Surg 17: 414-419,1993.
2) https://www.mhlw.go.jp/stf/seisakunitsuite/bunya/0000079293.html
3) Sumner DS: Venous dynamics-varicosities. Clin Obstet Gynecol 24: 743-760,1981.

VI 下肢静脈瘤の病態と治療／1.下肢静脈瘤の病態と疫学

B. 病態生理と臨床症状
②うっ滞性皮膚病変の病態

うっ滞性皮膚病変は，静脈還流障害によって生じる皮膚炎や潰瘍である。下腿の下1/3から足背に瘙痒やだるさ，ときに疼痛を伴った浮腫，紅斑が生じ，点状紫斑，皮膚硬化，色素沈着，苔癬化を伴う炎症が生じ，落屑，痂皮形成もみられるようになる。この皮膚炎に打撲などの小外傷や掻破が加わることにより難治性潰瘍となる。これらの多くは，一次性または二次性の下肢静脈瘤が原因である。

下肢静脈瘤によって生じる皮膚の変化は，表在静脈や穿通枝静脈の弁不全のために，下腿筋ポンプ作用が十分に機能せず，正常では上向還流すべき静脈血が逆流し，表在静脈やその分枝静脈の静脈圧が亢進することによって生じる下肢静脈高血圧（venous hypertension）が主な病態である。

正常肢においても，足関節上部の静脈圧は，立位静止時では約80 mmHgである。しかし，足関節運動による筋ポンプ作用で，約30 mmHg以下にまで低下する。このため正常肢では足関節上部の平均静脈圧は低い値である。ところが，一次性下肢静脈瘤であれば，伏在静脈弁不全のために運動時でも平均60 mmHgの静脈圧となる[1]。さらにDVTでは，本来の下肢還流静脈である深部静脈が機能せず，伏在静脈などの表在静脈が静脈還流路となって機能せざるをえず，表在静脈の高血圧状態となるが，この場合では足関節運動時の足関節上部静脈圧は，立位静止時と同様かそれ以上の高い静脈圧が持続する。

この静脈高血圧が，弁不全となった穿通枝を介して皮膚・皮下の小静脈の圧を高めるため，GSVの静脈瘤では，深部静脈と表在静脈をつなぐ穿通枝（Cockett穿通枝）などを介して内果上部の皮膚に（**図1**），小伏在静脈瘤では，外側腓腹穿通枝（lateral leg perforator）などを介して外果近傍皮膚の静脈圧を高めることになる（**図2**）。DVT後遺症では，下腿下1/3より末梢部の静脈高血圧状態が持続している。

しかし，静脈高血圧状態から皮膚病変が生じる機序は明確にはなっていない部分が多く，同時または続発性にリンパ管内圧の亢進，リンパ管の拡張が生じ，これらの脈管周囲に蛋白質の漏出が起こり，フィブリンの沈着や線維化が生じるために毛細血管からの酸素や栄養の拡散が障害されて脂肪組織を含めた皮膚全層の炎症が持続する機序が示されている[2]。静脈高血圧だけで下腿皮膚炎を引き起こす可能性を示す報告[3]もある。

うっ滞性皮膚炎部位の組織学的所見は，表皮肥厚と基底層のメラニンの増加，真皮上層の毛細血管の増加と血管壁の肥厚や浮腫，真皮下層の静脈の拡張，血管周囲性のリン

203

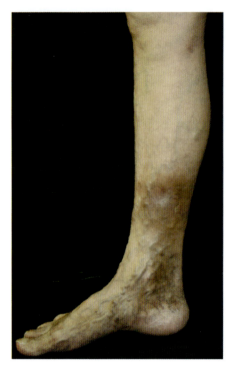

図1 大伏在静脈瘤と小静脈瘤
内果上部にうっ滞性皮膚炎・脂肪織炎を伴う。

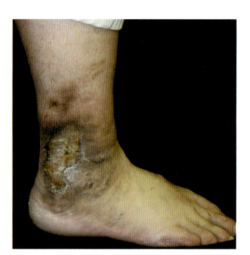

図2 小伏在静脈瘤
外果部にうっ滞性皮膚炎・潰瘍を伴う。SSVの抜去と圧迫療法で潰瘍は治癒した。

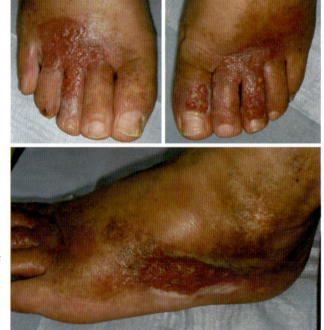

図3 足背〜足趾背のうっ滞性潰瘍例
約30年前に両側GSVの全長抜去術を受けていた。
両側の膝窩静脈弁不全を伴っている。下腿に潰瘍はない。
足趾の圧迫療法と弾性ストッキングで潰瘍は軽快した。

パ球浸潤，赤血球の血管外漏出とヘモジデリンの沈着，真皮膠原線維の増生がみられる。脂肪皮膚硬化症（lipodermatosclerosis）では，うっ滞性皮膚炎の所見に加えて，真皮深層から脂肪織に浮腫，皮下脂肪組織に血管の肥厚や膨化，狭窄，好中球浸潤，隔壁部の血管増生を伴う線維性組織に置き換わる。

　ところで，このような皮膚病変を有する静脈瘤例の生活歴では，多くの場合，長時間の立ち仕事に従事している。また深部静脈血栓後遺症では，下肢の外傷・固定や長時間手術・長期間臥床，人工股・膝関節置換術後や悪性腫瘍の既往のあることが多い。そして，皮膚炎を生じた後も治療を受けることなく放置して難治性皮膚炎・潰瘍となっている例が多い。注意すべきは，一次性静脈瘤の手術後でも，深部静脈弁不全を伴っている例では，術後であっても圧迫療法が必要で，この場合は術後の放置で，足背〜足趾背に難治性潰瘍を生じることがあり，医療者からの圧迫療法の指導が必要である（**図3**）。

（伊藤孝明）

◆ 文献

1) 伊藤孝明ほか：下肢静脈瘤肢における高位結紮前後の下肢静脈圧変化について. 皮膚 37(5)：671-676, 1995.
2) 伊藤正俊：うっ滞性皮膚炎. 最新皮膚科学体系(3). 中山書店, 東京, 2009, p.82-87.
3) Sippel K, et al: Evidence that venous hypertension causes stasis dermatitis. Phlebology 26: 361-365, 2011.

下肢静脈瘤の病態と治療／1.下肢静脈瘤の病態と疫学

C. 下肢静脈瘤の臨床分類

慢性下肢静脈不全症の臨床分類ではCEAP分類が最も普及している。しかし，CEAP分類では重症度や治療効果の程度を数値化して示すことが難しい。このため，下肢静脈瘤の重症度を点数化することによって研究論文で頻繁に引用されているのがVSS（venous severity score）である。

● CEAP（Clinical, Etiological, Anatomical, Pathological）分類

1996年にAmerican Venous Forumが中心となり作成された分類法で，2004年に改訂[1]されたものを**表1**に示した。

表1 CEAP classification（次ページに続く）

	Clinical
C0	No visible or palpable signs of venous disease
C1	Telangiectasies or reticular veins
C2	Varicose veins
C3	Edema
C4a	Pigmentation or eczema
C4b	Lipodermatosclerosis or atrophie blanche
C5	Healed venous ulcer
C6	Active venous ulcer
S	Symptomatic, including ache, pain, tightness, skin irritation, heaviness, and muscle cramps, and other complaints attributable to venous dysfunction
A	Asymptomatic
	Etiologic
Ec	Congenital
Ep	Primary
Es	Secondary (postthrombotic)
En	No venous cause identified
	Anatomic
As	Superficial veins
Ap	Perforator veins
Ad	Deep veins
An	No venous location identified

表1 CEAP classification (続き)

Pathophysiologic	
Basic CEAP	
Pr	Reflux
Pro	Obstruction
Pr,o	Reflux and obstruction
Pn	No venous pathophysiology identifiable
Advanced CEAP	
Superficial veins	
1	Telangiectasies or reticular veins
2	Great saphenous vein above knee
3	Great saphenous vein below knee
4	Small saphenous vein
5	Nonsaphenous veins
Deep veins	
6	Inferior vena cava
7	Common iliac vein
8	Internal iliac vein
9	External iliac vein
10	Pelvic: gonadal, broad ligament veins, other
11	Common femoral vein
12	Deep femoral vein
13	Femoral vein
14	Popliteal vein
15	Crural: anterior tibial, posterior tibial, peroneal veins (all paired)
16	Muscular: gastrocnemial, soleal veins, other
Perforating veins	
17	Thigh
18	Calf

(文献1より改変引用)

　C（臨床分類：Clinical）は，下肢静脈瘤の理学的所見を端的に具体的に表すことができ，頻繁に用いられる。C0からC6まで病変のないものから順に理学所見が高度なものに分けられ，C4以上は皮膚病変を併発したものとなっている。C1～C6の症例写真を**図1～5**に示した。ただし，数字の大きさの絶対値が重症度の大きさを表すものではないことに留意しなければならない。例えば，C2症例のなかでも側枝静脈瘤が広範囲にわたり，非常に症状の強い症例もみられる。また，潰瘍を示すC6症例が治癒した場合にはC5となるが，C4以下にはならないので，絶対値の減少の程度で治療効果の判定を行うことは難しい。また，症状の有無でS（症状あり）とA（無症状）に分類する。

　E（病因分類：Etiological）は，先天性，一次性，二次性，原因不明に分ける。

　A（解剖学的分類：Anatomical）は，表在性，穿通枝，深部静脈，同定不能に分ける。

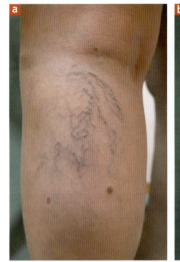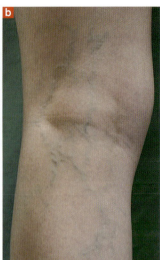

図1　C1の例
a：毛細血管拡張症
b：網目状静脈瘤

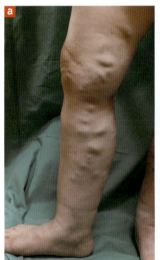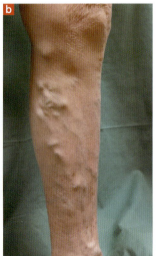

図2　C2の例
a：伏在静脈瘤
b：側枝静脈瘤

　P（病態生理分類：Pathophysiological）は，逆流，閉塞，逆流と閉塞，不明に分ける。
　Advanced CEAP分類では，足から心臓までの静脈を18に分類して原因となっている静脈の番号を付記する。

VSS（venous severity score）

　2000年に，CEAP分類では表現できない，下肢静脈瘤の重症度の点数化，さらに数値で治療効果を判定する目的で，CEAP分類をもとにしてVSSがAmerican Venous Forumの特別委員会で規定された[2,3]。VSSには，VCSS，VDS，VSDSがある。

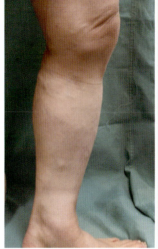
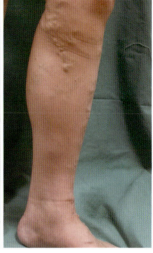

図3 C3の例
多くは足関節部に生じるが下腿,足へ進展することがある。浮腫に相当する静脈に閉塞や逆流を認める。

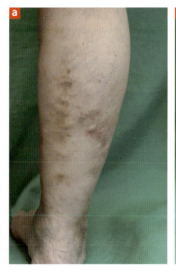
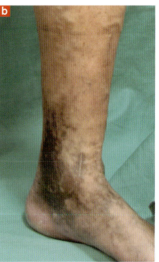

図4 C4の例
a：C4aの例。静脈瘤の上に皮疹を認める。
b：C4bの例。この例では足関節部内側に限局的な皮膚,皮下組織の硬化がみられる。

1. VCSS(venous clinical severity score)

2010年に改訂版が公表された[4]。**表2**に内容を示す。

慢性静脈不全症の重症度を評価するために,痛み,静脈瘤分布域,静脈性浮腫発生の日内時間帯,下腿色素沈着の範囲と新しさ,炎症の程度,皮膚硬化の範囲,活動性潰瘍の数,活動性潰瘍の大きさ,潰瘍病脳期間,弾性着衣使用の頻度,という10項目それぞれにつき,ないものを0,重症のものを3として4段階に採点して,これを合計したものを評点とする。30点が最高で,最も重症ということになる。医療者側が患者への問診と診察で評価する。研究論文に頻繁に引用されている。

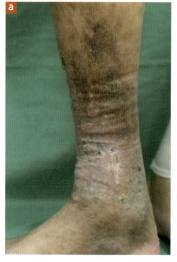
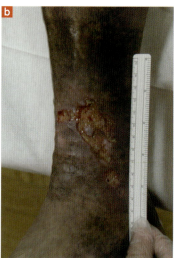

図5 C5, C6の例
a：C5の例。治癒した静脈性潰瘍。
b：C6の例。静脈性潰瘍の例。

表2 VCSS

Attribute	Absent (0)	Mild (1)	Moderate (2)	Sever (3)
Pain	None	Occasional	Daily	Daily w/meds
Varicose veins	None	Few	Multiple	Extensive
Varicose edema	None	Evening only	Afternoon	Morning
Skin pigmentation	None or focal	Limited, old	Diffuse, more recent	Wider, recent
Inflammation	None	Mild cellulitis	Mod cellulitis	Sever
Induration	None	Focal＜5cm	＜1/3 gaitor	＞1/3 gaitor
No active ulcers	None	1	2	＞2
Active ulcer size	None	＜2cm	2～6cm	＞6cm
Ulcer duration	None	＜3 months	3～12 months	＞1 year
Compression theray	None	Intermittent	Most days	Fully comply

2. VDS (venous disability score)[2]

慢性静脈不全症の日常生活への影響を，軽症の0から重症の3の4段階に評価したものである。具体的には，0：無症状，1：症状はあるが，圧迫療法なしで日常生活できる，2：圧迫療法か下肢挙上のどちらかもしくは両方を行えば，日常生活ができる，3：圧迫療法と下肢挙上を行っても，日常生活ができない，となっている。

3. VSDS (venous segmental disease score)[2, 5]

慢性静脈不全症の病因とその範囲に基づく評価で，逆流と閉塞に分け，逆流の場合は，SSV 1/2点，GSV 1点，大腿部穿通枝1/2点，下腿部穿通枝1点，下腿静脈複数箇

所2点（後脛骨静脈のみ1点），膝窩静脈2点，浅大腿静脈1点，深大腿静脈1点，総大腿静脈1点の合計10点満点，閉塞の場合は大腿部大伏在静脈1点，下腿静脈複数箇所1点，膝窩静脈2点，浅大腿静脈1点，深大腿静脈1点，総大腿静脈2点，腸骨静脈1点，下大静脈1点の合計10点満点で評価することになっているが，定義が難しいため注釈が多く，広く用いられるには至っていない。

　これらとは別の，患者アンケートを基にしたいわゆるQOLスコアについては，本章末のコラム（p.346～348）に記載を譲りたい。

（諸國眞太郎）

◆ 文献

1) Eklöf B, Rutherford RB, Bergan JJ, et al: Revision of the CEAP classification for chronic venous disorders: consensus statement. J Vasc Surg 40: 1248-1252, 2004.

2) Rutherford RB, Padberg FT Jr, Comerota AJ, et al: American Venous Forum's Ad Hoc Committee on Venous Outcomes Assessment. Venous severity scoring: An adjunct to venous outcome assessment. J Vasc Surg 31: 1307-1312, 2000.

3) Vasquez MA, Munschauer, CE: Venous Clinical Severity Score and quality-of life assessment tools: application to

vein practice. Phlebology 23: 259-275, 2008.

4) Vasquez MA, Rabe E, McLafferty RB, et al: Revision of the venous clinical severity score: Venous outcomes consensus statement: Special communication of the American Venous Forum Ad Hoc Outcomes Working Group. J Vasc Surg 52: 1387-1396, 2010.

5) Kakkos SK, Rivera MA, Matsagas MI, et al: Validation of the new venous severity scoring system in varicose vein surgery. J Vasc Surg 38: 224-228, 2003.

VI 下肢静脈瘤の病態と治療／1.下肢静脈瘤の病態と疫学

D. 診断

● はじめに

　下肢静脈瘤は逆流血が再循環することによって患肢に容量負荷を生じ，静脈高血圧を増悪させる疾患であり，結果として静脈症候（venous symptom）や静脈徴候（venous sign）が出現する[1]。しかし，これらは静脈疾患に特異的なものではなく，腰椎病変や下肢関節症，下肢動脈閉塞症あるいは糖尿病，膠原病などの疾患でも出現するし，それらの合併もありうる。また静脈に器質的な異常がなくても出現する。さらに静脈瘤が一次性か二次性か，先天性なのか，逆流に閉塞も合併しているか否かなどで治療法が変わってくるため，それらを正確に診断する必要がある。

1. 問診

　静脈症候とは主観的症状で，痛み，こむら返り，うずき，痒み，だるさや重たさ，むずむず感などであるが，静脈疾患に特異的ではない。しかし，静脈性はその起こり方に特徴があるので問診が重要である。すなわち，朝より夕方に，臥位より座位や立位で，低温より高温環境で増悪し，安静臥床で軽快する。立位や月経前に増強する下腹部痛，男性では前立腺炎類似の症状は骨盤内静脈うっ滞症候群を疑わせる[2]。それに対し，痛みやしびれが下肢後面から下腿外側に出現する場合や立位座位よりも安静臥位のときにそれが強い場合は腰椎病変による坐骨神経障害の可能性が高い。また，立ち座りの際に起こる膝周辺の痛みが歩行によって軽減する場合は変形性膝関節症を，歩き始めの足関節周辺の痛みが歩行により次第に軽快する場合は靱帯などの軟部結合織からの痛みを疑わせる。間欠性跛行を訴える場合は静脈性，動脈性，神経性いずれにても起こりうるのでその鑑別あるいは合併に注意する。

　遺伝的要因を探るために静脈疾患の家族歴を聴取するとともに，危険因子としての立ち仕事・腰掛け仕事はないか，女性では妊娠分娩の経験，ハイヒールや締めつけ下着の着用の有無などを聞く。また，再発例もあるので下肢静脈瘤の治療を受けた既往があるかどうかは大切である。さらに心疾患，腎疾患，肝疾患，アレルギーの有無についても問診する。

　下肢静脈瘤にはときにDVTの合併がある。そこで，凝固素因の家族歴や整形外科・婦人科の手術歴，長期臥床やロングフライトの経験，凝固亢進を招きやすい経口避妊薬やステロイド，ラロキシフェン，向精神薬の内服，ホルモン補充療法を受けていないか

D. 診断

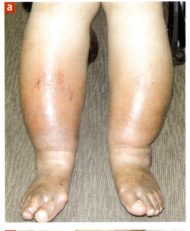
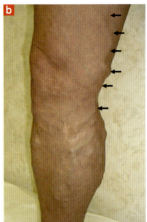
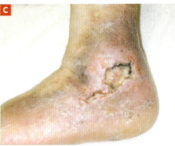
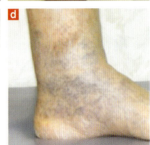

図1　種々の静脈徴候
a：機能性慢性静脈不全による両側性浮腫。長時間の車椅子生活をしている70歳・女性。
b：二次性下肢静脈瘤。53歳・男性。
c：膝窩静脈弁不全による難治性潰瘍。68歳・男性。
d：Corona phlebectatica paraplantaris。75歳・女性。

などを問診する。

2. 視診・触診（図1）

　静脈徴候（venous sign）に注意する。徴候とは外部からみて客観的にわかるもので，クモの巣状（真皮内の1mm以下の細静脈），網目状（1～3mm未満）の静脈拡張や静脈瘤（3mm以上で屈曲蛇行があるもの），浮腫，発赤，熱感，色素沈着，湿疹，皮膚脂肪硬化，脱色，潰瘍などである[1]。それらの存在部位や範囲，下肢周囲径や長さの左右差，立位と臥位での色調の違い，発症が急性か慢性かなどに注意する。

　通常，下肢内側を中心として肉眼的に膨隆した静脈瘤は伏在型静脈が多いが，患肢の母斑や過大成長を伴って外側に静脈瘤がみられる場合はKlippel-Trenaunay症候群が考えられる。また，下腹部の表在静脈怒張は骨盤内血栓症の側副血行路である可能性がある。陰部周辺から大腿部後面に伸びる静脈瘤は骨盤内静脈から陰部静脈を介しての逆流を伺わせる。静脈性の浮腫は末梢優位であるが，リンパ浮腫は片側性がほとんどであり，逆に機能性慢性静脈不全による浮腫は両側性が大部分である[3]。

　視診上，クモの巣状，網目状だけしかみえなくても，そこに局所的な痛みを訴える場合には皮下で細静脈や穿通枝を介して深部静脈と連絡していることがある。また，伏在静脈は浅深筋膜間を走行するので静脈瘤がみえないことがあり，見た目だけで決めつけずに，後述の客観的な診断法を行わなければならない。特に肥満者は要注意である。

213

逆に静脈の蛇行拡張があるからといって逆流があるとは限らない。二次性下肢静脈瘤は深部静脈血栓後遺症において表在静脈が側副血行路となったもので，逆流がないことが多い。深部静脈血栓の既往を本人が自覚していないこともあるので，静脈エコー検査が必要である。

静脈性の皮膚病変は足関節やや近位のgaiter areaに好発する。これは同部が静水圧と足底からのフットポンプによる圧が競合する場所であるためといわれている。大伏在型静脈瘤では下腿遠位内側に，小伏在型静脈瘤では下腿遠位外側に多く皮膚病変が出現する。corona phlebectatica paraplantarisは静脈うっ滞の進行を示唆する。皮膚病変の近傍には不全穿通枝（incompetent perforating vein：IPV）が存在することもあり，触診上，筋膜の欠損として触知できることがある。また，表在静脈内の血栓は皮下硬結として触れる。足関節以下の表在静脈は深部静脈への還流が良好なため，足関節以下に静脈性潰瘍ができることは少ないが膝窩静脈以下の深部静脈圧が高い場合には内果外果の遠位に潰瘍が発生することがある。

虚血性血流障害の合併を見逃さないために，足背動脈と後脛骨動脈の触診は必ず行うべきである。虚血性は足関節以下に潰瘍を生じ，特に糖尿病性潰瘍はそれ自体が乾燥して疼痛が軽度である反面感染を伴うことも多い。潰瘍が多発性難治性であったり移動性である場合は膠原病の合併やlivedo血管炎を考慮する[4, 5]。

3. 理学的検査

静脈瘤を認めた場合に一次性なのか，二次性なのか，IPVがあるか否かをみる方法として，Brodie-Trendelenburg testやPerthes testなどいくつかの古典的な理学検査法がある。しかし，これらの検査は障害された静脈のマッピングにおいては信頼性に乏しく[6]，最近はほとんど行われていないのでここでは省略する。

4. 他覚的診断法

慢性静脈不全の他覚的診断は形態的評価と機能的評価に大別されるが，前者は静脈エコーにより，後者は空気脈波による評価が推奨される[7, 8]。近年はそれらによる綿密な診断が基礎となり，低侵襲な治療や治療成績の評価が行えるようになった。

●解剖学的（形態的）診断法

（1）静脈エコー

連続波ドプラ計は逆流を簡便に検出できる利点があるが，距離分解能がないため解剖学的情報がまったく得られず，最近では静脈エコーが形態的診断法の中心である。パルスドプラ法やカラードプラ法とBモードを組み合わせた静脈エコーは脈管の形態に加えて血流の方向と速度をリアルタイムに，しかも安全・無侵襲に評価できる。近年，この装置は解像度と検出感度が格段に向上し，その有用性の高さからほとんどの施設で臨床に導入されており，診断のみならず治療前のマーキングや神経ブロック，血管内焼灼術，フォーム硬化療法実施の補助，さらに術後の経過観察といったあらゆる状況で

D. 診断

利用されている。いまやこの検査法に習熟することが静脈疾患の診療上, 不可欠にさえなっている。

ただ, この検査法の歴史は比較的浅いため, 測定方法, 結果の解釈, 臨床的意義, 臨床応用などについての標準化が十分ではなかった。そこで最近, それを目的として日本超音波医学会, 日本脈管学会, 日本静脈学会の3学会により共同で組織された静脈エコー検討小委員会がDVTと下肢静脈瘤に対する標準的評価法を発表した[9]ので, ぜひご確認いただきたい。

静脈エコーを用いて下肢静脈瘤の国際的臨床分類であるCEAP分類[臨床所見(Clinical manifestation), 病因(Etiologic factors), 解剖学的所見(Anatomic distribution of disease), 病態生理所見(Pathophysiological findings)]を決定する[10]。評価のポイントは静脈の形状と走行などの解剖, 逆流源と逆流範囲の同定および閉塞の有無の判定である。下肢静脈瘤症例には少なからず無症候性のDVTが合併する[11]ため, 深部静脈の確認も大切である。

使用する探触子はリニア型とコンベックス型で, 表在静脈は周波数7～12MHzのリニア型を, 骨盤内静脈や下腿の筋肉内静脈, 肥満例では周波数3.5～5MHzのコンベックス型を用いる。

• 表在静脈の走行の観察[12, 13]

表在静脈ではGSV, 前副伏在静脈(anterior accessory of the great saphenous vein：AAGSV), 後副伏在静脈(posterior accessory of the great saphenous vein：PAGSV), SSVが重要である。まず鼠径部において短軸で大腿動静脈を描出し, saphenofemoral junction (SFJ)確認する。通常GSVは大腿静脈の内側からSFJにつながるが, 大腿動脈の外側から後方をまわって SFJに合流する走行異常がときにみられ, SFJ自体が瘤化している場合もある。SFJの1～2mm末梢に終末弁(terminal valve)があり, その2cmほど末梢に前終末弁(preterminal valve)があってその間に浅腸骨回旋静脈, 浅腹壁静脈, 陰部静脈が合流する。GSVは浅層筋膜と深筋膜に挟まれたsaphenous compartment(SC)内を走行する。AAGSVはSCより浅い皮下組織内をGSVの外側を平行に走行するが, 鼠径部ではGSVと共通管と合流してSFJとなる。重複伏在静脈はともにSC内を走り, saphenous ligamentで繋かれている。GSVおよびその側枝とSCとの関係にはいくつかのタイプが報告されている。

SSVは外果後方から腓腹部中央のSC内を上行し, 膝窩部皺襞の2～4cm中枢で膝窩静脈に合流してsaphenopopliteal junction(SPJ)となることが多いが, さらに上行(thigh extension)して深部に合流するバリエーションも多くみられるのでその走行を十分に観察しなければならない。

穿通枝は大腿下腿ともに非常にたくさん存在し, エコーで確認できない細いものも多い[14]。表在静脈に逆流がある場合, 穿通枝は逆流血のre-entryとして重要な役割を果たすが, 血流量はPoiseuilleの法則に従って径の4乗に比例するので, 逆流量に見合うだけの穿通枝がなければ深部への還流が滞って表在静脈にプールされ, 内圧も上昇して静脈瘤が形成される[15]。健全な穿通枝は3mm未満の径であるが, 太さだけでは不全

215

かどうかは判断できない。

● 逆流の評価方法

検査は可能な限り立位で行う。非検査肢に体重をかけさせて探触子を目的の静脈に長軸に当ててミルキング法（腓腹部を検者の手でぎゅーっと握ってぱっと離す）により逆流波形を誘発する。逆流の指標にはパルスドプラ法による逆流時間が用いられ，大腿静脈および膝窩静脈では1,000ms以上を，表在静脈では500ms以上を陽性と判断する。穿通枝は深部から表在に向かう生理的な血流もあるため，わずかに検出される深部から表在方向への血流は逆流陽性とは判断しない。IPVは潰瘍近傍に多く存在し，外径3.0〜3.5mm以上で逆流時間500ms以上が陽性とされている[16]。

深部静脈の逆流についてはSFJやSPJに有意な逆流がある場合，それらより中枢では生理的逆流が出ることがあるので，表在静脈合流部より末梢で判定する。

下腿の筋肉内静脈を観察する場合はコンベックス型探触子を用いるほうがよい。患者を座位として向かい合って座り，被検肢の踵を検者の膝の上に乗せて被検肢の後方から探触子を当てるとひらめ静脈や腓腹静脈が観察しやすい。

● 静脈径の測定

静脈径の計測はGSVではSFJ付近と大腿部，下腿部，SSVではsaphenopopliteal junction（SPJ）付近と下腿部で行う。正常なGSVの径は3〜7mm程度，SSVは2〜4mm程度とされている。血管内焼灼術のガイドラインでは伏在静脈の平均的外径が4mm以上が治療の適応とされていて，SFJあるいはSPJより5〜10cm遠位で計測するのが標準的である[17]。逆に高周波焼灼術の添付文書では18mm以下の静脈に実施することとなっており，レーザーファイバーの添付文書では20mm以下での使用とされているので嚢状瘤や紡錘瘤を見逃さないようにする必要がある。穿通枝の径は筋膜レベルで計測する。

● 深部静脈の確認

一次性下肢静脈瘤には無症候性のDVTが合併する。白杉らは一次性下肢静脈瘤の4.64％に無症候性のDVTがあり，特に血栓性静脈炎を合併した場合はそれが41.7％にも達すると報告している[11]。表在静脈の観察が終了したら筋肉内静脈も含めた深部静脈の血栓や弁不全も確認する必要があるが，詳細は深部静脈に関する他項に譲る。

● 再発例に対して

下肢静脈瘤治療後の再発は大部分が大小伏在型静脈瘤の術後でみられる。再発を自覚して来院するよりも術後のエコー検査でみつかることのほうが多く，エコー所見での再発率は5年間で64％，臨床上の再発は4％との報告がある[6]。再発例の25〜94％には新生血管によるものである[18]。

(2)静脈造影

造影剤を用いた静脈造影は侵襲的な検査でありアレルギーの危険もあるので，最近はその有用性は限定的となっている。しかし，血管奇形や複雑な深部静脈血栓後遺症，骨盤内静脈うっ滞症候群，静脈瘤の再発例においては特に腹部・骨盤内静脈病変に対しての情報が得られやすい。また，静脈瘤自体を穿刺して造影剤を注入すると深部への流

D. 診断

入経路がわかったり，適切な硬化剤の注入量を知る手がかりにもなる。かつて下肢深部静脈の逆流を評価する目的で行われていた逆行性造影は分節的逆流がわからないため，現在ではエコー検査で代用されている。

(3) CT，MR venography[19]

CTやMRによる静脈造影の利点は静脈の立体画像を構築できることである。深部静脈と表在静脈，穿通枝のつながりがよくわかる利点がある反面，臥位で検査するので逆流を評価できないのが欠点であり，下肢静脈瘤の診断にあたってはエコー検査を補完する位置付けとなる。ただ，再発例における新生血管の細かい情報が得られやすく[20]，静脈造影と同様に腹部から骨盤内静脈の蛇行や拡張，周囲からの圧迫や狭窄，血栓閉塞を描出できる。

●機能的診断法

静脈還流機能評価のゴールドスタンダードは静脈圧測定におけるambulatory venous pressure（AVP）であるが，足背を穿刺して行う静脈圧の直接測定は侵襲的であるため，それに変わって各種脈波法[21]や近赤外線分光法[22]などの非侵襲的ないくつかの検査方法がある。広く用いられているのは反射式光電脈波（PPG），ストレインゲージ脈波（SPG）そして空気脈波（APG）である。PPGは局所的な評価法であり，筋ポンプ脈波法によって再充満時間がAVPとよく相関するために静脈還流機能の指標とされる。ただAVP 45 mmHg以上になると両者の相関がなくなるため，重症例の評価に難点がある。SPGは分節的な評価法であるが，APGは下腿全体の容積変化を絶対値として記録するもので特に下腿全体への逆流の評価に優れている。術前術後に行うことによって治療効果の客観的な評価ができる[23]。

Air plethysmography（空気脈波）

測定方法には静脈圧迫法と運動負荷法があるが，各測定方法の詳細や得られるパラメータおよびその意味についてはⅢ章-2-A（p.54～59）に譲る。

下肢静脈瘤では逆流による静脈血の再循環により静脈容積の増大，筋ポンプ作用の低下，静脈圧の上昇が起こる一方，veno-arterial reflexの消失や動静脈瘻，肥満，炎症などにより皮下の動脈流入量が増加して静脈還流量が増加する。その結果，静脈充満指数（venous filling index：VFI）の増加，駆出率（ejection fraction：EF）の低下，残存率（residual volume fraction：RVF）の上昇がみられ，最大動脈流入量（maximum arterial inflow rate：maxAIR）および臥位静脈充満指数（VFI in supine）も増加する[24, 25]。術後にはすべてのパラメータが正常化するのが大部分であるが，皮膚病変を有する症例においてはエコー上逆流がなくなってもVFIが正常化しない例がみられ，動静脈瘻や炎症の残存が原因と考えられている[23]。炎症があるとVFIは静脈に器質的な異常がなくても上昇する。図2は左下腿の蜂窩織炎で来院した54歳・男性の記録で，初診時のエコー上は表在深部ともに逆流も閉塞もみられなかったが，APGではVV，VC，VFI，maxAIRがいずれも高値を示していた。1週間後の炎症消失時に行った再検査ではそれらはすべて低下していた。エコー上，初診時から逆流がなかったことはregurgitation

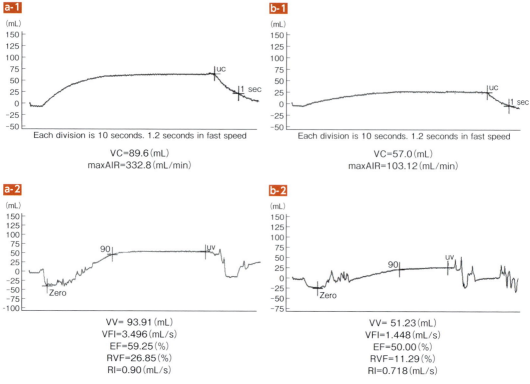

図2 蜂窩織炎で来院した54歳・男性のAPG所見
a-1：初診時静脈圧迫法　a-2：初診時運動負荷法　b-1：1週間後の静脈圧迫法　b-2：1週間後の運動負荷法

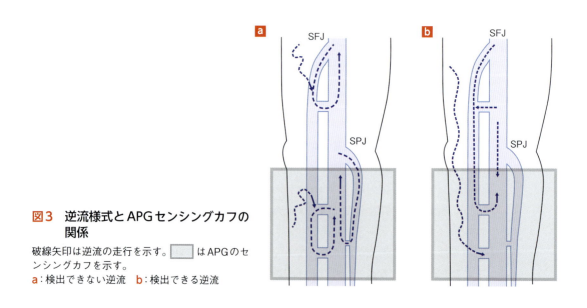

図3 逆流様式とAPGセンシングカフの関係

破線矢印は逆流の走行を示す。□はAPGのセンシングカフを示す。
a：検出できない逆流　b：検出できる逆流

index（RI）が正常（<1.474 mL/s）[25]であることから確認できる。炎症による動脈流入量の増加が静脈還流に影響を及ぼしたよい例である。

逆にエコーで残存する逆流があるのにVFIが正常域（偽陰性）であることがある。この要因としてAPGは大腿から下腿への逆流しか評価できないことが挙げられる。SFJからの逆流が大腿穿通枝で完全に深部静脈に還流していたり，下腿のIPVによる逆流では再循環回路がそれぞれ大腿あるいは下腿に限局しているのでVFIの上昇としてとらえられない。同様にSSVの逆流もSPJの位置が低いと検出できない（図3）。

5. 下肢静脈瘤の重症化にかかわる要因

慢性静脈疾患は重症化すると皮膚病変を生じ，潰瘍まで形成するようになる。重症化には種々の要因があるが，一次性下肢静脈瘤は逆流によって生じる疾患であるから，逆流量と重症度との関係は大切である。エコー検査では逆流時間や静脈径だけでなく最大逆流速度，平均逆流速度およびこれらから算出した逆流量などが評価できる。逆流時間の合計が重症度と相関するという報告[26]や，深部静脈の逆流が重症化に重要であるとの報告がある[27]。一方Yamakiらは，表在静脈単独に逆流がある症例では最大逆流速度が30 cm/s以上が潰瘍の危険因子であるとしている[28]。

APGから得られるパラメータと重症度との関係については種々の報告がある。VFIを皮膚病変のあるなしで比較すると両者にはVFI値のオーバーラップが多い[29]。

NicolaidesらはVFIの高値とEFの低値の組み合わせが潰瘍形成につながるとし，Rajuも伏在静脈の逆流量と筋ポンプ作用の評価が重要であると述べている[15]。しかしBemmelenはVFI上昇とEF低下は皮膚病変のあるなしで有意差がないとしている。

一方，ChristopoulosはRVFの上昇が重症化につながるとし[30]，WeingartenもVFI，RVFの上昇が潰瘍形成につながると指摘している[31]。Shiraishiは逆流の新しい指標RIを考案し皮膚病変のあるなしで有意差を検討した結果，逆流の大小は皮膚病変発生につながらないと報告している。

それ以外に下肢静脈瘤の成因の1つに動静脈瘻の存在があり，重症化とともに動脈流入量が増えることも報告されている[24,25]。

わが国における静脈性潰瘍の調査では，その7.3%が静脈に器質的異常を認めない機能性慢性静脈不全であった[3]。このことからも重症化には逆流以外に静脈高血圧増悪の要因があることは確かであろう。今後のさらなる検討が望まれる。

● まとめ

下肢静脈瘤は年齢とともに有病率が上昇するが，一方でvenous symptomがあるにもかかわらず静脈に器質的異常をもたない人が人口の20%近くにも達するとされている[32]。そのような人々も含めて適確な病態診断に基づいた治療を心がけていきたい。

（白石恭史）

文献

1) Eklof B, Perrin M, Delis KT, et al: Updated terminology of chronic venous disorders: The VEIN-TERM transatlantic interdisciplinary consensus document. J Vasc Surg 49: 498-501, 2009.

2) 南口尚紀: 骨盤内静脈うっ滞症候群（IVCS）の疫学的研究. 日泌会誌 89: 863-870, 1998.

3) 白石恭史, 八巻 隆, 孟 真ほか: 静脈性潰瘍（Venous Ulcer）-本邦における静脈疾患に関するSurveyXIX-. 静脈学 29: 1-12, 2018.

4) 新見正則: 血管ベーチェット病. 脈管学 49: 391-398, 2009.

5) 鈴木沙知, 福井剛志: Livedo血管症を疑い治療に難渋した下腿潰瘍の1例. 静岡赤十字病院研究報 35: 42-45, 2015.

6) Wittens C, Davies AH, Bækgaard N, et al: Editor's Choice – Management of Chronic Venous Disease: Clinical Practice Guidelines of the European Society for Vascular Surgery (ESVS). Eur J Vasc Endovasc Surg 49: 678-737, 2015.

7) 八巻 隆, 副島一孝, 河野太郎: 静脈性潰瘍に対する定量的評価に基づく診断・治療のストラテジー. 創傷 2: 52-57, 2011.

8) Stücker M, Debus ES, Hoffmann J, et al: Consensus statement on the symptom-based treatment of chronic venous diseases. J Dtsch Dermatol Ges 14: 575-583, 2016.

9) 松尾 汎, 佐戸川弘之, 小川智弘ほか: 超音波による深部静脈血栓症・下肢静脈瘤の標準的評価法. 静脈学 29: 363-394, 2018.

10) Eklöf B, Rutherford R, Bergan J, et al: Revision of the CEAP classification for chronic venous diorders: consensus statement. J Vasc Surg 40: 1248-1252, 2004.

11) 白杉 望, 堀口定昭, 白土裕之ほか: 下肢静脈瘤症例における無症候性深部静脈血栓症合併に関する 検討：表在性血栓性静脈炎合併との関連について. 静脈学 33: 13-19, 2014.

12) Caggiati A, Bergan JJ, Gloviczki P, et al: Nomenclature of the veins of the lower limb: Extensions, refinements, and clinical application. J Vasc Surg 41: 719-724, 2005.

13) Cavezzi A, Labropoulos N, Partsch H, et al: Duplex ultrasound investigation of the veins in chronic venous disease of the lower limbs – UIP consensus document. Part Ⅱ. Anatomy. Eur J Vasc Endovasc Surg 31: 288-299, 2006.

14) Caggiati A, Bergan JJ, Gloviczki P, et al: Nomenclature of the veins of the lower limbs: An international interdisciplinary consensus statement. J Vasc Surg 36: 416-422, 2002.

15) Raju S, Ward M, Jones TL: Quantifying saphenous reflux. J Vasc Surg Venous Lymphat Disord 3: 8-17, 2015.

16) Gloviczki P, Gloviczki ML: Guidelines for the Management of Varicose Veins. Phlebol J Venous Dis 27: 2-9, 2012.

17) 佐戸川弘之, 杉山 悟, 広川雅之ほか：下肢静脈瘤に対する血管内治療のガイドライン. 静脈学 21: 289-309, 2010.

18) Brake MLim CS, Shepherd AC, et al: Pathogenesis and etiology of recurrent varicose veins. J Vasc Surg 57: 860-868, 2013.

19) Arnoldussen C, de Wolf M, Wittens C. Diagnostic imaging of pelvic congestive syndrome. Phlebology 30: 67-72, 2015.

20) 鈴木 修: 下肢静脈瘤治療における非造影3DCT静脈撮影の有用性-特に術後再発に関する形態学的危険因子の検討. 静脈学 27: 267-273, 2016.

21) Nicolaides AN, Miles C：Photoplethysmography in the assessment of venous insufficiency. J Vasc Surg 5: 405-412, 1987.

22) 細井 温, 小野塚温子, 宮田哲郎ほか: 近赤外分光法の血管疾患への臨床応用. 脈管学 49: 153-157, 2009.

23) Christopoulos D, Nicolaides AN, Galloway JM, et al: Objective noninvasive evaluation of venous surgical results. J Vasc Surg 8: 683-687, 1988.

24) Christopoulos D, Nicolaides A, Belcaro G, et al: Venous Hypertensive Microangiopathy Relation to Clinical Severity and ect of Elastic Compression. J Dermatol Surg Oncol. 17: 809-813, 1991.

25) Shiraishi Y: The haemodynamic causes of skin changes in limbs with primary varicose veins. Phlebology online May 4, 2018.

26) Weingarten MS, Branas CC, Czeredarczuk M, et al: Distribution and quantification of venous reflux in lower extremity chronic venous stasis disease with duplex scanning. J Vasc Surg 18: 753-759, 1993.

27) Welch HJ, Young CM, Semegran AB, et al: Duplex assessment of venous reflux and chronic venous insufficiency: The significance of deep venous reflux. J Vasc Surg 24: 755-762, 1996.

28) Yamaki T, Nozaki M, Sasaki K: Quantitative assessment of chronic venous insufficiency using duplex ultrasound and air plethysmography. Dermatol Surg 26: 644-648, 2000.

29) van Bemmelen PS, Mattos MA, Hodgson KJ, et al: Does air plethysmography correlate with duplex scanning in patients with chronic venous insufficiency? J Vasc Surg 18: 796-807, 1993.

30) Christopoulos DG, Nicolaides AN, Szendro G : Air-plethysmography and the effect of elastic compression on venous hemodynamics of the leg. J Vasc Surg 5: 148-159, 1987.

31) Weingarten MS, Czeredarczuk M, Scovell S, et al: A correlation of air plethysmography and color-flow-assisted duplex scanning in the quantification of chronic venous insufficiency. J Vasc Surg 24: 750-754, 1996.

32) Serra R, Andreucci M, De Caridi G, et al: Functional chronic venous disease: A systematic review. Phlebology 32: 588-592, 2017.

E. 病理

静脈瘤の肉眼観察と標本作製の重要性

　一般に病理組織の十分な観察のためには肉眼所見が大切で，さらに適切な部位の切り出しと十分量の組織標本が作製されることが必要である。血管組織でも同様であり，適切な病理標本作製のためには一定の作法が望まれる。

　近畿大学医学部では，外科に所属しておられた保田知生博士（現，がん研有明病院）の依頼により2003〜2014年の期間，411例をほぼ同じ検索方法で観察できた。検索症例の男女比は約3：7で女性に多く，男性137名（平均年齢61.2歳），女性274名（平均年齢62.0歳）であった。検索に際しては以下の方法をとった。

　下肢静脈瘤の手術で病理に提出される血管組織は，GSVなどの切除された細長い検体である。また，静脈瘤の部位では静脈壁が菲薄化しており，そのままホルマリンで固定されると壁が陥凹し，内膜が密着してしまい静脈瘤の構造の観察に支障がでることが多い。また，摘出静脈を固定瓶に押し込めたまま固定されてしまうと，切り出し時に変形固定された状態の静脈を扱うこととなり，観察・切り出しがやりにくくなる。

　近畿大学医学部では事前に担当医と相談のうえ，摘出後血管内腔にホルマリンを注入し静脈瘤の形態をなるべく保った状態で，また血管をできるだけ伸ばした状態で固定のうえ病理部に提出してもらうようにした。なお，その大部分の症例では穿通枝も採取されており，同時に検索可能であった。これらは，下腿内側を走行するGSVの穿通枝である膝上のDodd穿通枝（Dodd perforator），膝下のBoyd穿通枝（Boyd perforator），足関節部のCockett穿通枝（Cockett perforator）である[1,2]。

　図1，2は47歳・女性の両側大伏在静脈瘤症例の摘出静脈である。一般に肉眼的には分節性の拡張像や蛇行像が特徴的であり，診断はしばしば肉眼的方法のみで判断されることがある。詳細な病理学的検索は行われないことも多く，通常典型的な静脈瘤の部位の組織学的確認が目的となる。組織像との比較検討の目的では肉眼所見の画像保存と切り出し部位の記録は重要と思われる。

　切り出し時には肉眼で静脈瘤の部位の近傍や，指で軽くつまみ壁の肥厚，菲薄化の目立つ部位を中心に切り出す。前者では静脈弁構造の観察に，また壁肥厚が目立つ部位では変性を伴った内膜の観察に適した標本が作製可能となる。さらに，出血，血栓形成などが判別された場合は同部の標本は必ず作製する。また，必ず病変から十分に離れた箇所で，おそらく病変が少ないと推測される部位も切り出すと比較検討が容易となる。

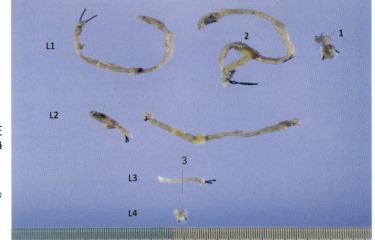

図1 47歳・女性。両側大伏在静脈静脈瘤症例の左静脈瘤切除組織
L1：左GSV鼠径部〜膝上Dodd部
L2：膝上Dodd部〜膝下Boyd部のGSV
L3：後弓静脈上 Cockett部
L4：下腿下部Cockett部

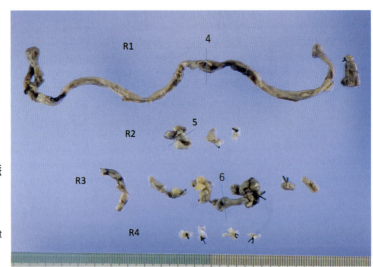

図2 図1と同一患者の右静脈瘤切除組織
R1：右GSV鼠径部〜膝下Boyd部
R2：Boyd部静脈瘤
R3：膝下Boyd部〜下腿下部Cockett部
R4：下腿外側と内側Cockett部

穿通枝の標本も必ず作製し検討することが望まれる。

● 下肢静脈瘤の組織所見

最もよくみられる所見として知られる組織像には以下の4項目がある[3]。(1)内膜の肥厚(intimal hypertrophy)、(2)内皮細胞下の線維増生(subendothelial fibrosis)、(3)血管内腔の拡張(luminal dilatation)、(4)血管壁の肥厚(wall thickening)である。さらに、多くの症例の観察の結果、血管内腔の不整拡大、中膜平滑筋層の壁厚の不均衡、平滑筋層の著しい萎縮あるいは部分的消失、平滑筋層消失部の線維増生と弾性線維消失、静脈弁の弁膜線維性肥厚と弁膜長の短縮、弁近傍での著明な内腔拡大、内膜の線維性肥厚部にみられる間質の粘液腫様変性(extracellular matrixの貯留、**図3〜9**)などがみられる。

E. 病理

図3 図1の1(膝上Dodd部)の組織像
a：HE染色
b：Elastica van Gieson染色
壁の肥厚と静脈弁の線維性肥厚がみられる。

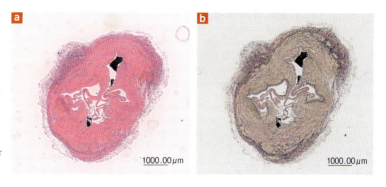

図4 図1の2(左GSV鼠径部～膝上Dodd部)の組織像
a：HE染色
b：Elastica van Gieson染色
内膜の線維性肥厚がみられる。

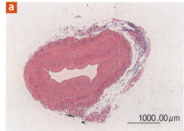
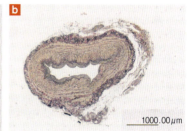

図5 図1の3(後弓静脈上Cockett部)の組織像
a：HE染色
b：Elastica van Gieson染色
内膜の線維性肥厚と間質に軽度の粘液変性を伴っている。

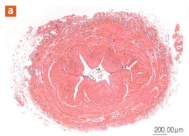
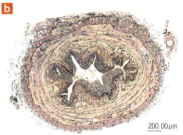

図6 図2の4(右大伏在静脈鼠径部～膝下Boyd部の静脈)の組織像
a：HE染色
b：Elastica van Gieson染色
静脈内腔の不規則,不整な拡張がみられる。拡張部では壁厚の著明な菲薄化がみられる。中央部では弁膜の短縮がみられる。

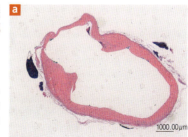
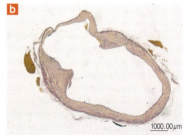

図7 図2の5（Boyd部静脈瘤）の組織像

a：HE染色
b：Elastica van Gieson染色
Boyd穿通枝の静脈瘤の組織である。壁の菲薄化が壁に偏在してみられる。菲薄化組織が内圧によって外方に突出して静脈瘤形成の原因となることが推測可能である。これらの変化は血管壁全周囲に均一にはみられることはなく，多くは偏在性である。

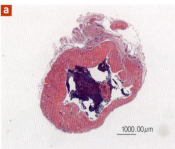
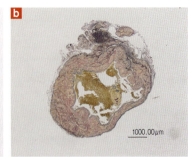

図8 図2の6（膝下Boyd部〜下腿下部Cockett部）の組織像

a：HE染色
b：Elastica van Gieson染色
静脈壁の約2/3周で壁の著明な菲薄化と同部の外方への膨隆がみられ，内腔に血液貯留がみられる。壁は肥厚部と菲薄化部とが混在しており，肥厚部だけでなく菲薄化部でも内膜あるいは中膜平滑筋層に平滑筋線維の消失と線維増生がみられる。

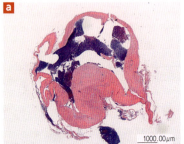
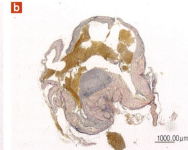

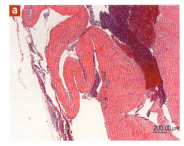
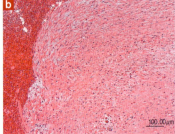
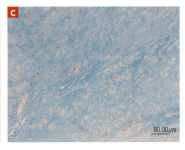

図9 図8の拡大像

a：静脈壁の菲薄化の目立つ個所（HE染色）。
b：内膜の著明な線維性肥厚と間質の粘液腫様変性（extracellular matrixの貯留，HE染色）。
c：間質はalcian blue染色で陽性を示す。

静脈瘤部内腔には血栓形成がみられる場合(図10)があり，他臓器への塞栓形成の原因となる。また，陳旧化すると器質化を伴う。これらの組織像は連続しておらず，不連続に混在してみられるが静脈弁近傍では壁の菲薄化がみられることが多い。また，静脈弁の構造異常は弁の機能障害をもたらすと考えられる。さらに重要なことは，穿通枝の血管の構造異常の存在である。多くは程度の差はみられるものの，上記のさまざまな所見を伴っており，静脈瘤を認めることもある(図7)。

また，静脈瘤形成部にはエストロゲンレセプター(ER)，プロゲステロンレセプター(PgR)の存在が報告されており，これらは女性で陽性率が高いとされている[4,5]。図11は77歳・女性の静脈瘤のER，PgRの免疫染色の結果である。中膜平滑筋細胞の核に一致して陽性像がみられる。筆者の検討症例数は少ないが染色の程度は弱陽性のものが多い印象である。

また，1本の上肢または下肢のほぼ全体，またはそれ以上の範囲にわたる混合型脈管奇形(毛細血管奇形，静脈奇形，動脈奇形，動静脈奇形，動静脈瘻，リンパ管奇形を含む)が存在し，四肢の大きさや形に左右差が生じる疾患としてクリッペル・トレノネー・ウェーバー症候群(Klippel-Trenaunay-Weber syndrome：KTW)が知られている。本疾患でも下肢静脈に静脈瘤がみられる場合がある。図12は62歳・男性のKTW症例で左GSVに静脈瘤が認められた。組織学的には血管壁の一部で著明に菲薄化した箇所がみられ通常の静脈瘤と同様の所見もみられるが，内腔には結合織成分が複雑な形態をとって突出し，弁様構造にも類似していた。奇形的な組織像からなる静脈瘤と考えられた。

まとめ

静脈瘤の組織像を肉眼観察や切り出し時の注意点を含めて報告した。組織学的には肉眼で静脈瘤を形成する部位以外にもさまざまな組織所見がみられた。これらは不連続に混在してみられ，あるいは同一部位でも輪切りにされた血管壁上に偏在して認め

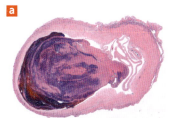
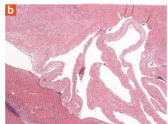
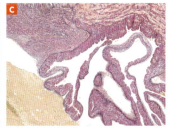

図10　53歳・女性。下腿静脈瘤切除組織
a：静脈瘤内腔血栓形成がみられる。血栓により静脈弁の圧迫像がみられる。HE染色。
b：静脈弁の線維性肥厚が認められる。HE染色。
c：肥厚した静脈弁は膠原線維から構成されている。Elastica van Gieson染色静脈弁組織の線維性肥厚は，弁の硬化をもたらし弁機能障害をきたすことが推測される。血栓形成は二次的と思われる。本例では認められないが，陳旧化し器質化をきたした静脈瘤を認める場合がある。

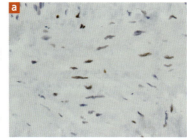 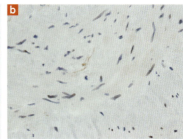

図11 77歳・女性。静脈瘤壁の免疫組織化学所見
a：抗ER抗体
b：抗PgR抗体
いずれも中膜平滑筋細胞の核に陽性像が認められる。

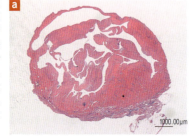 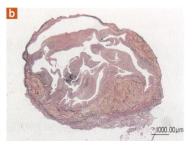

図12 62歳・男性。クリッペル・トレノネー・ウェーバー症候群(Klippel-Trenaunay-Weber syndrome)
本症候群は，1本の上肢または下肢のほぼ全体，またはそれ以上の範囲にわたる混合型脈管奇形（毛細血管奇形，静脈奇形，動脈奇形，動静脈奇形，動静脈瘻，リンパ管奇形を含む）が存在し，四肢の大きさや形に左右差が生じる疾患で，本例では左大伏在静脈に静脈瘤形成が認められた。血管成分が通常の静脈瘤と比べ奇形的血管組織である。

られた。また，穿通枝の観察でも正常とは異なる組織像が認められた。今回は，さらにまれな疾患であるKTWの静脈瘤の組織像も提示した。

(筑後孝章)

文献

1) 應儀成二，折井正博，後藤紘司ほか：下肢静脈の名称に関する専門分野間の国際的統一見解について．静脈学 16(4): 297-300, 2005.
2) 春田直樹：IPVの解剖．内視鏡下筋膜下不全穿通枝切離術，東京法規出版．東京, 2016, p.48-57.
3) Oklu R, Habito R, Mayr M, et al: Pathogenesis of Vascular Veins. J Vasc Interv Radiol 23: 33-39, 2012.
4) Perrot-Applanat M, Cohen-Solal K, Milgrom E, et al: Progesterone Receptor Expression in Human Saphenous Veins. Circulation 92(10): 2975-2983,1995.
5) Masniah A, Berman V, Thole HH, et al：Estorgen and progesterone receptors in normal and varicose saphenaous veins. Cardiovasc Surg 7(3): 327-331, 1999.
6) クリッペル・トレノネー・ウェーバー症候群（指定難病281）．難病情報センター．(http：//www.nanbyou.or.jp/entry/4600)

F. 疫学

　静脈瘤は，その形態の多様性ゆえ，正確な有病率を把握するのはきわめて難しい。欧米では，たびたび大規模な静脈疾患の疫学的調査が行われてきたが，静脈瘤の有病率については，何をもって静脈瘤と診断したかや，どのような対象を調査したかによって非常に大きな差があり，英国のガイドラインでは少なくとも人口の1/3の有病率であるとしている[1,2]。フランスで行われた成人無作為抽出2,000例の調査では，男性で30.1％，女性で50.5％に何らかのvarixがみつかった[3]。一方，米国のサンディエゴで行われた2,404人の住民調査によると，成人の24.2％（男性15.9％，女性28.5％）に静脈瘤を認めたと報告されており[4]，この結果が，American Venous Forumのガイドラインにも引用されている[5]。わが国での報告は非常に少ないものの，平井らは，632人の検討で，43.3％に何らかの静脈瘤を認め，そのうちsaphenous typeは20.1％（全例の8.7％）であると報告している[6]。人種差については，前述のサンディエゴの報告によると，白人25.3％，黒人20.7％，ヒスパニック27.2％，アジア人19.2％で，白人に比してアジア人は少ない傾向のようである[4]。

　静脈瘤の発生に影響する因子について，アンケートを用いて6,800人余りの住民を調査したTampere varicose vein studyによると，多変量解析の結果，有病率に影響を与える因子とそのオッズ比（OR）は，女性（OR 2.2），高齢（OR 2.2〜2.8），静脈瘤の家族歴（OR 4.9），出産児数（OR 1.2〜2.8），立ち仕事（OR 1.6），高体重（OR 1.6），高身長（OR 1.2）と報告されている[7]。年齢については，多くの研究者が重要な要因として挙げており[3,6]，サンディエゴ研究では50歳未満，50〜60，60〜70，70歳以上でそれぞれ18.4％，21.2,％，27.2％，30.8％であった[4]。家族歴に関しては，両親とも静脈瘤の場合，その子供の静脈瘤発症率は90％に達するという報告もある[8]。

　病状の進行に関しては，浮腫やそれ以上の症候のないvisible varix患者の28.6％が6.6年後にはより重症な症候を発し[2]，静脈瘤患者の約3％が人生で潰瘍を経験するとされている[9]。

　なお，わが国において，血管外科医によって行われた静脈瘤手術件数は，National Clinical Databaseを用いた日本血管外科学会集計によると，2011年の血管焼灼術保険収載以来，治療ガイドラインの変遷などを受けて血管焼灼術が急増し，静脈瘤治療数全体を大きく押し上げ，2014年時点で年間4万例を超えている（図1）[10〜12]。

（東　信良）

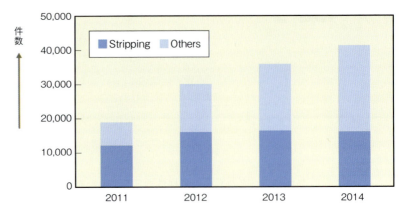

図1 血管外科医による静脈瘤に対する侵襲的治療数の推移
Stripping：伏在静脈ストリッピング手術
Others：血管焼灼術などストリッピング以外の侵襲的治療

文献

1) Evans CJ, Fowkes FGR, Ruckley CV, et al: Prevalence of varicose veins and chronic venous insufficiency in men and women in the general population: Edinburgh Vein Study. J Epidemiol Community Health 53: 149-153, 1999.
2) Marsden G, Perry M, Kelley K, et al: on behalf of the guideline development group. Diagnosis and management of varicose veins in the legs: summary of NICE guidance. BMJ 347: f4279, 2013.
3) Carpentier PH, Maricq HR, Biro C, et al: Prevalence, risk factors, and clinical patterns of chronic venous disorders of lower limbs: A population-based study in France. J Vasc Surg 40: 650-659, 2004.
4) Kaplan RM, Criqui MH, Denenberg JO, et al: Qualtiy of life in patients with chronic venous disease: San Diego population study. J Vasc Surg 37: 1047-1053, 2003.
5) Gloviczki P, Comerota AJ, Dalsing MC, et al: The care of patients with varicose veins and associated chronic venous disease: Clinical practice guidelines of the Society for Vascular Surgery and American Venous Forum. J Vasc Surg 53: 2S-48S, 2011.
6) 平井正文ほか：下肢一次性静脈瘤の頻度と危険因子に関する検討. 脈管学28: 415-420, 1988.
7) Laurikka JO, Sisto T, Tarkka MR, et al: Risk indicators for varicose veins in forty-to sixty -year olds in the Tampere varicose vein study. World J Surg 26: 648-651, 2002.
8) Cornu-Thenard A, Boivin P, Baud JM, et al：Importance of the familial factor in varicose disease. Clinical study of 134 families. J Dermatol Surg Oncol 20: 318-326, 1994.
9) Bergan JJ, Scmid-Schonbein GW, Coleridge Smith PD, et al: Chronic venous disease. N Engl J Med 355: 488-498, 2006.
10) 日本血管外科学会データベース管理運営委員会, NCD血管外科データ分析チーム：血管外科手術アニュアルレポート2011年. 日血外会誌 26: 45-64, 2017.
11) 日本血管外科学会データベース管理運営委員会, NCD血管外科データ分析チーム：血管外科手術アニュアルレポート2012年. 日血外会誌 27: 437-456, 2018.
12) 日本血管外科学会ホームページ（http://www.jsvs.org/ja/enquete/）

A. 外科的治療
①伏在静脈に対する治療と成績

ⅰ) ストリッピング手術

● 現代的ストリッピング手術の基本理念

　一昔前まで，ストリッピング手術といえば，鼠径部には10cm程度に及ぶ大きな切開創と，下腿には数cmの創が多数残るという侵襲度の大きいもので，1週間以上の入院を要するのが普通であった。患者の視点からみれば，侵襲度が大きい割に静脈瘤が醜い創に変わっただけの満足度の低い手術といえた。しかし，現代におけるストリッピング手術は，これらの問題をすべて解消すべきものであり，その基本理念は，高い根治性を維持したまま，低侵襲で，かつ血管内焼灼術に匹敵する高い整容性を目指すというものである[1,2]。具体的には，静脈麻酔と低濃度大量局所浸潤麻酔(tumescent local anesthesia：TLA)の併用麻酔下に行う日帰り手術を原則として，avulsion techniqueによる完全高位結紮術(high ligation：HL)，逆流がある伏在静脈の完全抜去(stripping)，およびstab avulsion(SA)による完全瘤切除(80%以上)を基本手技とするものである。なお，本項におけるストリッピング手術とは，HL + stripping手術を指すものとする。

1. 術前検査としての非造影3DCT 静脈撮影(noncontrast 3DCT-venography：3DCTV)

　ストリッピング手術では，tactical failure を極力減らし初回手術の完成度を高めることが再発のない良好な成績をもたらす重要なポイントとなる。そのためには術前検査の精度を上げることが必要となるが，通常行われる空気容積脈波，ドプラ検査，静脈エコーなどのほか，筆者は，さらに3DCTVを加えるべきだと考えている[3]。3DCTVでは，表在静脈のつながりはもちろん，伏在静脈の逆流範囲や瘤化部位，不全交通枝の存在や形状が立体的，客観的に評価できるため，安全で間違いのない手術戦略が立てられるからである。たとえば，**図1a**は，GSVとSSVの弁不全合併例で両静脈のストリッピング手術が必要である。**図1b**は，重複大伏在静脈(duplicated GSV：d-GSV)の症例で，再発防止のためにはd-GSVを遺残しない術式が望まれる。**図1c**はSSV-膝窩静脈接合部(sapheno-popliteal junction：SPJ)近傍に瘤がある症例で，瘤を残して結紮した場合，DVT/PTEの危険性があり，瘤中枢で結紮する必要がある。

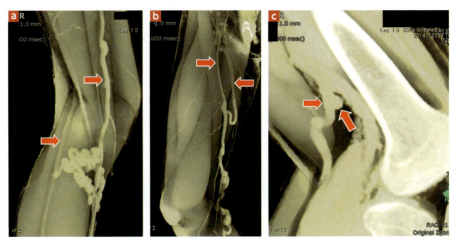

図1　下肢静脈瘤の術前3DCTV
a：GSVとSSV合併例で両伏在静脈のストリッピング手術が必要。
b：重複大伏在静脈（d-GSV）の症例。再発防止のためにはd-GSVを遺残しない術式が望まれる。
c：SPJ近傍に瘤がある症例。PTE回避のためにはこの瘤より中枢で結紮する必要がある。

2. 麻酔：TLAと静脈麻酔の併用

　麻酔はTLAとプロポフォール静脈麻酔の併用を原則としている。疼痛が十分コントロールできない場合は，吸入麻酔薬セボフルランをマスク換気により使用するが，原則15分以内とする。

　まず，プロポフォール30mgを静注し，心電図モニターをみながら心室性不整脈などの重大な変化のないことを確認する。以後，患者の覚醒状況を観察しながら5分ごとに20～30mgずつ少量間欠投与する。この方法は，持続点滴法と異なり過量投与になることがなく安全な方法と考えている。プロポフォールは導入と覚醒が実にスムーズで，嘔気がない，交感神経抑制作用により術中高血圧を抑制するなど，過緊張性高血圧をきたしやすい局所麻酔による短時間手術には最良の静脈麻酔剤と考えている。しかも，健忘作用があるため，術後には静脈抜去時の痛みを忘れている患者がほとんどであり，この点も好都合である[2]。

　次いで術中エコーを用いてGSV-大腿静脈接合部（sapheno-femoral junction：SFJ）の位置を確認し，鼠径部浅筋膜下にTLA麻酔20mLを，avulsion techniqueによるHLを行う目的で，皮下にも20mLを注入する。さらに，鼠径部と末梢の皮切予定部位には，1％リドカインによる局所麻酔を追加する。膀胱内留置カテーテルは不要である。

3. 手術

● Avulsion techniqueによるGSV高位結紮術（GSVHL）

　GSVHLは，従来は大きな皮膚切開により第2分枝までを確実に切除するBabcockの手技が基本とされていた。しかし，現在は美容面を考慮して小さい切開創で行われるため，その分枝切除範囲も小範囲に留まることが多い。筆者らは，HL後の血管新生によ

る再発は分枝切除範囲が狭いことに起因すると考え，小さい皮切から第2分枝以上の広範囲切除術を可能にする新たな術式"avulsion techniqueによるGSVHL"を開発し実施している[4,5]。

皮切は創傷治癒を良好に保つために，大腿動脈内側の鼠径皺に一致させ約1.0cmの横切開とする。こうすることで半年後には傷跡がほとんどわからなくなる。10mm幅の筋鈎がかろうじて入る程度の小切開創であるが，これで完全な高位結紮が可能である。浅大腿筋膜を切開して剥離操作を進め，GSVを露出して結紮切離する。切離することでGSV断端をあらゆる方向へ自由に牽引できるため，小さい創からの確実な高位結紮が可能となるのである（GSVと深部静脈との鑑別は重大合併症回避のためにきわめて重要であるため，注意点を後述する）。側枝を順次露出し，近位側は結紮するが，遠位側は結紮せずモスキート鉗子を用いて可能な限り長く引き抜き抜去する（avulsion technique）。1枝あたりの平均抜去長は10cm以上に及ぶ（図2）。丁寧な剥離操作を心がけ，神経障害やリンパ瘻の発生を防止する。太い側枝や瘤化した静脈は再発の主原因になると予想されるため，躊躇せず確実に抜去する。副伏在静脈をavulsionするときは，麻酔深度が最も深くなるストリッピング直後に行うようにする。こうすることで抜去時の疼痛が緩和され，さらにGSVとの交通がある例では，十分な長さの抜去が容易になる。通常5～6本のavulsionを繰り返しSFJに到達する。さらに深部静脈をその半周程度まで剥離露出して側枝の残存がないことを確認し，深部静脈に狭窄を作らないようにGSVを二重結紮して高位結紮終了となる。本操作は通常10～15分で終了する。

GSVと深部静脈との鑑別

(1) 血管周囲に脂肪がある場合はGSV，ない場合は深部静脈である可能性が高い。
(2) 当該血管を把持して容易に挙上される場合はGSV，挙上されない場合は深部静脈である可能性が高い。深部静脈（総大腿静脈）は大腿深静脈が背方より合流していて固定されているため挙上されにくい。しかし，深部静脈であっても性状がやわらかい場合は挙上されることがある。
(3) 当該血管を結紮した際に，結紮部末梢端が異様に怒張・緊満したときは深部静脈を

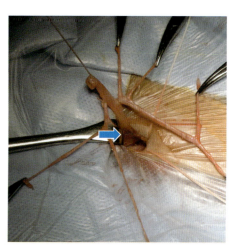

図2　Avulsion techniqueによる
　　　GSV高位結紮術
➡はSFJ。1枝あたりの平均抜去長は
10cm以上に及ぶ。

強く疑うべきである。静脈の最終的な同定は大腿動脈が隣にあるか否かであり，血管の拍動がすぐ横にみられたときは深部静脈と断定してよい。決して切離してはいけない。創を広げ，静脈の剥離を進めてSFJを確認することが肝要である。

● SSV高位結紮術（SSVHL）

SPJにはバリエーションが多く，皮切を加える前に術中エコーは必須である。また，SPJ近傍に瘤がある例では，3DCTV断層によりその位置関係を十分確認して手術戦略を立てることが必要である（**図1c**）。SSVHLではSPJの高さにより注意点が異なる。SPJ高位の例はSPJ位置が深く剥離操作が困難となり，SPJ低位の例ではSPJが浅すぎて深部静脈を損傷してしまう危険性があることを理解しておくべきである。体位は腹臥位とする。皮切はSPJの高さに合わせた位置で，膝窩部の皺に沿って約7mmの横切開とする。容易に筋膜に達し，これを横切開すると通常は直下にSSVが露出されるが，皮切の位置が少し高いだけで発見されにくいことが少なからずある。そのようなときは，筋膜の切開位置を末梢側にずらして再施行するだけでSSVが露出されることも多い。SSVを結紮離断して中枢端を挙上し以後の操作を続ける。通常は膝窩静脈（深部静脈）が深い位置にあるため，SPJを露出することは困難である。また，あまり無理して深追いすると脛骨神経麻痺やSSVの脆弱性から血管損傷をきたしやすく危険である。通常は1本程度の側枝を処理して可及的高位で二重結紮し終了とする。SSVHLを安全確実に行うことは手技上困難な場合が多く，静脈瘤手術の課題といえる。

SPJ近傍に瘤がある場合のアプローチ

筆者は膝関節を45°以上過屈曲することでSPJに到達している。膝屈曲により深部静脈（膝窩静脈）が弛緩してSPJが手前に持ち上がり剥離操作が可能となるからである。しかし，前述した理由により安易に行うべきではなく，SPJ近傍の瘤などに限定されるべき手技であろう。

● ストリッピング方法

基本的に，伏在静脈の逆流部分を抜去する選択的ストリッピングとしている。下腿GSVに逆流がある場合は全長ストリッピングとなるが，全長逆流例であっても内踝近傍に瘤のない症例では，内踝部GSVを温存する亜全長ストリッピングを行っている。こうすることで術後の伏在神経障害発生を予防している。下腿GSVに逆流のない大腿ストリッピングでは，前枝または後弓枝が分岐する膝下位にφ3mmの末梢創を置きGSVを露出する。GSVにストリッパーを通過させ，鼠径部でGSVをワイヤーに結紮固定した後，ベル型ヘッドにφ11mmのシリコンチューブを装着する（鼠径部からストリッパーを回収する目的で使用）。エコーガイド下にワイヤーを指標としてsaphenous compartmentにTLAを十分浸潤麻酔し，プロポフォールを30～40mg，bolusで追加投与して睫毛反射が消失するのを待つ。反射が消失したところで，鼠径部から下行性にいったん末梢創近くまで引き抜いた後（非内翻式Babcock法），シリコンチューブに連結されたストリッパーを鼠径創へ引き戻して，GSVを（鼠径創から）摘除する。こうす

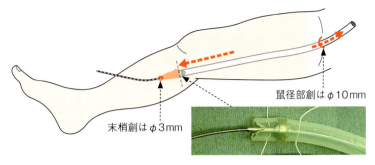

図3 創を広げないストリッピング方法
シリコンチューブを装着したストリッパーを用いる。鼠径部から下行性に，いったん末梢創近くまで引き抜いた後（非内翻式Babcock法），鼠径創からストリッパーを引き戻して，GSVを（鼠径創から）摘除する。こうすることで，ストリッパーヘッドが末梢創を通過しないため，創はφ3mmのまま開大することなく縫合も不要となる。

ることで末梢創にはストリッパーヘッドが通過しないため，創は開大することなく縫合不要となり，美容的に満足しうるものとなる（図3）。

SSVストリッピングは，輸液チューブを用いた内翻式を採用している。TLA麻酔を十分行えばほとんどちぎれることはない。内翻法が上手くいかなかった場合もGSVと同様，シリコンチューブを用いた方法によりSSVを抜去することで，末梢創は縫合不要となる。

● Stab avulsion（SA）

他の項で詳細が述べられており，そちらを参照されたい。筆者らは，メスは使わずピンク針によるSAを行っている。表在静脈瘤は残すと，患者満足度が低いだけでなく，血栓性静脈炎を併発したり，逆流血のrecipient静脈となって再発の原因となるので，80％以上は切除するように心がけている。SAは創が残らないため躊躇なく行うことができ，20カ所以上に及ぶこともまれではない。

神経障害に対する対策

プロポフォール静脈麻酔とTLA併用による本法は，麻酔深度が浅く，神経をつまんだときに疼痛を訴えることが多い。これは神経障害回避という点からも大変有用なことである。GSVストリッピングでは，下腿上1/3と内踝前縁の2カ所で問題となる。発生頻度は1：4で，TLAを十分に行えば下腿上1/3はほとんど問題とならない。内踝前縁では神経が絡みついているためKeithら[6]の唱えるintra-adventitial dissectionが重要であり，この層で剥離するためには，やはりTLAを十分浸潤させることが必要である。また，内踝近傍に瘤のない症例では内踝部GSVを温存することで，ある程度回避できる（前述）。伏在神経傷害は，1年でほぼ9割の患者は気にならない程度まで改善する。

患者のQOL上問題となるのは，SSVに伴走する腓腹神経傷害である。腓腹神経は，

膝窩部と外踝後縁の2カ所が問題となる(脛骨神経・総腓骨神経→内側腓腹皮神経・外側腓腹皮神経→腓腹神経)。静脈と同じくらい太い例もあり,性状も似ていて熟練経験者でも見誤ることがある。さらに,伏在神経と違い,鑷子などでつまんでもまったく痛がらないことも多い。腓腹神経はその支配領域に個人差が大きく,足底の知覚異常から歩行障害を生じる例もある。訴訟に発展しかねないので十分な注意が必要であろう。いずれにしろ,層を見極める眼力,愛護的操作が重要であり,術者の技量を磨くことと,術前のインフォームドコンセントをしっかりしておくことが肝要である。

4. 術後管理

　DVT/PTE予防のために,1時間の安静臥床の後,早期に歩行させ,創痛や出血のないことを確認して帰宅とする。翌朝,電話訪問を行い問題のないことを確認する。以後は第3病日に再診,自己粘着性弾力包帯をはずして創部を観察,弾性ストッキングに変更し,シャワー浴および職場復帰可能とする。次回第7病日来院。創の状態および神経傷害の有無を観察。その後は術後1カ月,6カ月,12カ月後に再診とする。1年後において特に問題なければ,瘤再発時または気になることがあれば来院と申し添え,終了とする。VFI高値(＞2.0)や神経障害例はさらに1年後に受診とする。

5. 成績

　対象は1997年9月〜2018年5月に日帰り手術によりストリッピング手術を行った伏在型静脈瘤4,175例5,740肢(GSV:4,940肢,SSV:1,373肢,GSV＋SSV:573肢)である。男/女比は1,305例/2,870例,平均年齢は60.0±11.4歳(15〜94歳),術式の内訳では,GSVは全長ストリッピング(亜全長含む)が2,285肢,大腿ストリッピングが2,655肢,SSVは全長が532肢,部分が841肢であった(GSVとSSVの併存例573肢を含む)。

●早期成績

　GSVでは,平均手術時間が41分,平均SA数5.6個(0〜30),臨時手術を要した術後出血3例,神経障害232肢4.7％であった。SSVでは,平均手術時間が31分,平均SA数3.6個(0〜28),SPJが低位だった症例での深部静脈損傷1例,神経障害27例2.0％であった。全症例を通じて,リンパ漏およびDVT/PTE症例はなかった(**表1**)。

　神経障害について詳細に分析すると,GSVでは全長ストリッピングで7.3％,大腿ストリッピングでは2.6％,SSVでは全長で3.8％,部分では0.9％であり,いずれも全長ストリッピングで3〜4倍多い傾向にあった。

ストリッピング手術後のDVT/PTE症例の予防について

　筆者はこれまでDVT/PTEを経験していないが,この重大合併症は十分予防可能な疾患と考えている。わが国の報告例を基に注意を喚起したい。医中誌によると,これまで全部で12例の報告があったが(**表2**),それらの特徴を拾い上げると,術前に血栓性静脈炎の合併がある,全身麻酔または腰椎麻酔,両側同時ストリッピング手術,歩行開始が手術翌日以降,という症例に偏っていた。特に全麻または腰麻例では,歩行開始は

A. 外科的治療／①伏在静脈に対する治療と成績

表1　日帰りストリッピング手術の早期成績（1997年9月〜2018年5月）

	GSV　4,940肢	SSV　1,373肢
全長／大腿(部分)抜去	2,285肢／2,655肢	532肢／841肢
平均手術時間	41±16分 (連続1,655肢)	31±12分 (連続318肢)
SA平均数	5.6±3.8 (0〜30：連続477肢)	3.6±3.5 (0〜28：連続124肢)
深部静脈損傷	(−)	1(DVを分枝と誤認)
術後出血(臨時手術)	3	(−)
止血困難(硬結伴う血腫含む)	9	(−)
創治癒障害(感染含む)	14(0.3%)	5(0.4%)
リンパ漏	(−)	(−)
神経障害	232(4.7%)	27(2.0%)
DVT/PTE	(−)	(−)

翌日以降となっており，血栓形成の大きなリスクファクターと考えられた。以上より，DVT/PTEの予防には上記条件を避けることが望ましく，麻酔は静脈麻酔＋TLA麻酔にすること，血栓性静脈炎症例に対しては術後抗凝固療法等を考慮すること，両側例には片脚単位での手術とし，歩行開始は可及的早期に，できれば術後1時間程度とすることを強く推奨する。

●中長期成績（再発例の検討）

　ストリッピング手術後，1年以上経過して再発し，何らかの外科的処置を施した再発性下肢静脈瘤（recurrent varices after surgery：REVAS）を表3にまとめてみた。保存的に経過観察中の患者は含まれず，また，前向き検討ではないため参考程度の数値とはなるが，当院担当地域では他に静脈瘤を専門とする施設がないため，再発した場合はほぼ確実に当院を受診すると考えている。再発形式は3DCTVおよび静脈エコーで分類した。再発症例は予想以上に少なく63例1.1%（GSV 50例，SSV 13例）であった。GSV術後では，遺残したGSVによる再発が16例（32%），SFJ新生血管が4例（8%），不全穿通枝（incompetent perforating vein：IPV）再発が16例（32%），異所性再発が14例（28%），再発までの期間は平均112カ月であった。SFJ新生血管による再発は予想以上に少なく，遺残した重複大伏在静脈（d-GSV）による再発が10例と比較的多くみられたため，現在は逆流がなくてもこれを抜去するようにしている。"Avulsion techniqueによる高位結紮術"はすでに2年を経過しているが，いまのところ再発は認めていない。SSVでは，SSVHL不完全に基づくと思われる再発が半数以上を占め，手技的な課題と思われた。

VI 下肢静脈瘤の病態と治療／2. 一次性下肢静脈瘤の治療

表2　わが国におけるストリッピング手術後のDVT/PTE報告例（医中誌より）

	年齢	性別	炎症有無	麻酔	両側・右・左	GSV/SSV	歩行開始(日)	発症日	PTE/DVT	治療	その他
1	60歳	女	なし	全麻	両側	GSV	1	1	PTE	血栓溶解＋抗凝固＋フィルター	DVI合併
2	40歳代	女	?	全麻	両側	GSV	1	1	PTE	血栓溶解＋抗凝固	
3	40歳代	女	?	全麻	両側	GSV	1	1	PTE	血栓溶解＋抗凝固	奇異性脳塞栓
4	60歳代	女	?	腰麻	右	GSV	1	1	PTE	血栓溶解＋抗凝固	
5	65歳	女	血栓性静脈炎	腰麻	両側	GSV	5	5	PTE/DVT	血栓溶解＋抗凝固	
6	69歳	女	血栓性静脈炎	腰麻	右	GSV	2	2	PTE	血栓溶解＋抗凝固	
7	71歳	女	血栓性静脈炎	全麻＋硬麻	両側	GSV	1	1	PTE	血栓溶解＋抗凝固	
8	46歳	女	?	腰麻±静麻	片	GSV	1	10	DVT	血栓溶解＋抗凝固	医原性深部静脈損傷
9	50歳	女	?	腰麻±静麻	片	GSV	1	26	DVT	血栓溶解＋抗凝固	子宮筋腫手術
10	71歳	男	?	腰麻±静麻	左	GSV	1	3	DVT	血栓溶解＋抗凝固	
11	51歳	男	?	腰麻±静麻	左	GSV	1	42	DVT	血栓溶解＋抗凝固＋血栓摘除	有痛性青股腫
12	49歳	女	蜂窩織炎	TLA＋静麻	片	SSV	0	7	PTE/DVT	血栓溶解＋抗凝固＋フィルター	

表3　ストリッピング手術後におけるREVAS症例の検討ー再発形式と外科治療ー

再発形式	例数	再発期間	再ストリッピング	結紮±瘤切	その他
〔GSVストリッピング手術後〕					
1) 遺残したGSV再発	16				
重複GSV	10		10	0	0
下腿部GSV	5		4	0	1
その他	1		1	0	0
2) SFJ新生血管	4		0	1	3
3) 不全穿通枝	16				
大腿部不全	8		0	6	2
下腿部不全	8		0	7	1
4) 異所性再発(SSV)	14		13	0	1
再発例	50	112±66カ月	28	14	8
〔SSVストリッピング手術後〕					
1) SPHL不完全	7		0	7	0
2) 不全穿通枝	2		0	0	2
3) 異所性再発(GSV)	4		4	0	0
再発例	13	75±46カ月	4	7	2

（1997年9月〜2018年5月）

Duplicated-GSV（重複大伏在静脈）に関しては，Kupinskiら[12]による1,178例のエコー検査の検討で33%の頻度で認めたと報告されており，今回の検討結果（30.5%）とほぼ同様であった。GSVが大腿部で重複する場合，逆流源である拡張したGSVのみが処理され，もう一方の細いGSV，いわゆる低形成GSVは処理されず遺残することがある[13]。今回提示した症例では，処理されず遺残した低形成GSVに穿通枝が接続していたため，術後に穿通枝が不全となって大腿部IPVからの術後再発を発生させることが確認された。

6. 中長期成績に対する文献的考察

　Hamannらは，RCTを用いて検討された文献13編を基に，メタ解析を行い術式別再発率を報告した。5年再発率は，レーザー焼灼術（endovenous laser ablation：EVLA）が22％に対して，HL＋stripping手術は12％と低値であった。しかし，症状改善率に差はなく，両者の相違は再発形式の違いであり，EVLAではSFJ分枝，特に副伏在静脈の逆流が原因になっているのに対して，ストリッピング手術では新生血管が主原因と報告された。新生血管については，ストリッピング手術後における再発の50％以上を占めるとする報告[7,8]がある一方で，免疫組織学的研究により，それは新生血管ではなく，もとからあった静脈であると結論している報告[9]もある。Perrinら[10]は，REVASの原因はtechnical failureが19.1％，tactical failureが9.6％，新生血管が20.1％と報告して初回の不適切な手術の可能性を示唆している。今回の筆者の検討では，予想以上に新生血管による再発は少なかった。この点に関して草川ら[11]は，やはり同様に，ストリッピング手術では新生血管による再発は少なく，再発率そのものも予想以上に低いと報告して，わが国と欧米の再発形式の違いを指摘している。

　筆者は欧米におけるストリッピング手術の成績がわが国に比しあまりにも悪すぎるのではないかと感じている。その原因として体格の違いが考えられる（日本人男性の平均身長／体重＝170.7cm／64.0kg，同アメリカ人男性＝178.2cm／88.3kg，同日本人女性＝158.0cm／53.0kg，同アメリカ人女性＝165.0cm／74.7kg：出典Wikipedia）。平均体重が日本人より20kg以上も重いのである。この体重差は大きく，完全な高位結紮を小切開で行うことに相当な困難が予想され，かつ，研修医レベルの手術であることを考慮すると，結果的に相当数の不完全な高位結紮が含まれると推測するのである。いずれにしろ，欧米に比し，わが国におけるストリッピング手術の成績は良好で，特に，新生血管による再発は少ないのではないかと推察する。

7. ストリッピング手術における今後の課題

　血管内焼灼術との比較になるが，ここに紹介した現代的ストリッピング手術をする限りにおいて，整容性においても決して劣ることはなく，EVLA術後の色素沈着やひきつれ，DVTやendovenous heat induced thrombosis（EHIT），さらに長期成績をも考慮すると，ストリッピング手術の優位性が推測される。しかし，残念なことに手術方法も成績も施設間のバラツキが大きく，いまだに全身麻酔下または腰椎麻酔下に，大きな皮膚切開をもって施行している施設も多い。

(1)現代的ストリッピング手術が普及し，手技の均一化が図られる必要がある。

(2)ストリッピング手術の長期成績について全国規模の調査が必要である。わが国の成績が欧米以上に良好であることが確認されれば，今後，ストリッピング手術が見直されることにもつながるだろう。

(3)「新生血管」に対する正確な評価が必要であるが，その定義は曖昧なままである。今後は「新生血管」の原因解明と臨床面における定義作りが急がれる。

（小窪正樹）

Ⅵ　下肢静脈瘤の病態と治療／2. 一次性下肢静脈瘤の治療

ⅱ）レーザー焼灼術，その他新しい治療の紹介

● はじめに

　伏在型静脈瘤に対する外科治療は長い間ストリッピング手術，高位結紮術が行われてきた。血管内焼灼術（endovenous thermal ablation：ETA）は病的な静脈を内部から熱によって焼灼・閉塞する治療で，高周波電流を用いる高周波焼灼術（radiofrequency ablation：RFA）とレーザーを用いる血管内レーザー焼灼術（endovenous laser ablation：EVLA）がある。わが国では2011年の保険適用後に急速に普及し，2018年までに30万例以上のETAが行われ，伏在型静脈瘤の標準治療となっている。初期のEVLAは焼灼部の皮下出血，疼痛，焼灼静脈の再疎通が比較的高頻度に認められ[14]，これらの合併症を防ぐためにさまざまな波長のレーザー，光ファイバーが開発され術式が改良されてきた。そのためEVLAはRFAと異なり治療機器や術式がバラエティに富んでいる。本項ではEVLAの歴史，原理，手技の実際および治療成績について述べる。

● 歴史

　下肢静脈瘤に対するEVLAは，イタリアのPuglisiらが1989年にStrasbourgで開かれた第10回Union internationale de phlebologieにおいてND：YAGレーザーによるEVLAを初めて報告している[15]。Puglisiらの術式は，全身麻酔下に高位結紮アプローチで光ファイバーを挿入し，2〜5cmごとに10〜20Wの出力で6〜12秒間照射するものであった。その10年後の1999年にスペインのBonéが波長810nmの半導体レーザーによる現在とほぼ同じ術式のEVLAをスペイン語で報告し[16]，2001年に米国のNavarroらとともにGSVと側枝静脈に対するEVLAの初期成績を報告している[17]。その後，1999年の高周波焼灼術（radiofrequency ablation：RFA）に続き，2002年にDiomed社の波長810nmレーザーがEVLA用レーザー装置として初めてFDAに認可された。これ以降EVLAは欧米で広く普及し，約5年間でストリッピング手術とETAの割合が逆転している。わが国では2003年に小田，松本ら[18]が初めてEVLAを報告している。その後，2005年にEVLAが高度先進医療（その後，先進医療）として認められ，2006年よりBiolitec社の波長980nmのELVeSレーザーの臨床治験が始まり，2010年に医療機器として承認され，2011年に本レーザーによるEVLAが保険適用されている。現在，5機種のレーザー装置が保険適用となっている。

● EVLAの原理

1. レーザー波長

　EVLAではレーザー光が生体組織内の吸収体（chromospheres）に吸収され，光熱作用によって熱が発生する[19]。その熱による温度上昇で蛋白質が変性・凝固し，内皮傷

害，静脈壁収縮によって静脈が閉鎖する。生体組織は部位によってレーザー光の吸収度合い（吸収係数）が異なるが，この吸収係数は生体組織の主な吸収体である水とヘモグロビンに大きく影響を受ける。水とヘモグロビンの吸収特性はレーザー波長によって大きく異なり，EVLAで使用されるレーザーはヘモグロビンに特異的に吸収される波長1,000 nm未満のヘモグロビン特異性波長（hemoglobin-specific laser wavelength：HSLW）と，水に特異的に吸収される波長1,000 nm以上の水特異性波長（water-specific laser wavelength：WSLW）に分類される[20,21]（**図1**）。

従来，皮膚科領域で血管病変のレーザー治療にはHSLWレーザーが使用されていたため，EVLAでも初期にはHSLWレーザーが使用されていた。しかし，最近ではより波長の長いWSLWレーザーが使用されるようになっている。

2．静脈閉塞のメカニズム

前述したようにレーザーによる静脈閉塞の基本的メカニズムは，生体組織に吸収されたレーザーの光熱反応によって発生した熱による焼灼である。しかし，実際のEVLAでは使用されるレーザーの波長，光ファイバーの種類，焼灼する静脈の状態，低濃度大量局所浸潤麻酔（tumescent local anesthesia：TLA麻酔）の有無など複雑な条件が絡み合っている。当初考えられていたのは"steam bubble theory"[22]で，レーザー光を吸収して沸騰した血液が蒸気の泡になり，蒸気の泡によって静脈内皮が損傷して血栓性閉塞を起こすというものであり，実際にEVLA中には光ファイバー先端から蒸気の泡が発生するのが観察される（**図2**）。しかし，100℃程度の蒸気の泡では静脈は十分に閉塞せず，現在では焼灼条件も当時と大きく変わっている。現在考えられているメカニズムは"direct contact theory"と"direct energy absorption theory"の2つである。direct

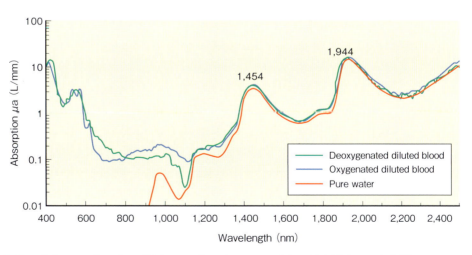

図1　酸化ヘモグロビン，還元ヘモグロビン，および水の近赤外光の吸収係数
波長1,000 nm以下では水への吸収はほとんどなく，波長1,200 nm以上では血液と水の吸収曲線とほぼ平行となる。波長1,170～1,350 nmでは血液の吸収は水の約2倍で，1,350～2,500 nmでは水への吸収の120～130％となり，波長1,454 nmと1,944 nmに吸収のピークがある。

（文献7より改変引用）

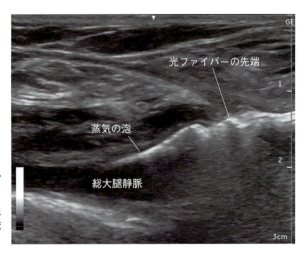

図2 レーザー焼灼中のエコー検査所見
全周型照射ファイバーの先端から血液が蒸気の泡となって深部静脈に流れ込むのが観察される。

contact theoryは光ファイバー先端に形成された高熱の炭化物質（carbon cap）の直接接触による静脈の焼灼・閉鎖である[23]。炭化物質はレーザー光を吸収した血液から形成されるため，血液の多寡に大きな影響を受ける。Direct energy absorption theoryは静脈壁に直接照射されたレーザー光の静脈壁内の水，蛋白質との光熱反応による静脈の焼灼・閉鎖であり[24]，レーザーの波長に大きな影響を受ける。実際のEVLAでは両者のメカニズムが混在して作用している。

治療機器

1. レーザー装置

EVLAには波長810～2,000 nmのレーザーが使用される。2019年1月時点でわが国で認可されているのは，ELVeSレーザー，ELVeSレーザー1470（CeramOptic GmbH, Bonn, Germany），FOXレーザー（A.R.C. Laser Gmbh, Nürnberg, Germany）とLSO1470レーザー（LSO MEDICAL SAS, Lille, France）などの5機種である（表1）。現在はWSLWレーザーである波長1,470 nmの半導体レーザーが主流であるが，近赤外域波長では水への吸収のピークは波長1,454 nmと1,944 nmの2カ所にあり[25]，波長1,944 nm周辺のレーザーは水への吸収係数がより高く，低い出力で静脈を焼灼できる。Mendes-Pintoらは全周照射型ファイバーを用いた波長1,920 nmと1,470 nm半導体レーザーによるRCTで，波長1,920 nmレーザーでは術後皮下出血，疼痛が有意に少なかったと報告している[26]。

2. 光ファイバー

光ファイバーの形態はEVLAの治療成績に大きく影響する。当初，EVLAで使用されていた光ファイバーは，先端が平らなベアファイバーである。ベアファイバーでは先端の狭い照射面から長軸方向に集中してレーザーが照射されるため，先端にcarbon

A. 外科的治療／①伏在静脈に対する治療と成績

表1 わが国で認可されているEVLA用レーザー装置

機種名	波長	光ファイバー	認可年
ELVeSレーザー	980nm	ベアファイバー	2010
ELVeSレーザー1470	1,470nm	ELVeS Radial 2ring fiber ELVeS Radial 2ring slim fiber	2014
ELVeSレーザー1470	980nm	ベアファイバー	2015
LSO1470レーザー	1,470nm	Ringlight fiber Ringlight slim fiber	2015
VENOLASER TR1470	1,470nm	1リングファイバー	2019

EVLA：endovenous laser ablation

capを形成しやすく，高温のcarbon capが静脈壁に接触して穿孔を起こす．光ファイバーの先端が静脈壁に接触するのを防ぐために，先端を金でカバーした光ファイバー（NeverTouch fiber, AngioDynamics Inc, NY, USA）や先端にチューリップ状に開くbladeをもつ光ファイバー（Tulip-tip fiber, Tobrix, Waalre, Nederlands）が開発されている．2008年に開発された全周照射型ファイバー（ELVeS Radial fiber, CeramOptic GmbH, Bonn, Germany）は，先端に内包したプリズムで偏光したレーザー光をファイバー側面から全周性に照射する．ベアファイバーに比べ照射面積が広いためエネルギーが集中しにくく，照射面が静脈壁と密着するため血液が排除され，carbon capが形成されにくい．全周照射型ファイバーとWSLWレーザーの組み合わせによってEVLA術後の皮下出血，疼痛は激減した[27,28]．その後，より照射面積が広く血管壁とファイバーの接着が少ない2個のプリズムをもつ全周照射型ファイバー[29]（ELVeS Radial 2ring fiber, CeramOptic GmbH, Bonn, Germany, 図3）や，径が細くさまざまな静脈に使用できる細径タイプのファイバーが開発されている．

● EVLAの実際

1. 適応と禁忌（表2）

有症状あるいはうっ滞性皮膚炎を伴う一次性下肢静脈瘤がEVLAの適応となる[30,31]．対象となる静脈は主にGSV，SSV，副伏在静脈であるが，穿通枝や側枝静脈が対象となる場合もある[32]．十分な問診，視診，触診を行い，うっ滞性症状・皮膚炎の有無と程度，エコー検査で対象となる静脈の0.5秒以上の逆流，深部静脈の開存を確認して，EVLAの適応を決定する．

EVLAの禁忌は急性期のDVT，表在性血栓性静脈炎，妊娠・授乳中，歩行困難，全身状態不良である[32]．DVTの既往や血栓性素因などの血栓塞栓症の危険因子は相対的禁忌であり，適応は慎重に決定する．血栓塞栓症の危険因子はこれら以外にも多岐にわたるため[33]，術前に危険因子の有無を慎重に検索する．

これらの適応や禁忌は基本的にRFAも含むETAに共通であるが，解剖学的因子で

241

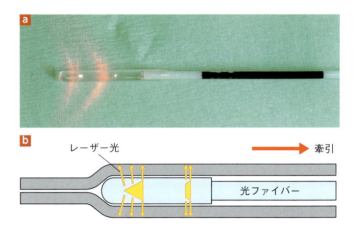

図3 2個のプリズムをもつ全周照射型ファイバー

2個のプリズムをもつ全周照射型ファイバー（ELVeS Radial 2 ring fiber, a）は，照射面積が広く血管壁とファイバーの接着が少ない。照射面が静脈壁と密着するため血液が排除されcarbon capが形成されにくい（b）。

表2 一般的なEVLAの適応と禁忌＊

適応
● 有症状あるいはうっ滞性皮膚炎を伴う一次性下肢静脈瘤 ● 対象静脈（GSV, SSV, 副伏在静脈, 穿通枝, 側枝静脈）
禁忌
● 急性期DVT, 表在性血栓性静脈炎 ● 妊娠・授乳中 ● 歩行困難 ● 全身状態不良
相対的禁忌
● 血栓塞栓症の危険因子（DVTの既往, 血栓性素因）

＊：わが国のガイドラインの適応と禁忌とは異なる。
EVLA：endovenous laser ablation

ある治療対象静脈の屈曲・蛇行，アクセス部位の静脈径，静脈長・径，表在化に関する適応はEVLAとRFAでは若干異なる。一般的にEVLAはRFAよりも焼灼力が強く，短い静脈の焼灼にも対応できるため，より太い静脈や屈曲した静脈も適応となる。しかし，術者の技量，使用するレーザー装置や光ファイバーによって対象となりうる解剖学的因子は異なる。

2. 静脈アクセス

術前にエコー検査で伏在-深部静脈接合部，伏在静脈の走行，穿刺予定部位のマーキングを行う。EVLAの静脈アクセスには穿刺，小切開および高位結紮法があるが，通常

A. 外科的治療／①伏在静脈に対する治療と成績

はエコーガイド下穿刺で行われる。体位は逆Trendelenburg体位で静脈を怒張させ,エコー検査で伏在静脈を短軸あるいは長軸で描出して穿刺針で静脈を穿刺する。通常,穿刺部位は弁不全を認めるGSV,SSVの遠位端とするが,神経障害の可能性があるので膝下のGSV,遠位部のSSVの穿刺はできるだけ避ける。静脈を穿刺したら続いてガイドワイヤーとイントロデューサーシース,ショートシースの場合は直接光ファイバーを伏在深部静脈接合部まで挿入する。

3. TLA麻酔

TLA麻酔は0.05～0.1%のリドカインにアドレナリンと炭酸水素ナトリウムを添加した局所麻酔[34]で,焼灼時の鎮痛,周囲組織の熱損傷の防止および静脈径減少による焼灼効率の向上を目的として行われる。他の麻酔薬は混合せずリドカインを単独で使用し,全身麻酔や神経ブロックを併用する際は炭酸水素ナトリウムの添加は必要ない。体位を頭低位にして静脈を虚脱させ,皮膚穿刺部より中枢に向かってエコーガイド下に伏在静脈周囲のsaphenous compartment内に浸潤する。TLA麻酔が適切に浸潤されると,エコー検査短軸像にて伏在静脈周囲に低エコー検査領域が同心円状に観察される。

4. レーザー焼灼

TLA麻酔終了後,光ファイバー先端の位置をエコー検査およびaiming beamで確認し,GSVでは伏在大腿静脈接合部(saphenofemoral junction:SFJ)から1～2cmあるいは浅腹壁静脈合流部直下,SSVでは脛骨神経と交差する部分より浅層から焼灼を開始する。レーザー出力は7～12Wで,光ファイバーを用手的に牽引しながら静脈を焼灼する。EVLAで静脈を焼灼・閉鎖し,過焼灼による穿孔を防ぐためには,適切な照射エネルギー密度(linear endovenous energy density:LEED)で焼灼を行う必要がある[35]。LEEDは1cmあたりの照射エネルギー(J/cm)で,レーザーの出力と牽引速度により決まる。適切なLEEDは70～100J/cmとされており,出力10Wの場合,1cmあたり7～10秒で光ファイバーを牽引する。光ファイバーは均一な速度で牽引するのではなく,焼灼開始部位～5cm程度,静脈径が太い部位では牽引速度を遅くする。穿刺部まで静脈を焼灼したら照射を停止し,光ファイバーを抜去する。エコー検査で静脈の閉鎖と深部静脈の開存を確認し,手術を終了する。

5. 術後圧迫療法・経過観察

EVLA後は弾性包帯あるいは弾性ストッキングによる圧迫療法を1～4週間行う。術後経過観察時に血栓性合併症の評価と治療効果判定のために術後10日以内と術後1～6カ月の2回のエコー検査を行う。

● 合併症(表3)

EVLA後の主な合併症には血栓性合併症,皮下出血,疼痛,神経障害,動静脈瘻,皮

皮膚熱傷，表在性血栓性静脈炎，血腫，色素沈着，医療関連機器圧迫創傷などがある[32]。そのほかに，光ファイバーの破損[36]，仮性動脈瘤[37]，壊死性筋膜炎[38]，化膿性蜂窩織炎[39]の症例報告がある。EVLAで最も留意すべき合併症は血栓性合併症であり，血栓性合併症にはDVT，PTE，endovenous heat-induced thrombus(EHIT)がある。全身麻酔と術中硬化療法の併用でのPTEによる死亡例の報告がある[40]。高位結紮術を行わないEVLAで特徴的な血栓性合併症はEHITである。EHITは焼灼した伏在静脈の先端から深部静脈内に血栓が伸展する現象で，Class 1～4に分類されている[41]（図4）。EHITの自然経過は良好で1～3カ月で自然消失してDVTに発展することはほとんどない[42]。EVLA後の血栓性合併症は比較的まれで，Healyらは52研究のメタ解析でEVLA後のDVTは0.2%，PTE 0.1%，EHIT Class 2～4：1%と報告している[43]。わが国の43,203例の調査ではDVTが0.076%，PTE 0.0063%，EHIT Class 2：1.0%，Class 3：0.11%，

表3　EVLAの合併症

● 血栓性合併症(DVT・PTE・EHIT)
● 皮下出血
● 疼痛
● 神経障害
● 動静脈瘻
● 皮膚熱傷
● 表在性血栓性静脈炎
● 血腫
● 色素沈着
● 医療関連機器圧迫創傷
● その他症例報告（光ファイバーの破損，仮性動脈瘤，壊死性筋膜炎，化膿性蜂窩織炎）

EVLA：endovenous laser ablation，EHIT：endovenous heat-induced thrombus

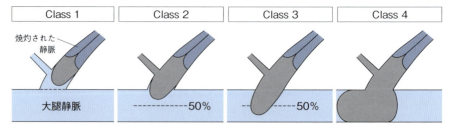

図4　EHIT分類
Class 1：血栓がGSV内にとどまっている。Class 2：血栓が大腿静脈内に突出している。Class 3：血栓が大腿静脈の径の50%以上伸展している。Class 4：血栓が大腿静脈をほぼ閉塞している。
EHIT：endovenous heat-induced thrombus

（Frasier K：J Vasc Nurs 26：55, 2008 より引用）

Class 4：0.013％と報告されている[41]。皮下出血，疼痛は初期のHSLWレーザーによる EVLAでは高頻度に認められたが[45]，WSLWレーザーと全周照射型ファイバーによる EVLAでは非常に少なくなっている[27,46]。神経障害は伏在静脈に隣接する神経の熱損 傷によって起こり，主に伏在神経，腓腹神経の支配領域に認められ，EVLAでは一時的 であることが多い。神経障害はGSVに対するEVLAで0～12％，SSVで0～10％に認め られるが[30]，TLA麻酔を行わないと非常に高頻度に発生する[47]。

● EVLAの中長期成績

1. 治療成績の評価

EVLAの治療成績は焼灼静脈の閉塞，弁不全の消失，再発の有無および臨床症状の改 善で評価される。焼灼静脈はエコープローブによる圧迫で変形せず，カラードプラで血 流が検出されない場合を閉塞とする[48]。通常，深部静脈との接合部は数cm開存してい るため，5cm以内の開存は治療成功と評価される[48~50]。閉塞した静脈は6～12カ月で徐々 に径が減少してエコー検査で観察されなくなる。EVLA後の早期閉塞率は90％以上と 良好であり，再疎通はほとんどの場合1年以内に起こる。EVLA後の再発には焼灼静脈 の再疎通，伏在深部静脈接合部の血管新生（neovascularization），副伏在静脈不全，不 全穿通枝（incompetent perforating vein：IPV）などがあり，中長期の成績は再発の有無 に左右される。

2. 中長期成績

GSVに対するEVLAの長期成績に関しては，Kheirelseidらがシステマティックレ ビュー（SR）を行っている（**表4**）[51]。高位結紮術を併施しないEVLAとストリッピング 手術を比較した7編のRCT[52~58]で5年後の再発率，再治療率，GSV不全再発率，血管新 生発生率のアウトカムをメタ解析し，再発率（37％ vs 33％，P = 0.30），再治療率（24％ vs 18％，P = 0.23）は有意差を認めず，GSVの弁不全再発率（27％ vs 15％，P = 0.01） はEVLAで有意に高く，血管新生発生率（5％ vs 16％，P = 0.02）はストリッピング手 術で有意に高かったと報告している。7編のうち5編のRCT[53,54,56~58]でQOLの検討を 行っているが，EVLAもストリッピング手術も術前に比べQOLは有意に改善している が，5年後にEVLAとストリッピング手術に有意差は認められなかった。SSVに対す るEVLAに関してBoersmaらが3編のRCTを含む28論文でSRを行い，平均観察期間 12.5カ月で平均無再発率（technical success）を99.7％と報告している[59]。中長期成績は， Desmytte`reら[60]は3年観察した30肢で再発を認めず，Myersら[61]が4年間で96肢中5 肢に再発を認めたと報告している。副伏在静脈に対するEVLAはまとまった報告は少 なく，平均観察期間3週間～13カ月で86.8～100％の閉塞率が報告されている[62~64]。

3. わが国の治療成績

わが国ではEVLAの中長期成績の報告はほとんどない。EVLAが保険適用となった

表4　GSVに対するEVLAの長期（5年）成績

著者/年	研究デザイン	対象（肢）	再発率(%)	再治療率(%)	GSV不全再発率(%)	血管新生発生率(%)
Disselhoff, 2011	単施設RCT	ST:60 EVLA:60	ST:17/35(49) EVLA:16/41(39)	N/A	ST:0/35(0) EVLA:3/41(7)	ST:10/35(29) EVLA:3/41(7)
Flessenkamper, 2016	多施設RCT	ST:159 EVLA:142 EVLA-HL:148	ST:5/53(9) EVLA:18/45(40)	N/A	ST:14/53(26) EVLA:11/45(24)	N/A
Gauw, 2016	単施設RCT	ST:68 EVLA:62	ST:10/60(17) EVLA:20/61(33)	ST:12/60(20) EVLA:18/61(29)	ST:10/60(17) EVLA:25/61(41)	ST:6/60(10) EVLA:0/61(0)
Lawaetz, 2017	2施設RCT	ST:142 EVLA:144 RFA:147 UGFS:144	ST:13/58(22) EVLA:14/53(26)	ST:25/58(43) EVLA:19/53(36)	ST:8/58(14) EVLA:8/53(15)	ST:8/58(14) EVLA:8/53(15)
Rasmussen, 2013	多施設RCT	ST:68 EVLA:69	ST:25/67(37) EVLA:24/67(36)	ST:15/67(22) EVLA:17/67(25)	ST:4/67(6) EVLA:9/67(13)	N/A
Rass, 2015	多施設RCT	ST:200 EVLA:200	ST:77/129(60) EVLA:72/152(47)	ST:10/129(8) EVLA:35/152(23)	ST:9/129(7) EVLA:42/152(28)	ST:2/129(2) EVLA:0/152(0)
van der Velden, 2015	多施設RCT	ST:80 EVLA:80 UGFS:80	ST:10/69(14) EVLA:18/78(23)	ST:7/69(10) EVLA:8/78(10)	ST:25/54(46) EVLA:28/49(57)	ST:28/63(44) EVLA:10/63(16)
メタ解析の結果* Odds Ratio(95%CI)	7RCT	ST:777 EVLA:757	ST:157/471(33) EVLA:182/497(37) 1.35[-0.76, 2.37] P=0.30	ST:69/383(18) EVLA:97/411(24) 1.42[-0.80, 2.51] P=0.23	ST:67/456(15) EVLA:126/468(27) 2.28[1.20, 4.30] P=0.01	ST:54/345(16) EVLA:18/370(5) 0.24[-0.07, -0.82] P=0.02

ST：stripping, EVLA：endovenous laser ablation, EVLA-HL：endovenous laser ablation with high ligation, RFA：radiofrequency ablation, UGFS：ultrasound-guided foam sclerotherapy

（文献51より引用）

　2011～2015年に，筆者の施設で一次性下肢静脈瘤に対してEVLAを施行した8,183肢（平均年齢59.7歳，女性72.2%，CEAP分類Class 4～6:18.5%）の中長期無再発率を検討した。レーザー装置は2014年5月までは主に波長980nmレーザー，それ以降は波長1,470nmレーザーを使用した。

　Kaplan-Meire法による術後1年目の無再発率は全例，GSV単独例，SSV単独例，副伏在静脈単独例でそれぞれ98.2%，98.5%，96.8%，98.8%であった。術後5年目の無再発率は全例，GSV単独例，SSV単独例でそれぞれ75.3%，80.0%，71.7%であった（図5）。2年目以降は定期観察を行っていないため対象数は少ないが，欧米の報告と同程度の治療成績であった。

● おわりに

　EVLAは合併症も少なく安全で低侵襲な治療である。しかし，あくまでもEVLAは慢性静脈疾患の治療の1つであり，下肢静脈瘤の病態に合わせて圧迫療法，硬化療法，瘤切除を適切に組み合わせて治療を行なわなければならない。また，次の段落で紹介する，より低侵襲なNTNT治療も開発されているが，EVLAの手技は確立し治療成績は安定しており，さらに細径ファイバーも開発され，より複雑な症例にもその適応は広がっている。EVLAは今後もNTNT治療とともに下肢静脈瘤治療の中心として位置付けられていくと考えられる。

A. 外科的治療／①伏在静脈に対する治療と成績

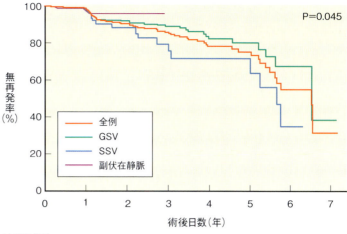

図5 わが国のEVLAの長期成績
EVLA：endovenous laser ablation

● 補足—NTNT治療の紹介

　EVLAを含むETAは局所麻酔だけで施行可能な低侵襲治療だが，熱による静脈閉鎖であるためTLA麻酔が必要であり，神経障害，動静脈瘻，皮下出血などの熱による合併症が起こる。これに対し，熱を使用しない血管内治療が欧米で開発されており，熱を使用しない（non thermal）でTLA麻酔が必要ない（non tumescent）治療，「NTNT治療」とよばれている。米国FDAに認可されたNTNT治療としてClarivein（Merit Medical Systems Inc, South Jordan, USA），Varithena（BTG plc, London, United Kingdom）やVenaSeal（Medtronic PLC, Minneapolis, USA）がある。NTNT治療に対し，従来のETAはthermal,tumescent（TT）治療とよばれている。わが国では2019年4月の時点でVenasealが薬事承認を受け，保険収載となる見込みである。

1. Clarivein

　2008年に最も早くFDAに認可されたNTNT治療で，現在までに13万例以上が施行されている。先端が屈曲し内腔をもつカテーテルを静脈内に挿入し，モーターで高速回転（3,500rpm）させながら同時に液状硬化剤を注入する治療である。機械的刺激と硬化療法の組み合わせであるためmechanicochemical ablation（MOCA）とよばれている。WitteらはMOCAの10論文のプール解析で3年無再発率は87％で，DVT 0.2％，PTE 0.1％，神経障害＜0.1％と報告している[65]。

2. Varithena

　フォーム硬化療法は広く普及していたが，米国を含む多くの国で適応外使用であった。Varithenaは2013年にFDAに認可された唯一のフォーム硬化剤作成キットである。当初はVarisolveとよばれていたが，polidocanol endovenous microfoam(PEM)に変更され，最終的にVarithenaとして発売された。1%ポリドカノールと酸素と二酸化炭素を35:65で含有する気体を1:7で混合してmicrofoamを作製し，エコーガイド下本幹硬化療法で使用される。1キットで最大45mLのmicrofoamを作製でき，患者1人に対し15mLまで使用できる。開発段階でプラセボとの2つのRCT(VANISH Ⅰ・Ⅱ)[66,67]が行われ，プラセボ群と比較して症状と外見の改善を認めているが，DVTを含めた血栓性合併症が多いことと，コストが高い(約35万円)ことが欠点である[68]。

3. VenaSealクロージャーシステム

　n-ブチルシアノアクリレート(NBCA)を主成分とした医療用接着剤による血管内治療で，静脈内に挿入した専用のカテーテルからディスペンサーガンで接着剤を注入して静脈を閉塞する(**図6**)。糊(glue)を意味するグルー治療ともよばれる。有機化合物のシアノアクリレート系接着剤は1960年代から血管内治療や皮膚接着に使用され50年以上の歴史がある。VenaSealクロージャーシステム(以下，ベナシール)は2008年ころ

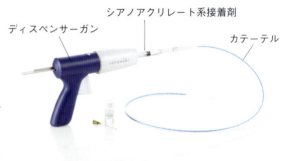

図6 VenaSealクロージャーシステム

静脈内に挿入したカテーテルからディスペンサーガンでシアノアクリレート系瞬間接着剤を注入して，静脈を接着・閉鎖する。

表5 VenaSealクロージャーシステムの報告例

著者/年 研究名	研究デザイン	対象	無再発率(%)	DVT	phlebitis
Almeida/2015 Feasibility study	前向き	38肢	92%(2Y)	記載なし	16%
Proebstle/2015 eSCOPE	前向き	70名	92.9%(1Y)	0	11.4%
Gibson/2017 WAVES study	前向き	50名	100%(1M)	0	20%
Chan/2017	前向き	108肢	75.7%(1Y)	0	4%
Gibson/2018 VeClose study	RCT	108名	95.3%(2Y)	0	20%

A. 外科的治療／①伏在静脈に対する治療と成績

から米国のRaabeらが開発しSaphenon社が2012年に発売，その後，Saphenon社は
Covidien社，次にMedtronic社に買収されている。現在，数種類のグルー治療があるが，
臨床研究が多く（**表5**）[69~73]，FDAに認可されているグルー治療はベナシールのみであ
る。グルー治療は，TLA麻酔や弾性ストッキングが必要なく，神経障害も少なく静脈
の閉塞率も良好であり，次世代の治療として最も注目されている。2019年4月，ベナシー
ルはわが国で医療機器として認可されている。

（広川雅之）

ⅲ）高周波焼灼術

● はじめに

　高周波を用いた焼灼術は肝癌治療や心房細動に対するカテーテルアブレーションに
おいて安定した治療機器として使用された実績がある。下肢静脈瘤の治療での高周波
の応用は，1950～1960年代にPolitoeskiら[74]により紹介されているが，実用には至ら
なかった。1998年にVNUS Closure system™がヨーロッパで認可され，Goldman[75]，
Manfiniら[76]によって有用性が報告されて以来，世界的に普及した。2003年には
ClosurePLUS™が発売となり，さらに2006年ClosureFAST™が発売されて現在に至る。
ClosurePLUS™からClosureFAST™になって焼灼の効率が格段によくなった。わが国
では2004年に小川ら[77]により報告され，2006年に全国的に治験が行われたが，2014年
にようやく正式に認可された。

● 高周波治療機器の仕組みと特徴

　高周波治療機器の最大の特徴は，カテーテル先端近くにある温度センサーと出力装
置が連動し，焼灼温度を一定の温度に制御していることである。現在の機器では焼灼温
度が120℃に設定されている。焼灼時間は20秒に自動設定されており，一定の温度が一
定の時間確実に保たれることで安定した焼灼が得られる。焼灼はカテーテルと静脈壁
が密着することによって，熱伝導により静脈内膜が破壊され炎症が惹起される。放射熱
によって赤血球や水分を通して焼灼するレーザー装置との違いはこの点にある。

　ジェネレーターは400～480 k Hzで，ディスプレイに，カテーテル先端の温度，焼灼
時間のカウント，出力（W）が表示されている（**図1**）。カテーテルは7Frで，先端に7cm
（CF7）もしくは3cm（CF3）のコイルエレメント（発熱部分）を有している（**図2**）。CF7
では25～40 W，CF3では11～18 Wの高周波エネルギーを出力する。カテーテル長は
CF7には60cm，100cmの2種類，CF3には60cmがある。カテーテル先端付近に温度
センサーが付いていて，先端温度の情報がジェネレーターに伝達されることにより高
周波出力が自動調節され，発熱部の温度を120℃の一定に保つ。焼灼開始から20秒で出

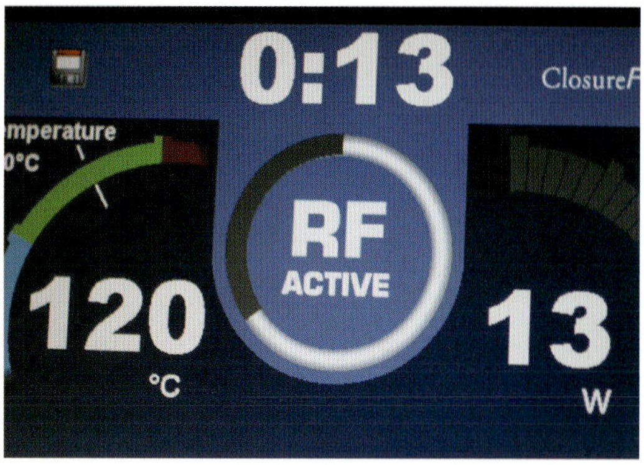

図1 ジェネレーターのディスプレイ表示
ディスプレイに，カテーテル先端の温度，焼灼時間のカウント，出力(W)が表示される。

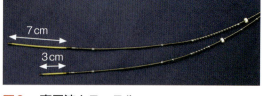

図2 高周波カテーテル
先端に3cm(CF3)もしくは7cm(CF7)のコイルエレメント(発熱部分)を有している。

力は自動的に停止する。

適応

　基本的な適応はレーザーと同様であり，伏在静脈型一次性静脈瘤の逆流を有する伏在静脈が治療対象となる。機器としての適応静脈径は18mmまでとされているため，従来ストリッピング手術を行っていた症例のほとんどが対象となりうる。特に高位結紮術の再発症例[78]，肥満症例，抗血栓薬服用中の患者など，ストリッピング手術が困難な症例や躊躇される症例に威力を発揮するのもレーザーと同様である。従来のストリッピング手術に対する術後疼痛，日常生活へ復帰までの日数，QOLなどの優位性が報告されている[79]。

　カテーテルの構造上，焼灼長は最低3cmで，焼灼の最下端は皮膚穿刺部から3.5cm離れた点となる。すなわち発熱部分が皮膚から出ると皮膚熱傷となるため，発熱部分から3.5cm離れた部分に刻印された3本線が皮膚から出ない状態で焼灼することが重要である。

手術手技

　手術手技は，前章のレーザーによる血管内焼灼術と同様の点が多いため，共通する点は簡略に述べる。ストリッピング手術，レーザー手術と同様に術前のマーキングを行うが，特に血管内焼灼術の場合，マーキングは術者が行うことを推奨したい。術前の評価を踏まえて，逆流範囲を確認し，具体的な穿刺点，焼灼範囲，付加手術などを最終決定する。

　麻酔方法もレーザー手術と大きく変わるところはない。現在多くの施設でtumescent local anesthesia(TLA)を用いた局所麻酔が標準とされており，局所麻酔の補助として，

デクスメデトミジン（プレセデックス®），フェンタネスト（フェンタニル®）などが保険適応となっている．静脈麻酔剤としては，ミダゾラム，プロポフォールなども広く用いられている．

　患者体位を逆Trendelenburgとし，焼灼する伏在静脈の最下点から3.5cm程度末梢で皮膚穿刺を行い，静脈穿刺部にシースを挿入する．シースは7Fr，7cmもしくは11cmが推奨される．シースが挿入されたら，あらかじめ電源を入れておいたジェネレーターにカテーテルを装着する．画面に室温が表示されて温度センサーが正常であることを確認したら，シースからカテーテルを挿入する．カテーテルを挿入する前に，皮膚の上から想定される静脈の走行にカテーテルを合わせ，あらかじめドーナツ型のマーカーのおおよその位置に合わせておくとよい．カテーテルの挿入は抵抗がないことを確認しながら行い，エコーで先端位置を追いかけながら挿入することが望ましい．カテーテル挿入に抵抗を感じたら，決して無理に押し込まず，エコーで先端の位置を確認する．枝の分岐点や瘤化した部分などでつかえているため，用手的に先端を誘導しながらカテーテルを進める．多くの場合は用手的な誘導で挿入できる．エコー下の誘導でうまく進めない場合，カテーテル先端の部分で皮膚を大きく摘み上げながら挿入するとblind操作でも容易に挿入できることが多い（図3）．挿入不可能な場合には，0.025inchガイドワイヤーをカテーテル尾端から挿入し，誘導する．ガイドワイヤーはストレートタイプのほうがカテーテル尾端から挿入しやすい．J型のガイドワイヤーを用いる場合には，シースのダイレーターで誘導するなどの工夫が必要である．

　カテーテルをSFJ付近まで挿入できたら，レーザーの場合と同様にカテーテルの先端位置を決定する．エコーの長軸操作で深部静脈合流部とカテーテル先端の距離を測定し，画像に残すのが望ましい．レーザーのファイバーを挿入する場合と，高周波カテーテル挿入時の大きな違いは，高周波カテーテルは先端からaiming光を発しないことである．カテーテル先端の位置確認はエコーがすべてであり，エコー検査の習熟が必須である．高周波のカテーテル先端はやや広がってみえるので確認しやすい（図4）．焼

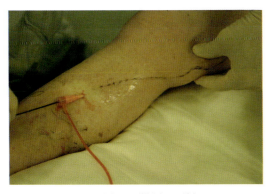

図3　カテーテル挿入困難例の手技
エコー下の誘導でうまく進めない場合，カテーテル先端の部分で皮膚を大きく摘み上げながら挿入するとblind操作でも容易に挿入できることが多い．

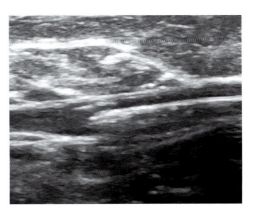

図4　エコーによるカテーテル先端の確認
高周波のカテーテル先端はやや広がってみえるので確認しやすい．

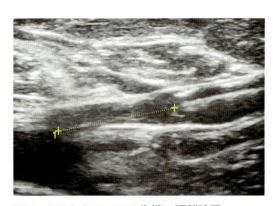

図5 SFJとカテーテル先端の距離確認
カテーテルの先端の位置を記録に残す。

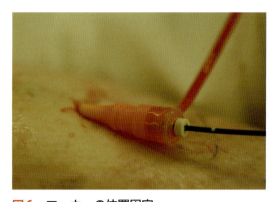

図6 マーカーの位置固定
先端の位置が決まったら，カテーテルに付いているドーナツ型のマーカーの位置をシース挿入部に移動する。

灼開始部位は従来，GSVではsapheno-femoral junction(SFJ)から2cm末梢側とされてきた(図5)。またSSVでは，sapheno-popliteal junction(SPJ)のバリエーションが多く，総腓骨神経，脛骨神経を避けて膝関節から中枢に数cm以上は上げすぎないように推奨されている。先端の位置が決まったら，カテーテルに付いているドーナツ型のマーカーの位置をシース挿入部に移動する(図6)。

Trendelenburg体位として，TLAを行う。TLAの手技は，レーザーの場合と同じで，カテーテル周囲に十分に行い，皮膚とカテーテルが1cm以上離れるように浸潤させるのが望ましい。TLAが完了したら再度SFJとカテーテル先端の確認をする。TLAの影響でやや確認しにくくなっているので注意を要する(図7)。泡が入ってどうしても先端がみえにくくなった場合には，カテーテルに生理食塩液を注入するとガイドワイヤーの先端から噴出する生理食塩液をカラードプラで確認することができる。

先端の位置を最終確認できたら，焼灼を開始する。カテーテルの根元にあるスイッチを押すか，generatorにある開始ボタンを押すことで焼灼が開始される。もし，患者が「痛い」，「熱い」などの意思表示をした場合には，焼灼をいったん中断する。スタートボタンをもう一度押すことによって中断できる。痛みや熱さを感じるのは，多くの場合TLAが不十分であるためなので，TLAを追加注入したのち焼灼を再開するとよい。焼灼時にはカテーテルの焼灼部と静脈壁が密着させるため，CF7の場合はエコープローブと術者の右手指で，CF3の場合はエコープローブで焼灼部を圧迫する(図8)。焼灼は，最上部は2回，それより下のsegmentは1回ずつ行う。静脈径が太い場合，術者の判断で大腿部に関しては3回まで焼灼を行ってよい。

カテーテルがおおむね抜けると，斜線マーカーがみえてくる。11cm長のシースを使用している場合は「11」のマーク，7cm長のシースを使用している場合は「7」のマークがみえたところで焼灼をいったん終える。さらに穿刺部近くまで焼灼したい場合は，発熱部がシース内にある状態で焼灼しないようにシースを抜いて，3本マーカーが穿刺部からみえたところで最終の焼灼を行う。

A. 外科的治療／①伏在静脈に対する治療と成績

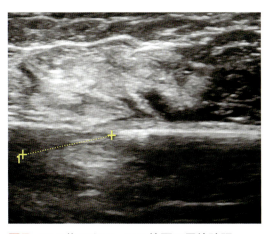

図7 TLA後のカテーテル位置の最終確認
TLA後は，カテーテル先端の位置がやや確認しにくくなっているので注意を要する。

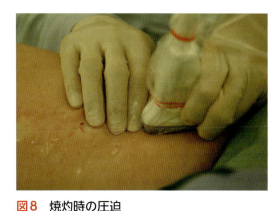

図8 焼灼時の圧迫
焼灼時にはカテーテルの焼灼部と静脈壁が密着させるため，CF7ではエコープローブと術者の右手指で焼灼部を圧迫する。

焼灼が終了したらエコーで，深部静脈がintactであること，焼灼した伏在静脈に血流がないことを確認し，カテーテルおよびシースを抜去する。

術後，伏在静脈の閉塞を促す意味での大腿部の圧迫療法はあまり重要ではなく，ハイソックス型の弾性ストッキングのみで十分なことが多い。瘤切除を併用した場合などは，出血や血栓性静脈炎防止のため，弾性包帯や弾性ストッキングの着用が重要である。

● 合併症

術後疼痛，内出血は，810〜980nmレーザーによる血管内焼灼術に比して格段に軽度であり，1,470nmレーザーのそれとほぼ同等であると考えられている。

主な合併症として，endovenous heat induced thrombus（EHIT）[80,81]，DVT・PTE[82,83]，血栓性静脈炎，神経障害[11]，創感染・蜂窩織炎，動静脈瘻[84]，色素沈着，リンパ瘻などが挙げられるがレーザー焼灼術と同様である。皮膚熱傷はTLA麻酔を静脈と皮膚の距離が1cm以上になるように浸潤させ，発熱部を皮膚に当てなければ通常は起こらない。

● 中長期成績と今後の課題

焼灼した伏在静脈の閉塞率は，欧米では，術後1年95〜100%[85,86]，術後3〜5年で92〜93%（逆流阻止率は95〜96%）[87,88]と報告されており，安定した成績である。ClosureFast™が発売されてからすでに13年が経過するが，レーザーのように細径カテーテルなどの新しいデバイスの発売はない。わが国での保険適応はないが，欧米では

Ⅵ　下肢静脈瘤の病態と治療／2.　一次性下肢静脈瘤の治療

穿通枝焼灼用のデバイスが発売されている。

　わが国における高周波治療の成績は，術後1年以内での閉塞率は94～100[77, 89~92]と高い閉塞率が報告されている。わが国で高周波治療が保険適応になってから数年が経過しており，さらに，長期成績の報告や再発症例に対する検討が必要である。

（杉山　悟）

ⅳ）高位結紮手術

● はじめに

　下肢静脈瘤の絹糸による高位結紮術は，AC400年ころに始まった。近世では，1900年にTrendelenburgにより始められた。しかし術後再発率が高いため，1920年ころよりストリッピング手術にシフトしていった。

　わが国では静脈瘤が美容上の疾患として扱われ，長年技術革新がなされず，下肢静脈瘤の手術は1カ月近くの入院を要する侵襲の大きなストリッピング手術が行われていたが，1993年に硬化療法研究会が発足し，高位結紮術は硬化療法併用術式として，外来で可能な低侵襲な術式として急速に広がった。それによって，下肢静脈瘤の有病率が高く，下肢のだるさ，むくみ，こむら返りの症状や皮膚症状をきたす疾患として広く認識されるようになり，今日までの下肢静脈瘤治療の技術革新のきっかけとなった[93]。

● 術前検査

　高位結紮術の手術前に行うエコー検査では，静脈結紮部位をあらかじめ決定しておくことが非常に重要である。術前検査のポイントは，深部静脈の開存，静脈逆流源，逆流の経路の3点である。

　下肢表在静脈では，大腿部には，GSV本幹，前後の副伏在静脈，下腿では，下腿部のGSV本幹，後方弓状静脈，脛骨前方静脈，SSVがあり，これに従い下腿を7つの領域に分け，このうちどの部分に静脈逆流が生じているかを調べる。バリエーションが多いが，どの部分が逆流しているかにより，静脈瘤のタイプに分けることができ，それに従い逆流している伏在静脈本幹，分枝の基部を同定し静脈結紮位置を決める（duplex scan orientated venous ligations：DOVL）。術前のマーキングは，できるだけ手術時の体位に近くし，マークがずれないようにする[94,95]。

● 手術適応

　逆流源と逆流経路の明らかな大小伏在静脈逆流が適応となる。

A. 外科的治療／①伏在静脈に対する治療と成績

手術方法

1. 高位結紮

　以前の教科書では，3〜5cmの皮切で開創器をかけて手術をすると記載されていた。筆者は手術の低侵襲化のため，約1cmの小切開でSFJ根部での結紮を行っている。小さい創部から深いところを照らせるように無影燈ではなくヘッドライトを使用し，確実な剥離操作，高位結紮，側枝処理を行うために手術用の2.5倍ルーペを使用するとよい。筆者が視野確保に使用する筋鈎は，2Aまたは2Bを用い，幅を8mmまで細く加工している。

　鼠径部の皮膚のしわに沿い，大腿動脈の内側に約1cmの皮切をおく。皮切に沿って，筋鈎で引きながら，皮下の脂肪組織がバラけないように剥離尖刀で一気に浅筋膜前面まで剥離する。浅筋膜の前面で筋鈎を動かすと，その深層にGSVの走行が周りよりやや青く透見される。

　次に，浅筋膜を剥離し，伏在静脈の前面を剥離する。このときに伏在静脈をすぐに把持するのではなく，まず，その周囲にある静脈の血管鞘の前面だけを剥離する。伏在静脈の前面が露出された伏在静脈前面を把持し，バナナの皮をむくように，静脈の血管鞘から伏在静脈の周囲を剥離し，やや末梢で結紮離断する。その断端を愛護的に牽引しながら，剥離を中枢側に進め，接合部分枝をすべて結紮切離し，最後にSFJ根部を二重結紮切離する。一連の操作で重要なことは，剥離を静脈の血管鞘の外でなく，血管鞘内で行うことである。これにより，手術時間は短縮し，出血も少なくなる。

2. 伏在静脈本幹と分枝

　伏在静脈本幹の結紮切離は，高位結紮に加え，大腿中央，下腿にそれぞれ1カ所の計3カ所で行うことが多い。大腿部では，内側，外側副伏在静脈の分枝が低位にあるときはその分岐部で一緒に結紮切離する。Dodd穿通枝の逆流があるときも同時に結紮する。下腿部では，術前のエコー検査に従って，逆流のあるGSV下腿部の本幹，脛骨前方，後方弓状静脈の幹部で結紮切離し，逆流をなくす[96,97]。

合併症

　まれではあるが，最も重篤な合併症はDVTである。高位結紮の根部断端が長く残ると血栓ができ，大腿静脈に伸展して起こる場合がある[98,99]。このため，結紮断端をなるべく短くすることが大切となる。術直後からの歩行も予防効果がある。術後の弾性ストッキングの着用は，DVTの予防以外に創治癒や創痛軽減にも効果がある。

　術後感染はほとんど経験しない。結紮前後での血栓性静脈炎に対しては，沈子を当て十分に圧迫することで軽快する。術後の神経障害は，術中伏在静脈を丁寧に剥離し，神経を含む血管鞘を剥離し，静脈だけを結紮することで防止することができる。

255

術後再発

　再発率が，5年で30％と高い一方で，10年を経過しても再発のない症例もある。

　再発の形態として，高位結紮部では，結紮部位の再開通，分枝を介し再発，新生血管による静脈逆流がある。高位結紮部位での術後の新生血管の抑制としては，周囲の剥離を最小にして瘢痕形成を最小にとどめることが大切である。大腿部や下腿部では，結紮部の再開通，結紮部周囲での分枝を介したネットワークによる再発，新生血管の瘤化による逆流経路の再開がある。

　術後再発例の手術治療については，SFJやSPJの高位結紮部位の断端が長く残っている場合は，同部に血管内焼灼術を行い，残っている逆流伏在静脈にも同時に静脈焼灼術を行う。結紮部位が再開通しているとき，まれにカテーテルが同部を通過することがあるが，多くの場合は複数の穿刺部位が必要となる。分枝のみの再発であれば，フォーム硬化療法で対処可能である。

おわりに

　高位結紮術の利点は，手術手技に慣れれば，1cm足らずの小切開で，低侵襲に行えることである。また，SFJやSPJの結紮で逆流が止まるため，術直後より症状が軽減し治療効果が即座にみられる。その一方で，術者による技術の差が大きく，5年後の再発が多いことが欠点である。現在低侵襲で，術後の成績がよいレーザーや高周波による血管内焼灼術が広まり，静脈結紮術の適応は限られてきている。

（坂田雅宏）

v）本幹硬化療法

　本法は硬化剤により血管内皮細胞を傷害し，圧迫により過剰な血栓形成を抑制しながら傷害された血管を線維化索状に変化させることを目的とする治療法である。硬化剤は，液状に比べ泡状（フォーム）硬化剤が血管内皮とより広く接触できるため，伏在静脈閉塞の成績が優れている[100~102]。

　静脈内への安全な注入と硬化剤による血管収縮反応確認のため，エコーガイド下でのフォーム硬化療法が1990年代に始められ，以来世界に広まり[103,104]，わが国では2016年に保険診療適応となった。

　伏在静脈閉塞率は，静脈直径，硬化剤濃度，硬化剤注入量に依存する[105,106]。

　血管内焼灼術やストリッピング手術と比べ，低コストで，診察室で少量の局所麻酔剤で実施できる。伏在静脈再開通率がやや高いが，初期成績は術直後の疼痛が少なく復職が早い利点がある[107]。2~3年の中期成績では，症状軽快率やQOLの改善は同等と報告されている[108,109]。

A. 外科的治療／①伏在静脈に対する治療と成績

● 適応

立位でGSVに0.5秒以上の逆流を認める伏在型静脈瘤例が適応となる。

● 禁忌

- **絶対的禁忌**：硬化剤アレルギー，急性下肢深部静脈血栓症，急性肺血栓塞栓症，治療対象部の感染，重症全身感染症，寝たきり。
- **相対的禁忌**：妊娠，授乳，重症下肢動脈血行障害，血栓塞栓症の高リスク例，急性表在性血栓性静脈炎，フォーム硬化療法で片頭痛ないし神経障害既往例。

なお，抗凝固療法は禁忌事項には含まない[106]。

● フォーム硬化剤作製

硬化剤はポリドカノールを，空気ないし炭酸ガスと混合させる。薬剤とガスの比率は1対4とし，Tessari法[110]などにより作製し，作製したフォーム硬化剤の半減時は約90秒と短いため使用直前に作製する(**図1**)。

使用するポリドカノール濃度は直径8mm以上例では3%を，直径4～8mmでは1～3%を，直径4mm未満では1%以下が推奨され，1回の総投与量はポリドカノールとして2mg/kg以下，フォーム硬化剤として10mL以下とする[106]。

● 穿刺部位

伏在静脈大腿静脈接合部(sapheno-femoral junction：SFJ)逆流例で，GSVを直接穿刺する場合は，近位大腿部とする。必要に応じ膝上を追加する。カテーテルを使用する場合は膝下から挿入する。SSVは，下腿の近位または中央部を穿刺する。エコーガイド下で穿刺し，硬化剤の注入は仰臥位で行い，硬化剤拡散の調整，血管の攣縮などを確認する。SFJに硬化剤が到着すれば，注入を中止する。深部静脈への流入防止のためのSFJ圧迫は，注入量が少ない場合は必要ないとされている[104]。

静脈内カテーテル法は，利点として静脈内注入が正確にでき，フォーム硬化剤の注入に急ぐ必要がないこと，欠点として経費の増大，手技に要する時間の延長，手技の煩雑さなどがある。なお血管内カテーテル使用時に，接合部をバルーンで遮断する必要はないとされている[104]。

● 術後圧迫

注入直後の圧迫は避け，また2～5分間は奇異性塞栓防止のためバルサルバ負荷を避けるようにする。圧迫療法は血管内で生じる血栓を最小限にとどめ血栓や色素沈着の

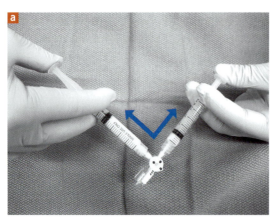
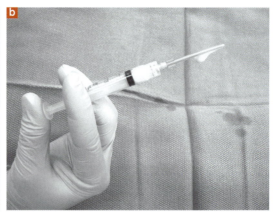

図1 泡状硬化剤作成（Tessari法）
a：三方活栓を用い，2本の注射器で硬化剤と気体を混合する。 b：作製されたフォーム硬化剤。

副作用および再発減少を期待して行う。弾性ストッキングあるいは圧迫包帯で術後48時間は昼夜，その後3〜4週間日中の間圧迫されることが多い。

合併症

- **血栓塞栓症**：DTVが1.0〜1.6％，肺塞栓が0.1％と報告されている[111,112]。無症状例が多く，深部静脈血栓の程度によって抗凝固療法などが選択される[113]。
- **脳梗塞**：虚血性脳卒中の報告は0.01％以下とごくまれに散見される[106]。いずれも卵円孔開存例で，混合気体に空気を使用した症例で，一過性に軽快例や高圧酸素治療実施例が報告されている[114,115]。心エコー検査で，伏在静脈へフォーム硬化剤注入後早期に右心系に微小塞栓が観察される（**図2**）。通常認められる現象で[116]，卵円孔開存例では左心系にも観察されている[117]が，神経症状の出現はまれなこと，また一般人に卵円孔開存は20〜30％と高い頻度で認められることから，術前全例で卵円孔検査を実施する必要はないとされている[104]。
- **視力障害，片頭痛**：視力障害は一過性で，注入早期に片側ないし両側に出現し，片頭痛前兆現象に類似する。多くは20秒以内に消失する[118]。液状よりフォーム硬化剤での頻度が高く[119]，視力障害の頻度は1.2〜1.4％と報告されている[112,120]。機序として，卵円孔を介した微小塞栓症や硬化剤に反応したエンドセリン放出が誘引となる一過性の症状と考えられている[121]。空気と比較して，血液に溶けやすい炭酸ガスを使用し視力障害発生率が低下した報告[122]があり，高用量使用時は炭酸ガスが勧められる[123]。

中長期成績

メタ解析で5年GSV閉塞率は，焼灼術70.2％，ストリッピング手術74.0％と比べ，フォー

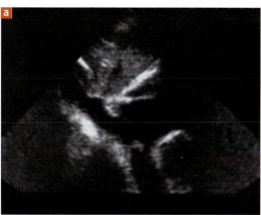
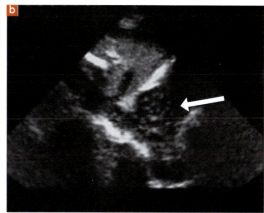

図2 術中心エコー検査
a：注入前，下大静脈〜右房。 b：右下肢注入60秒後，下大静脈〜右房内のマイクロバブル（矢印）を認める。

ム硬化療法は28.1％で，有意差は認めないが低率である。5年再発率は焼灼術24.4％，ストリッピング手術18.1％と比べ，フォーム硬化療法は68.6％で有意に高率とされている[124]。QOL改善は，焼灼術やストリッピング手術後一定に維持されるのに比べ，年々低下すると報告されている[125]。

なお，部分的に再開通した伏在静脈へのフォーム硬化剤の追加治療は，平均39カ月経過中2回の注入で閉塞率89％[126]，5年臨床症状再発率4％[127]など良好な成績が報告されており，有用な方法と勧められている[106]。

SSVの中期成績の報告は少なく，10〜14カ月後のSSV閉塞率はフォーム硬化療法63.6％，焼灼術98.5％，外科手術（SPJ結紮ないしストリッピング手術）58.0％と報告されている。なお術後知覚障害発生率は，焼灼術（4.8〜9.7％），外科手術（19.6％）に比較してフォーム硬化療法は0％と著明に少ない特徴がある[128]。

● 本幹硬化療法の工夫

1. SFJ結紮術併用硬化療法

SFJ結紮を併用し，末梢の静脈瘤からフォーム硬化療法を併用する方法で，5年大腿部伏在静脈閉塞率57.6％[129]，10年再発率37％[130]と報告されている。

2. 高位結紮術併用本幹硬化療法

結紮術を併用して，伏在静脈本幹に直接硬化剤を注入する手技である[131]。

● GSV

初回治療例1,284名，1,668肢を対象とした。立位の膝上伏在静脈直径は平均5.9mm（SD 1.2mm）で，大腿部GSV 10年累積閉塞率は69.9％，C2以上の静脈瘤を再発とした

10年累積再発率は43.9%であった(図3a, b)。

単独本幹フォーム硬化療法の報告に比べ,SFJと膝上伏在静脈結紮を併用した本幹硬化療法の中長期伏在静脈閉塞率は高率であった。

● SSV

初回治療例258名,285肢を対象とした。立位の伏在静脈～膝窩静脈直径は平均7.6mm(SD2.8mm),SSVの膝窩切開部からSPJまでの長さは平均38.5mm(5～113mm)で,3年累積SPJ閉塞率は72.5%,再発率は6.6%であった(図4a, b:累積再発率)。

SPJ分岐の高さは変異に富むため,結紮併用でSPJ以下の伏在静脈を短縮した本幹硬化療法のSPJ閉塞率は,単独フォーム硬化療法の報告に比べ高い傾向にあった。

● 課題

伏在静脈閉塞率向上のため結紮併用が工夫されている。SFJ結紮は各枝の処理をすることで,焼灼術で認めやすい鼠径部での側枝の再発を減らす利点がある一方,結紮術により血管新生による再発が焼灼術より高いとされる[132,133]。各術式による再発形式の差異を考慮して治療法を選択すべきと考え,今後手技工夫を含めた本法と,焼灼術,ストリッピング手術やnon-thermal/non-tumescent治療と閉塞率,QOLによる10年長期成績の比較検討が望まれる。

伏在静脈直径が6mm以上は短中期成績で再開通率が高い傾向の指摘があり[105,134,135],長期成績から伏在静脈直径が本法適応の条件となるか検討が必要である。

(戸島雅宏)

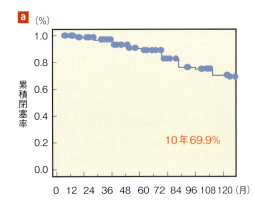
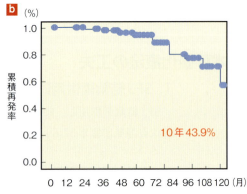

図3 生命表法による累積閉塞率,再発率(GSV)
a:GSV結紮併用本幹硬化療法,10年伏在静脈閉塞率69.9%。
b:GSV結紮併用本幹硬化療法,10年再発率43.9%。

A. 外科的治療／①伏在静脈に対する治療と成績

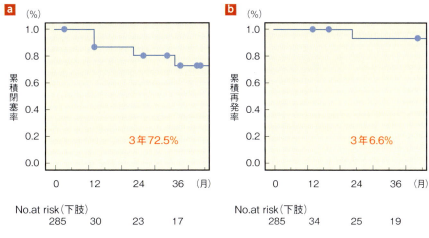

図4 生命表法による累積閉塞率，再発率（SSV）
a：SSV結紮併用本幹硬化療法，3年伏在静脈閉塞率72.5％。
b：SSV結紮併用本幹硬化療法，3年再発率6.6％。

文献

1) 小窪正樹, 野坂哲也, 星野丈二: 下肢静脈瘤に対する局所麻酔と静脈麻酔の併用による日帰り伏在静脈ストリッピング手術. 静脈学10(1): 37-42, 1999.
2) 小窪正樹, 野坂哲也, 佐藤一博: 当院における日帰りストリッピング手術1,197例の検討. 静脈学 14(1): 11-17, 2003.
3) 高橋佳史, 小窪正樹, 野坂哲也: 非造影3DCT-venography（128列MDCT）は下肢静脈瘤に対する第一選択の画像診断法となり得るか？—3DCT-venography 1,348例の経験から—. 静脈学 25(3): 332-339, 2014.
4) 小窪正樹, 野坂哲也, 高橋佳史: 鼠径部再発を抑制すると考えられる新しい高位結紮術—Avulsion TechniqueによるHigh Ligation—. 静脈学 28(1): 11-16, 2017.
5) Masaki K, Tetsuya N, Yoshifumi T: New Method of Flush Saphenofemoral Ligation that is Expected to Inhibit Varicose Vein Recurrence in the Groin: Flush Ligation Using the Avulsion Technique Method. Ann Vasc Dis 11(3): 286–291, 2018.
6) Keith L.M, Smead W.L: Saphenous vein stripping and its complications. Surg. Clinic. North Am 63: 1303-1311, 1983.
7) Glass GM: Prevention of recurrent saphenofemoral incompetence after surgery for varicose veins. Br J Surg 76: 1210, 1999.
8) Fischer R, Linde N, Duff C, et al: Late recurrent saphenofemoral junction reflux after ligation and stripping of the greater saphenous vein. J Vasc Surg 34: 236-240, 2001.
9) El Wajeh Y, Giannoukas AD, Gulliford CJ, et al: Saphenofemoral venous channels associated with recurrent varicose veins are not neovascular. Eur J Vasc Endovasc Surg 28: 590-594, 2004.
10) Perrin MR, Labropoulos N, Leon LR: Presentation of the patient with recurrent varices after surgery(REVAS). J Vasc Surg 43: 327-334, 2006. discussion 334.
11) 草川 均, 小津泰久, 井上健太郎ほか: 大腿部の筋膜下静脈もしくは伏在静脈本幹に逆流源を有する再発性下肢静脈瘤に対する手術症例の検討. 静脈学27(3): 323-330, 2016.
12) Kupinski AM, Evans SM, Khan AM, et al: Ultrasonic characterization of the saphenous vein. Cardiovasc Surg 1: 513-517, 1993.
13) Caggiati A, Mendoza E: Segmental hypoplasia of the great saphenousvein and varicose disease. Eur J Vasc Endovasc Surg 28: 257-261, 2004.
14) Van Den Bos RR, Neumann M, De Roos KP, et al: Endovenous laser ablation-induced complications: review of the literature and new cases. Dermatol Surg 35: 1206-1214, 2009.
15) Puglisi B, Tacconi A, San Filippo F : L'Application du Laser Nd: YAG daus le Traitement du syndrome variqueux: X Cong. Mond. UIP Strasbourg, Phlebologié, 1989, p839-842.
16) Bone C: Tratamiento endoluminal de las varices con laser de Diodo. Estudio preliminar. Rev Patol Vasc V: 35-46, 1999.
17) Navarro L, Min RJ, Boné C. Endovenous laser: a new minimally invasive method of treatment for varicose veins-- preliminary observations using an 810 nm diode laser. Dermatol Surg 27: 117-122, 2001.
18) 小田勝志, 松本康久, 前田博教, ほか: EVLT(Endo Venous Laser Treatment)半導体レーザーを用いた下肢静脈瘤に対する新しい手術の経験. 脈管学 42: 723, 2002.
19) 粟津邦男: 第2章 赤外レーザーと生体の相互作用. 赤外レーザー医工学(粟津邦男著). 大阪大学出版会, 大阪, 2008, p27-51.
20) Roggan A, Friebel M, Do Rschel K, et al: Optical properties of circulating human blood in the wavelength range 400-2500 nm. J Biomed Opt 4: 36-46, 1999.
21) Almeida J, Mackay E, Javier J, et al: Saphenous laser ablation at 1470 nm targets the vein wall, not blood. Vasc Endovascular Surg 43: 467-472, 2009.
22) Proebstle TM, Sandhofer M, Kargl A, et al: Thermal damage of the inner vein wall during endovenous

laser treatment: key role of energy absorption by intravascular blood. Dermatol Surg 28: 596-600, 2002.

23)Disselhoff BC, Rem AI, Verdaasdonk RM, et al: Endovenous laser ablation: an experimental study on the mechanism of action. Phlebology 23: 69-76, 2008.

24)Vuylsteke M, Dorpe JV, Roelens J, et al: Endovenous laser treatment: a morphological study in an animal model. Phlebology 24: 166–175, 2009.

25)Collins JR: Change in the infra-red absorption spectrum of water with temperature. Phys Rev 26: 771, 1925.

26)Mendes-Pinto D, Bastianetto P, Cavalcanti Braga Lyra L, et al: Endovenous laser ablation of the great saphenous vein comparing 1920-nm and 1470-nm diode laser. Int Angiol 35: 599-604, 2016.

27)Hirokawa M, Kurihara N: Comparison of bare-tip and radial fiber in endovenous laser ablation with 1470 nm diode laser. Ann Vasc Dis 7: 239-245, 2014.

28)Doganci S, Demirkilic U: Comparison of 980 nm laser and bare-tip fibre with 1470 nm laser and radial fibre in the treatment of great saphenous vein varicosities: a prospective randomised clinical trial. Eur J Vasc Endovasc Surg 40: 254-259, 2010.

29)Yamamoto T, Sakata M: Influence of fibers and wavelengths on the mechanism of action of endovenous laser ablation. J Vasc Surg Venous Lymphat Disord 2: 61-69, 2014.

30)Khilnani NM, Grassi CJ, Kundu S, et al: Multi-society consensus quality improvement guidelines for the treatment of lower-extremity superficial venous insufficiency with endovenous thermal ablation from the Society of Interventional Radiology, Cardiovascular Interventional Radiological Society of Europe, American College of Phlebology and Canadian Interventional Radiology Association. J Vasc Interv Radiol 21: 14-31, 2010.

31)Gloviczki P, Comerota AJ, Dalsing MC, et al: The care of patients with varicose veins and associated chronic venous diseases: clinical practice guidelines of the Society for Vascular Surgery and the American Venous Forum. J Vasc Surg 53(5 Suppl): 2S-48S, 2011.

32)Pavlović MD, Schuller-Petrović S, Pichot O, et al: Guidelines of the first international consensus conference on endovenous thermal ablation for varicose vein disease - ETAV Consensus Meeting 2012. Phlebology 30: 257-273, 2015.

33)Liem TK, Deloughery TG: First episode and recurrent venous thromboembolism: who is identifiably at risk? Semin Vasc Surg 21: 132-138, 2008.

34)Stewart JH, Cole GW, Klein JA: Neutralized lidocaine with epinephrine for local anesthesia. J Dermatol Surg Oncol 15: 1081-1083, 1989.

35)Timperman PE, Sichlau M, Ryu RK: Greater energy delivery improves treatment success of endovenous laser treatment of incompetent saphenous veins. J Vasc Interv Radiol 15: 1061-1063, 2004.

36)Lekich C, Hannah P: Retained laser fibre: insights and management. Phlebogogy 29: 318-324, 2014.

37)Ostler AE, Holdstock JM, Harrison CC, et al: Arterial false aneurysm in the groin following endovenous laser ablation. Phlebology 30: 220-222, 2015.

38)Aftab SA, Sng KW, Tay KH: Necrotizing Fasciitis

following endovenous laser treatment and stab avulsions of lower-limb varicose veins. J Vasc Interv Radiol 23: 1103-1106, 2012.

39)Dunst KM, Huemer GM, Wayand W, et al: Diffuse phlegmonous phlebitis after endovenous laser treatment of the greater saphenous vein. J Vasc Surg 43: 1056-1058, 2006.

40)中島正彌, 小林昌義: 両下肢静脈瘤に対するレーザー焼灼術後に突然の意識消失, 呼吸困難を来し不幸な転帰をもたらした1例. 静脈学 27：27-31, 2016.

41)Kabnick LS, Berland T: Heat induced thrombosis of the femoral vein after endovenous ablation for the great saphenous vein: clinical relevance? In: Wittens C, ed. Best Practice in Venous Procedures. Edizioni Minerva Medica, Turin, Itary, 2010, p111-116.

42)広川雅之：話題のキーワード解説 Endovenous heat-induced thrombus (EHIT). Int Revi Thromb 8: 322-324, 2013.

43)Healy DA, Kimura S, Power D. et al: A systematic review and meta-analysis of thrombotic events following endovenous thermal ablation of the great saphenous vein. Eur J Vasc Endovasc Surg 56: 410-424, 2018.

44)Mo M, Nemoto H, Ogawa T, et al: Venous Thromboembolic Complication After Endovenous Thermal Ablation for Varicose Veins and Role of Duplex Scan: Reports From Japanese Endovenous Ablation Committee for Varicose Veins. Int Angiol 34(Suppl 1): 69S, 2015.

45)Mundy L, Merlin TL, Fitridge RA, et al: Systematic review of endovenous laser treatment for varicose veins. Br J Surg 92: 1189-1194, 2005.

46)Hirokawa M, Ogawa T, Sugawara H, et al: Comparison of 1470 nm laser and radial 2ring fiber with 980 nm laser and bare-tip fiber in endovenous laser ablation of saphenous varicose veins: a multicenter, prospective, randomized, non-blind study. Ann Vasc Dis 7: 239-245, 2015.

47)Chang C, Chua J: Endovenous laser photocoagulation for varicose veins. Lasers Surg Med 31: 257–262, 2002.

48)De Maeseneer M, Pichot O, Cavezzi A, et al: Duplex ultrasound investigation of the veins of the lower limbs after treatment for varicose veins - UIP consensus document. Eur J Vasc Endovasc Surg 42: 89-102, 2011.

49)Proebstle TM, Moehler T, Herdemann S: Reduced recanalization rates of the great saphenous vein after endovenous laser treatment with increased energy dosing: definition of a threshold for the endovenous fluence equivalent. J Vasc Surg44:834-839, 2006.

50)Merchant RF, DePalma RG, Kabnick LS: Endovascular obliteration of saphenous reflux: a multicenter study. J Vasc Surg 35: 1190-1196, 2002.

51)Kheirelseid EAH, Crowe G, Sehgal R, et al: Systematic review and meta-analysis of randomized controlled trials evaluating long-term outcomes of endovenous management of lower extremity varicose veins. J Vasc Surg Venous Lymphat Disord 6: 256-270, 2018.

52)Disselhoff B, Kinderen DJ, Kelder JC, et al: Five-year results of a randomized clinical trial comparing endovenous laser ablation with cryostripping for great saphenous varicose veins. Br J Surg 98: 1107-1111, 2011.

53)Flessenkamper I, Hartmann M, Hartmann K, et al:

A. 外科的治療／①伏在静脈に対する治療と成績

Endovenous laser ablation with and without high ligation compared to high ligation and stripping for treatment of great saphenous varicose veins: results of a multicentre randomised controlled trial with up to 6 years follow-up. Phlebology 31: 23-33, 2016.

54) Gauw SA, Lawson JA, van Vlijmen-van Keulen CJ, et al: Five-year follow-up of a randomized, controlled trial comparing saphenofemoral ligation and stripping of the great saphenous vein with endovenous laser ablation (980 nm) using local tumescent anesthesia. J Vasc Surg 63: 420-428, 2016.

55) Lawaetz M, Serup J, Lawaetz B, et al: Comparison of endovenous ablation techniques, foam sclerotherapy and surgical stripping for great saphenous varicose veins. Extended 5-year follow-up of a RCT. Int Angiol 36: 281-288, 2017.

56) Rasmussen L, Lawaetz M, Bjoern L, et al: Randomized clinical trial comparing endovenous laser ablation and stripping of the great saphenous vein with clinical and duplex outcome after 5 years. J Vasc Surg 58: 421-426, 2013.

57) Rass K, Frings N, Glowacki P, et al: Same site recurrence is more frequent after endovenous laser ablation compared with high ligation and stripping of the great saphenous vein: 5 year results of a randomized clinical trial (RELACS Study). Eur J Vasc Endovasc Surg 50: 648-656, 2015.

58) van der Velden SK, Biemans AA, De Maeseneer MG, et al: Five-year results of a randomized clinical trial of conventional surgery, endovenous laser ablation and ultrasound-guided foam sclerotherapy in patients with great saphenous varicose veins. Br J Surg 102: 1184-1194, 2015.

59) Boersma D, Kornmann VN, van Eekeren RR, et al: Treatment Modalities for Small Saphenous Vein Insufficiency: Systematic Review and Meta-analysis. J Endovasc Ther 23: 199-211, 2016.

60) Desmyttère J, Grard C, Stalnikiewicz G, et al. Endovenous laser ablation (980 nm) of the small saphenous vein in a series of 147 limbs with a 3-year follow-up. Eur J Vasc Endovasc Surg 39: 99–103, 2010.

61) Myers KA, Jolley D: Outcome of endovenous laser therapy for saphenous reflux and varicose veins: medium-term results assessed by ultrasound surveillance. Eur J Vasc Endovasc Surg 37: 239–245, 2009.

62) Theivacumar NS, Darwood RJ, Gough MJ: Endovenous laser ablation (EVLA) of the anterior accessory great saphenous vein (AAGSV): abolition of sapheno-femoral reflux with preservation of the great saphenous vein. Eur J Vasc Endovasc Surg 37: 477-481, 2009.

63) Cavallini A, Marcer D, Ferrari Ruffino S: Endovenous treatment of incompetent anterior accessory saphenous veins with a 1540 nm diode laser. Int Angiol 34: 243-249, 2015.

64) Chaar CI, Hirsch SA, Cwenar MT, et al. Expanding the role of endovenous laser therapy: results in large diameter saphenous, small saphenous, and anterior accessory veins. Ann Vasc Surg 25: 656-661, 2011.

65) Witte ME, Zeebregts CJ, de Borst GJ, et al: Mechanochemical endovenous ablation of saphenous veins using the ClariVein: A systematic review. Phlebology 32: 649-657, 2017.

66) King JT, O'Byrne M, Vasquez M, et al: Treatment of truncal incompetence and varicose veins with a single administration of a new polidocanol endovenous micro-foam preparation improves symptoms and appearance. Eur J Vasc Endovasc Surg 50: 784–793, 2015.

67) Todd III KL and Wright DI. The VANISH-2 study: a randomized, blinded, multicenter study to evaluate the efficacy and safety of polidocanol endovenous microfoam 0.5% and 1.0% compared with placebo for the treatment of saphenofemoral junction incompetence. Phlebology 29: 608–618, 2014.

68) Star P, Connor DE, Parsi K: Novel developments in foam sclerotherapy: Focus on Varithena® (polidocanol endovenous microfoam) in the management of varicose veins. Phlebology 33: 150-162, 2018.

69) Almeida JI, Javier JJ, Mackay EG, et al: Two-year follow-up of first human use of cyanoacrylate adhesive for treatment of saphenous vein incompetence. Phlebology 30: 397-404, 2015.

70) Proebstle TM, Alm J, Dimitri S, et al: The European multicenter cohort study on cyanoacrylate embolization of refluxing great saphenous veins. J Vasc Surg Venous Lymphat Disord 3: 2-7, 2015.

71) Gibson K, Ferris B: Cyanoacrylate closure of incompetent great, small and accessory saphenous veins without the use of post-procedure compression: Initial outcomes of a post-market evaluation of the VenaSeal System (the WAVES Study). Vascular 25: 149-156, 2017.

72) Chan YC, Law Y, Cheung GC, et al: Predictors of Recanalization for Incompetent Great Saphenous Veins Treated with Cyanoacrylate Glue. J Vasc Interv Radiol 28: 665-671, 2017.

73) Gibson K, Morrison N, Kolluri R, et al: Twenty-four month results from a randomized trial of cyanoacrylate closure versus radiofrequency ablation for the treatment of incompetent great saphenous veins. J Vasc Surg Venous Lymphat Disord 6: 606-613, 2018.

74) Politowski M, Szpak E, Marszalek Z: Varices of the lower extremities treated by electrocoagulation. Surgery 56: 355-360, 1964.

75) Goldman MP, Amiry S: Closure of the greater saphenous vein with endoluminal radiofrequency thermal heating of the vein wall in combination with ambulatory phlebectomy: 50 patients with more than 6-month follow-up. Dermatol Surg 28(1): 29-31, 2002.

76) Manfrini S, Gasbarro V, Danielsson G, et al: Endovenous management of saphenous vein reflux. J. Vasc. Surg 32: 330-342, 2000.

77) 小川智弘, 星野俊一, 緑川博文ほか: 下肢静脈瘤に対する高周波静脈焼却術 (radiofrequency endovenous obliteration) の成績－静脈抜去術との比較. 静脈学 18: 151-156, 2007.

78) Hinchliffe RJ, Ubhi J, Beech A, et al: A prospective randomised controlled trial of VNUS closure versus surgery for the treatment of recurrent long saphenous varicose veins. Eur J Vasc Endovasc Surg 31(2): 212-218, 2006.

79) Lurie F, Creton D, Eklof B, et al: Prospective randomised study of endovenous radiofrequency obliteration (closure) versus ligation and vein stripping (EVOLVeS): two-year follow-up. Eur J Vasc Endovasc Surg 29(1): 67-

73, 2005.

80) Kabnick LS, Ombfellino M, Agis H, et.al: Endovenous heat-induced thrombus (EHIT) following endovenous vein obliteration: to treat or not to treat? A New Thrombotic Classification. Third International Vein Congress. In-office Techniques: 14-16, 2005.

81) Mo M, Nemoto H, Ogawa T, et al: Venous Thromboembolic Complication After Endovenous Thermal Ablation for Varicose Veins and Role of Duplex Scan: Reports From Japanese Endovenous Ablation Committee for Varicose Veins. Int Angiol 34: 69, 2015.

82) Pavlović MD, Schuller-Petrović S, Pichot O, et al: Guidelines of the First International Consensus Conference on Endovenous Thermal Ablation for Varicose Vein Disease-ETAV Consensus Meeting 2012. Phlebology 30: 257-273, 2015.

83) Malgor RD, Gasparis AP, Labropoulos N, et al: Morbidity and mortality after thermal venous ablations. International Angiology 35: 57-61, 2016.

84) Anwar MA, Lane TR, Davies AH, et al: Complications of radiofrequency ablation of varicose veins. Phlebology 27: 34-39, 2012.

85) Ahmad A, Sajjanshetty M, Mandal A, et al: Early arteriovenous fistula after radiofrequency ablation of long saphenous vein. Phlebology 28: 438-440, 2013.

86) Rasmussen LH, Lawaetz M, Bjoern B, et al: Randomized clinical trial comparing endovenous laser ablation, radiofrequency ablation, foam sclerotherapy and surgical stripping for great saphenous varicose veins. Br. J. Surg 98: 1079-1087, 2011.

87) Kianifard B, Holdstock JM, Whiteley MS, et al: Radiofrequency ablation (VNUS closure) does not cause neo-vascularisation at the groin at one year. Surgeon 4: 71-74, 2006.

88) Proebstle TM, Alm J, Göckeritz O, et al: Three-year European follow-up of endovenous radiofrequency-powered segmental thermal ablation of the great saphenous vein with or without treatment of calf varicosities. J Vasc Surg 54(1): 146-152, 2011.

89) Proebstle TM, Alm BJ, Göckeritz O: Five-year results from the prospective European multicentre cohort study on radiofrequency segmental thermal ablation for incompetent great saphenous veins. Br J Surg 102(3): 212-218, 2015.

90) 小畑貴司, 野口康久, 飛田研二ほか: 下肢伏在静脈瘤に対するradiofrequency obliteration 治療症例の短期成績―Air plethysmography による効果判定―. 静脈学 16: 251-257, 2005.

91) 白石恭史: 大伏在型静脈瘤に対するVNUS® Closure FAST™ による高周波焼灼術の中期治療成績. 静脈学 25(3): 13-25, 2014.

92) 杉山 悟, 宮出喜生, 因来泰彦: ラジオ波を用いた下肢静脈瘤に対する血管内治療の短期成績. 静脈学 25(3): 291-296, 2014.

93) 坂田雅宏, 井上亨三, 顔 邦男ほか: 一次性下肢静脈瘤外来患者の臨床的特徴-神戸労災病院の外来患者1,497人1,914肢の検討. 静脈学15: 51-57, 2004.

94) 坂田雅宏: 下肢静脈 表在3 US. Vascular Lab 増刊 血管新患の診断とモダリティー, 2008, p.206-212.

95) 坂田雅宏, 松本 倫, 井上亨三ほか: Duplex scan検査からみた下肢静脈瘤の病態. 静脈学 14: 269-274, 2003.

96) 坂田雅宏, 井上亨三, 野原秀晃ほか: 下腿潰瘍を伴う下肢静脈瘤を結紮と硬化療法により治癒せしめた2例. 静脈学 8: 287-292, 1997.

97) 坂田雅宏: Duple-scan oriented venous ligations technique と不全穿通枝の処理. 静脈学13: 285-290, 2002.

98) 坂田雅宏, 脇田 昇, 松本 倫ほか: 下肢静脈瘤結紮術後の重篤な急性肺塞栓症の1例. 静脈学 14: 297-301, 2003.

99) 力丸裕人: 下肢静脈瘤術後の伏在静脈断端血栓についての検討. 脈管学10: 105-109, 2015.

100) Desnos CH, Desnos P, Wollmann JC, et al: Evaluation of the efficacy of polidocanol in the foam of foam compared with liquid foam in sclerotherapy of the great saphenous vein: initial results. Dermatol Surg 29: 1170-1175, 2003.

101) Yamaki T, Nozaki M, Iwasaki S: Comparative study of duplex-guided foam sclerotherapy and duplex-guided liquid sclerotherapy for the treatment of superficial venous insufficiency. Dermatol Surg 30: 718-722, 2004.

102) 戸島雅宏, 波房論補, 牧野聡美: 下肢静脈瘤に対する高位結紮術併用硬化療法の術式変遷と長期成績. 静脈学27: 377-384, 2016.

103) Cabrera J, Cabrera Jr J, Garcia-Olmedo MA: Treatment of varicose long saphenous veins with sclerosant in modern form.: long-term outcomes. Phlebology 15: 19-23, 2000.

104) Breu FX, Guggenbichler S, Wollmann JC: 2nd European consensus meeting on foam sclerotherapy 2006, Tegernsee, Germany. Vasa 37: Suppl 71: 1-29, 2008.

105) Myers KA, Jolley D, Clough A, et al: Outcome of ultrasound-guided sclerotherapy for varicose veins: medium-term results assessed by ultrasound surveillance. Eur J Vasc Endovasc Surg 33: 116-121, 2007.

106) Rabe E, Breu FX, Cavezzi A, et al: European guidelines for sclerotherapy in chronic venous disorders. Phlebology 29: 338-354, 2014.

107) Venermo M, Saarinen J, Eskelinen E, et al: Randomized clinical trial comparing surgery, endovenous laser ablation and ultrasound-guided foam sclerotherapy for the treatment of great saphenous varicose veins. Br J Surg 103: 1438-1444, 2016.

108) Shadid N, Ceulen R, Nelemans P, et al: Randomized clinical trial of ultrasound-guided foam sclerotherapy versus surgery for the incompetent great saphenous vein. Br J Surg 99: 1062-1070, 2012.

109) Rasmussen L, Lawaetz M, Serup J, et al: Randomized clinical trial comparing laser ablation, radiofrequency ablation, foam sclerotherapy, and surgical stripping for great saphenous varicose veins with 3-year follow-up. J Vasc Surg Venous Lymphat Disord 1: 349-356, 2013.

110) Tessari L, Cavezzi A, Frullini A: Preliminary experience with a new sclerosing foam in the treatment of varicose veins. Dermatol Surg 27: 58-60, 2001.

111) Smith PC: Chronic venous disease treated by ultrasound guided foam sclerotherapy. Eur J Vasc Endovasc Surg 32: 577-583, 2006.

112) Gillet JL, Guedes JM, GuexJJ, et al: Side-effect and complications of foam sclerotherapy of the great and small saphenous veins: a controlled multicenter prospective study including 1025 patients. Phlebology 24: 131-138, 2009.

113) Kukarni SR, Messenger DE, Slim FJA, et al: The incidence and characterization of deep vein thrombosis

following ultrasound-guided foam sclerotherapy in 1000 legs with superficial venous reflux. J Vasc Surg Venous and Lym Dis 1: 231-238, 2013.

114) Forlce MV, Grouden M, Moore DJ, et al: Stroke after varicose vein foam injection sclerotherapy. J Vasc Surg 43: 162-164, 2006.

115) Bush RG, Derrick M, Manjoney D: Major neurological events following foam sclerotherapy. Phlebology 23: 189-192, 2008.

116) Hill D, Hamilton R, Fung T: Assessment of techniques to reduce sclerosant foam migration during ultrasound-guided sclerotherapy of the great saphenous vein. J Vasc Surg 48: 934-939, 2008.

117) Ceulen RPM, Sommer A : Microembolism during foam sclerotherapy of varicose veins. N Engl J Med 358: 1525-1526, 2008.

118) Hesse G, Breu FX, Kuschmann A, et al: Sclerotherapy using air-or CO_2-O_2 foam.Phlebologie 41: 77-88, 2012.

119) Guex JJ, Allaert FA, Gillet JL, et al: Immediate and midterm complications of sclerothrapy: report of a prospective multicenter registry of 12,173 sclerotherapy scssions. Dermatol Surg 31: 123-128, 2005.

120) Jia X, Mowatt G, Burr JM, et al: Systematic review of foam sclerotherapy for varicose veins. Br J Surg 94: 925-936, 2007.

121) Gillet JL: Foam sclerotherapy of saphenous veins-results and side effects. Reviews in Vascular Medicine 1: 24-29, 2013.

122) Morrison N, Neuhardt DL, Rogers CR, et al: Comparison of side effects using air and carbon dioxide foam for endovascular chemical ablation. J Vasc Surg 47: 830-836, 2008.

123) Redondo P, Cabrera J: Microfoam sclerotherapy. Semin Cutan Med Surg 24: 175-183, 2005.

124) Kheirelseid EAH, Crowe G, Sehgal R, et al: Systematic review and meta –analysis of randomized controlled trials evaluating long-term outcomes of endovenous management of lower extremity varicose veins. J Vasc Surg: Venous and Lym Dis 6: 256-270, 2018.

125) van der Velden SK, Biemans AAM, De Maeseneer MGR, et al: Five-year results of a randomized clinical trial of conventional surgery, endovenous laser ablation and ultrasound-guided foam sclerothrapy in patients with great saphenous varicose veins. Br J Surg 102: 1184-1194, 2015.

126) Chen CH, Chiu CS, Yang CH: Ultrasound-guided foam sclerotherapy for treating incompetent great saphenous veins–results of 5 years of analysis and morphologic evolvement study. Dermatol Surg 38: 851, 2012.

127) Smith PC, Browne A: Prospective five-year study of ultrasound-guided foam sclerotherapy in the treatment of great saphenous vein reflux. Phlebology 24: 183-188, 2009.

128) Boersma D, Kornmann VNN, van Eekere RRJP, et al: Treatment modalities for small saphenous vein insufficiency: systematic review and meta-analysis. J Endovasc Therapy 23: 199-211, 2016.

129) Kalodiki E, Lattimer CR, Azzam M ,et al: Long-term results of a randomized controlled trial on ultrasound-guided foam sclerotherapy combined with saphenofemoral ligation vs standard surgery for varicose veins. J Vasc Surg 55: 451-457, 2012.

130) Belcaro G, Cesarone MR, Di Renzo A, et al: Foam-sclerotherapy, surgery, sclerotherapy, and combined treatment for varicose veins: A 10-year, prospective, randomized, controlled, trial (VEDICO trial). Angiology 54: 307-315, 2003.

131) 戸島雅宏: 高位結紮術併用本幹フォーム硬化療法. 静脈学 26: 256-264, 2015.

132) Disselhoff BCVM, der Kinderen DJ, Kelder JC, et al: Five-year results of a randomized clinical trial of endovenous laser ablation of the great saphenous vcin with and without ligation of the saphenofemoral junction. Eur J Vasc Endovasc Surg 41: 685-690, 2011.

133) Flessenkamper I, Hartmann M, Hartmann K, et al: Endovenous laser ablation with and without high ligation compared to high ligation and stripping for treatment of great saphenous varicose veins: results of a muticentre randomised controlled trial with up to 6 years follow-up. Phlebology 31: 23-33, 2016.

134) Toniolo J, Chiang N, Munteanu D, et al: Vein diameter is a predictive factor for recanalization in treatment with ultrasound-guided sclerotherapy. J Vasc Surg Venous and Lym Dis 6: 707-716, 2018.

135) Gerard JL: Small saphenous vein interventional treatment. Phlebolymphology 24: 119-129, 2017.

VI 下肢静脈瘤の病態と治療／2. 一次性下肢静脈瘤の治療

A. 外科的治療
②不全穿通枝に対する治療と成績（二次性のものも含む）

ⅰ）直接結紮切離

適応

不全穿通枝（incompetent perforating vein：IPV）に対する治療は，2011年にSociety for Vascular Surgery（SVS）/American Venous Forum（AVF）から公表された下肢静脈瘤，慢性静脈疾患ガイドライン[1]によれば，CEAP class C2例ではGrade 1（strong recommendation），Level B（moderate quality）で勧められないとされている。皮膚病変部に皮膚切開を置くことは避けるべきであるため，皮膚病変部になく，かつ皮膚病変の原因となっているIPVが直接結紮切離の対象ということになる。ただし皮膚病変がない場合でも，明らかに伏在静脈系に起因しない静脈瘤の原因逆流静脈となっている場合には対象となることがある。わが国ではこの手技について，保険点数の具体的な記載はない。

IPVの診断についての問題点

IPVに関する治療の初めの項なので，IPVの診断とその問題点について記載する。SVS/AVFのガイドライン[1]では，病的な穿通枝の定義として，C5，C6症例の下肢潰瘍部にあり，立位でのミルキングによる逆流負荷試験で500ms以上の逆流があり，かつ3.5mm以上の径のもの，ということがGrade 2（weak recommendation），Level B（moderate quality）として記載されている。しかし，径の太さに関しては，外国人のデータをそのまま日本人にあてはめることは不可能であり，また負荷試験の方法については，正しく穿通枝逆流の負荷になっているのかは疑問であり，逆流時間の決め方についても根拠がまったくない[2]。逆流負荷テストを工夫している施設もみられる[2~4]が，絶対的な方法がいまだ示されていないというのが現状である。

治療の実際

直接結紮切離の手技やその成績について議論される機会は少ないが，筋膜のレベルで正確に行うことは意外と難しく[3,4]，筋膜外にstumpを残してしまうと，図1のよう

A. 外科的治療／②不全穿通枝に対する治療と成績（二次性のものも含む）

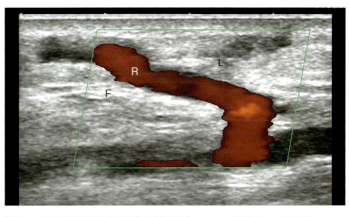

図1 IPV直接結紮切離後の筋膜外stump側枝からの再発
F：筋膜，L：前回結紮切離したIPV剥離の痕跡，R：側枝再発

にそこにつながる側枝を介した再発を早期にきたすことがあるので注意が必要である。

早期再発を回避するためには，

(1) 術前準備として，術者自身が静脈エコーを行い，不全穿通枝の筋膜穿通部の位置，付近の分枝の状況，つながる筋膜外，筋膜下の走行や状況（瘤状変化や径）をしっかりと把握のうえ，必要なマーキングを行う（図2）。麻酔は，局所麻酔に加え，下腿内側のIPVに対しては伏在神経ブロック[5]を併用すると非常に効果的である。

(2) 手術では，マーキングに基づき，まず必要最小限の皮膚切開（1cm以下で十分）にてIPVをまず筋膜上で同定剥離し切離（図3），術前静脈エコーでの筋膜外の所見を参考にさらに中枢側へ剥離を進めて筋膜外の側枝を処理し（図4），筋膜レベルに達したらそこでさらに結紮切離する（図5）。IPVの剥離がしっかりできていると，筋膜が同定しにくい場合は知らない間に筋膜下に入っていることもあるので，術前エコーでの筋膜下走行の把握が参考になる。

(3) 術後は少なくとも1カ月後までは静脈エコーで切離部のフォローアップを行う。筋膜下で血流が遮断されていれば，technical successとする（図6）。

図1のような再発はまれであり，自身の経験でも約400本のIPV直接結紮切離のうち2本だけであるが，その原因としては，術前エコーによる検索不足，不正確な手術手技の2点がある。炎症が強い場所では，剥離が不十分になって手術手技が不正確になりやすい。また術後にエコーによるフォローアップがなされず，再発が放置されてしまうケースもあるので注意が必要である。

（草川　均）

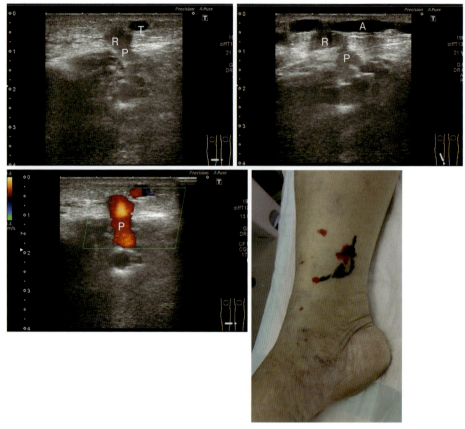

図2 術前静脈エコーとマーキング
筋膜穿通部とそれに連なる筋膜下, 筋膜外の走行や状況, 筋膜外の側枝, 分枝について把握しておく。本症例では, IPV (P) は, 筋膜下は尾側斜めから2本が合流してほぼ垂直に筋膜を穿通し, 肥厚した筋膜の外に瘤状変化 (R) と尾側内側への側枝 (T) があり, その末梢は皮下浅層の後方弓状静脈 (A) に連結している。マーキングの×はIPVの筋膜穿通部, それ以外は筋膜外の走行を示している。

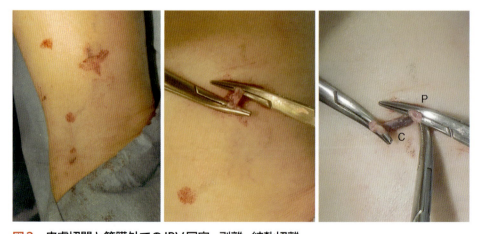

図3 皮膚切開と筋膜外でのIPV同定, 剥離, 結紮切離
マーキングがきちんとできていれば, 皮膚切開は1cm未満で十分である。C:中枢側, P:末梢側。

A. 外科的治療／②不全穿通枝に対する治療と成績（二次性のものも含む）

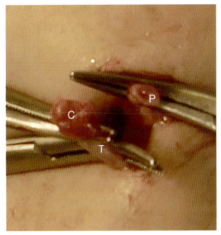

図4 中枢側への剥離と筋膜外の側枝の処理

C：中枢側，P：末梢側，T：側枝。

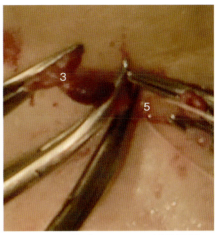

図5 IPVの筋膜レベルでの結紮切離

筋膜は癒着のため明確ではないが，筋膜外の瘤は同定され，奥の走行が下方へ向かっており，術前静脈エコーの所見と照合して筋膜レベルを越えたものと判断して結紮した。この結紮部位（5）は，図3で切離した部位（3）より15mm中枢であった。

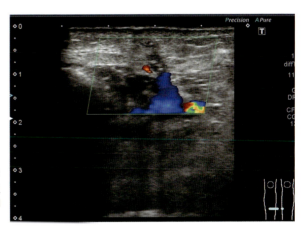

図6 術後静脈エコー

術後，手術部を必ず静脈エコーで観察する。このように，筋膜下で血流が遮断できていれば，technical successと判断する。

ii）Linton手術

　下肢から心臓への静脈還流では重力に逆らって血液が運ばれる必要があり，一番大きな駆動力として下腿筋ポンプが働く。この筋ポンプ機能によって中枢側に押し上げられた血液の逆流を防ぐのは主に静脈弁である。下肢静脈には深部静脈，表在静脈，この両者をつなぐ穿通枝静脈の三系統があり，この3つの静脈系は互いに連動しており，1つの静脈系に弁不全が生じても静脈還流は阻害され，最終的には下肢，特に下腿の慢性的なうっ血状態に陥る。この状況を下肢の慢性静脈不全症と称し，この病的状態が長

Ⅵ　下肢静脈瘤の病態と治療／2. 一次性下肢静脈瘤の治療

表1　静脈うっ滞性潰瘍（C6）病変の特徴

（1）好発部位は下腿末梢側で，最も多いのは内果近傍である
（2）潰瘍周囲に皮膚硬結と色素沈着を伴う
（3）潰瘍の深さは筋膜より浅い
（4）潰瘍部の痛みは動脈性潰瘍に比較し軽微である

期化すると，下腿のうっ滞性皮膚炎・潰瘍を生じる[6]。

　静脈うっ滞性潰瘍は**表1**に示すように通常，立位で静水圧のかかる下腿，特に遠位の足関節近傍に好発し，周囲に色素沈着を伴っている。末梢動脈病変に伴う動脈性潰瘍が比較的容易に骨に達するような深い潰瘍を形成するのに対し，慢性静脈不全症の最終像は下腿脂肪硬化性皮膚炎（CEAP分類Clinical Class 4b：以下C4b）や下腿難治性潰瘍（CEAP分類Clinical Class 6：以下C6）として知られており，その特徴は筋膜より浅い皮下脂肪層・真皮の炎症であり，筋膜下層にはうっ血に伴う炎症は波及していないことであり，動脈性潰瘍に比し一般的に疼痛は軽微である。また，いったん潰瘍が生じても，努めて患肢挙上を維持し，かつ潰瘍部を圧迫することにより静脈高血圧の改善を図ると炎症の消退が得られるが，逆にこれらの特徴が潰瘍長期化の一因ともなりうる。

　この下腿に多い脂肪硬化性皮膚炎や下腿難治性潰瘍（以下C4b～C6）病変直下に存在する弁不全を生じたIPVを遮断する術式として1930年代に考案されたのがLinton手術で，このIPVを内視鏡下に処理する術式として考案されたのが内視鏡下筋膜下不全穿通枝切離術（subfascial endoscopic perforator surgery：SEPS）である。さらに，近年の血管内焼灼術の普及に伴いIPV処理をレーザー波やラジオ波を用いて焼灼する術式として考案されたのがpercutaneous ablation of perforators（PAPs）もしくはtrans luminal occulusion of perforator（TRLOP）と称される術式である。各々前者の弱点を補う目的に考案されてきた経緯があり，まずLinton手術を紹介する。

　1938年にLintonにより報告された術式で，直達式筋膜下不全穿通枝切離術とよばれる[7]。Linton手術は通常静脈うっ滞性皮膚病変は，筋膜下層にはうっ血に伴う炎症は波及していないため，筋膜下層で不全穿通枝を同定剥離・切離することが容易であるというコンセプトに基づいて考案された術式である。**図1**に示したように，実際の術式においては下腿内側に縦の皮膚切開を加え，さらに腓腹筋筋膜も縦に切開し，筋膜下層で穿通枝を剥離・切離する。この術式は下腿の不全穿通枝がうっ滞性皮膚炎・潰瘍病変近傍の皮下に存在することからきわめて理に適った術式であり，実際に腓腹筋筋膜下層へは炎症が波及しておらず，IPVの剥離・結紮・切離は比較的容易に施行できる。しかし，感染を生じている危険性を伴ううっ滞性皮膚炎部に直接外科侵襲を加える術式であるため，縫合閉鎖した皮膚切開創は創傷治癒遅延のため創縁壊死，創哆開や新たな潰瘍形成，さらに筋膜下層への炎症や感染の拡大などの重篤な合併症がみられた。

　この対策として，皮膚切開をうっ滞性皮膚炎の軽度な後方や外側に移動したり，大きな皮膚切開を避けて術前エコー検査でマーキングしたIPV直上に選択的な小切開を置

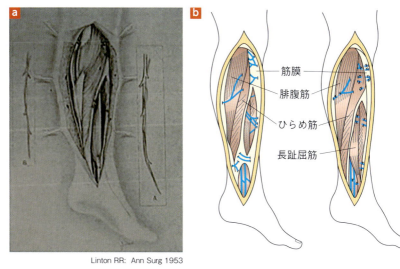

図1　直達式筋膜下不全穿通枝切離術（Linton手術）
a：Lintonが1953年にAnals of Surgeryに投稿した文献の図。
b：Lintonの投稿した図をイラストで解説したもの。
下腿内側の皮膚および皮下脂肪を縦に切開し，さらに腓腹筋筋膜も切開し，筋膜下層で筋膜を貫く穿通枝静脈を剥離同定し（b左），さらにこれを結紮切離したところである（b右）。

くなどのさまざまな術式改良が試みられたが，いずれも皮膚合併症や感染拡大の根本的解決策にならず，本術式はわが国で保険診療の認可を受けることなく，欧米でも廃れていった。その結果としてC4b〜C6病変に対しては，圧迫療法以外には有効な治療法がない状況が長らく続いたが[8]，1990年代に普及した内視鏡手術を応用することが，このLinton手術の問題点の根本的解決策となった。

（春田直樹）

ⅲ）SEPS

● SEPSのコンセプトと歴史

　SEPSの基本コンセプトも，Linton手術同様に，炎症の波及していない筋膜下層でIPVを切離することであるが，大きな違いは内視鏡システムを応用することで，正常皮膚部よりのアクセスで，C4b〜C6病変部皮膚に直接外科侵襲を加えることなくIPVを清潔野で切離できることである。この結果，Linton手術で問題となった創哆開，新たな潰瘍形成や炎症・感染の拡大などの問題を解決できた。当初SEPSは専用に開発された手術器機を用い，1カ所の皮膚切開創より挿入して行われたため，1ポート式SEPS（one-port system SEPS：OPS-SEPS）と呼称される（図1）。図1は1986年，Hauerが内視鏡下に筋膜下穿通枝切離術（ESDP）として報告したドイツのRichard Wolf社製

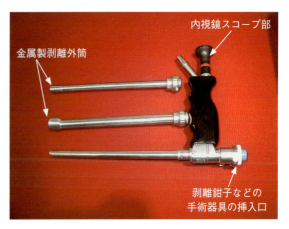

図1 one-port system SEPS用手術器具（ドイツRichard Wolf社製ESDP 870）

上2つの筒が金属製の剥離外筒である。この外筒の内腔にハンドル付き内視鏡システムを挿入する。
まず直径20 mmの外套先端で筋膜下腔の鈍的剥離を施行してworking spaceを確保する。その後直径15 mmの外套（operating tube）内腔に直径1鏡と直径5 mmまでの剥離用鉗子を挿入してIPV剥離，切離を行う。

の1ポート式SEPS器機のESDP 870である。ESDPと呼称されているのは，この機器が発売された1980年代に内視鏡下筋膜下不全穿通枝切離術が，欧米ではendoscopic subfascial dissection of perforators（ESDP）もしくはsubfascial endoscopic perforator surgery（SEPS）とよばれていたからである。One-port system SEPS手術器具は，わが国の光学機器・電子機器メーカーであるオリンパス光学工業（現オリンパス）からもほぼ同様の形式のものが発売されていたが，現在は2機種ともに発売が中止されており，新たな入手は困難である。

これに対し，1994年Conrad, GloviczkiらはSEPS用の特別な手術器具を用いずに，腹腔鏡手術などに用いられる内視鏡システムを用いたSEPS術式を報告した[9〜11]。

● わが国で考案されたSEPSの方法

筆者らの考案したSEPSも，通常の内視鏡下胆嚢摘除術に使用される内視鏡システムのみで実施可能であり（図2），アクセスポートを2カ所より挿入して行うため，2ポート式SEPS（two-port system SEPS：TPS-SEPS）とよばれている[12,13]（図3）。このアクセスポートの筋膜下層への挿入は，まず正常皮膚部に7〜10 mm程度の皮膚切開を加え，この皮膚切開部かららせん螺子を挿入する要領で行い，アクセスポート先端が，筋膜下層へ到達するのを，ポート内に挿入した内視鏡モニター像で確認する。ポート先端が筋膜下層へ到達したら，炭酸ガスによる加圧を開始する（図3）。通常は8〜15 mmHg程度の加圧で十分であり，以後working spaceは挿入した5 mm硬性内視鏡で鈍的に剥離すれば容易に拡張できる。この際，目的とするIPVを含む脈管組織は通常切離されず，腓腹筋と腓腹筋筋膜の間に作製されたworking space内にブリッジングされ同定は容易である。セカンドポートもファーストポートと同じ手技で挿入する。アクセスポートが2本留置できた時点で，助手の操作する内視鏡像をみながら，もう一方のポートより術者は術前エコー検査で下腿皮膚部にマーキングしたIPVの印を参考として同定剥離を行う。筆者はIPV切離に超音波凝固切開装置（ultrasonic coagulation and

A. 外科的治療／②不全穿通枝に対する治療と成績（二次性のものも含む）

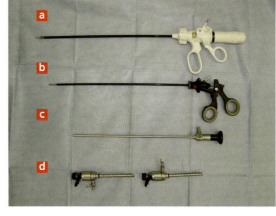

図2 TPS-SEPSに使用している手術器具

a：Ultrasonic coagulation and cutting device, SonoSurg long scissors, caliber 5mm（オリンパスメディカルシステムズ社）。
b：Dissection forceps, caliber 5mm（筆者オリジナル）。この剥離鉗子は従来のメリーランド型剥離鉗子の先端部を細い仕様とし，血管剥離専用にデザインしたものである。
c：Endoscope。telescope 0°HOPKINS Ⅱ, caliber 5mm, length 29cm（カール ストルツ・エンドスコピー・ジャパン社）。筆者は直視型内視鏡を用いることが多いが，30°斜視を用いる施設もあり，術者の好みによる。
d：Access ports。EndoTIP® cannula, caliber 6mm, length 8.5cm（カール ストルツ・エンドスコピー・ジャパン社）。腹腔鏡手術用に開発されたものであり，金属製で加熱滅菌消毒での再使用が可能である。

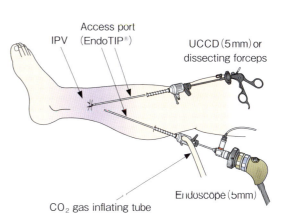

図3 2ポート式内視鏡下筋膜下不全穿通枝切離術（TPS-SEPS：Two-Port System SEPS）

アクセスポートにEndoTIP® cannula（カール ストルツ・エンドスコピー・ジャパン社）を2つ用い，操作腔は8〜15mmHgの炭酸ガス加圧で維持する。5mm硬性内視鏡像をみながら，術前duplex scan検査でマーキングしたIPVを，操作腔内で同定・剥離し，超音波凝固切開装置を用いて切離する。
Abbreviation：UCCD：ultrasonic coagulation and cutting device（超音波凝固切開装置）

cutting device, SonoSurg long scissors, caliber 5mm pistol grip, オリンパスメディカルシステムズ社）を用い，切離と止血を同時に行っているが，vessel sealing system（LigaSure™ Maryland，日本メドトロニック社），ENSEAL®（Ethicon Endo-Surgery, ジョンソン・アンド・ジョンソン社）など，切離と止血が同時にできるものであれば他の内視鏡機器でもIPV切離は可能である。

IPVに動脈が伴走している場合は，筆者らは可能な限り温存しているが，穿通枝動脈切離により灌流域皮膚の虚血壊死や潰瘍治癒遅延などの合併症を経験したことはな

く，動脈成分温存の意義は不明であり，術中出血のおそれがある場合はあえて温存する必要はないと考えている。

アクセスポートに関しては，筆者らは腹腔鏡手術用に考案され，金属製で再使用可能な6mmのエンドチップカニューレ（EndoTIP®，カール ストルツ・エンドスコピー・ジャパン社，図2，4）を頻用しているが，基本的に筋膜下の操作腔の気密性が維持できるアクセスポートであれば他の機器でも使用可能である[14]。エンドチップカニューレの特徴は内視鏡モニター下でアクセス状況を確認しながら腹腔内へ挿入できることで，筆者らはこれを下腿腓腹筋部に使用し，内視鏡モニターでカニューレ先端部が腓腹筋筋膜を貫いた時点で，5mm硬性内視鏡を挿入している。またEndoTIP®を時計方向に回転させることで筋層組織を掻き分けるように挿入され，抜去時は反時計回りに回転させることで，各筋層が可逆的に元通りに戻ることから，組織へのダメージを最小限に抑えることができる利点もある。

最近working spaceの確保が困難な場合に，大腿部でair tourniquet（空気加圧式駆血帯）を加圧し動脈血の流入を遮断すると腓腹筋などの下腿筋肉群が縮小し，内視鏡視野の改善が得られたとの報告があり，やや煩雑で侵襲は大きくなるが，TPS-SEPS手術手技の工夫の1つと考えられる。

なお，手術に先立ちエコー検査でIPVの位置を正確に同定・マーキングすることがSEPS手術の成否を大きく左右する。SEPSに関しては，日本静脈学会関連研究会の内視鏡下静脈疾患治療研究会（JSEPS）が監修した『内視鏡下筋膜下不全穿通枝切離術（SEPS）』（東京法規出版，2016年）が刊行されており，これからSEPS導入を考えている施設では是非ご参照いただきたい（図5）。なおSEPSは2014年4月保険収載されたが，保険診療での実施にはC4b～C6病変に対する治療実績を報告して施設認定を受ける必要があり，2019年8月時点で，JSEPS会員を中心に全国で20施設が認可されている。

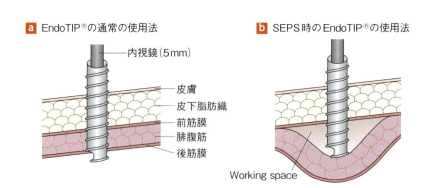

図4　TPS-SEPS時のEndoTIP®挿入イメージ
通常はⓐのように皮膚・皮下組織・前筋膜・筋肉・後筋膜・腹膜を貫通させて腹腔内に挿入するが，TPS-SEPS（ⓑ）では皮膚・皮下組織・前筋膜を貫いたところで内視鏡を挿入し，腓腹筋前筋膜下層にworking spaceを作製する。

A. 外科的治療／②不全穿通枝に対する治療と成績（二次性のものも含む）

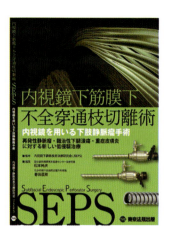

図5 『内視鏡下筋膜下不全穿通枝切離術（SEPS）』（内視鏡下静脈疾患治療研究会監修，松本純夫・春田直樹編，東京法規出版，2016年1月発行）

内視鏡下静脈疾患治療研究会（JSEPS）が監修したSEPSに関する書籍であり，慢性下肢静脈不全症の病態生理と各種診断法の解説，SEPS術式紹介や症例提示，さらにJSEPSが集計した臨床成績などに関して，JSEPSメンバーが分担執筆している。
（東京法規出版より許諾を得て転載）

● IPVに対する治療の臨床的意義について

　静脈うっ滞性潰瘍に対して，SEPSを含む外科手術のみで潰瘍治癒が得られ，その後の圧迫療法を含む後療法が不要となるのが，患者にとって一番理想的である。しかし，表在静脈・穿通枝静脈の逆流を治療しても，うっ滞性皮膚炎の鎮静化には圧迫療法が必要であるのが現実である。これは，静脈うっ滞性皮膚炎に対して外科治療が無効であるという意味ではなく，下腿の慢性的静脈高血圧を外科的に改善できるところは行い，足りないところは圧迫療法で補うことにより，より軽い圧迫療法で長期に患肢の消炎を得られるという意味である。しかし，欧米において静脈うっ滞性潰瘍に対するIPV処理の有効性は現時点では一致した見解はなく，American Venous Forumのガイドラインでも表在静脈処理とSEPSの併用はgrade of recommendationでsuggestに留まっている。しかしHanrahanらは潰瘍例の63％にIPVを認めたと報告し[15]，またストリッピング術後のIPV残存が下肢静脈機能検査である空気圧脈波検査における静脈逆流量（venous filling index）を有意に高値にさせるという報告もある[16]。明らかに潰瘍形成にIPVが関与していると考えらる症例に対しては積極的にIPV処理を行うべきである。

● SEPSの限界と対策

　SEPSは腓腹筋筋膜下でIPVを処理する術式であるから，同部に存在するCockett穿通枝，Boyd穿通枝に対しては，確実に処理できるが，下腿外側の前方筋コンパートメントや側方筋コンパートメントなど解剖学的に狭い筋肉コンパートメントに存在する穿通枝に対してはtwo-port system SEPSは施行困難であり，one-port system SEPSであってもやはり術野の確保が難しい（図6）。同様の理由で足関節より末梢の踵部に存在するIPVや中足骨間より足背部につながる穿通枝処理は困難である（図7）。また，内果後方に存在するIPVはSEPSで処理可能であるが，この部位のIPVには脛骨神経から分かれる足底神経が伴走することが多く，IPV処理に伴い足底部の知覚神経障害をき

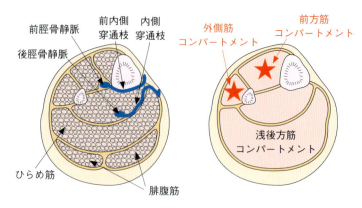

図6　SEPSの限界(1)
通常SEPSは浅後方筋コンパートメントにあるCockett穿通枝，Boyd穿通枝に対しては，確実に処理できるが，★で示した下腿外側の前方筋コンパートメントや側方筋コンパートメントなど解剖学的に狭い筋肉コンパートメントに存在する穿通枝に対してはtwo-port system SEPSは施行困難であり，one-port system SEPSであってもやはり術野の確保が難しい。

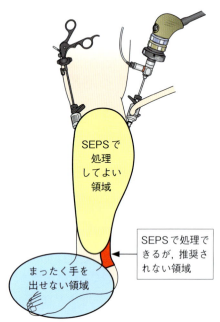

図7　SEPSの限界(2)
足関節より末梢の踵部に存在するIPVや中足骨間より足背部につながるIPVも，解剖学的に十分なworking space確保はできず，SEPSでのIPV処理は困難である。内果後方に存在するIPVは処理可能であるが，この部位のIPVには脛骨神経から分かれる足底神経が伴走することが多く，IPV処理に伴い足底部の知覚神経障害をきたす可能性があり，この部でのIPV切離は避けたほうがよい。

たす可能性がある。このためこれらの部位にあるIPVに対しては硬化療法を第一選択としているが，現状の硬化療法でIPVを確実に閉塞させることは困難であり，DVTの危険性を伴う。実際にIPV閉塞率では確実なIPV閉塞が得られる成績は報告されていない[17]。

　C4b〜C6病変部皮下に存在する表在静脈や穿通枝静脈弁不全を確実に遮断できれば，局所のうっ血は改善し潰瘍治癒が得られるはずであるが，実際には初期潰瘍治癒の得られない症例がある。これらの症例にみられる特徴をまとめた[18]結果，DVTに伴う深部静脈系のうっ血，微小動脈血栓性病変を合併する症例，不可逆的に荒廃した皮膚軟部組織の遺残，下腿筋ポンプ不全などが要因として挙がった。不可逆的に荒廃した皮膚軟部組織の遺残に対しては，形成外科による有茎皮弁や自家植皮術での対応が可能であり，少しずつではあるが難治症例に対する対策も進んでいる。

● SEPSの早期合併症

重篤なものの報告はなく，SEPSの手術時間も15〜45分程度なのでDVTの報告もない。前項に示した機序にて約1%の足底神経障害がみられるが，他にSEPSそのものの侵襲による合併症は，小皮切に伴う一過性の創合併症が約5%にみられる程度である。

● 当院におけるSEPSの治療成績

1998〜2008年に筆者が行ったC6症例101肢での長期フォロー成績では初期潰瘍治癒率は97.0%でこのうち10肢に潰瘍再発し，追加治療で4例治癒し，潰瘍治癒率92.1%であった（図8）。さらに潰瘍治癒と判定された症例の臨床経過を平均4年以上フォローアップした結果，一次潰瘍治癒期間は9.15年，二次潰瘍治癒期間では9.51年であった（図9）。ただし，これらの症例でSEPSのみ施行したのは20肢で，SEPS＋硬化療法が10肢，残りの71肢はSEPSに表在静脈処置も同時に施行したもので，SEPS単独の手術成績とはいえない。

● 多施設研究でのSEPSの中長期成績，不全穿通枝（IPV）治療の今後の課題

多施設での大きいデータでSEPSによるIPV切離後の中長期成績を示した報告は少なく，NA（北アメリカ）SEPSのレジストリー研究[19]，複数の論文をまとめたシステマティックレビュー[20]，JSEPSの後ろ向きコホート研究での報告[18]しかない。前向きランダム化

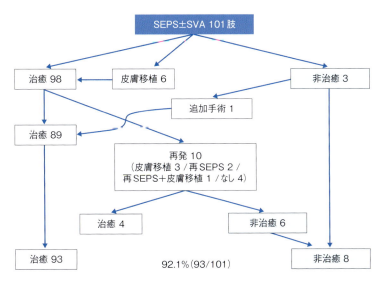

図8 1998〜2008年にTPS-SEPSを行ったC6症例101肢（95症例）の予後

初期潰瘍治癒率は97.0%で，このうち10肢に潰瘍再発し，追加治療で4例治癒し，最終的な潰瘍治癒率は92.1%であった。

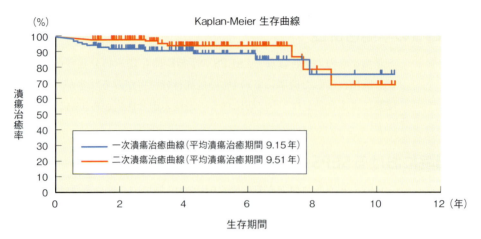

図9 1998〜2008年にTPS-SEPSを行い潰瘍治癒の得られた99肢の潰瘍治癒期間
平均4年以上フォローアップした成績で，一次潰瘍治癒期間は9.15年，二次潰瘍治癒期間では9.51年であった．

表1 SEPS多施設研究データ

文献	年	種類	SEPS肢数	伏在同時	一次潰瘍治癒率	潰瘍再発率	f/u期間
19	1999	レジストリー	148	59.6 %	88%(C6 101肢)	28%(C5 & C6 122肢)	SEPS後平均24.0カ月
20	2004	システマティックレビュー	1,140	67.0 %	88%(C6 524肢)	13%(C5 & C6 798肢)	SEPS後平均21.0カ月
18	2018	レトロスペクティブコホート	1,287	83.8 %	96%(C6 346肢)	12%(C5 & C6 393肢)	治癒後平均46.0カ月

比較研究はオランダ[21,22]やスウェーデン[23]，イギリス[24]で試みられたものの，数が少なく追跡期間も短いため，有効性があるのかないのか明確な結論が示されていない。

有効性を示すためのデータとしては，潰瘍治癒率，潰瘍再発率，VCSSが使用されており，その結果を**表1**に簡潔に整理した。

これらのデータの弱点としては，前向き研究ではないこと，表在静脈の治療を同時に行った症例が多く含まれていたことが指摘されているが，JSEPSの報告ではSEPS単独施行例でも有意に術後のVCSSが改善したことが記されている。

さらに圧迫療法との有効性の重複も指摘されている。うっ滞性潰瘍は圧迫療法で治るからIPVの治療は不必要であるという意見も残っており，患者側と医療者側のコンプライアンスが完璧である圧迫療法であれば，皮膚静脈高血圧症がコントロールされ，良好な潰瘍治癒率のデータが出ることが期待される。しかし，この病態の本当の問題は潰瘍が治癒した後の再発率である。ほとんどの患者はいったん潰瘍が治れば医療者側の目から必然的に離れ，自己判断で圧迫療法を緩めたり，やめているのが現実であ

り，IPVが残っていれば潰瘍再発率は高くなることが予想される。一方で潰瘍が治った後のIPVを有する患者に対する圧迫療法の明確な指針というものは示されていないが，一生圧迫療法を続けるという指針となれば，そのストレスは多くの患者にとって無視できない。

　JSEPSのデータ[18]では，96％という良好な一次潰瘍治癒率だけでなく，治癒後のフォローアップでの再発率が平均46.0カ月で12％という低い値となっている。これに匹敵する潰瘍を長くファローアップした研究は少なく，2007年のESCAR study[25]では，500肢の潰瘍症例のうち，圧迫療法のみの群と圧迫療法と外科治療の併用群での潰瘍治癒率がそれぞれ89％と93％，潰瘍再発率がそれぞれ4年で56％と31％と示され，外科治療の有効性が示されたが，ここにIPVに関する記載はなく，潰瘍再発率はJSEPSのデータと比べるとかなり不良である。また，2015年のオランダのランダム化多施設トライアル[26]では，80肢の潰瘍症例を平均97カ月フォローアップし，ulcer free rateはSEPSを含めた外科治療群で58.9％，圧迫療法のみの群で39.6％，潰瘍再発率は外科治療群で48.9％，圧迫療法のみの群で94.3％というデータが出ている。

　今後のSEPSを含めたIPV治療評価の課題としては，

(1) 表在静脈処理だけを行って圧迫療法をすればIPVの処理は不必要であるということを示すためには，表在静脈の病変がない，もしくは逆流表在静脈の処理がなされたIPVを有する潰瘍症例の圧迫療法で，潰瘍が治癒した後の再発率がJSEPSデータの46カ月で12％に近い値になることを示さなければならない。また，IPVが遺残した症例の潰瘍が治癒した後の圧迫療法の指針を明確に示さなければならない。

(2) IPVの治療の有効性を示すためには，SEPSを含めたIPVの治療単独でのtechnical successの率ならびにsuccess症例での有意な治療効果を示さなければならない。また，今まで示されていないQOLの改善を示さなければならない。

ということになる。

（春田直樹・草川　均）

iv）PAPs

はじめに

　伏在静脈本幹部に対するストリッピング術に代わりレーザー波やラジオ波を用いた血管内焼灼術が普及してきたことと並行して，血管内焼灼術でIPVを処理する術式が経皮的穿通枝焼灼術（PAPs，TRLOP）として報告されつつある[27,28]。実際の術式はIPVにつながる表在静脈を穿刺し，IPVに焼灼カテーテルを挿入して経皮経管的に行う術式（trans luminal）と，経皮的にIPVを串刺しにして焼灼する（transfixting）の2種類あるが（**図1a，b**），筆者の経験ではtransluminalを試みるもIPVへのカテーテル挿入ができず，IPVと表在静脈のつながる部位を焼灼する（transpassing）場合もある（**図1c**）。

海外では細径かつ弾性硬でIPVをtransfixtingに穿刺し焼灼できる形状としPAPs専用に開発されたラジオ波機器や、逆に細径で先端部の可塑性が高く、IPVを選択的に処理できるよう焼灼部の短い血管焼灼カテーテルがすでに使用されている。わが国においても、2018年に相次いで細径のレーザーファイバーが保険収載され、これらを用いれば細径のエラスター針の1回穿刺挿入手技でIPVの処理が可能であり、PAPs手技が容易になった。ただし、これらの細径ファイバーはいずれも表在静脈に対する焼灼術用に認可されたものであり、現時点でIPV処理への使用は保険適用外である。

　図2は以前SEPSでIPV切離時にあらかじめIPVの構成成分を剥離同定した結果であるが、処理したIPV 110本中97本（88.2％）に動脈が伴走していた[29]。これは下腿深部静脈系は膝窩静脈より末梢では1本の動脈と2本の伴走静脈より構成されていることからも予想された結果である。PAPsの際tranpassingにIPVを処理した際は動脈損傷の可能性は低いが、transluminalやtransfixingに処理した際は伴走動脈の損傷による動静脈瘻の発生に注意すべきである。なお、自験例22肢では20肢でtransluminalな焼灼術を選択したが、PAPs後の動静脈瘻の経験はなく、焼灼直後も伴走動脈の血流を温存できている症例が多かった。また前述したとおりSEPSに際しIPVに伴走する動脈を同時に切離しても、局所の虚血による皮膚障害の経験はなく、PAPsによりIPV伴走動脈血遮断自体は問題ないと思われる。焼灼条件に関しては、表1に示したが、細径のレーザーファイバーを用いた場合、出力4.0〜7.0watt、焼灼距離は平均2cm、LEED平均65J/cmでIPVの初期閉塞は得られた。PAPs手技やIPVの焼灼条件に関しては欧米

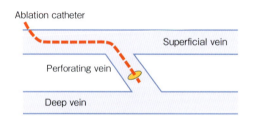

図1a　経皮経管的穿通枝焼灼術（transluminal catheter ablation of perforating vein）

IPVに連なる表在静脈を穿刺確保し、表在静脈内腔よりIPV内腔に焼灼カテーテルを挿入し、IPV内腔より焼灼開始し、表在静脈まで処理する。

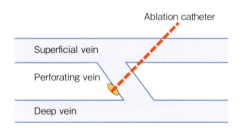

図1b　経皮刺貫的穿通枝焼灼術（transfixing catheter ablation of perforating vein）

エコーガイド下に処理予定のIPVを串刺しに貫通し、IPV周囲組織と一緒にIPVを焼灼処理する。

図1c　経皮経管通過的穿通枝焼灼術（transpassing catheter ablation of perforating vein）

IPVに連なる表在静脈を穿刺確保し、表在静脈内腔よりIPV合流部の末梢まで焼灼カテーテルを挿入し、表在静脈焼灼しながら、IPV流入部表在静脈を焼灼し、IPVよりの流入を止める。

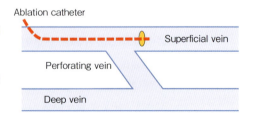

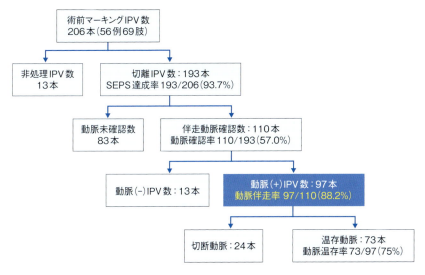

図2　穿通枝構成成分の検討（52例69肢）

SEPSでIPV切離時にあらかじめIPVの構成成分を剥離同定した結果，IPV110本中97本（88.2%）に動脈が伴走していた．この結果より，PAPsの際tranpassingにIPVを処理した際は伴走動脈損傷の可能性は低いが，transluminalやtransfixingに処理した際は伴走動脈の損傷による動静脈瘻の合併に注意すべきである．

(文献29より引用)

表1　PAPs（TRLOP）時の焼灼条件

出力	4.0〜7.0Watt（初期症例では10Watt）
焼灼長	1〜8cm，平均2.6±1.6cm
LEED	48.5〜147.9J/cm，平均66.6±18.1J/cm
IPV処理法	Transluminal 20肢，transfixing 1肢，transpassing 1肢
術中閉塞率	100%

自験例22肢でのPAPsの結果，焼灼条件に関しては，細径のレーザーファイバーを用いた場合出力4.0〜7.0watt，焼灼距離は2cm，LEED 65J/cm程度でIPVの初期閉塞は得られた．

でもいまだガイドラインは作成されておらず，今後の症例蓄積により定まってくると思われる．

　PAPsは術中に血流遮断の成否がエコー検査で即時に診断でき，かつ繰り返し施行可能であり，筆者のPAPs症例の術中および術後1カ月でのIPV閉塞率は100％であった．ただし，平均フォローアップ期間は1年未満であり，長期のIPV閉塞率，またC4b〜C6治癒率に関し今後の検討課題である．

　PAPsの導入でSEPSの問題点がすべてが解決したわけではない．PAPsはエコーガイド下の治療であり，逆に術前エコー検査で描出が困難なIPVの処理は困難である．実際に，SEPS施行時，術前確認できなかったIPVを同定処理することがある．これは

表2　PAPs（TRLOP）の利点と弱点

利点
（1）短期間でre-doが可能である。
（2）Transluminalで処理できない場合，術中transfixingもしくはtranspassingに切り替えることが可能である。
（3）目的のIPV閉塞を術中に確認できる。

弱点
（1）伴走する穿通枝動脈を選択的に避けて焼灼はできず，動静脈瘻を生じる可能性がある。
（2）術前に確認できないIPVを処理できない。

C4b～C6皮膚病変部の表在静脈の広範囲な石灰化に伴う音響陰影にIPVが被覆されたり，同部の炎症に伴う浮腫のためIPVの逆流が術前検査で描出できないなどの理由によると思われる。SEPSとPAPsは手技上同時に施行することは困難なため，お互いの長所・短所を理解したうえで，症例に適した治療法選択が可能であることが理想的である（**表2**）。

Percutaneous ablation of perforatos（PAPs）[2]とtrans luminal occlusion of perforator veins（TRLOP）[1]の呼称に関しては，常に経管的に焼灼が選択できるわけではなく，IPVと表在静脈の解剖学位置関係の影響で，串刺し（transfixing）やIPVの表在静脈流入部を焼灼（transpassing）する症例もあり，経皮経管的穿通枝閉塞術と訳されるTRLOPより経皮的穿通枝処理術と訳されるPAPsが適していると筆者は思っているが，用語に関しても今後統一されてくると思われる。

● 最後に

下腿の静脈うっ滞性潰瘍症例は，患肢の挙上や，潰瘍部の圧迫により症状が改善することを経験的に実践しており，医療機関受診までに長期経過し，すでに難治化している事例が多い。日常診療において，下腿に遷延する湿疹や，難治性の潰瘍をもつ症例を診察した際，静脈うっ滞性皮膚炎を疑い，静脈疾患を専門とする医療施設に紹介することが重要であり，これらの専門施設においては，今回紹介したSEPSやPAPs（TRLOP）などの外科治療や患者自身への圧迫療法指導など，病因に相応した治療法を提示できることが必須である。

（春田直樹）

v）エコーガイド下硬化療法

治療の適応やIPVの診断については，「ⅰ）直接結紮切離」の項（p.266～269）にて述べた。
前述した一般的な適応に加え，再発IPVなどが主なエコーガイド下硬化療法（ultrasound guided sclerotherapy：UGS）の適応となる。わが国では，施行するための

A. 外科的治療／②不全穿通枝に対する治療と成績（二次性のものも含む）

専門資格は必要ない。

外来で保険診療にて安価に，しかも多くの道具を使わずに繰り返し行えることから，IPVそのものに対する硬化療法が試みられる症例はかなりあると思われるが，その方法と治療成績についての報告は少ない。

まとまった報告としては，2006年のMasudaら[30]の1.5mLのsodium morrhuateをliquidでIPVへ直接注入したものと，2014年の10mLまでのsodium tetradecyl sulfateもしくはpolidocanolをフォームで関連側枝瘤へ注入し，IPVへ誘導したKiguchiら[31]のものがあり，前者の閉塞率は80肢のUGSにおいて平均20カ月で75.4％，後者の閉塞率は2週間で54％と記載されている。さらに最近では，cyanoacrylateを用いたIPV閉鎖の報告[32]もみられ，閉塞率は3カ月で76％と記載されている。

また，この手技による潰瘍治癒の評価について，Masudaら[30]は，37肢のUGSのうち，25肢（68％）が治癒，うち12肢（32％）で潰瘍が再発し，潰瘍の再発とIPVの再発には相関関係がみられたと述べている。Kiguchiら[31]は，73肢のUGSのうち，43肢（59％）で潰瘍は治癒し，30肢（41％）では非治癒，もしくは再発した。非治癒例と再発例では，UGS不成功例の率が高かった，と記載している。

動脈への誤注入による足趾壊死の報告[33]がみられ注意を要するが，これは穿通枝動脈の血流が足趾を支配しているか，深部動脈に硬化剤が多く逆行性に迷入した場合と考えられ，広範囲に行う硬化療法と比較するとIPVへ使用する注入硬化剤の量そのものが少ないことから，DVTとともにきわめてまれな合併症である。

以下，本手技のその他の問題点を挙げる。

● IPVの解剖学的な特性

IPVは伏在静脈やその側枝とは違って，長さが短く，その間に分枝が存在する。このため，体表からIPV内に確実に栓をして，これを維持することが難しく，1回の手技で高い閉塞率を得ることは困難である。

● 手技の厳密な定義が不完全

IPVに対する硬化療法を施行したというものには，IPVからつながる皮下側枝瘤だけを硬化している場合と，エコーガイド下に確実にIPV内まで硬化剤を到達させている場合が混同している可能性がある。後者のみをIPVに対する硬化療法とすべきである。

● 閉塞率に関する評価の方法が不明瞭

本来の閉塞率は，筋膜の下で血流がなくなったものに限定すべきであるが，筋膜の外に血流が残っていても，逆流が観察しにくくなれば，閉塞としている場合があると考えられる。この場合は筋膜の外に残った側枝からの再発の可能性を念頭におくべきであ

る。また，閉塞の状態が少なくとも1カ月維持できていなければtechnical successとはいえない。IPVを切離せず，血管内から閉塞させる手技である，前項のPAPsの閉塞率判定でも同じことがいえる。

● IPVに対するエコーガイド下フォーム硬化療法（IPV-UGFS）の実際の手技の1例

(1) 術前準備として，術者自身が静脈エコー（**図1a**）を行い，IPVの筋膜穿通部の位置，付近の分枝の状況，つながる筋膜外，筋膜下の走行をしっかりと把握のうえ，穿刺の方向を決め，IPVの筋膜穿通部と皮膚穿刺部位のマーキングを行う（**図1b**）。穿刺の方向は，PAPsのときと同じように，IPVの筋膜穿通部から皮下側にできるだけ長く長軸直線にエコーで描出できるように設定するとアプローチしやすい。

(2) 23Gカテラン針を，まずエコープローブを当てずに皮膚穿刺マーキング部から筋膜穿通部に向けて1〜2cm挿入した後，エコープローブを当て，針と静脈穿刺予定部の相対的関係を把握した後，正しく針の方向を調節して筋膜やや外で静脈を穿刺し，血液の逆流を確認する（**図2, 3**）。

(3) エコーガイド下に，1％ポリドカノール1mL＋air 3mLで作製したフォームを0.5〜1mLゆっくりと注入し，筋膜やや下まで硬化剤が到達したのを確認して針を抜去

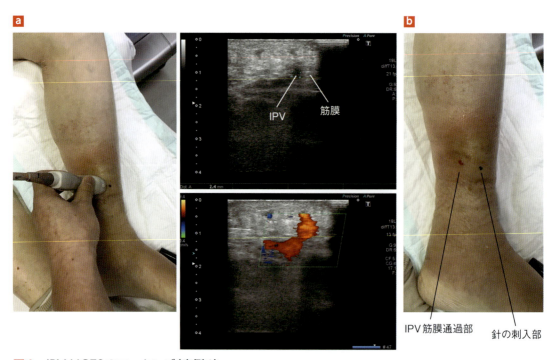

図1　IPV-UGFSのマーキング（症例1）
a：IPVの静脈エコーの描出。
b：マーキング。IPVの筋膜穿通部の位置，付近の分枝の状況，つながる筋膜外，筋膜下の走行をしっかりと把握のうえ，穿刺の方向を決め，IPVの筋膜穿通部と皮膚穿刺部位に行う。

A. 外科的治療／②不全穿通枝に対する治療と成績（二次性のものも含む）

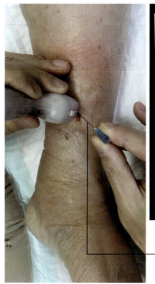
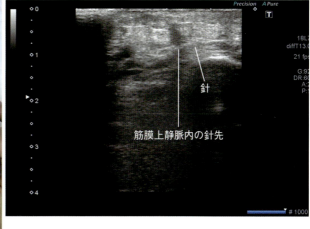

23Gカテラン針で針先をIPVに
つながる筋膜上静脈へ

図2　IPV-UGFSの穿刺（症例1）

23Gカテラン針を，まずエコープローブを当てずに，皮膚穿刺マーキング部から筋膜穿通部に向けて1～2cm挿入した後，エコープローブを当て，針と静脈穿刺予定部の相対的関係を把握した後，正しく針の方向を調節して筋膜やや外で静脈を穿刺し，血液の逆流を確認する。

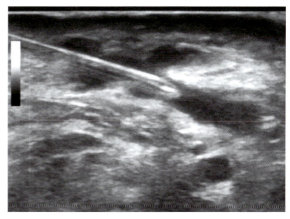

図3　IPV-UGFSの穿刺（症例2）

IPVの筋膜穿通部に針先が達したことを確認する。

し，3日間包帯圧迫をする（図4）。IPVから逆流を受ける皮下の側枝静脈瘤を穿刺して硬化剤を注入して側枝瘤からIPVに誘導する方法もあると思われるが，この場合は不完全に終わる可能性と，注入量が増えることでDVTなどの合併症の頻度が増える可能性を考慮しておくべきである。

(4) IPVの関連側枝瘤が多くある場合には，stab avulsionで同時に処理するか，IPVが閉鎖したことを確認したIPV-UGFSの1カ月後に残存側枝瘤をターゲットにした硬化療法を行うという選択肢も考えられる。

上記の方法での24肢26本のIPV-UGFSの経験[34]では，1回での厳密な意味での閉塞率，

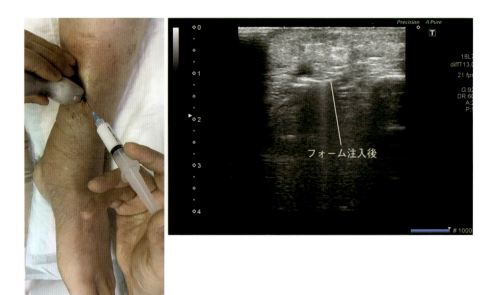

図4 症例1のIPV-UGFSの注入
エコーガイド下に，1％ポリドカノール1 mL＋air 3 mLで作製したフォームを0.5～1 mLゆっくりと注入し，筋膜やや下まで硬化剤が到達したのを確認して針を抜去する。

すなわち筋膜下で閉鎖し，それが1カ月持続した頻度は11本（42％）と低く，治療成功の難しさを示しているが，非閉鎖例に繰り返し施行したものを加えると，のべ16肢（62％）となった。非閉鎖例10本のうち60％では他の治療法へ変更し，閉鎖を得た。IPV-UGFSによる閉塞が得られた症例では術前に皮膚症状のみられた15肢中12肢で明らかな皮膚症状の改善が得られた。したがって，安価で簡便に専門資格を必要とせず保険診療で施行できるIPV-UGFSは治療の選択肢の1つとして有用であるが，繰り返し行っても閉塞が得られない場合は，他の選択肢への変更を考慮すべきである。

(草川　均)

文献

1) Gloviczki P, Comerota AJ, Dalsing MC, et al: The care of patients with varicose veins and associated chronic venous disease: Clinical practice guidelines of the Society for Vascular Surgery and the American Venous Forum. J Vasc Surg 53: 2S-48S, 2011.
2) 草川　均, 駒田拓也, 片山芳彦ほか: 当院における不全穿通枝に対する治療方針. 静脈学 25(3): 297-305, 2014.
3) 草川　均, 小津泰久, 井上健太郎, ほか: 不全穿通枝に対する治療戦略　特集—レーザー普及後の下肢静脈瘤治療. 形成外科 59(2): 149-156, 2016.
4) 篠崎幸司, 太田英夫, 片山智博ほか: 不全穿通枝を伴う慢性静脈不全に対する治療方針　SEPSと直達切除法. 静脈学 25(3): 306-312, 2014.
5) 白石恭史: 下肢静脈瘤治療における伝達麻酔の工夫. 静脈学 23(4): 71-75, 2012.
6) Scott HJ, Smith PD, Scurr JH, et al: Histological study of white blood cells and their association with lipodermatosclerosis and venous ulceration. Br J Surg 78: 210-211, 1991.
7) Robert R. Linton: The communicating veins of the lower leg and the operative technic for their ligation. Ann Surg 107: 582-593, 1938.
8) 春田直樹, 新原　亮, 河内雅年ほか: 難治性創傷の最新治療　静脈うっ滞性潰瘍の最新治療, 圧迫療法とSEPS. 日本下肢救済・足病学会誌 8: 40-46, 2016.
9) Conrad P: Endoscopic exploration of the subfascial space of the lower leg with perforator vein interruption using laparoscopic equipment: a preliminary report. Phlebology 9: 154-157, 1994.
10) Gloviczki P, Cambria RA, Rhee RY, et al: Surgical

technique and preliminary results of endoscopic subfascial division of perforating veins. J Vasc Surg 23: 517-523. 1996.

11) Gloviczki P, Bergan JJ, Menawat SS, et al: Safety, feasibility, and early efficacy of subfascial endoscopic perforator surgery: a preliminary report from the North American registry. J Vasc Surg25: 94-105. 1997

12) 春田直樹, 浅原利正, 丸林誠二ほか: 2ポートシステムによる内視鏡下筋膜下不全穿通枝切離術. 手術54: 1113-1117, 2000.

13) Haruta N, Asahara T, Marubayashi S, et al: Technical procedure of two-port system subfascial endoscopic perforator vein surgery(TPS-SEPS). International J of Angiology 11: 17-22, 2002.

14) 松村博臣, 宮田圭悟: 皮膚病変を伴う下肢静脈瘤症例に対するtwo-port system SEPS(内視鏡下筋膜下不全穿通枝切離術)の術式と成績. 静脈学23: 371-374, 2012.

15) Hanrahan L, Araki CT, Rodriguez AA, et al: Distribution of vascular imcompetence in patients with venous stasis ulceration. J Vasc Surg, 13:805-812,1991.

16) 杉山 悟, 内田發三, 宮出喜生ほか: ストリッピング術後に残存する下腿部伏在静脈の逆流と不全穿通枝が下肢静脈機能に及ぼす影響. 静脈学 22: 239-244,2011.

17) Hager ES, Washington C, Steinmetz A, et al: Factors that influence perforator vein closure rates using radiofrequency ablation, laser ablation, or foam sclerotherapy. J Vasc Surg Venous Lymphat Disord 4: 51-56, 2016.

18) Kusagawa H, Haruta N, Shinhara R, et al: Surgical methods and clinical results of subfascial endoscopic perforator surgery in Japan. Phlebology 33: 678-686, 2018.

19) Gloviczki P, Bergan JJ, Rhodes JM, et al: the North American Study Group: Mid-term results of endoscopic perforator vein interruption for chronic venous insufficiency: lessons learned from the North American Subfascial Endoscopic Perforator Surgery registry. J Vasc Surg 29: 489-502, 1999.

20) TenBrook JA, Iafrati MD, O'Donnnell TF Jr., et al: Systematic review of outcomes after surgical management of venous disease incorporating subfascial endoscopic perforator surgery. J Vasc Surg 39: 583-589, 2004.

21) van Gent W, Wittens C: Influence of perforating vein surgery in patient with venous ulceration. Phlebology 30: 127-132, 2015.

22) van Gent WB, Hop WC, van Praag MC, et al: Conservative versus surgical treatment of venous leg ulcers: a prospective, randomized, multicenter trial. J Vasc Surg 44: 563-571, 2006.

23) Nelzen O, Frasson I, Swedish SEPS Study Group: Early results from a randomized trial of saphenous surgery with and without subfascial endoscopic perforator surgery in patients with a venous ulcer. Br J Surg 98: 495-500, 2011.

24) Kianifard B, Holdstock J, Allen C, et al: Randomized clinical trial of the effect of adding subfascial endoscopic perforator surgery to standard great saphenous vein stripping. Br J Surg 94: 1075-1080, 2007.

25) Gohel MS, Barwell JR, Taylor M, et al: Long term results of compression therapy alone versus compression plus surgery in chronic venous ulceration (ESCAR): randomized controlled trial. BMJ 335: 83, 2007.

26) van Gent WB, Catarinella FS, Wittens CH, et al: Conservative versus surgical treatment of venous ulcers: 10-year follow up of a randomized, multicenter trial. Phlebology 30(1 Suppl): 35-41, 2015.

27) Bacon JL, Dinneen AJ, Marsh P, et al: Five-year results of incompetent perforator vein closure using TRans-Luminal Occlusion of Perforator. Phlebology 24: 74-78, 2009.

28) Lawrence PF, Alktaifi A, Rigberg D, et al: Endovenous ablation of incompetent perforating veins is effective treatment for recalcitrant venous ulcers. J Vasc Surg.54: 737-742, 2011.

29) 春田直樹, 新原 亮, 水沼和之ほか: 特集 下肢静脈瘤に対する内視鏡下筋膜下不全穿通枝切離術—下肢静脈瘤不全穿通枝の解剖とその特徴. 日鏡外会誌 8: 292-299, 2003.

30) Masuda EM, Kessier DM, Eklof B, et al: The effect of ultrasoung-guided sclerotherapy of incompetent perforator veins on venous clinical severity and disability scores. J Vasc Surg 43: 551-556, 2006.

31) Kiguchi MM, Hager ES, Dillavou ED, et al: Factors that influence perforator thrombosis and predict healing with perforator sclerotherapy for venous ulceration without axial reflux. J Vasc Surg 59: 1368-1376, 2014.

32) Tooder IMLam YL, Wittens CHA, et al: Cyanoacrylate adhesive perforator embolization (CAPE) of incompetent perforating veins of the leg, a feasibility study. Phlebology 29: 49-54, 2014.

33) Hafner F, Froehlich H, Gary T, et al: Intra-arterial injection, a rare but serious complication of sclerotherapy. Phlebology 28: 64-73, 2013.

34) 草川 均, 小津泰久, 井上健太郎ほか: 不全穿通枝に対する治療戦略 特集—レーザー普及後の下肢静脈瘤治療. 形成外科 59(2): 149-156, 2016.

VI 下肢静脈瘤の病態と治療／2. 一次性下肢静脈瘤の治療

A. 外科的治療
③静脈瘤自体に対する治療

ⅰ）静脈瘤切除（ambulatory phlebectomyなど）

● はじめに

　側枝静脈瘤の治療で最も標準的に行われている術式がambulatory phlebectomy法（AP）である。1956年にスイスの皮膚科医Robert Mullerによって"la phlebectomie ambulatoire"として報告された[1]。局所麻酔下に小さな切開創よりフックを用いて血管を切除し，術後は適切な圧迫処置を行い速やかな歩行を促すことが特徴で，従来の切開による切除と比較して疼痛や出血のリスクが大きく軽減されていることから，少しずつその利点が認識され広まった。本来は名前のとおり外来にて安全かつ効果的な治療を行うために開発されたものだが，静脈抜去術などと組み合わせて入院で行われることもしばしばあり，治療の外科的な手技よりstab avulsionと呼称されることも多い。

● 適応

　脂肪浅層を走行する静脈瘤であれば，telangiectasiaも含めてほぼすべての静脈瘤が適応となる。逆に脂肪深層を走行する静脈瘤（伏在静脈，再発例のneovascularizationや陰部静脈瘤の一部など）に対しては操作が不確実となる可能性が高く，結果的に切除が不十分に終わったり神経障害を生じることがあるため，消極的な適応となる。一般的には伏在静脈治療（血管内焼灼術・静脈抜去術など）の付加治療として行われるが，伏在静脈の不全区間が短い例や再発例などAPが治療の主体となる症例は決して少なくない。

● 方法

　以下にその方法を詳説する。

1. マッピング

　術前に必ず立位にてマッピングを行う。よくみて触れることで走行の大半はたどることができ，複雑にみえた静脈瘤でも実際には2～3本に分かれた枝が曲がりくねっている程度にとどまることがわかる。また，超音波装置を用いることで脂肪深層や筋層か

らの穿通枝の走行も確認できるため，さらに詳細なマッピングが可能になる。

2. 麻酔

Tumescent local anesthesia（TLA）とよばれる局所浸潤麻酔が用いられる[2]。0.1％に希釈したリドカイン溶液にエピネフリンと炭酸水素ナトリウムを混和した麻酔液を組織内に大量に注入することで鎮痛を得る。また，混和したエピネフリンの血管収縮作用によって出血量を減らす・鎮痛時間を延ばすといった効果も期待できる。APでは1肢あたり50～300 mL程度のTLA液を，主に脂肪浅層に注入する。

3. 穿刺

穿刺には18G針やNo.11メスなどが使用され，1～3 mm程度の創を設ける。創は小さいほうが望ましいが，創が小さいほど血管を取る作業は煩雑になり作業中に創縁を傷めるリスクも高まるため，必要に応じて創を大きくするほうがかえって結果はよい。血管を探索してもみつからない場合は早めにその穿刺部位を諦め，新たな穿刺を行う。症例によっては30カ所以上の創を要する。

4. 血管の吊り上げ

血管の吊り上げにはフックとよばれる先端に鉤の付いた細い金属棒を用いる。フックには先端の形状によってさまざまなタイプがあり，直線上の軸の先端に鉤がついたCrochet型や，鉤の先端に玉を取り付けたVarady型，鉤の数mm手前が屈曲したMuller型などに代表される（図1）。Crochet型では長軸方向に前後するような動きで血管をとらえるのに対し，Muller型では軸を回転することで鉤を回転させ血管を引っかける動きとなり，使用感はまったく異なる（図2）。

5. 血管の牽引

血管壁が創よりみえれば，その後はモスキート鉗子にて血管を引っ張り出す（図3,4）。創縁および血管に対して愛護的な操作を心がけ，血管を切らずに取るのが理想的である（図5．切れて残存した瘤は術後出血や血栓性静脈炎の原因となる）。ただし，血栓性静脈炎の既往や以前の治療の影響，皮膚・脂肪組織の炎症など静脈瘤の癒着・脆弱化

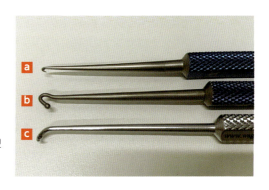

図1　フックの形状
a：直線上の軸の先端に鉤が付いたCrochet型
b：先端に玉が付いたVarady型
c：鉤の数mm手前が屈曲したMuller型

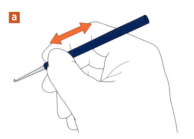
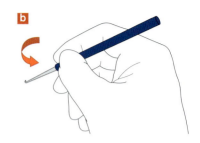

図2 フックの使い方
a：Crochet型は長軸方向に動かす。
b：Muller型は軸を回転。

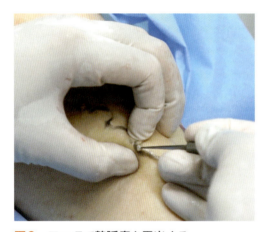

図3 フックで静脈瘤を露出する

図4 血管を引っ張る際は創縁に愛護的な操作を心がける

につながる要因は多く，部分的な切除しか行いえない症例も散見される．血管の断端は術中もしくは術後の圧迫だけで容易に止血できるため原則的には血管を結紮する必要はないが，穿通枝や伏在静脈との接続部など，結紮を加えるほうが望ましい部位もある．

6. 創の処理

　3mm程度までの創であれば縫合の必要はなく，テープ固定だけで良好に治癒する．テープ固定後は創部の圧迫処置を行う．圧迫は，血管切断端よりの出血・TLAを含めた液体の貯留・残存瘤への血栓形成などを予防するために行い，手術直後より歩行などの日常活動を奨励する．適切に圧迫が行われていれば日常生活により出血することはなく，むしろ筋ポンプの活動によりTLA液や内出血の排出が促され術後経過は改善される．

● 合併症

　APの合併症として出血，水疱形成，神経障害，血栓性静脈炎，色素沈着などが挙げられる[3]．術後に少量の出血を生じることはあっても，前述のように適切な圧迫が行われれば多量の出血につながることはなく，数週間の経過で消失する．圧迫の際に沈子な

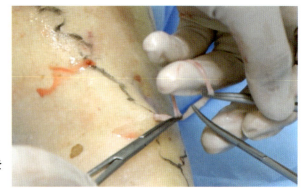

図5 できるだけ血管を切らずに取り出す

どが不適切に使用され，皮膚面に不均一な負荷がかかると水疱を形成することがある。脂肪浅層での神経損傷を完全に避けることはできないが，数cm大の知覚鈍麻を生じるだけで数カ月のうちに解消されることがほとんどであり，問題となることはまれである。一方で，誤って脂肪深層で伏在神経などを損傷すると不快な症状が残存するため，操作を行う深さには常に気を配る必要がある。まれに残存した側枝に血栓を生じ血栓性静脈炎を引き起こすことがあり，特別な処置を行うことなく数カ月で吸収される。創縁にダメージを受けた創は治癒後に色素沈着を生じ，1年くらいで少しずつ改善され部分的に残存する。いずれも軽微なものであり，術前に適切な説明が行われていれば問題となることはまれである。

(山本　崇)

ⅱ) 硬化療法

　硬化療法とは薬剤による化学的焼灼で血管内皮を傷害し，静脈を血栓化して閉塞させる治療である。1840年ごろにヨーロッパで無水エタノールを用いた硬化療法が初めて行われた。以来，さまざまな薬剤が硬化剤として試用された(**表1**)[4]が，1960年代にポリドカノールが出現し，安全性，有用性が認められた。Cabrera[5]はポリドカノールと炭酸ガスを混合し，フォーム(泡状)の硬化剤は血管内の血液を排除し，血管壁への接触面積を増やす利点を示した。フォーム化することにより，静脈内に長時間とどまり，血管攣縮を起こすことにより，液状に比べて低濃度かつ少ない量で効果が得られる。現在硬化療法の多くはフォーム硬化療法として行われている。

　ポリドカノールは当初，局所麻酔薬としてドイツで製品化されたが，商品化されて間もなく静脈硬化作用が注目され，1967年に硬化剤としてもドイツで登録された[6]。硬化剤としての効果は，界面活性作用により細胞膜を障害することで得られると考えられており，濃度依存性で，完全な静脈硬化を得るには1%以上の濃度が必要とされる。

　わが国では1994年に硬化療法の保険適用が承認され，2006年にポリドカスクレロー

表1　硬化療法に使用された薬剤の例

1840年	無水アルコール	Monteggio, Leroy D'Etiolles
1851～1853年	塩化鉄	Pravas
1855年	ヨードタンニン液	Desgranges
1880年	クロラール	Negretti
1904年	5％石炭酸	Travel
1910年	"Sublime"	Schart
1917年	高張ブドウ糖液/50～60％カロローゼ	Kausch
1919年	30％サルチル酸ナトリウム	Sicard and Gaugier
1920年	1％塩化第二水銀	Wolf
1922年	12％キニン硫酸塩と6％ウレタン	Genevrier
1926年	プロカイン入り高張食塩水	Linser
1927年	50％ブドウ糖	Doeriffel
1929年	クエン酸ソーダ	Kern and Angel
1929年	20～30％高張食塩水	Kern and Angel
1930年	モルイン酸ナトリウム	Higgins and Kittel

ル®（一般名：ポリドカノール）が0.5％，1％，3％の3濃度で承認された。さらに2016年にポリドカスクレロール®1％，3％において，フォーム硬化療法の保険適用が追加された。

● フォーム硬化療法の実際

　硬化剤と混合する気体は空気あるいは二酸化炭素を使用する。二酸化炭素を使用すると，胸部不快や咳，めまいなどの合併症の頻度が少ない。泡がきめ細かくなる反面，空気に比べて安定性が低く，フォームが分離しやすい。

　フォームの作製法は2001年にTessariらが報告した"Tessari法"[7]が主流である（図1）。時間が経つとフォームが分離してしまうので，注入の準備ができてからフォームを作製する。硬化剤とガスの混合比率は1：3～5（Tessari原法は1：4）で行う。フォームの最大使用量は10mLまでとする[8]。

　伏在型や側枝型静脈瘤では，立位で翼状針を目的の静脈に穿刺する。穿刺の方向は下から上（順行性）に刺す。フォーム10mLに対し，3～5カ所穿刺するとよい。針を留置したまま臥位にしてから硬化剤を注入する（図2）。臥位にしてからフォーム硬化剤を作製する。最初に血液の逆流を確認してから（体位変換時に針先がずれることがある），フォームをゆっくり注入し，漏れがある場合は他の部位から注入する。静脈瘤に到達すると，フォームが血液を排除しながら広がる様子が目視で確認できる。注入が終了したら，針を抜去し，注射絆などで止血する。注入された硬化剤は必ず深部静脈まで流れるため，足首を動かすなどして深部静脈の硬化剤を拡散させる。5～10分程度そのまま待

A. 外科的治療／③静脈瘤自体に対する治療

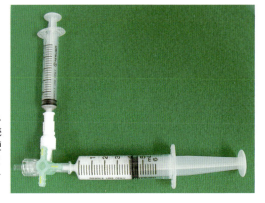

図1　Tessari法
硬化剤を入れたシリンジとガスを入れたシリンジを三方活栓に直角に接続し，注射器を交互に20回ほど押して硬化剤とガスを撹拌する（当院では泡を細かくするために5μmのフィルターを用いている）。

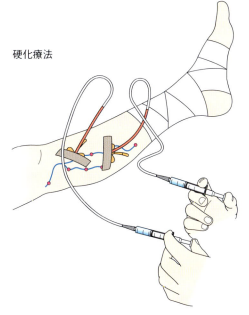

硬化療法

図2　フォーム硬化剤の注入
翼状針を留置したまま臥位にし，最初に生理食塩液を注入して漏れがないかを確認した後，フォーム硬化剤を注入する（ゼリア新薬工業株式会社より許可を得て転載）。

提供：ゼリア新薬工業株式会社

ち，硬化剤が静脈内皮に接触するようにする。その後，枕子（図3）と弾性包帯または弾性ストッキングで圧迫する。

弾性ストッキングを履いた後は15分くらい歩行を促し，DVTを予防する。枕子による圧迫は術後約24時間で解除する。

硬化療法後1〜4週間，弾性ストッキングまたは弾性包帯による圧迫療法を継続して行う。圧迫により治療効果の向上が期待でき，血栓性静脈炎，DVTの予防になる。

● 術後経過

穿刺部の発赤や膨疹が出ることがあるが，数日で治まる。硬化剤が漏れた場合に血腫や皮下出血が出るが，自然に吸収される。色素沈着と瘤内血栓（しこり）が2〜3週間後

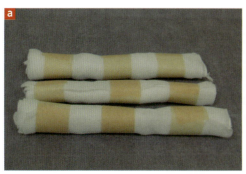
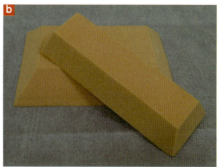

図3　枕子
a：ガーゼ枕子の1例　b：スポンジ枕子の1例

をピークに出現する。痛みと発赤が続く場合は血栓性静脈炎であるので，局所の冷却と消炎鎮痛剤などの対症療法を行う。

色素沈着（図4）は血栓によるヘモジデリン沈着で，個人差はあるがほぼ必発で，日焼けで悪化する。色素沈着が消えるには1～2年かかり，残存することもあるので，あらかじめ説明しておく（図5）。

瘤内血栓は1カ月たっても押せば痛いが，発赤がなければ静脈炎ではなく，特に治療は要さない。血栓が吸収されるには約半年かかる。

● 合併症

1. 色素沈着・瘤内血栓

前述のように頻繁に起こる。

2. 眼症状・頭痛

硬化剤注入時～数分以内に目がちかちかする，目の前が暗くなるなどの症状で，ほとんどは一過性で脳の虚血とは関係ない。偏頭痛や閃輝暗点のような症状を訴えることもある。心臓の卵円孔を通してフォームが中枢神経系に入ること，またはポリドカノールによるエンドセリン1（血管収縮物質）放出効果が原因ともいわれている。

3. 脳梗塞

ごくまれに卵円孔を通って起こる奇異性脳梗塞が報告されている[8]。

4. 咳，胸部不快

硬化剤注入時～数十分以内に起こることがある。一過性で治まる。

5. VTE

ほとんどは無症候性の遠位型DVTで，術後のエコーで発見されることがある。肺塞

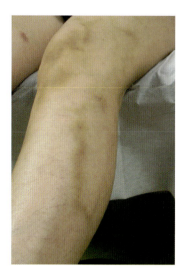

図4 硬化療法後の色素沈着
1％フォーム硬化療法施行1カ月後の色素沈着。

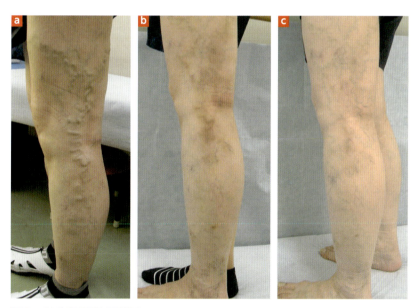

図5 硬化療法後の経過
左下肢外側の側枝型静脈瘤に1％フォーム硬化療法を施行した症例の治療経過。
a：治療前。
b：硬化療法後1カ月。静脈の膨らみは消えたが，色素沈着が膝外側を中心に認められる。
c：硬化療法後6カ月。色素沈着の消退。

栓症を発生することはまれである。

6. 皮膚潰瘍

硬化剤を高圧で注入することでまれに起こることがある。真皮内のarteriovenous microshuntから細動脈へ硬化剤が逆流して起こる。

禁忌(表2)[8]

基本的にはDVTの危険因子を有する患者は禁忌となる。VTEを有する，または既往のある患者，寝たきりの患者，血栓性素因のある患者，経口避妊薬，ステロイド，骨粗しょう症治療薬(ラロキシフェン，バゼドキシフェンなど)を内服中の患者などが禁忌である。

気管支喘息は発作を引き起こすことがあり，禁忌である。

術後1週間は手術や長時間移動の旅行は控えるべきである。

液状硬化剤による硬化療法

現在はクモの巣状静脈瘤や網目状静脈瘤(図6)に0.5％以下のポリドカノールが用い

表2 ポリドカノールの禁忌

(1) DVTを有する，あるいは血栓症の既往のある患者
(2) 動脈性血行障害を有する患者
(3) 歩行の困難な患者
(4) 多臓器障害あるいは播種性血管内血液凝固症候群(DIC)状態の患者
(5) 経口避妊薬を服用している患者
(6) 抗凝固薬，抗血小板薬を服用している患者
(7) 重篤な心疾患のある患者
(8) ショックあるいは前ショック状態にある患者
(9) 本剤の成分に対し過敏症の既往歴のある患者
(10) 気管支喘息の患者
(11) 妊婦または妊娠の疑われる患者
(12) 投与部位ならびにその周辺に炎症または潰瘍のある患者

[フォーム硬化療法で使用する場合]
卵円孔開存症を介した奇異性塞栓症による脳卒中，一過性脳虚血発作などの疾患のある患者およびその既往のある患者

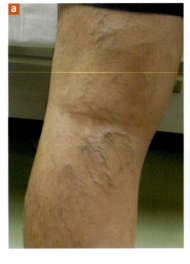 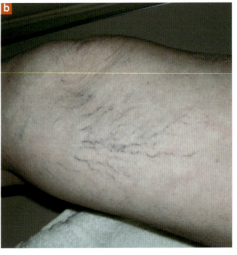

図6 網目状・クモの巣状静脈瘤
a：網目状静脈瘤
b：クモの巣状静脈瘤

られる。クモの巣状静脈瘤のほとんどは無症候性だが，ときに痛みやむくみを訴えることがあり，硬化療法を考慮してもよい。

0.5%ポリドカノールを原液，または生理食塩液で薄めて使用する。30G以下の針で直接穿刺して硬化剤を注入する。術後の管理はフォーム硬化療法と同様に行う。色素沈着が起こったり，硬化剤と反応せずに静脈瘤が残ることもあり，必ずしも消えるわけではない。

● まとめ

硬化療法は血管内治療が発達した現在でも，幅広い静脈瘤に適応でき，安全で安価な治療である。

(久米博子)

iii）レーザー外照射

● 適応

クモの巣状静脈瘤（web type），網目状静脈瘤（reticular type）とよばれるC1が適応となる。皮膚科的には毛細血管拡張症の足病変（レッグベイン）といわれるものである。無症状であり，美容的見地から治療を希望する人も多い。一般的には硬化療法が第一選択となるが，狭い範囲，1mm以下のweb typeは最初から有効である。

● 歴史・機器

経皮的レーザーの選択としては，1990年代後半から主に血管腫治療（赤あざ），毛細血管拡張症に用いられる，パルス幅可変式色素レーザー（波長595nm）Vbeam，VbeamⅡ（米国シネロン・キャンデラ社），Cynergy Ⅰ（米国サイノシュアー社）が使用されてきたが，近年では，ロングパルスNd：YAGレーザー Gentle YAG（米国シネロン・キャンデラ社，図1）が用いられるようになっている。

ロングパルスNd：YAGレーザー Gentle YAGは，色素レーザーより皮膚深達度が高いため（3〜4mm），口径が太く，深い部分の血管に用いられることが多い。また，YAGレーザーの特徴として，メラニンへの吸収度がより低いため，表皮メラニンへのダメージが少なく安全であるといえる（図2）。

色素レーザーよりも高出力の治療となるため，表皮の損傷が大きいとされている。しかしGentle YAGは，レーザー照射前に表皮へ−26℃の冷却ガスを吹きつけるDCD（dynamic cooling device）の皮膚冷却装置を備えているため，疼痛の緩和や皮膚の熱傷が防げる安全性と，表皮を守ることにより，より高出力での照射が可能となるため，治

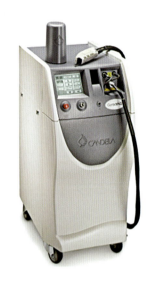

図1 ロングパルスNd:YAGレーザー GentleYAG（米国シネロン・キャンデラ社）

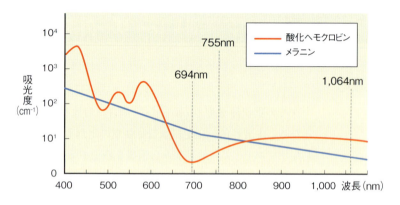

図2 波長によるメラニン，ヘモグロビンへの吸収率
YAGレーザーの特徴として，メラニンへの吸収度がより低いため，表皮メラニンへのダメージが少なく安全であるといえる。

療効果を上げられることも利点とされる（図3）。

実際

　治療期間はおよそ3カ月に1回の頻度で3～5回，経過によってはそれ以上の治療回数が必要となる。レーザー照射直後から，血管が紫色様に変化し（図4），変化していない場合は正しく照射されていない可能性がある。治療直後にはレーザー照射部位に軽度腫脹や，まれに水泡を生じる場合があるが，腫脹は3日程度，水泡は7～10日程度で改善する。高出力ほど水泡や色素沈着などの副作用の合併が高くなるため，的確な出力調整が治療のポイントとなる。また，硬化療法と比較して，皮膚壊死，色素沈着の頻度は少ない。

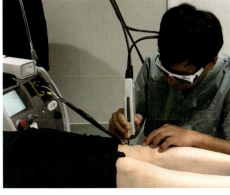
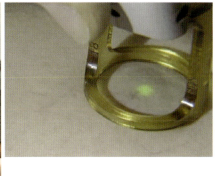

図3　レーザー外照射の実際

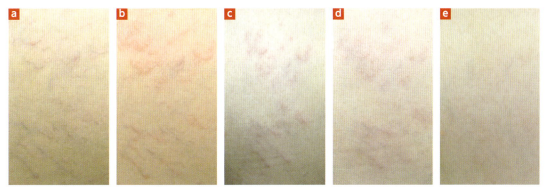

図4　治療経過
a：照射前　b：照射直後　c：1週間　d：2週間　e：6カ月
レーザー照射直後から，血管が紫色様に変化する．変化していない場合は正しく照射されていない可能性がある．時間経過とともに改善を認める．

● 問題点

機器が高価であり，自由診療であるため，広く普及していないのが現実である．

（岩田博英）

文献

1) Muller R: Traitement des varices par la phlebectomie ambulatoire. Bull Soc Fr Phleb 19: 277-279, 1966.
2) Klein JA: The tumescent technique for liposuction surgery. Am J Cosmet Surg 4: 263-267, 1987.
3) Ricci S, Georgiev M, Goldman MP: Complications and untoward sequela of ambulatory phlebectomy. "Ambulatory Phlebectomy" Ricci S, et al ed. 2nd ed. Taylor & Francis group, Florida, 2005, p.215-229.
4) 岩井武尚, 平井正文, 折井正博: 1.下肢静脈瘤の治療の歴史. 最新テクニック　下肢静脈瘤の診療. 中山書店, 東京, 2008, p.6.
5) Cabrera Garrido JR, Cabrera Garcia-Olmedo JR, Garcia-Olmedo Dominguez MA: Elargissement des limites de la schlerotherapie: nouveaux produits sclerosants. Phlebologie 50: 181-188, 1997.
6) 岩井武尚, 平井正文, 折井正博: 6.下肢静脈瘤治療の実際. 最新テクニック　下肢静脈瘤の診療. 中山書店, 東京, 2008, p.200.
7) Tessari L: Neuvelle technique d'obtention de la scleromousse. Phlebologie 53: 129, 2000.
8) ポリドカスクレロール®添付文書

VI 下肢静脈瘤の病態と治療／2. 一次性下肢静脈瘤の治療

A. 外科的治療
④下肢静脈瘤手術の麻酔法と周術期管理

ⅰ）病院での入院手術

● わが国での下肢静脈瘤治療形態の変遷

　　欧米での下肢静脈瘤治療は静脈抜去術の時代から，わが国との保険制度の違いもあり，患者自己負担金を少なくするために外来（office-based）で行う治療とされてきた。

　　一方，国民皆保険制度であるわが国での下肢静脈瘤治療の形態は独自の道をたどった。静脈抜去術の時代には，2～3週間の入院で手術が行われていたが，1990年代に入って硬化療法が保険収載され，外来で可能な高位結紮併用硬化療法が広がり，治療件数が増加した。しかし2000年に入って，高位結紮併用硬化療法の再発率が高いことが明らかとなり，広島逓信病院の清水康廣先生が欧米の形態を導入し，tumescent local anesthesia（TLA）併用での内翻式ストリッピング手術が日帰り手術で可能であることを示した。さらに診断技術の向上や麻酔法（特に静脈麻酔薬）の急激な進歩，2011年の血管内焼灼術保険収載により，入院による下肢静脈瘤治療は激減した。

● どのような症例に入院手術を行い，どのような麻酔を選択するか

　　病院での手術とクリニックの手術と基本変わりはないはずだが，医療安全面の視点が重要になる。手術室の責任者はクリニックでは外科医，病院では麻酔科医師となる。手術に携わる者として，「WHO安全な手術のためのガイドライン」（日本麻酔科学会編）[1]の一読を勧めたい。実際に入院で手術するべき静脈疾患患者は，日帰り麻酔の要件（日本麻酔科学会，図1）[2]を満たさない場合，深部静脈系の手術（静脈ステント，深部静脈弁形成，弁移植，深部静脈バイパス），静脈性下肢潰瘍のSEPSなどである。また病態ではなく，患者や病院の社会的事情のために，血管内焼灼術でも入院となる場合もある。

　　基本的に入院手術となるような病態では全身麻酔が基本となるが，ラリンゲルマスク使用，筋弛緩なしで十分手術が可能で，吸入麻酔薬の併用もできる。

　　血管内焼灼術では，TLAを含む局所麻酔に静脈麻酔や神経ブロック（p.308～309参照）を併用するかの選択となるが，病院のさまざまな事情で全身麻酔としている施設もある。

　　ストリッピング手術は，以前は入院，脊椎麻酔で行われることもあったが，頭痛や早

A. 外科的治療／④下肢静脈瘤手術の麻酔法と周術期管理

日帰り麻酔の安全のための基準

主旨
　医療技術の進歩により，従来入院を必要とした手術や検査が，日帰りで患者に行えるようになった。そのための日帰り麻酔は，術前・術後の管理を外来や在宅で行うことから，入院していれば容易に発見できる異常を見逃したり，処置が遅れる可能性がある。安全に日帰り麻酔を行うためには，より高度な技術と周術期の十分なケアを必要とし，以下のような基準を満たすべきと考える。

1. 日帰り麻酔の選択にあたっては，
　　1）事前に，麻酔科医による診察，術前検査の評価を行うこと。
　　2）患者や家族へ日帰り麻酔の主旨とリスクについて十分説明し，了解を得ること。
　　3）帰宅時の付き添いや自宅で介護できる人がいること。
　　4）緊急事態が生じたときに速やかに受診できる範囲に居住していること。

2. 看護要員，設備，および体制については，
　　1）術前の指示，処置，バイタルサインの評価ができること。
　　2）帰宅可能となるまでの看護と観察ができること。
　　3）帰宅後の術後経過の確認方法と異常事態への対応が確立していること。
　　4）入院できるベッドが確保されていること。

3. 麻酔中の患者の安全を維持確保するために，全身麻酔，硬膜外麻酔，脊髄くも膜下麻酔に限らず，術中に鎮痛・鎮静薬を使用する際には，日本麻酔科学会の「安全な麻酔のためのモニター指針」を遵守すること。

4. 帰宅にあたっては，①意識状態，②呼吸機能，③循環機能，④運動能力，⑤出血，⑥疼痛などについての基準を設け，麻酔科医が診察・評価を行うこと。

付記
日帰り麻酔には，日本麻酔科学会麻酔科専門医が関与することが望ましい。

1999 年 11 月
日本麻酔科学会
日本臨床麻酔学会
日帰り麻酔研究会

2009 年 2 月改訂
社団法人日本麻酔科学会
日本臨床麻酔学会

図1　日帰り麻酔の要件（日本麻酔科学会）

（文献2より引用）

期離床の困難さの欠点があり，現在では血管内焼灼術と同様に，TLAを含む局所麻酔に静脈麻酔や神経ブロックを併用するか，全身麻酔にするかの選択となる。
　医療安全面，特にDVT予防や転倒防止の観点から，入院治療であっても早期離床が可能な麻酔法が選択される傾向にある。

VI 下肢静脈瘤の病態と治療／2. 一次性下肢静脈瘤の治療

● 入院での下肢静脈瘤手術の保険事情

現在，わが国では慢性期病床だけでなくDPCを導入し急性期病院病床を減らす取り組みを行っている。地域の中核病院では，収益を確保しつつ在院日数を減少させる効率的な経営が強く求められる。平成30年度から，下肢静脈瘤手術（K617）の(1)下肢静脈瘤抜去切除術23.655点，(2)硬化療法12,082点，(3)高位結紮術11,390点は，短期滞在手術でいわゆるマルメ（麻酔方法や材料費，入院費込み）となっている。一方，K617-2 GSV抜去術，K617-4 下肢静脈瘤血管内焼灼術は，いまだに短期滞在手術の設定がないため，出来高で請求できるが，今後の改定で変更になる可能性もある。

● 使用される静脈麻酔薬

1. プロポフォール

多くの施設で，使用されている。導入が早く，覚醒時の不快感がなく，入院，外来治療にかかわらず頻用されている。添付文書上，適応は(1)全身麻酔の導入および維持，(2)集中治療における人工呼吸中の鎮静，となっており，気管内挿管の必要はないが，患者の気道がいつでも確保できるように医師や看護師を配置しなければならない。添付文書は法律であり，適応外使用は慎むべきである[3, 4]。

2. デクスメデトミジン（プレセデックス®）

適応は，(1)集中治療における人工呼吸中および離脱後の鎮静，(2)局所麻酔下における非挿管での手術および処置時の鎮静，となっている。添付文書上問題はないが，プロポフォールに比べて効果発現までにやや時間がかかり，導入時は高濃度で注入することとなっている。添付文書にはワンショット静脈注射は避けるよう記載されている。舌根沈下が起きにくく，鎮静だけでなく，理論上，鎮痛を得られるので，今後よく使用されると考えられる[3, 4]。

3. ミダゾラム

(1)麻酔前投薬，(2)全身麻酔の導入および維持，(3)集中治療における人工呼吸中の鎮静，(4)局所麻酔時の鎮静，が保険適用である。当院でも血管内焼灼術に併用しているが，呼吸抑制が起こりやすい印象で，至適容量を設定するのに慣れが必要と感じている。リバース（拮抗）薬としてフルマゼニル（アネキセート®）がある。多く投与すると脱抑制を起こすので，不穏患者の場合はデクスメデトミジンが推奨される[3, 4]。

4. フェンタニル

適用効能として，(1)全身麻酔，全身麻酔における鎮痛，(2)局所麻酔における鎮痛の補助，(3)激しい疼痛（術後疼痛，がん性疼痛など）に対する鎮痛，となっている。合成麻薬で麻薬処方箋が必要である。塩酸モルヒネに比べて嘔気やせん妄が少なく鎮痛に

A. 外科的治療／④下肢静脈瘤手術の麻酔法と周術期管理

は使用しやすい。硬膜外麻酔に局所麻酔薬と混合して使用したり術後鎮痛にpatient controlled analgesia(PCA)ポンプの内容として術後の鎮痛にも使用可能である。

5. レミフェンタニル(アルチバ®)

　全身麻酔の導入および維持における鎮痛が適用である。レミフェンタニルも，フェンタニルと同じオピオイド受容体(μ)に作用する鎮痛薬である。作用力価もほとんど等価とされているので，同じ効果部位濃度では，同じ程度の鎮痛作用，同じ程度の呼吸抑制作用を有すると考えてよいが，レミフェンタニルは，即効性，また即消退性があるため，超短時間作用性である。覚醒が早いのがメリットだが，術後のシバリングはフェンタニルに比較して高頻度とされている。

● 術前抗菌薬投与

　血管内焼灼術の穿刺だけであれば，血管造影と同様に考え，抗菌薬予防投与は必要ないともいえるが，瘤切除を多数追加する場合などは予防投与を考慮すべきである。できれば学会でガイドラインなどを整備し統一的な感染対策を提案することが望ましい。

● 除毛

　ガイドラインでは，体毛は「手術を妨げない限り，取り除かない。除毛する場合，術前2時間以内にバリカンで取り除く。剃毛(カミソリ)は手術部位感染のリスクが高まるため，推奨されない」となっている。

● まとめ

　近年，下肢静脈瘤手術を多数行う施設の多くがクリニックである。今後の日本の保険財政を考えれば，欧米と同様にほとんどの静脈瘤手術が日帰り手術になると思われる。
　このため，病院での入院治療は，難治性や重症例が主体となる。このような症例では，圧迫療法の指導や生活指導，フットケアなど多職種連携が必要であるケースと考えられ，教育や治療を同時に行える入院治療が適している。血管内焼灼術の保険収載は静脈瘤治療の新時代の扉を開いたが，圧迫療法や重症例の治療にも保険点数がつくよう学会を通じて働きかけることも今後必要であろう。

(武田亮二)

ⅱ) クリニックでの日帰り手術(TLAを中心に)

　クリニックでの日帰り手術は病院と異なる点として，麻酔医が不在なことが多いこ

とや入院ができないことから，麻酔手段が限られる。下肢静脈瘤の血管内治療は基本的にTLAのみで治療可能である。極端に痛みに敏感な患者にときどき遭遇するが，ゆっくりと丁寧なTLAを行うことで十分に対応可能である。TLA自体の安全性は高いが，まれに房室ブロックなどの重篤な不整脈やアレルギー反応がみられることがある。静脈麻酔などを併用すると，このような突発的なトラブルに対処することがより困難になるので，できる限り使用しないことがクリニックでの安全な血管内治療を行ううえで最も重要だと思われる。また，局所麻酔下で行う利点として，治療中に下肢の運動を行うことができることや，治療直後から歩けることなど，DVT予防の観点からも有利だと考えられる。本項ではTLA下の血管内治療については，詳細に記し，静脈麻酔，神経ブロックなどについては割愛する。

術前管理

初診外来時に下肢エコー検査などの静脈瘤の評価に加え，全身状態，アレルギー（特にリドカインなどの局所麻酔薬）の有無，血栓性素因（PC・PS欠損症，抗リン脂質抗体症候群，担がん状態など），既往歴（DVT，静脈瘤の治療歴），内服薬の確認（抗凝固薬や各ホルモン製剤，選択的エストロゲン受容体調節薬［SERM］製剤など）などを検討する。また術前に必ずスタッフと患者情報について検討を行い，治療部位，方法などについての情報を共有しておく。また安定剤などの使用の可能性も考え，来院時の交通手段についても確認する。

術中管理

TLAのみで行う場合でも，血圧，心電図，酸素飽和度のモニターは必ず行う。特に脈拍の変動に注意し，徐脈（迷走神経反射）や頻脈（痛み，アナフィラキシーなど）について監視を行う。心電図はブロック，ST変化や不整脈が発生する可能性を念頭に置いて十分な監視を行うことが重要である。術前4時間以上の絶食（飲水のみ可）を行う。抗凝固薬は瘤切除など外科的手技併用しない場合は特に中止する必要はない。万一に備え救急蘇生セットと，リドカイン中毒に対する脂肪製剤を準備しておく。

TLAについて

1. TLAの作製

0.03〜0.1％のリドカイン濃度のものを治療当日の朝に作製する。0.05％程度の濃度がよく使われているようだが，0.03％までは血管内治療に必要な麻酔効果が得られる。当院では生理食塩液1,300mL，1％リドカイン60mL，8.4％炭酸水素ナトリウム60mL（**表1**）を混合して必要本数用意し，冷蔵庫に保管して10℃の状態で使用している。最大使用量については，TLA自体は吸収が遅いため，文献上28mg/kgとの報告があるが[5]，

表1　TLAの組成（リドカイン濃度0.042％）

薬品名	規格	量
1％リドカイン（10万倍エピネフリン含有）	100 mL/管	60 mL
8.4％炭酸水素ナトリウム	250 mL/袋	60 mL
生理食塩液	1,300 mL/袋	1,300 mL
合計		1,420 mL

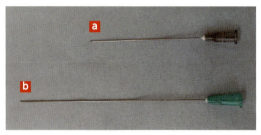

図1　カテラン針の比較
a：7 cm（22 G）　b：12 cm（21 G）

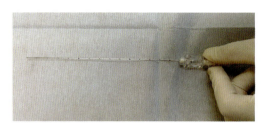

図2　US針
15 cm（22 G）

安全性を考慮してTLA量のコントロールをする必要がある．全身状態に問題のある患者ではより少ないTLAを使用する．

2. TLA針

　TLA針の選択は痛みをコントロールするために重要である．針のサイズは21～22Gのものが痛みも少なく，注入スピードも十分得られ使用しやすい．長さについては，術者の好みもあると思われるが，針先のコントロールができるようになるにつれ長くしていったほうが，より少ない痛みでTLAを行うことが可能である．通常TLAには21G（12 cm）のカテラン針（八光）を使用している（図1b）．皮膚の硬化が強く穿刺が困難な場合は22G（7 cm）のカテラン針（テルモ，図1a），またTLA注入時の痛みが強いときは22G（15 cm）の穿刺針（US針，ハナコメディカル，図2）など，適宜使い分けている．シリンジによるTLA手動注入も可能であるが，痛みが出やすく大量注入は難しいので，ポンプの使用が望ましい[6]．

● 術前マーキング

　麻酔予定部位にストローなどで印をつけ，ゼリーを拭き取った後，油性マジックで印をつける．12 cmの針を使用するときは約15 cm間隔に印をつける．足首から鼠径部まで治療を行う場合，通常5ヵ所（図3），膝下からの場合は3ヵ所に印をつける．印をつけた部位にリドカインクリームを塗布して40分程度待つと注射時の痛みが軽減する．

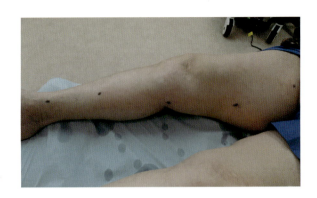

図3　術前マーキング

　リドカインクリームの効果が不十分な場合，保冷剤などで3〜4分冷却すると痛みの軽減が得られる。

　局所麻酔下の治療の注意点としては，できる限り緊張をとるようにする必要がある。術者の緊張は患者に伝わるので，できる限りリラックスに努める。音楽は静かなものを使用する。またできるだけ静かな環境を整え，大きな音を立てないようにする。特に緊張感の強い患者では安定剤や少量のβブロッカーの投与を行うと緊張がとれやすい。

エコーガイド下静脈穿刺

　静脈穿刺については，海外では静脈穿刺部位に局所麻酔をせずに行っているところもあるが，痛みで患者が動くと正確な穿刺ができなくなるため，穿刺部位をTLAで麻酔している。TLAポンプを用いて穿刺部の麻酔を行う場合，流量を30〜40％に下げておき，あらかじめ麻酔していた穿刺予定部位皮下に静脈壁までしっかりとTLAを注入し，その後21G針にて静脈穿刺を行う。ガイドワイヤーが入った段階でTLAを皮膚直下にまず十分な量の麻酔をし，その後長軸に沿ってTLAを注入していく。ファイバー挿入後はTLA針とファイバーを長軸断面で軸を揃えて注入していく（図4）。このときなるべく針先をファイバーにできるだけ近づけ，saphenous componentに確実にTLAを注入することが重要である。このとき静脈内に針先が誤って入ることがないよう注意する。TLA注入痛がある場合は，注入スピードを落としてゆっくりと注入したり，前述の15cmの針を使用すると痛みのコントロールがしやすい。

術後管理

　治療後は弾性包帯で圧迫後，直ちに10分間の歩行を行って治療を終了する。弾性ストッキングについては，特にDVTリスクの高い症例や立ち仕事の長い症例を除き，十分な逆流コントロールを行うことができれば必要がないと考えられるが，2019年のJ Vasc Surgで提唱された手術後の圧迫療法のガイドラインでは，推奨Grade 2，エビデ

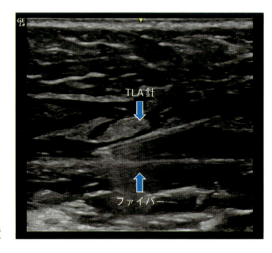

図4　TLA針とファイバーの位置

ンスレベルCではあるが推奨されていて，期間については臨床経過をみて決めると記載されている[7]。術後は早期から歩行を励行し，血栓予防を行うことが重要である。

　高度肥満例や高齢者などDVTハイリスクグループには，NOACの少量投与を治療後5日間投与している。治療後の注意点や内服薬を説明し，全身状態に問題がないことを確認のうえ，帰宅させる。術後早期，1カ月，3カ月後に閉塞状態，残存逆流，endovenous heat induced thrombus(EHIT)，DVTなどについてエコー検査を行う。

(小田勝志)

ⅲ) クリニックでの日帰り手術(TLAの補助的選択肢)

　クリニックでの下肢静脈瘤手術の麻酔の主体がTLAを核とする局所麻酔であることに疑いの余地はない。TLAでの麻酔，すなわち術中の除痛は，GSVに対する手術の場合には，大腿部では大腿神経の前皮枝，下腿部では伏在神経という知覚神経に対するものである。前皮枝は伏在コンパートメント内にあるのか，その近傍を通るのか，解剖学専門書には詳しく記載されていないが，当該部皮膚，皮下組織，筋膜近傍には存在するとされている。血管内焼灼術の時の術中の疼痛は熱によるものであり，TLAの効果はその麻酔効果だけでなく，周囲への熱の放散を抑えることによる除痛効果があり，皮膚熱傷も防止でき，さらにはGSVを周囲から圧迫して焼灼効率を上げる効果がある。

　しかし，局所麻酔には，薬による免疫，中毒反応以外にいくつかの問題点があり，各施設で種々の工夫が行われている。

　1つ目は，局所麻酔のための針の穿刺の痛みである。この対策としては，「ⅱ)クリニックでの日帰り手術(TLAを中心に)」(p.303〜307)にも述べられているように，血液透析の穿刺時に用いられる局所麻酔薬のパッチ，テープ，クリームを応用する方法がある。これらは安価ではないが保険適用はないので各施設のもち出しとなる。また，歯科

麻酔に倣って32G針で40℃に温めた局所麻酔液をTLAの針穿刺部に行っている施設もある[8]。しかし，ラジオ波カテーテルやロングシースなどを挿入すると，図1のようにGSVの位置がかなりずれてしまうことがあり，あらかじめマーキングして処置したTLAの針の予定穿刺部位が最適な位置でなくなってしまうことがあるので注意を要する。

2つ目は，付属手術として下腿側枝瘤切除，下腿不全穿通枝切離，下腿潰瘍郭清などを行う場合には，当該部位への局所麻酔が必要になるが，そのときの針の痛みや注入時痛が問題となる。また，このような部位では皮下組織が炎症などで癒着していて，局所麻酔が十分浸透せずに除痛が不十分になることも少なくなく，術者を悩ませる。その対策としては，大腿神経ブロックと伏在神経ブロックを組み合わせて行う方法が報告されている[9]。筆者のクリニックでは，図2に示したように，23Gカテラン針を用い，エコーガイド下に1％キシロカイン®を大腿神経に4〜6mL，伏在神経に10mLゆっくり注入する。これにより，GSV周囲へのTLA穿刺部の針の痛みも制御されるのでTLA穿刺部のマーキングや麻酔も不要で，癒着がある部位でも関係なく除痛が可能となる。神経ブロックの問題点としては，大腿神経ブロックの場合，一過性の運動麻痺でクリニックでの滞在時間が長くなり，それでDVTの確率が高くなることが記載されている。しかし筆者のクリニックでは，大腿神経ブロック後1〜3時間で回復して問題なく帰宅しており，睡眠時間より短い。DVT対策としては足関節運動の指導を行っており，DVTを発症した症例を経験していない。また，交通の便がよくないため，手術後すぐ帰りたいという患者はおらず，少しクリニックで様子をみてから帰宅するほうが安心と考える患者が多い。この時間を利用して，術後管理を行うとともに，帰宅後の注意事項の説明，歩行練習，圧迫療法の指導などを十分に行えるという利点もある。

最後に，患者の中には手術に対する恐怖心を自己制御できない人や，痛みに対する閾値が低いことを自覚していて手術を避ける人が少なからず存在する。このような患者には，麻酔科の非挿管麻酔のガイドライン[10]に従って，静脈麻酔を併用している施設も

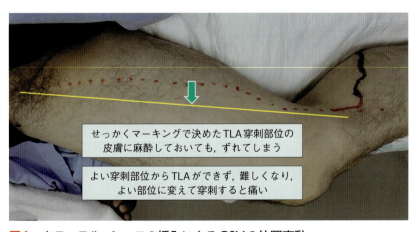

図1　カテーテル，シースの挿入によるGSVの位置変動

A. 外科的治療／④下肢静脈瘤手術の麻酔法と周術期管理

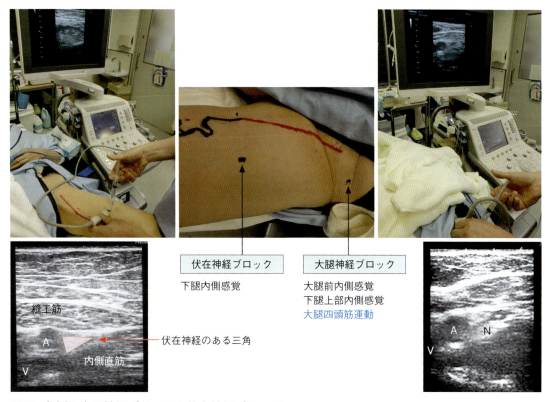

図2 左側の大腿神経ブロックと伏在神経ブロック
A：artery, V：vein, N：nerve

少なくないが，万が一の急変に対して気道確保，気管内挿管などに習熟し，その準備が整っていなければならない．個々の薬剤の詳細はp.302〜303を参照していただきたい．

(草川　均)

文献

1) 日本麻酔科学会編：WHO安全な手術のためのガイドライン2009（2015年5月26日改訂）．
2) 日本麻酔科学会：日帰り麻酔の安全の基準（2009年2月改訂）．
3) 米国麻酔学会「処置目的の中等度鎮静に関するガイドライン2018年度版」の紹介．臨床麻酔42(5): 2018.
4) 日本麻酔科学会：麻酔薬および麻酔関連薬使用ガイドライン 第3版C, 2009.
5) Klein JA, Jeske DR: Estimated Maximal Safe Dosage of Tumescent Lidocaine. Anesth Analg 122(5): 1350-1359, 2016.
6) 小田勝志：TLA注入ポンプを用いた下肢静脈瘤血管内レーザー治療の経験．高知県医師会医学会雑誌 22: 159-165, 2017.
7) Lurie F, Lal BK, Antignani PL, et al: Compression therapy after invasive treatment of superficial veins of the lower extremitas: Clinical practice guidelines of American Venous Forum, Society for Vascular Surgery, American College of Phlebology, Society for Vascular Medicine, and International Union of Phlebology. J Vasc Surg Venous and Lymph Disorders 7(1): 17-28, 2019.
8) 山本賢二, 山田知行, 羽室 護ほか：血管内焼灼術に伴う神経損傷，深部静脈血栓症を防ぐための治療戦略—Okamura Pain Scaleによる新しい疼痛管理．静脈学 28(3): 323-328, 2017.
9) 白石恭史：下肢静脈瘤治療における伝達麻酔の工夫．静脈学 23(4): 375-379, 2012.
10) 柏井朗宏, 横田美幸：米国麻酔科学会の"非麻酔医のための鎮静・鎮痛薬投与に関する診療ガイドライン"と本邦で安全に鎮静を実施するためのモニターおよび体制．臨床麻酔 41(12): 1594-1604, 2017.

B. 保守的治療
①術後の圧迫療法

● 血管内焼灼術後

手術直後は，主に止血，表在静脈圧迫および深部静脈血栓予防のため（**表1**），弾性包帯による圧迫療法が行われる。施設によって方法は異なるが，手術翌日から入浴やシャワー浴が可能で，弾性ストッキングへ履き替える。

その後，一般的に昼間だけ弾性ストッキングを着用する。その期間は0～3カ月とまちまちで各施設の判断となっている[1]。静脈機能の回復を光電式脈波（photopletysmography：PPG）で評価し，その回復までに術後3カ月を要したため，ストリッピング手術後の圧迫療法は，術後3カ月を要するといわれてきた[2]。しかし近年，術後の圧迫期間は減少傾向にあり[3]，NICE Guidelines（2013，UK）では，術後1週間以上の圧迫の必要はないと記載されている。

なお，血管内焼灼術後やストリッピング手術後の圧迫療法の意義は，AVF，ACP，UIPなどのガイドライン[1]では，Grade 2，エビデンスレベルCとなっている。

また，980 nmレーザー焼灼術後は，大腿の痛みが強かったが，1,470 nmレーザー，高周波では大腿の痛みは弱くなり，大腿部圧迫の意義は薄れている。

さらに，再発を繰り返す立ち仕事（美容師，飲食業，販売業）に従事する人は，再発防止のため圧迫療法の長期継続が必要となる。

表1　術後圧迫療法の目的

合併症の予防	● 出血 ● DVT ● 伏在静脈内の血栓 ● 深部静脈内への血栓進展 ● 血栓性静脈炎 ● 肥厚瘢痕
症状の軽減	● 疼痛 ● 皮下出血
治療効果向上	● 啓蒙（一生着用する患者，C4以上，飲食業など長時間の立ち仕事に従事する人）

B. 保守的治療／①術後の圧迫療法

● 硬化療法後

硬化療法後の補助療法として，圧迫療法は必須である。施設によって圧迫方法や期間は異なるが[1]，基本的には硬化剤注入後にガーゼやウレタン製品による沈子を当て，圧迫包帯や弾性ストッキングで圧迫する。硬化療法後なるべく早く圧迫することが望ましい（Grade 2，エビデンスレベルC）[1]。瘤径の大きな静脈瘤に対して硬化療法を行うと血栓性静脈炎を起こしやすくなるので切除するほうが好ましい。

（岩田博英）

◆ 文献

1) Lurie F, Lal BK, Antignani PL, et al: Compression therapy after invasive treatment of superficial veins of the lower extremities: Clinical practice guidelines of the American Venous Forum, Society for Vascular Surgery, American College of Phlebology, Society for Vascular Medicine, and International Union of Phlebology. J Vasc Surg Venous and Lymph Disorders 7(1): 17-28, 2019.

2) 平井正文，高木敏貴，佐井 昇ほか: 下肢静脈疾患における脈波法の有用性—とくにストリッピング手術前後の評価について. 日本外科学会雑誌 91: 766-770, 1990.

3) Bakker NA, Schieven LW, Bruins RM, et al: Compression stockings after endovenous laser ablation of the great saphenous vein: a prospective randomized controlled trial. Eur J Vasc Endovasc Surg 46(5): 588-592, 2013.

下肢静脈瘤の病態と治療／2. 一次性下肢静脈瘤の治療

B. 保守的治療
②薬物療法（漢方薬を含めて）

● Phlebotonics（venoactive drugs）

　静脈に作用して下肢静脈瘤の種々の症状を緩和するphlebotonicsが処方可能な国もある（表1）。Calcium dobesilateは合成された製品であるが，浮腫やこむら返り，レストレス・レッグといった症状を軽減する。diosmin, hesperidin, rutinは柑橘類に含まれるフラボノイドだが，diosminとhesperidinはこむら返りや下肢腫脹に，rutinは浮腫に特に効果がある。わが国の食品会社も，hesperidinの冷房による冷え症を緩和する効果に注目している[1]。なおrutinは，蕎麦にも含まれることが知られており，水溶性なので蕎麦湯としても摂取でき，毛細血管強化作用があるといわれている。またhorse-chestnutはトチノキ科の植物で，escinとよばれるトリテルペン系サポニンが種子に含有されており毛細血管透過性を抑える作用がある[2]。

　またmicronized purified flavonoid fraction（MPFF）は，90％ diosmin, 10％ hesperidinで構成されているが，pentoxifylline（わが国では1999年に脳循環代謝改善薬の承認取消）とともに，圧迫療法下の静脈性潰瘍の縮小を促進する効果が認められている（表2）[3,4]。

表1 主なphlebotonics（venoactive drugs）の分類

化合物	名称	由来
α-benzopyrones	● Coumarin	● Melilot ● Woodruff
γ-benzopyrones （flavonoids）	● Diosmin ● Hesperidin ● Micronized purified flavonoid fraction（MPFF）	● Citrus spp. ● Citrus spp. ● Rutaceae aurantiae
Saponins	● Rutin and rutosides ● Escin	● Sophora japonica ● Horse chestnut seed extracts
Other plant extracts	● Rucus extract ● Proanthocyanidins 　Vitis vinifera L., folium（アンチスタックス®）	● Butcher's broom ● Red wine leaves extracts, ● Maritime pine ● Grapevine leaves extracts
Synthetic products	● Calcium dobesilate ● Naftazon	● Synthetic ● Synthetic

（文献2より改変引用）

B. 保守的治療／②薬物療法（漢方薬を含めて）

表2 MPFF, rutosides, Vitis vinifera L.,folium（アンチスタックス®）, calcium dobesilate の薬理作用と臨床効果

薬剤	薬理作用	臨床効果
MPFF	● 交感神経系静脈収縮性およびカルシウム感度の増強 ● 白血球接着分子抑制 ● 静脈弁不全の軽減 ● 炎症性サイトカイン産生抑制 ● 抗酸化酵素の増加 ● 血清 ICAM-1,VCAM,VEGF 濃度の抑制 ● 毛細血管抵抗の増加および透過性抑制	● 皮膚栄養障害の改善 ● 潰瘍治癒の促進 ● Venous tone の改善 ● 下肢浮腫軽減 ● CVD 症状と QOL 改善
Rutosides	● 炎症関連遺伝子の発現抑制 ● マクロファージおよび好中球での炎症性サイトカイン産生抑制	● 下肢浮腫軽減 ● CVD 症状改善
Vitis vinifera L.,folium（アンチスタックス®）	● 血管内皮機能維持 ● 毛細血管透過性の抑制 ● 血小板凝集抑制 ● 抗炎症作用	● 下肢浮腫軽減 ● CVD 症状改善
Calcium dobesilate	● 血管内皮機能維持 ● 毛細血管透過性の抑制 ● 血小板凝集抑制 ● 血球粘性低下作用 ● NOS 活性の増加 ● プロスタグランジン合成抑制	● 下肢浮腫軽減 ● CVD 症状改善

（文献4より改変引用）

　ただし，phlebotonics は世界的な下肢静脈瘤治療薬としての評価を得るには至っておらず，処方可能な国において圧迫療法に併用する補助療法として，有症状（静脈潰瘍・疼痛・腫脹・こむら返り・浮腫）の症例に使用することが勧められている[5,6]。

　わが国で，健康保険で処方可能な phlebotonics はタカベンス®（melilot extract）であり，保険適用は痔核や外傷・手術に伴う軟部腫脹の寛解となっている。血流の改善や炎症に伴う毛細血管透過性亢進を抑制し，浮腫組織のマクロファージの蛋白分解を促進する薬効があるが，日常診療においては下肢静脈瘤というよりも，リンパ浮腫における皮下組織の線維化を抑える目的に用いられている。Vitis vinifera L.,folium は赤ブドウ葉の抽出エキスを有効成分とした西洋ハーブ医薬品でアンチスタックス®として使用されている。わが国でも星野俊一先生の医学指導のもと，ダイレクトOTCとして承認された［2013年6月〜2018年12月に製造・販売された（エスエス製薬）］。また国内外の臨床試験においてシーリング作用*（血管透過性抑制作用）による浮腫軽減をはじめ，重だるさや疼痛などを軽減する効果が確認された[7~9]。

（＊シーリング作用：血管内皮の細胞間隙を閉ざすことにより，炎症性浮腫にみられる血漿漏出を抑制する働き）

漢方薬（表3）

　手術あるいは圧迫療法の適応がないか，あるいは患者本人に手術・圧迫療法を受ける意思がないときに，第3の治療を求められる場合がある。瘀血を血液のうっ滞と解釈すると，下肢静脈瘤はまさに瘀血そのものである。下肢の重だるさ，腫脹感や冷えを訴えられた際には，駆瘀血剤の代表である桂枝茯苓丸を処方する。しかし患者が，色白で体格が華奢で女性的なイメージの，いわゆる虚証タイプであれば，温性駆瘀血剤として当帰芍薬散を選択する。また，下肢に冷感があっても，上半身にのぼせや頭痛があるなど不定愁訴が多い場合は，加味逍遙散を選択する。

下肢静脈瘤の対症療法

1. 下肢のこむら返り

　芍薬甘草湯は非常に多くの人々に愛用されている。数ある漢方薬のなかでも2剤のみで構成されている漢方薬は少なく，それゆえ芍薬甘草湯の効果は，シャープで5〜6分で効果を発現する。副作用として甘草による偽性アルデステロン症があり，高血圧と浮腫の発症に注意する必要がある。特に2.5g以上の甘草は偽性アルデステロン症を引き起こしやすくするため電解質測定が理想的で，定時で服用するよりも，つったときに頓用するほうが過量になりにくい。

　また，複数の漢方を用いるときにも，甘草の成分が重ならないように配慮する。そして長期連用により効果が減弱した際には，いたずらに増量するよりも，一時期，八味地黄丸などの他剤に変更してから再投与することが勧められている。

　もし，芍薬甘草湯が効かなかった場合のこむら返りには，ダントロレンナトリウム水

表3　下肢静脈瘤のclinical classificationに応じた薬物療法

C2	
CVD症状	桂枝茯苓丸，当帰芍薬散，加味逍遙散
こむら返り	芍薬甘草湯，ダントロレンナトリウム水和物，（レボカルニチン塩化物）
冷え	当帰四逆加呉茱萸生姜湯（＋ブシ末） トコフェロールニコチン酸エステル，イソクスプリン塩酸塩
C3	
浮腫	五苓散，柴苓湯，ブシ末
C4, C5	
うっ滞性皮膚炎	桂枝茯苓丸，当帰建中湯，温清飲
治癒性静脈潰瘍	皮膚保湿剤（ヘパリン類似物質），ステロイド外用剤
C6	
活動性皮膚潰瘍	圧迫療法と創処置が中心

B. 保守的治療／②薬物療法（漢方薬を含めて）

和物も使用可能である。しかし，副作用としてふらつき・倦怠感を生じることがあるため，やはり芍薬甘草湯を第1選択としておき，効かない場合あるいは偽性アルデステロン症の発症が危惧された際に選択する。

　なお，カルニチンは骨格筋において，脂肪酸をミトコンドリア内に輸送することによりATP生成を促す。カルニチン必要量の75％は肉類の摂取により，25％は生合成により供給され，98％が骨格筋，心筋に蓄えられている。加齢による骨格筋のカルニチン代謝の減弱は，カルニチン投与が有効であることが知られている[10]。通院の高齢者にレボカルニチン投与を行ったところ，こむら返りの頻度，持続時間，安眠度が改善したとする報告もある[11]。特に肉類摂取の乏しい，筋萎縮を認める高齢者には，こむら返りにレボカルニチン投与が有効な場合がある。

2. 浮腫

　軽い浮腫は五苓散で対処可能で，アコニンサン®は鎮痛効果も期待できる。アコニンサン®は成分がブシ末であり，強心，鎮痛，抗炎症，新陳代謝作用もあるが，浮腫軽減が最も顕著である。

3. 重だるさ

　下肢静脈瘤で通院する患者は中年を超えていることが多く，下半身の衰えについて八味地黄丸は効果的である。また八味地黄丸は，排尿障害や夜間頻尿などの泌尿器疾患には一石二鳥である。ただし，胃が弱い人にとっては服用困難な場合があり，食後内服への切り替えを勧めることがある。

4. うっ滞性皮膚炎

　色素沈着が強い場合は，ヘパリン類似物質（ヒルドイドソフト®軟膏）を用いる。入浴後に塗布し，乾燥が強い場合は朝にも塗布する。発赤やかゆみがある場合はステロイド軟膏を使用する。かゆみと乾燥が強い場合は，桂枝茯苓丸はうっ滞性皮膚炎にも効くが，無効時はタイプにより，当帰建中湯あるいは温清飲を使う。前者は虚証の人に向いており，後者は体力中等度，皮膚に艶がなく，乾燥が強い人向きである[12]。

5. 冷え

　当帰四逆加呉茱萸生姜湯を用い，効果が足りない場合はアコニンサン®を追加する。漢方を選択しない場合は，軽症ならトコフェロールニコチン酸エステルを使用し，中等度以上であればイソクスプリン塩酸塩を使用する。ただしβ刺激剤なので，降圧剤としてβブロッカーを使用しているときは処方できない。

6. 疼痛

　下肢疼痛の原因として，表在性血栓性静脈炎が合併することがしばしば認められ，表在性血栓性静脈炎患者の62％が下肢静脈瘤に伴って罹患する。SFJからの距離と血栓

の規模により治療が選択される。血栓の長さが5cm以下の小規模な場合，アスピリンを含むNSAIDで支障なく，5cm以上の範囲の広い血栓性静脈炎では，二次血栓予防のための抗凝固療法が行われる。SFJから3cm以内に生じた場合は深部静脈への伸展を避けるため，より積極的な抗血栓療法が推奨され，抗凝固療法が禁忌の例は，伏在静脈本幹の根部処理が勧められる。

　以上，日常の下肢静脈瘤診療における薬物療法について解説したが，漢方を処方に取り入れることで，患者各々の症状に，より細かな対応ができるようになった。

(森末　淳)

文献

1) 吉谷佳代，南　利子，宅見央子ほか: 冷えを訴える女性に及ぼす酵素処理ヘスペリジンの効果. 日本栄養・食糧学会誌 61(5): 233-239, 2008.

2) Perrin M, Ramelet AA : Pharmacological Treatment of Primary Chronic Venous Disease: Rationale, Results and Unanswered Questions. Eur J Vasc Endovasc Surg 41: 117-125, 2011.

3) Coleridge SP, Lok C, Ramelet AA: Venous Leg Ulcer: A Meta-analysis of Adjunctive Therapy with Micronized Purified Flavonoid Fraction. Eur J Vasc Endovasc Surg 30: 198-208, 2005.

4) Mansiha A, Sousa J: Pathophysiological Mechanisms of Chronic Venous Disease and Implications for Venoactive Drug Therapy.Int J Mol Sci.19(6): pii: E1669, 2018.

5) Wittens C, Davis AH, Bækgaard N, et al: Management of Chronic Venous Disease ."Clinical Practice Guidelines of the European Society for Vascular Surgery(ESVS)". Eur J Vasc Endovasc Surg 49: 701-702, 2015.

6) Coleridge SP: Drug treatment of varicose veins, venous edema, and ulcers. "Handbook of Venous and Lymphatic disorders" Peter Gloviczki ed. 4th ed. American Venous Forum, 2016, p.391-398.

7) 風間亜紀，藤井文隆，橋本俊嗣ほか: 赤ブドウ葉乾燥エキス含有製剤の経口摂取による下肢のむくみ軽減効果. 応用薬理Pharmacometrics 83(1/2): 1-7, 2012.

8) 澤村　淳: 足のむくみ改善薬:アンチスタックス. 埼玉県薬剤師会雑誌40(3): 5-9, 2014.

9) Kiesewetter H, Koscielny J, Kalus U, et al: Efficacy of orally administered extract of red vine leaf AS 195 (folia vitis viniferae) in chronic venous insufficiency (stages I-II). A randomized, double-blind, placebo-controlled trial. Arzneimittelforschung 50(2): 109-117, 2000.

10) 古市泰郎，藤井宣晴: 骨格筋のカルニチン代謝と老化. 基礎老化研究38(3): 25-29, 2014.

11) 奥田真義，伊東勝也，山崎剛司ほか: カルニチン投与がこむら返りに与える影響. 中部整災誌 61: 177-178, 2018.

12) 新見正則，チータム倫代: フローチャート皮膚科漢方薬. 新興医学出版社, 東京, 2018, p.132-133.

A. 陰部静脈瘤

陰部静脈瘤は，大陰唇または小陰唇に発生する葡萄の房状の静脈瘤である。卵巣静脈不全，nutcracker症候群，腸骨静脈閉塞性疾患などによる骨盤内うっ滞症候群（pelvic congestion syndrome：PCS）から発生することも多いが，PCSについては別項に詳しく解説されているので参照されたい。

発生頻度

無症状であることが多いことや他人にみせにくい部位に発生することから，実際よりも発生頻度が過小評価されている可能性があるため，正確な発症頻度は不明であるが，Hobbsは，静脈クリニックを受診した女性の4%に陰部静脈瘤と認めたと報告している[1]。

妊娠に関連して出現することが多く，Doddらは，妊婦の8%に静脈瘤を認め，このうち23.3%に陰部静脈瘤を認めた。また，1回目の妊娠で発生することはまれで，2回目以降の妊娠12週以降に発症しうるが，26週以降に発症することが多い[2]。妊娠と関連のない陰部静脈瘤の報告はまれである[3]。

陰部静脈の解剖

外陰部の静脈への逆流源としては，(1)GSVから浅外陰部静脈を経由する経路，(2)子宮円索静脈を経由する経路，(3)内腸骨静脈系の静脈(内陰部静脈，閉鎖静脈，子宮または膣静脈)を経由する経路，(4)卵巣静脈を経由する経路の4経路が考えられる。このうち約半数はGSV由来の静脈逆流と報告されている[1]。子宮円索静脈を経由する経路では，鼠径管内に子宮円索静脈瘤を形成して，鼠径ヘルニアとの鑑別を要する病態が存在する[4]。

病因

妊娠に伴う陰部静脈瘤は，ホルモン，妊娠による子宮動脈の血流量増加，妊娠子宮による骨盤内静脈の圧迫などの影響により骨盤内静脈がうっ滞し，その静脈高血圧が外陰部に伝播して発症すると考えられている。左腎静脈の血流量が多いことも，左卵巣静

脈不全を介して骨盤内静脈高血圧に影響を及ぼす。妊娠回数が多くなるにつれ，左卵巣静脈弁不全の発症率は高くなると報告されている。

まれなものとしては，静脈形成異常，婦人科系のがんなどもある[1]。

症状

無症候性の陰部静脈瘤が多いが，慢性的な外陰部の疼痛・不快感・圧迫感・搔痒感，性交時痛などの症状を訴えることもある。PCSに起因する陰部静脈瘤では，慢性の下腹部痛を訴え，長期間原因不明で未治療であることが多い。疼痛は，長時間の立位後に強くなるため，夕方になると悪化するが，臥床にて軽減する。また，生理期間中に増強することが多い。

合併症としての血栓性静脈炎や出血はまれである。巨大な陰部静脈瘤があっても，経腟的に合併症なく分娩できたとの報告もある[5]。

診断

大多数の症例は，臨床的に診断可能である。しばしば，下肢静脈瘤を合併するが，大腿屈側で近位では陰部から連続するように内側に広がり，大腿遠位から膝窩部に連続することも多い(図1)。静脈エコーでは，外陰部に拡張した静脈を確認することで確定診断することができ，陰部静脈瘤とGSVの交通があるか否かを確認することもでき，内腸骨静脈からの逆流を描出することは難しいが，卵巣静脈の拡張や逆流は条件がよ

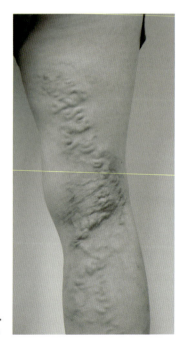

図1　陰部静脈瘤に伴う下肢静脈瘤
大腿屈側で近位では陰部から連続するように内側に広がり，大腿遠位から膝窩部に連続する蛇行の強い静脈瘤を認める。

ければ可能である。内腸骨静脈との解剖学的関係は，静脈瘤造影で評価できる。卵巣静脈不全は，選択的卵巣静脈撮影で最終的に確認でき，そのまま塞栓術で治療することも可能である。

鑑別診断としては，血管形成異常，バルトリン腺囊胞，血腫，軟部腫瘍や血管腫が挙げられる[6]。

● 治療

妊娠中の陰部静脈瘤は，通常，出産後すぐに縮小また消失する[7]ので，経過観察が基本である。症状が強い場合は，陰部静脈瘤を圧迫できるサポート器具の着用が勧められている[8]。血栓性静脈炎を起こした子宮円索静脈瘤を鼠径ヘルニア嵌頓と診断して外科的に切除した報告があるが[3]，静脈エコーで確定診断できれば基本的には手術適応にはならない病態である。出産後に静脈瘤が遺残して治療を希望する場合も，出産後6週間以上経過してからの治療が勧められる[6]。治療方法としては，硬化療法[9]や外科的切除[10]の報告がある。卵巣静脈不全は，複数回の妊娠を重ねることで徐々に悪化していくことが多いので，PCSの症状が強い場合は卵巣静脈のコイル塞栓や外科的結紮切除などの適応が考慮される。

(菅野範英)

◆ 文献

1) Hobbs JT: Varicose veins arising from the pelvis due to ovarian vein incompetence. Int J Clin Pract 59: 1195-1203, 2005.

2) Dodd H, Wright HP: Vulval varicose veins in pregnancy. Br Med J 1: 831-832, 1959.

3) Al Wahbi AM: Isolated large vulvar varicose veins in a non-pregnant woman. SAGE Open Med Case Rep 4: 2050313X16672103, 2016.

4) 浅井陽介, 中村利夫, 倉地清隆ほか: 鼠径ヘルニア嵌頓との鑑別が困難であった子宮円索血栓性静脈瘤の1例. 日臨外会誌 67: 1409-1412, 2006.

5) Furuta N, Kondoh E, Yamada S, et al: Vaginal delivery in the presence of huge vulvar varicosities: a case report with MRI evaluation. Eur J Obstet Gynecol Reprod Biol 167: 127-131, 2013.

6) Kim AS, Greyling LA, Davis LS: Vulvar Varicosities: A Review. Dermatol Surg 43: 351-356, 2017.

7) Van Cleef JF : Treatment of vulvar and perineal varicose veins. Phlebolymphology 18: 38-43, 2011.

8) Nabatoff RA, Pincus JA: Management of varicose veins during pregnancy. Obstet Gynecol 36: 928-934, 1970.

9) Ninnia JG: Treatment of Vulvar Varicosities by Injection-Compression Sclerotherapy. Dermatologic Surgery 23: 573-574, 1997.

10) Veltman LL, Ostergard DR: Thrombosis of vulvar varicosities during pregnancy. Obstet Gynecol 39: 55-56, 1972.

B. 拍動性の静脈瘤

　静脈瘤のエコー検査中に，伏在静脈内に拍動性波形を検知することがしばしばある。その原因は大きく分けて3つ考えられる。

(1)三尖弁閉鎖不全など心疾患に伴うもの

(2)器質的な動静脈瘻

(3)炎症などに伴うarterio-venous communication(AVC)の開大，新生血管

● 三尖弁閉鎖不全など心疾患に伴うもの

　中等度以上の三尖弁閉鎖不全症では，肝静脈，頸静脈の拍動波が検出され，重度になると下肢静脈にも拍動波が伝わる。心エコーで診断され，静脈疾患ではなく重症の全身疾患の可能性があり，注意を要する。三尖弁閉鎖不全を合併した静脈瘤・静脈性潰瘍に対して血管内焼灼術が行われた症例も報告されている[1]。

● 器質的な動静脈瘻

　器質的な動静脈瘻は，先天性，後天性(外傷性など)に分類される。通常，自然に治癒することは少ない。画像診断では，造影CTや血管造影で病変の特定が可能なこともあるが，微小の動静脈瘻は病変部位の特定が困難な場合も少なくない。多発病変や微小病変では治療に難渋するが，病変部が確定すれば，外科手術や血管内治療での治療が有効である[2,3]。

　一方，下肢静脈瘤の血管内焼灼術の術後合併症の1つとしても報告されている[4]。

● 炎症などに伴うarterio-venous communication(AVC)の開大，新生血管

　通常，動脈血は細動脈，毛細血管を通り，細静脈から静脈に還流するが，一部はAVCを通過する。炎症を伴うときAVCは開大し毛細血管を通らず動脈から静脈に直接流入する血流量が増加する結果，静脈に拍動波形が描出されると考えられる。

　すなわち，日常診療で遭遇する静脈内の拍動波で最も多い原因は炎症に伴うものであり，AVCの開大によるものと考えられ，したがって可逆的である。典型的な波形は，最大流速が一定ではなく，呼吸性の変動がみられることが多い。化膿性炎症もあれば，

浮腫，うっ滞性皮膚炎，脂肪皮膚硬化症（lipodermatosclerosis）などに伴う非細菌性のものもある。急性のものと慢性的なものが混在し，炎症の消退とともに軽快したり治癒したりする。また，静脈血栓症で新生血管の増生に伴い，静脈内の拍動波が検知されることが報告されている[5]。

一方，一次性下肢静脈瘤の伸展にAVCが関与しているといわれている[6]。AVCは1949年 Pratt[7]によって記載された。静脈瘤内の血液酸素含有が通常の静脈よりも高くなり[6,8]，静脈瘤の伸展において生理的に存在するAVCの開大が関与していると推論されている[9,10]。

筆者らは，初診時のエコー検査で伏在静脈に拍動波を検出した症例12例18肢の臨床像を報告した[11]。全例に浮腫が認められるのが特徴で，発赤7例，強い疼痛を3肢に，lipodermatosclerosisを4肢に，皮膚潰瘍を2肢，静脈瘤の合併を6肢に認めた。両側例は6例で，糖尿病を合併した症例は3例にみられた。軽度の三尖弁閉鎖不全を2例に認めた。炎症の原因として蜂窩織炎を2例に，痛風を1例に認めた。すなわち，前述したようにpulsatile veinの原因は，決して単一ではなく日常にみられるさまざまな炎症であることがうかがわれる。

実際の拍動波形を**図1 b, c**に示す。これは両側下腿に色素沈着を認める症例で，初診時にGSVに検知された波形であり，器質的な動静脈瘻を疑って画像検査を行ったが，部位を同定するには至らなかった。このような症例では伏在静脈内の酸素濃度が静脈よりも明らかに高く，動静脈瘻の存在を疑う根拠の1つとも考えられるが，両側性であること，圧迫療法により改善することから皮下の慢性炎症の像であると考えられた。

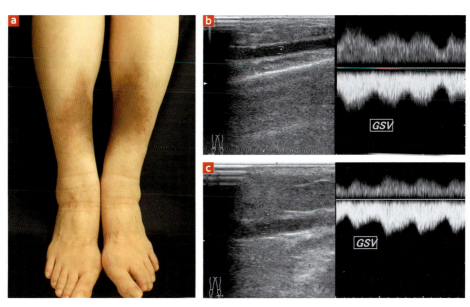

図1　50歳代・女性
a：両側下腿内側に色素沈着を認める。
b：右下腿のGSVに拍動波を認める。
c：左下腿のGSVに拍動波を認める。

このように拍動性の静脈瘤では，器質的な動静脈瘻をもつ例はむしろまれであり，一時的および慢性的な炎症を合併した病態であることがほとんどである．図2は静脈瘤症例ではなく，痛風発作の症例であるが，発作時に検出された静脈内の拍動波が，治療後は消失している．静脈瘤症例では，脂肪皮膚硬化症（lipodermatosclerosis）を伴う例（CEAP分類のC4b）では，慢性的な皮膚・皮下脂肪の炎症を伴うことがまれではなく，

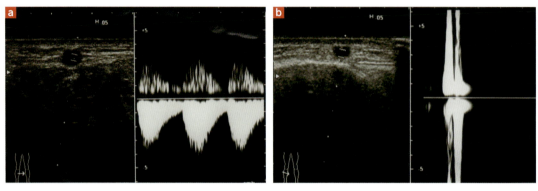

図2　60歳代・男性，痛風発作
a：発作時に下腿GSVに拍動波を検出する．b：治療開始9カ月後の同一部位のGSVの波形．

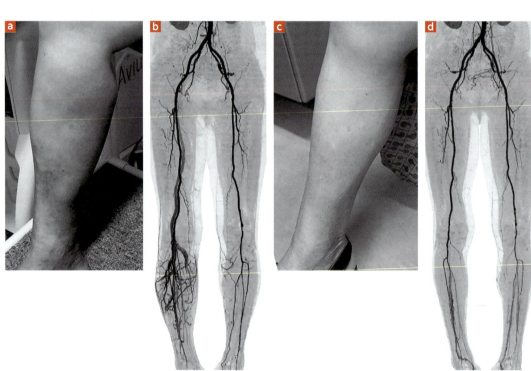

図3　70歳代・女性
a：右下腿に硬結を伴う色素沈着がみられる．
b：造影CTでは動脈相で右膝窩静脈まで造影されている．
c：GSVのレーザー焼灼術．弾性ストッキング着用1年後，皮膚症状の改善を認める．
d：同時期の造影CTでは，術前にみられた静脈の早期造影はみられない．

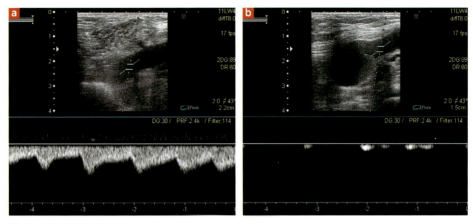

図4 70歳代・女性
a：GSVに拍動波を検出する。**b**：バルサルバ法を用いると拍動波形は消失する。

GSVや静脈瘤に拍動波を感知することが多い[12]。典型的な症例を図3に示す。本症例では血管内焼灼により静脈不全が解消された結果，炎症も軽快した。

拍動性静脈瘤は，瘤内ではエコープローブを当てると拍動波を検知するが，拍動波に消されて，逆流所見が検知しにくいことが多い。拍動波のなかで逆流の有無を確認するには，バルサルバ負荷した状態で検査を行うとよい（図4）。

以上のように，拍動波を有する静脈は決してまれではなく，日常的に遭遇するものである。その原因はさまざまであるため，それぞれ原因に合った適切な治療を行う必要があるが，いずれの原因でも多少とも浮腫性変化を伴っていることが多く，圧迫療法は一定の有効性を示す。圧迫療法は，第一に弾性ストッキングを思い浮かべがちだが，炎症の強いときに弾性ストッキングは不向きであり，弾性包帯がきわめて有用であることを明記したい。

（杉山　悟）

文献

1) Chihara S, Sawada K, Tomoeda H, et al: Pulsatile Varicose Veins Secondary to Severe Tricuspid Regurgitation: Report of a Case Successfully Managed by Endovenous Laser Treatment. Ann Vasc Surg 39: 286, 2017.
2) 本田賢太朗, 駒井宏好, 重里政信: 重症皮膚病変を伴った下肢微小動静脈瘻. 脈管学 46: 73-78, 2006.
3) Lars S: Arteriovenous communications in varicose veins localized by thermography and identified by operative microscopy. Acta Chir Scand 147: 409-420, 1981.
4) Theivacumar NS, Gough MJ: Arterio-venous fistula following endovenous laser ablation for varicose veins. Eur J Vasc Endovasc Surg 38: 234-236, 2009.
5) Labropoulos N, Bhatti AF, Amaral S, et al: Neovascularization in acute venous thrombosis. J Vasc Surg 42: 515-518, 2005.
6) 佐野　真, 木村忠広, 花井厳人ほか: 一次性静脈瘤における Arteriovenous communications の臨床的意義－thermography, 血液酸素分圧の検討－. 日臨生理会誌 21: 35-38, 1991.
7) Pratt GH: Arterial varices, a syndrome. Amer J Surg 77: 456-460, 1949.
8) Blumoff RL, Johnson G: Saphenous vein PpO2 in patients with varicose veins. J Surg Research 23: 35-36, 1977.
9) Gius JA: Arteriovenous anastomosis and varicose veins. Archives of Surg 81: 299-310, 1960.
10) Baron HC, Cassaro S: The role of arteriovenous shunts in the pathogenesis of varicose veins. J Vasc Surg 4: 124-128, 1986.
11) 杉山　悟, 松原　進, 因来泰彦ほか: pulsatile saphenous vein の臨床像. 静脈学 25(3): 340-345, 2014.
12) Lattimer CR, Azzam M, Kalodiki E, et al: Saphenous pulsation on duplex may be a marker of severe chronic superficial venous insufficiency. J Vasc Surg 56(5): 1338-1343, 2012.

C. 再発性静脈瘤の治療

はじめに

　下肢静脈瘤術後の再発性静脈瘤はrecurrent varices after surgery（REVAS）と呼称され，ごく一般的ではあるが，複雑な，費用を要する問題であり，多くの場合自他覚症状が再燃して再度の治療を要する[1~3]。REVASは術後2年で6.6〜37％，5年で51％，11年で65％に発症し，術後の時間経過とともにその頻度が増加することが報告されている[1,3]。本項では，REVASの定義，分類，原因，臨床症状，診断，治療について論述し，実際の症例を提示する。

再発性静脈瘤の定義，分類

　Perrinら[4]は1998年の国際コンセンサスミーティングにおいて決定したREVASの臨床的定義として"The existence of varisose veins in a lower limb previously operated on for varicosities（with or without adjuvant therapies）"と明記し，遺残瘤や病変進行に伴う静脈瘤も含まれている。REVASは再発部位，原因，影響しうる要因などによる分類が報告され，CEAP分類と同様にREVAS分類による評価が推奨されている[4,5]。

再発性静脈瘤の原因

　REVASの原因として，（1）tactical error（不十分な術前評価とその結果に基づく不適切な手術による伏在静脈の逆流残存），（2）technical error（不適切あるいは不完全な手術手技による伏在静脈の逆流残存），（3）neovascularization［大腿部あるいは下腿部静脈瘤に連続する細かい新生血管が発達し，以前結紮したsapheno femoral junction（SFJ），sapheno popliteal junction（SPJ）に逆流が出現］，（4）disease progression（手術と離れた部位あるいは別の伏在静脈系の不全）が報告され[1,2,6,7]，発生機序を明確に示している。再発部位は大腿部が49％と最も多く，11％は鼠径部にも合併し，下腿部は35％で生じ，術式（ストリッピング手術あるいは血管内焼灼術）による差はない[3]。REVAS症例のエコー検査による検討において，逆流部位の出現がSFJ 47％で最も多く，下腿部穿通枝42％，大腿部穿通枝30％，SPJ 25％，骨盤部・腹部17％であり，54％は複数の逆流部位

を有し，10％は逆流源が不明であることが報告されている[1,2,5]。

Neovascularizationは伏在静脈高位結紮，ストリッピング手術後のREVASの主要な原因であり，その頻度は再発例の18〜20％であるが[3,5,7]，血管内焼灼術後では1〜2％と報告されている[3,7]。発症機序はSFJ結紮切除断端からの内皮細胞遊走があり，手術操作，外傷，結紮材料，術後炎症，血栓形成，低酸素状態などに伴って血管内皮増殖因子などのさまざまな伝達物質を介して血管新生が促進されることが報告されているが[7]，正確な発生機序は明らかではない。REVASに対する再手術例の検討で，2/3の症例に長いSFJ断端遺残があり，再発の一因となった可能性が示されている[8]。また鼠径部での再発の原因は不適切な手術や病変進行に伴うSFJ断端分枝あるいは大腿部GSVの遺残逆流によるものであり，neovasucularizationによるものではないとする報告もある[9]。

現在，症候性下肢静脈瘤に対する第一選択の治療として推奨されている血管内焼灼術[1,2]では，逆流のある伏在静脈の焼灼，閉塞後の再開通（recanalization）がREVASの主要な原因であり，発症頻度は再発例の29〜32％である[3,10]。発症機序として，不適切な焼灼条件，不完全な焼灼，適応外の治療血管の治療などの技術的な問題があり[7]，また大腿部不全穿通枝，新たな副伏在静脈不全が再開通に関与することが報告されている[3,10]。

不全穿通枝はREVAS症例の55〜57％に確認され，重症度と不全穿通枝の数が相関することが報告されている[5]。皮膚病変を伴う重症のREVAS症例では，下腿の不全穿通枝が再発の原因となり病状に影響している。

再発性静脈瘤の臨床症状

REVASの72〜77％が症候性であり[5,6]，臨床症状は静脈瘤，腫脹が70.9％，皮膚病変が29.1％と報告され，多くの症例は初回手術時点より症状が進行している[5]。またREVASの皮膚病変をきたす頻度は，一次性静脈瘤の皮膚病変の有病率に比較して高いことが報告されている[5]。

再発性静脈瘤の診断

再発の原因を確定するために，REVASに対するエコー検査が推奨されている[2]。症候性の再発性静脈瘤の治療は原因，逆流部位（責任病変）と範囲などをエコー検査で詳細に評価して行うべきである。再発部位，逆流部位，逆流範囲についてSFJ，SPJとその分枝，伏在静脈本幹，不全穿通枝を詳細に調べ，深部静脈閉塞ならびに逆流，骨盤や腹部からの分枝逆流についても検討が必要である。

複数の原因を有する複雑なREVAS症例では，治療を考慮する際に再発部位の全体像の把握のためCT，MRIなどの画像診断が有用である。

● 再発性静脈瘤の治療

　症候性のREVASに対しては再治療を考慮するが，再発の原因，部位，範囲に応じて血管内焼灼術，（エコーガイド下）フォーム硬化療法，静脈瘤切除術を選択し，鼠径部や膝窩部の再切開を含む侵襲的な再手術は限定された症例のみに行うことが推奨されている[1,2]。SFJ，SPJ付近の再手術は患者の満足度を著しく低下させ，深部静脈損傷，神経損傷，リンパ瘻などの合併症をきたす可能性がある。REVASに対する血管内治療と外科的再手術の比較では，血管内焼灼術の合併症頻度が有意に低く，満足度が高いことが報告されている[11]。REVASに対する血管内焼灼術の治療成績，QOL改善は初回の血管内焼灼術と同等であり，GSV，SSV，副伏在静脈の逆流あるいは不全穿通枝に連続する静脈瘤分枝などで解剖学的に適切（直線的）な場合には選択すべき治療であることが報告されている[1,12]。

　エコーガイド下フォーム硬化療法はREVASに対する治療として最も高頻度に選択，施行された報告があり[3]，治療成績は血管内焼灼術に劣るものの，低侵襲，経済的負担が軽微で，患者満足度が高く，繰り返し施行可能であり選択肢の1つである。

　皮膚病変を伴う重症のREVAS症例では，下腿の不全穿通枝が静脈瘤再発や皮膚病変進行，増悪に関与しており，治療を考慮する。不全穿通枝に対する治療は内視鏡下筋膜下不全穿通枝切離術，エコーガイド下硬化療法，血管内焼灼術（percutaneous ablation of perforators：PAPs）が推奨されている[1]。

● 再発性静脈瘤治療の実際

　再発性下肢静脈瘤の初回治療別のendoveneous laser treatment（EVLT）による外科的治療例について示す。EVLTは短い距離の焼灼も可能であり，手術操作を加えたSFJやSPJの断端にもアプローチ可能であるため，症例によっては比較的積極的に再発症例治療を行えると思われる。なお，治療の基本は初発下肢静脈瘤と同様に，弁不全を有する部分の焼灼とそれに関連する瘤自体の外科的治療（瘤切除術）の組み合わせで行うが，特に焼灼する部位への穿刺ルートや焼灼範囲を，術前の超音波検査を用いたマーキング時にシミュレーションしておくことがより重要だと思われる。

1. ストリッピング手術後の再発例

症例1　68歳・女性

- 初回手術／15年前に右GSVストリッピング手術
- 再発時の症状／足のだるさ
- 再発形式／副伏在静脈弁不全（図1）
- 手術方法／右副伏在静脈EVLTおよび小切開瘤切除術（図2）

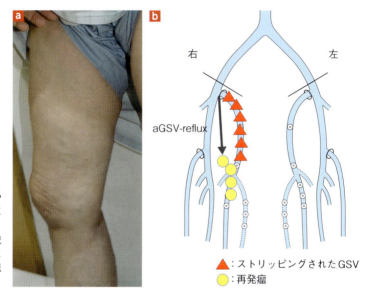

図1　症例1の写真とエコー所見
a：右大腿部および下腿内側を中心に再発瘤あり。
b：エコーにて外側副伏在静脈に逆流を認めた。GSV本幹大腿部のみストリッピングされているものと思われる。

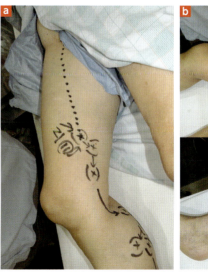 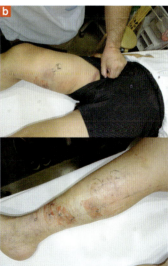

図2　症例1の術前マーキング（a）および術後1日目写真（b）
a：EVLT予定部は臥位でエコーガイド下にマーキング（点線部）。立位で瘤切除予定部位と切開予定線もマーキング。手術は予定通り施行。
b：術翌日には若干の皮下出血を認めるのみであった。

> **症例 2** 76歳・女性

- **初回手術**／16年前に両GSVストリッピング手術
- **再発時の症状**／こむら返り
- **再発形式**／SFJ断端からの分枝再発（図3）
- **手術方法**／右SFJ断端EVLT＋末梢GSV-EVLTおよび小切開瘤切除術（図4）

図3 症例2の写真とエコー所見

a：右大腿部および下腿にやや広範囲に再発瘤あり。
b：エコーにて比較的長いSFJ断端を認めた。初回ストリッピング手術時にやや低位切離になったことが予想された。そこから大腿部の再発瘤への逆流が認められた。さらに，その末梢側が大腿中央部の遺残GSVに連続し，そこにも逆流を認めた。そこから，さらに末梢の分枝からも再発瘤が存在した。

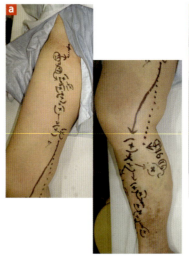

図4 症例2の術前マーキング（a）および術後1日目写真（b）

a：EVLT予定部（2カ所）とも臥位でエコーガイド下にマーキング（点線部）。立位で瘤切除予定部位と切開予定線もマーキング。手術は予定通り施行。SFJから約5mm程度距離をおき焼灼開始点とした。
b：術翌日には大腿部の瘤切除部位に皮下出血を認めた。エコーでは閉塞上端はSFJから1.5mmの距離を確保できた。瘤切除部位のスキンステイプラーは術後3日目に抜鉤した。

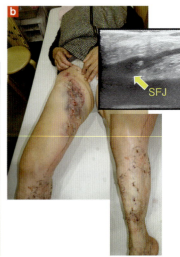

C. 再発性静脈瘤の治療

症例3 78歳・女性

- **初回手術**／7年前に両GSVストリッピング手術
- **再発時の症状**／足のだるさ，むくみ，痛み，かゆみ
- **再発形式**／末梢側GSV不全再発（図5）
- **手術方法**／右末梢GSV-EVLTおよび小切開瘤切除術（図6）

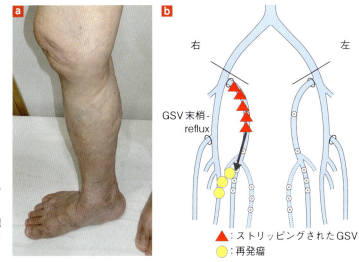

図5 症例3の写真とエコー所見

a：右下腿内側に再発瘤あり。
b：エコー検査では大腿下部から下腿上部までの遺残GSVの逆流を認めた。

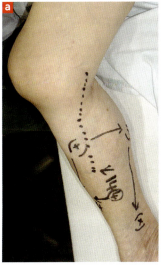 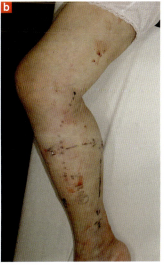

図6 症例3の術前マーキング(a)およびその術後1日目写真(b)

a：EVLT予定部は臥位でエコーガイド下にマーキング（点線部）。立位で瘤切除予定部位と切開予定線もマーキング。手術は予定通り施行。EVLT施行長は14cmであった。
b：術翌日には特に問題なかった。

329

2. 高位結紮術後の再発例

症例4 55歳・男性

- 初回手術／7年前に右GSV高位結紮術（末梢側結紮術を伴う）
- 再発時の症状／こむら返り
- 再発形式／Neovascularization疑い（図7）
- 手術方法／右GSV-EVLT＋末梢GSV-EVLTおよび小切開瘤切除術（図8）

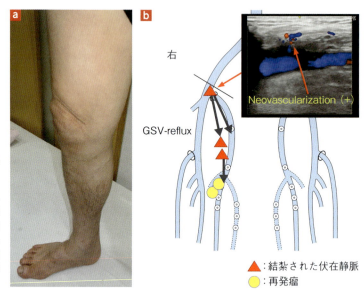

図7 症例4の写真とエコー所見

a：右下腿内側に再発瘤あり。
b：エコーでは，高位結紮されたと思われる部位から末梢のGSVは2本あり，その両方に逆流を認めた。末梢側の結紮術が施されたと思われる部位よりさらに末梢GSVにも逆流を認め，その下流の分枝に再発瘤が存在していた。

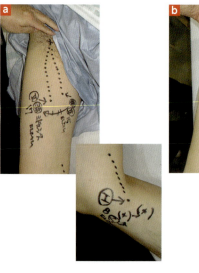
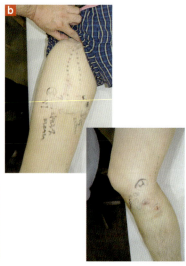

図8 症例4の術前マーキング（a）および術後1日目写真（b）

a：EVLT予定部（3カ所）は臥位でエコーガイド下にマーキング（点線部）。立位で瘤切除予定部位と切開予定線もマーキング。手術は予定通り施行。
b：術翌日には特に問題なかった。

C. 再発性静脈瘤の治療

3. 血管内焼灼術後の再発例

症例5　44歳・男性

- 初回手術／4年前に左SSV-EVLA
- 再発時の症状／足のだるさ，むくみ，痛み，熱感
- 再発形式／SPJ断端からの分枝再発（図9）
- 手術方法／左SSV-EVLTおよび小切開瘤切除術（図10）

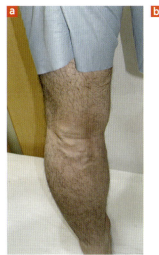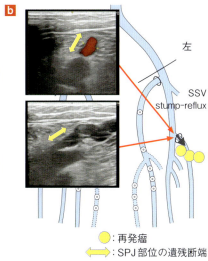

図9　症例5の写真とエコー所見

a：左膝窩部に再発瘤あり。他院での初回EVLT時には瘤切除は行われておらず，その際の遺残瘤が経時的に増加したとのこと。
b：エコー検査では，SPJに比較的短い断端およびそれに連なる分枝瘤を認めた。

◯：再発瘤
⇔：SPJ部位の遺残断端

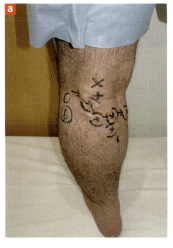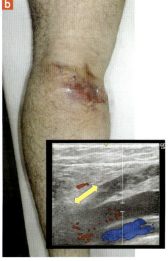

図10　症例5の術前マーキング（a）および術後1日目写真（b）

a：EVLT予定部は立位でエコーガイド下にマーキング（点線部）。さらに瘤切除予定部位と切開予定線もマーキング。手術は予定通り施行。SPJから約5mm程度距離をおき焼灼開始点とした。
b：術翌日に瘤切除関連の皮下出血が認められたが，それ以外は特に問題はなかった。エコーでは，閉塞上端はSPJから1.0mmの距離を確保できた。

● おわりに

　REVASはある程度の頻度で生じ，避けられない病態であるが，初回手術前に病変部位，範囲，責任病変を詳細に，正確に評価して手術計画を立てることが重要である。また血管内焼灼術の際に術前評価に沿って治療血管を適切な手技で確実に治療を行い，REVASを起こさない努力を行うべきである。

　REVASは原因，部位，範囲，逆流源などをエコー検査で詳細に検討し，症候性の症例に対しては再治療を考慮する。良性疾患であり，患者の満足度，QOLを考慮しながら，治療法を選択すべきである。

（田淵　篤・松本康久）

◆ 文献

1) Gloviczki P, Comerota AJ, Dalsing MC, et al: The care of patients with varicose veins and associated chronic venous diseases: clinical practice guidelines of the Society for Vascular Surgery and the American Venous Forum. J Vasc Surg 53(suppl): 2S-48S, 2011.

2) Wittens C, Davies AH, Bakgaard N, et al: Clinical Practice Guidelines of the European Society for Vascular Surgery(ESVS): Eur J Vasc Endovasc Surg 49: 678-737, 2015.

3) O,Donnell TF, Balk EM, Dermody M, et al: Recurrence of varicose veins after endovenous ablation of the great saphenous vein in randomized trials. J Vasc Surg: Venous and Lym Dis 4: 97-105, 2016.

4) Perrin MR, Guex JJ, Ruckley CV, et al: Reccurent varices after surgery(REVAS), a consensus document. Cardiovasc Surg 8: 233-245, 2000.

5) Perrin MR, Labropoulos N, Leon LR: Presentation of the patient with recurrent varices after surgery(REVAS). J Vasc Surg 43: 327-334, 2006.

6) Kostas T, Ioannou CV, Touloupakis E, et al: Recurrent varicose veins after surgery: A new appraisal of a common and complex problem in vascular surgery. Eur J Vasc Endovasc Surg 27: 275-282, 2004.

7) Brake M, Lim CS, Shepherd AC, et al: Pathogenesis and etiology of recurrent varicose veins. J Vasc Surg 57: 860-868, 2013.

8) Geier B, Stücker M, Hummel T, et al: Residual stumps associated with inguinal varicose vein recurrences: A multicenter study. Eur J Vasc Endovasc Surg 36: 207-210, 2008.

9) Egan B, Donnelly M, Bresnihan M, et al: Neovascularization: An "innocent bystander" in recurrent varicose veins. J Vasc Surg 44:1279-1284, 2006.

10) Bush RG, Bush P, Flanagan J, et al: Factors associated with recurrence of varicose veins after thermal ablation: Results of the recurrent veins after thermal ablation study. The Scientific world Journal 2014: 505843, 2014.

11) Groenendael LV, Vliet JAVD, Lizel Flinkenflögel L, et al: Treatment of recurrent varicose veins of the great saphenous vein by conventional surgery and endovenous laser ablation. J Vasc Surg 50: 1106-1113, 2009.

12) Theivacumar NS, Gough MJ: Endovenous laser ablation (EVLA) to treat recurrent varicose veins. Eur J Vasc Endovasc Surg 41: 691-696, 2011.

VI 下肢静脈瘤の病態と治療／3. 特殊な静脈瘤の治療，複雑な下肢静脈瘤と治療

D. 一次性下肢静脈瘤に対する 低侵襲外科的治療法 —ASVALとCHIVA

はじめに

伏在静脈逆流を有する一次性下肢静脈瘤において現在の主流は，伏在静脈逆流遮断の範疇に入る血管内焼灼術や外科的の伏在静脈ストリッピング手術であるが，静脈逆流動態も考慮した代表的な低侵襲外科的手術法としてASVALとCHIVAがある。

ASVAL (ambulatory selective varicose vein ablation under local anesthesia, 図1)

下肢静脈瘤の原因である静脈逆流の広がり方として，上部より弁不全が生じる下行性理論と静脈逆流が上部に広がる上行性理論がある。Trendelenburg以降，静脈逆流圧が下位の静脈弁を障害する下降性理論が主流であったが，静脈瘤存在部位に関する最近の報告では，多くの軽症静脈瘤では膝下または膝部静脈逆流が多く，重症になると大腿部にも認められることから上行性理論または多部位発症理論も支持されるようになってきている。

ASVALは上行性理論を背景として，静脈瘤自体が静脈瘤の原因と考え，主に静脈瘤のみを切除する方法で，局所麻酔下に数mm以内の外科創部で静脈瘤を切除するstab avulsionにて行うことができる。これにより静脈逆流血の貯留（varicose reservoir）を消失させ，静脈血行動態が改善し，伏在静脈機能的逆流の消失や伏在静脈径の縮小が期待できる。

従来の伏在静脈本幹抜去に比較し，低侵襲で，術後の合併症も少なく，伏在静脈本幹を温存できる利点がある。

CEAP分類のC2の症例では，ASVAL術後に69%に伏在静脈逆流が消失し，術後4年でもその消失率は66%，症状改善率が81%，再発率は12%と良好な成績も報告されている[1]。

2011年米国血管外科学会，米国静脈フォーラムのガイドラインでの本法の推奨度は，限られた軽症例について推奨度2，エビデンスレベルC，2015年ヨーロッパ血管外科のガイドラインでは，C2～3の重症化していない症例については推奨度2A，エビデンスレベルBに位置付けられている[2,3]。

333

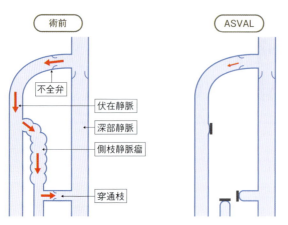
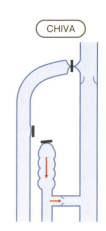

図1　下肢静脈瘤に対するASVALとCHIVAの模式図
赤矢印：逆流静脈血の方向。➡：逆流多量。→：逆流少量。

● CHIVA(ambulatory conservative haemodynamic treatment of venous insufficiency, 図1)

　本法は下肢静脈瘤の血行動態，特に静脈逆流部位および広がりを血管エコーにて詳細にマッピングしたのち，伏在静脈逆流部位での静水圧軽減，静脈〜静脈シャント分断を目的に局所麻酔下に静脈逆流の主体となるGSV分岐部の結紮，静脈瘤部中枢側の切除を行い，残存伏在静脈血流のドレナージ経路である穿通枝や静脈逆流のない分枝静脈は温存しておく。ASVALと同様に低侵襲外科的治療のため，術後の合併症は少ない。

　CHIVAとGSVストリッピングと比較では10年の経過観察では術後満足度は両群間に有意差なく，CHIVA群でストリッピングより再発率が有意に少ないと報告され，その理由として，CHIVAによる残存伏在静脈血流のドレナージ保持が考えられている[4]。

　本法の推奨度は米国血管外科学会，米国静脈フォーラムのガイドラインで，限られた軽症例については推奨度2, エビデンスレベルB, ヨーロッパ血管外科のガイドラインで，CHIVAに精通した医師が行う場合については推奨度 2B, エビデンスレベルBに位置付けられている[2,3]。

　一方，術前の綿密な静脈逆流マッピングに基づく適切な静脈結紮部位の決定は症例により異なることと，術者の判断によるため，一定した結果が得にくい欠点もある。

● まとめ

　ASVALおよびCHIVAは伏在静脈本幹温存や深部静脈へのドレナージ血流を維持することで，遠隔期の再発軽減や伏在静脈グラフトに使用できる利点も期待される。しかしながらそれらの厳密な適応の決定や成績についてはさらなる検討が必要とされる。

（小川智弘）

文献

1) Pittaluga P, Chastanet S, Rea B, et al: Midterm results of the surgical treatment of varices by phlebectomy with conservation of a refluxing saphenous vein. J Vasc Surg 50(1): 107-118, 2009.

2) Gloviczki P, Comerota AJ, Dalsing MC, et al: The care of patients with varicose veins and associated chronic venous diseases: clinical practice guidelines of the Society for Vascular Surgery and the American Venous Forum. J Vasc Surg 53(5 Suppl): 2S-48S, 2011.

3) Wittens C, Davies AH, Bækgaard N, et al: Editor's Choice - Management of Chronic Venous Disease: Clinical Practice Guidelines of the European Society for Vascular Surgery(ESVS). Eur J Vasc Endovasc Surg 49(6): 678-737, 2015.

4) Carandina S1, Mari C, De Palma M, et al: Varicose vein stripping vs haemodynamic correction (CHIVA): a long term randomised trial. Eur J Vasc Endovasc Surg 35(2): 230-237, 2008.

VI
下肢静脈瘤の病態と治療／2. 一次性下肢静脈瘤の治療

E. 血栓症と下肢静脈瘤治療について

● はじめに

　下肢静脈瘤は，慢性静脈不全（chronic venous insufficiency：CVI）をきたす疾患の1つであり，併存する血栓症としては，表在静脈血栓症（superficial vein thrombosis：SVT）とDVTがある。本項では，SVT，DVTが併存する下肢静脈瘤治療について概説する。

● 表在静脈血栓症と下肢静脈瘤治療について

1. 表在静脈血栓症と下肢静脈瘤

　下肢静脈瘤にSVTが併存することは，日常診療においてしばしば遭遇する[1,2]。側枝型静脈瘤や伏在静脈瘤の側枝静脈に生じ，側枝静脈瘤と不全伏在静脈本幹双方に及ぶこともある。下肢静脈瘤患者におけるSVTの頻度は，日本静脈学会によるわが国の疫学調査では6.6％だった[3]。自験例では，2010年1月から15カ月間に初診した伏在型静脈瘤431例中，24例（5.6％）にSVTを認めた[4]。

　下肢静脈瘤にSVTを認めた症例では，問診などにて，血栓危険因子［ホルモン剤・抗精神薬等の内服，不動状態（ギプス固定，旅行，直近の手術など）］の有無を調べる[4,5]。また，血液検査により血栓性素因［anti-thrombin Ⅲ欠乏症，PC欠乏症，PS欠乏症，抗リン脂質抗体症候群（lupus anticoagulant，抗β_2GPI抗体）］の有無を調べる。血栓性素因について，血栓症全例にスクリーニングする有用性のエビデンスは確立されていない[6]。一方，伏在静脈SVTに合併したDVT症例では，血栓性素因陽性を35％に認めたと報告されている[7]。また，下肢静脈瘤患者を対象にした前向き観察研究は，中等症静脈瘤患者（C2，C3）では，重症静脈瘤患者（CEAP分類C4〜C6症例）と比較しPS欠乏症が有意に多く認められたと報告している[8]。したがって，症例に応じて血栓性素因の有無を検査することは必要と推察される。また，DVTの有無をduplex ultrasound（DUS）により検査する。AT9（9th Edition of the Antithrombotic Guideline by American College of Chest Physicians）では[9]，全例スクリーニングを推奨する記載はないが，大腿部にSVTを認める症例ではDVTの鑑別のためDUSを施行すべきであると明記されている。理由は，(1) 以前考えられていた以上に，SVTにVTEの併存が認められたこと（海外報告：6〜40％[10]，自験例：41.7％[4]），(2) 症例によっては，SVT治療として抗凝固

E. 血栓症と下肢静脈瘤治療について

療法が提案されていること[9]，である。

2. 表在静脈血栓症と下肢静脈瘤治療

このようにSVTにはVTEや血栓性素因が併存するリスクがあるので，下肢静脈瘤手術適応については，慎重になる必要がある。国際静脈学会後援によるEndovenous Thermal Ablation for Varicose Vein Disease – ETAV Consensus Meetingガイドライン（以下，ETAVガイドライン）は，SVT急性期を下肢静脈瘤血管内焼灼術（endovenous thermal ablation：ETA）の絶対禁忌としている[11]。SVT急性期の治療としては，弾性ストッキングによる圧迫療法が施行される[9]。また，前述のAT9ガイドラインでは[9]，SVT患者に対してフォンダパリヌクスを使用したRCTの結果を基に，5cm以上のSVTに対しては45日間のフォンダパリヌクスまたは低分子ヘパリンの投与を提案している（Grade 2B）。また，この結果をベースに，SVT患者治療でのリバーロキサバンの有用性を試験するRCTが施行され，VTE発症，SVT伸展，出血の有害事象をアウトカムとして，フォンダパリヌクスに対するリバロキサバンの非劣性が確認された[12]。このようにわが国以外では，SVTの治療として症例に応じて抗凝固療法が適応されている。一方，わが国では，フォンダパリヌクス，低分子ヘパリン，リバーロキサバンいずれも，SVTは添付文書上適応ではない。手術については，血栓の伸展およびVTE，特にPTE併発を危惧し，可及的早期にストリッピング手術や高位結紮術を施行した報告が散見される[13,14]。筆者は，インフォームドコンセントのうえ前述のような圧迫療法，抗凝固療法を施行，手術は待期的に施行している。理由は，(1)ETAVガイドラインでSVT急性期はETAの絶対禁忌であること（ETAが絶対禁忌であるなら，ストリッピング手術などの直達手術や硬化療法も禁忌であることは自明）[11]，(2)SVT伸展，治療3カ月後のDVT併存をアウトカムとしたとき，ヘパリンや低分子ヘパリンによる抗凝固療法と，高位結紮術やストリッピング手術の間に有意差がないというRCTの報告があること[15]，(3)SVTには，血栓性素因やDVTの併存が認められること[4,7,10]，である。手術のタイミング，どの部位のSVTに対して手術適応になるかなど，RCTによる今後の検討が必要である[10]。

● DVTと下肢静脈瘤治療について

下肢静脈瘤治療は，「CVI症状が下肢静脈瘤に起因する」ため，「静脈瘤を（手術や硬化療法によって）治療することによりCVIが改善され症状が軽快すること」を期待して施行される。したがって，「CVIの原因となるような他の疾患が存在し，静脈瘤に対する治療でその症状の改善が期待されない場合」には，静脈瘤治療は患者にとって有用ではない。DVTはCVIの原因の1つであり，静脈瘤より激しい症状・病態をきたす急性期や[16]，静脈瘤が側副血行路として機能している可能性が高い中枢型DVTは，下肢静脈瘤の手術や硬化療法は原則禁忌である。ETAVガイドラインでも，DVT急性期，側副血行路となっている下肢静脈瘤は，ETAの絶対禁忌として明記されており[11]，ストリッ

ピング手術などの直達手術や硬化療法も，同様に絶対禁忌として扱われるべきである。以上のことを踏まえ，以下では，DUSにより偶発的にみつかるDVT（主として末梢型）と下肢静脈瘤治療について言及する。

1. 偶発的にみつかったDVTと下肢静脈瘤

下肢静脈瘤は，VTEの弱い危険因子であり[16]，下肢静脈瘤患者の2.6～5.8％にDVTが認められると報告されている[4,17~19]。そのような偶発的にみつかるDVT（incidental DVT：iDVT）は，ほとんどが末梢型DVT（distal DVT：DDVT）だが[4,5]，大腿静脈や膝窩静脈の壁在血栓が症状なくみつかることもある[19]。このようなiDVTが下肢静脈瘤患者にみつかったときには，SVT併存症例同様に，血栓性素因の有無を確認する[4,5,19]。VTEガイドラインにおいては，iDVT，なかでも末梢型（iDDVT）は，危険因子のない症例では病的意義は少ないと考えられており[16,20]，治療用量による画一的抗凝固療法は不要，DUSによる経過観察が推奨されている[16]。下肢静脈瘤症例に併存したiDVTの治療も同様で，弾性ストッキングによる圧迫療法が基本[4,5,19]，危険因子のある場合（血栓性素因，凝固亢進作用のある薬剤内服，広範囲のSVT，経過中のSVT伸展など）には症例に応じて抗凝固療法を併施する[4,5,19]。特に症状に変化がなければ，3カ月後に再度DUSを施行し，iDVTが増悪していないか経過観察する[5,19]。下腿DVTにおける血栓の中枢伸展やPTEはすべてフォローアップ3カ月以内に生じたと報告されている[21]。

2. 偶発的にみつかったDVTと下肢静脈瘤治療

このように下肢静脈瘤術前にiDVTがみつかった症例において下肢静脈瘤治療をどのようにするべきか，現時点でコンセンサスはない[5,19]。The Society for Vascular Surgery（SVS）およびThe American Venous Forum（AVF）による下肢静脈瘤のガイドラインでは，「ETAの絶対禁忌はなく，広範囲に及ぶ深部静脈閉塞症例では，側副血行路として表在静脈が重要なので，患者を選択すべきだ」と記載している[22]。また，ETAVガイドラインは，「急性DVT」，「深部静脈閉塞における側副血行路」を絶対禁忌とする一方で，「DVTの既往」は相対禁忌で「VTEの既往をもつ患者では，ETAは安全に施行できることもある。ただし，血栓予防治療は考慮されるべきである」と記載している[11]。これらを踏まえ筆者は，**表1**にあるような基準を満たすiDDVT併存・下肢静脈瘤症例に限定して，ストリッピング手術・高位結紮術[5]，ETA[19]を施行した。術後観察期間1～52カ月（平均6.3カ月）中，術前に併存していたiDDVTは術後増悪することがなく，また新たな血栓有害事象もなかった[5,19]。症例数が少ないながらもこれらの結果から，血栓危険因子がないなどの条件の下では，圧迫療法，症例に応じて抗凝固療法や静脈うっ滞に対する根本的治療（静脈瘤手術を含む）を施行することにより，下肢静脈瘤に併存したiDDVTは時間経過のなかで器質化・退縮していくだろう，ということが推察される[19]。長期間フォローアップをするとどうなるか，どのようなiDDVTが伸展するのか，危険因子さえなければどのようなiDDVT（またはiDVT）併存も静脈瘤手術可能なのか，といった命題解決のためには，症例数集積および多施設によるRCT含む

E. 血栓症と下肢静脈瘤治療について

表1　筆者施設における，iDDVT併存・下肢静脈瘤症例の手術適応基準[5,19]

（1）伏在型静脈瘤
（2）iDDVTが，静脈瘤術前に経時的に悪化していないことが確認できた
（3）凝固亢進状態（血栓性素因陽性，向血栓性薬剤内服，など）を認めない
（4）局所麻酔下に手術可能（術後不動状態にならない）
（5）しっかりしたインフォームドコンセントが得られた（患者が，下肢静脈瘤とその治療法の選択肢，iDDVTの概念などをしっかりと理解することができ，そのうえで，下肢静脈瘤に対する手術を希望している）

iDDVT: incidental distal deep vein thrombosis（エコー検査により偶発的にみつかった末梢型深部静脈血栓症）

前向き研究が必要である。一方，これらの命題が解決されて初めて，危険因子のない症例において術前観察期間にDVTが増悪しなければ，iDDVTが併存していても安全に静脈瘤手術が施行できる，と科学的に言及できる。同時に，どのような症例においてもiDDVT併存に配慮せずに静脈瘤手術可能である，と断言するだけの根拠はまだない。下肢静脈瘤がもつ良性機能性疾患という性格を考慮すれば，各施設で一定の適応基準を設け，静脈瘤治療によるベネフィットと有害事象のバランスから，症例ごとの管理が決定されるほかはない。

（白杉　望）

🔷 文献

1) Leon L, Giannoukas AD, Dodd D, et al: Clinical Significance of Superficial Vein Thrombosis. Eur J Vasc Endovasc Surg 29: 10–17, 2005.

2) 力丸裕人: 伏在静脈血栓症例の検討. 脈管学 54: 151-157, 2014.

3) 佐戸川弘之, 八巻　隆, 岩田博英ほか: 一次性下肢静脈瘤の治療 ―本邦における静脈疾患に関するSurvey XVII ―. 静脈学 27：249-257, 2016.

4) 白杉　望, 堀口定昭, 白十裕之ほか: 下肢静脈瘤症例における無症候性深部静脈血栓症合併に関する検討：表在性血栓性静脈炎合併との関連について. 静脈学 25：13-19, 2014.

5) 堀口定昭, 小野寿子, 白土裕之ほか：下腿無症候性深部静脈血栓症併存下に下肢静脈瘤手術は安全に施行できるか？ 静脈学 27：405-412, 2016.

6) Cohn DM, Vansenne F, de Borgie CA, et al: Thrombophilia testing for prevention of recurrent venous thromboembolism. Cochrane Database Syst Rev 12: CD007069, 2012.

7) Hanson JN, Ascher E, DePippo P, et al: Saphenous vein thrombophlebitis (SVT): a deceptively benign disease. J Vasc Surg 27: 677–680, 1998.

8) Karathanos C, Exarchou M, Tsezou A, et al: Factors associated with the development of superficial vein thrombosis in patients with varicose veins. Thromb Res 132: 47-50, 2013.

9) Kearon C, Akl EA, Comerota AJ, et al: Antithrombotic Therapy for VTE Disease. Antithrombotic Therapy and Prevention of Thrombosis, 9th ed: American College of Chest Physicians Evidence -Based Clinical Practice Guidelines. CHEST 141 (Suppl): e419S-e494S, 2012.

10) Raffetto JD, Eberhardt RT: Benefit of anticoagulation for the treatment of lower extremity superficial venous thrombosis. J Vasc Surg: Venous and Lym Dis3: 236-241, 2015.

11) Pavlovic MD, Petrovic SS, Pichot O, et al: Guidelines of the First International Consensus Conference on Endovenous Thermal Ablation for Varicose Vein Disease ― ETAV Consensus Meeting 2012. Phlebology 30: 257-273, 2015.

12) Beyer-Westendorf J, Schellong SM, Gerlach H, et al: Prevention of thromboembolic complications in patients with superficial -vein thrombosis given rivaroxaban or fondaparinux: the open-label, randomised, non-inferiority SURPRISE phase 3b trial. Lancet Haematol 4: e105-e113, 2017.

13) 新名克彦, 中村都英, 中村栄作ほか: 上行性血栓性静脈炎3例の経験. 脈管学 54: 31-34, 2014.

14) 村松賢一, 渡邊正明: 無症候性肺塞栓症と両側上行性血栓性静脈炎を合併した大伏在静脈瘤の一例. 静脈学29: 345–348, 2018.

15) Belcaro, Nicolaides AN, Errichi BM, et al: Superficial thrombophlebitis of the legs: A randomized, controlled, follow-up study. Angiology 50: 523-529, 1999.

16) 日本循環器学会ほか: 肺血栓塞栓症および深部静脈血栓症の診断, 治療, 予防に関するガイドライン(2017年改訂版). (http://www.j-circ.or.jp/guideline/pdf/JCS2017_ito_h.pdf, 2019年1月31日閲覧)

17) Tamura K, Nakahara H: MR Venography for the Assessment of Deep Vein Thrombosis in Lower Extremities with Varicose Veins. Ann Vasc Dis 7: 399-403, 2014.

18) Müller-Bühl U, Leutgeb R, Engeser P, et al: Varicose veins are a risk factor for deep venous thrombosis in general practice patients. VASA 41: 360-365, 2012.

19) 白杉　望: 末梢型深部静脈血栓症を併存した下肢静脈瘤患者に対して, 静脈瘤血管内焼灼術は安全に施行できるか? 静脈学30(1): 7-13, 2019.

20) Kearon C, Akl EA, Ornelas J, et al: Antithrombotic Therapy for VTE Disease. CHEST Guideline and Expert Panel Report. CHEST 149: 315-352, 2016.

21) Singh K, Yakoub D, Giangola P, et al: Early follow-up and treatment recommendations for isolated calf deep venous thrombosis. J Vasc Surg 55: 136-140, 2012.

22) Gloviczki P, Comerota AJ, Dalsing MC, et al: The care of patients with varicose veins and associated chronic venous diseases: Clinical practice guidelines of the Society for Vascular Surgery and the American Venous Forum. J Vasc Surg 53: 2S-48S, 2011.

| Ⅵ | 下肢静脈瘤の病態と治療 |

4. うっ滞性皮膚病変の治療

はじめに

うっ滞性皮膚病変は，さまざまな原因で起こる皮膚軟部組織静脈高血圧が遷延することで発生する。治療の根幹は静脈高血圧の改善だが，それだけでは治癒に至らない例や再発を繰り返す例も認める。本項では，うっ滞性皮膚病変への局所治療について述べる。

圧迫療法の重要性

うっ滞性皮膚病変の治療には，皮膚軟部組織静脈高血圧の改善と維持が必要不可欠である。そのため皮膚軟部への直接圧迫効果が期待できる圧迫療法が第一選択となる。着圧の観点からは弾性ストッキングが有効だが，皮膚病変治療では外用薬塗布とガーゼ保護を行うことや，創傷被覆材を使用するため弾性包帯が好まれる。弾性包帯には着圧が弱い，ずれやすく圧迫の維持が困難という問題点があるが，自着式包帯の使用や弾性包帯に筒状包帯を合わせ重層法とするなどの工夫により回避可能となる。2014年にSociety for Vascular Surgery と American Venous Forum との合同で作成されたガイドライン[1]（以下ガイドライン）でも治癒率では推奨度Grade 1，エビデンスレベルAとなっている（**図1**）。しかし潰瘍再発に関しては推奨度Grade 2，エビデンスレベルBに留まっており，圧迫療法だけではその場の治癒は得られるが再発予防では十分ではない，という認識をもつべきであろう。

皮膚病変への治療

1. 皮膚炎（湿疹）例

皮膚炎例の治療目的は，早期の炎症鎮静化により色素沈着や脂肪皮膚硬化など，不可逆性皮膚病変への変化を予防することである。皮膚炎の治療にはステロイド外用薬が使用されるが，消毒薬や外用薬で接触性皮膚炎を合併することが少なくない。また，ときに湿疹が全身に広がり，自家感作性皮膚炎に移行することがあるので注意を要する[2]。

2. 潰瘍例

静脈うっ滞性潰瘍とは，正常な治癒機転が働かない慢性創傷であり，その治療には

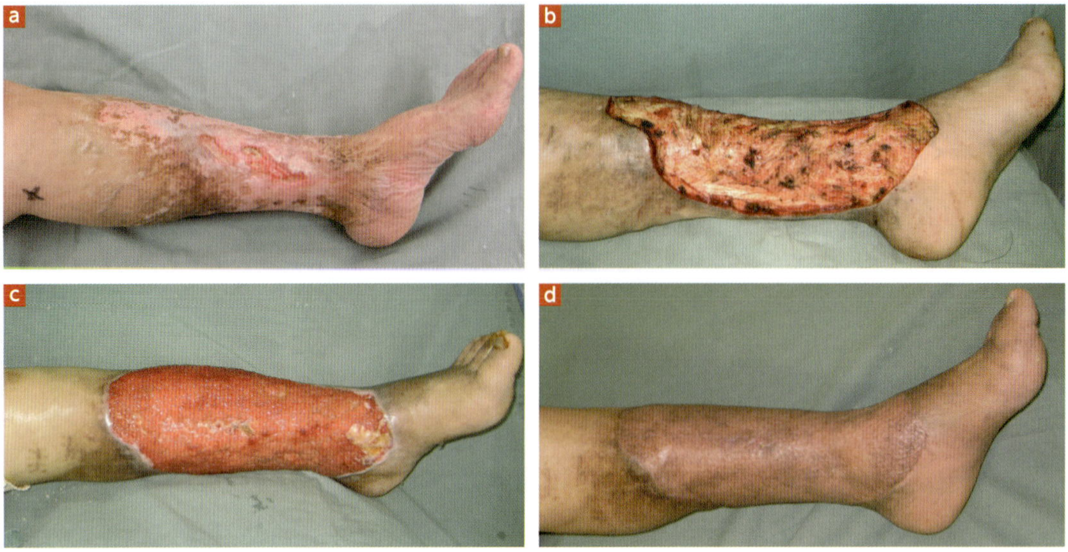

Ⅵ　下肢静脈瘤の病態と治療

図1　潰瘍周辺に広範囲な瘢痕形成を認めた例

a：表在静脈処理と不全穿通枝処理が施行されていたが，潰瘍再発を繰り返していた。広範囲な瘢痕内に再発潰瘍を認める。

b～d：潰瘍とともに瘢痕組織，うっ滞性皮膚病変を筋膜上にて摘出した。陰圧閉鎖療法にて肉芽形成を認めた後に二期的に植皮術を行い治癒を得た。

wound bed preparation（創面環境の調整）と moist wound healing（適度な湿潤環境下での治療）の概念が有効である[3]。Wound bed preparation は，(1)壊死組織の除去，(2)細菌負荷の軽減，(3)創面の乾燥予防と過剰な滲出液の制御，(4)ポケットや瘢痕など創縁の処理，に分別される[4]。慢性創傷の治療には，経時的な創面の評価とさまざまな治療法の選択が重要となる。ガイドライン[1]でも局所処置に関してはデブリードマンのみが推奨度 Grade 2，エビデンスレベルBで，それ以外の局所処置のほとんどが推奨度 Grade 2，エビデンスレベルCとなっている。このことから単一の治療を漠然と継続しても，潰瘍は治癒しないことが示唆される（**図2**）。

　治療法の選択には wound bed preparation の実践的指針である TIME concept を利用するとよい[5]。**表1**にうっ滞性潰瘍における評価項目と具体的な処置法について記載する。TIME concept に基づいて治療を行い通常の創傷治癒を得られる状況となると，肉芽形成による置換と潰瘍周辺からの収縮と上皮化が進み，瘢痕治癒に向かう。なかでも陰圧閉鎖療法（NPWT）は，(1)創の収縮効果，(2)良性肉芽の増生，(3)余剰滲出液の除去，(4)局所血流量の増加という利点があり，うっ滞性潰瘍に適している[6]。感染創に使用できない，使用期間に限界があるという欠点もあるが，2017年に間欠的灌流治療併用陰圧閉鎖療法（NPWTid）が保険収載となり，感染創，特に clinical colonization 例への適応が拡大した。しかし，潰瘍内に静脈瘤が露出している例での使用は，大出血のリスクがあるため注意を要する（**表2**）。

　解剖学的に下腿は皮膚伸展性に乏しく，創収縮が起こりづらいため瘢痕形成が大きくなりやすい。瘢痕は膠原線維が豊富なため硬く健常皮膚ほどの伸展性がなく，皮膚

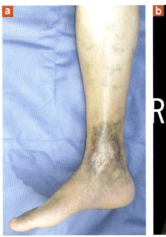
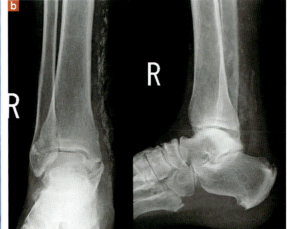

図2　潰瘍周辺の皮膚軟部組織内に異所性骨化を認めた例
a：表在静脈処置と不全穿通枝処理が施行されていたが，潰瘍再発を繰り返していた。
b：X線で軟部組織内に多発する石灰化病変を認めた。

(文献13より転載)

付属器もないため乾皮症になりやすい。そのため瘢痕は軽微な外傷でびらんや潰瘍形成をきたす[7]。小さい潰瘍は瘢痕治癒でも構わないが，大きな潰瘍での瘢痕治癒は潰瘍が再発しやすい(図1a)。肉芽形成後に二期的に植皮術を行い瘢痕治癒を予防することは，治療期間短縮と再発予防に有効で[8]，ガイドライン[1]でも植皮術は推奨度Grade 2，エビデンスレベルBとなっている。

徹底した静脈処置を行った後でも難治な例や潰瘍が再発する例も存在する。その原因として，(1)管理困難な深部静脈還流不全，(2)うっ滞による非可逆性皮膚軟部組織変化が原因の静脈高血圧残存と局所血流障害，(3)瘢痕組織による易再発性，が考えられる。静脈うっ滞性潰瘍は内果外果部に好発するが，この部位の瘢痕治癒は足関節の可動域制限（瘢痕拘縮）から下肢ポンプ作用を低下させる[9]。またAhnlideら[10,11]の報告では，潰瘍周辺のlipodermatosclerosisへの治療で皮膚軟部組織高静脈圧症の改善を認め，筆者の病理組織学的検討でも皮膚病変内の細静脈での血栓形成，PTSは静脈処理後も皮膚軟部組織レベルの静脈還流障害を残存させるだけでなく，皮膚病変そのものが新たな病変拡大の一因となると思われた[12]。

長期のうっ血により皮膚軟部組織内に異所性骨化を認める例もあり[13]（図2a，b），これらの皮膚軟部組織変化は，創傷治癒遅延や潰瘍再発の原因となりえる。ガイドラインでも通常の治療では難治な例に対して，わが国では保険収載でないが培養皮膚移植(skin replacement therapy)を行うことが推奨度Grade 2，エビデンスレベルAとなっており，皮膚軟部組織への治療の有効性が示唆される。難治例や再発を繰り返す例でこれ以上の静脈処理が不可能な場合は，潰瘍とともに瘢痕や皮膚病変の摘出と再建術を検討してもよいと考える（図1b～d）。

(菰田拓之)

Ⅵ　下肢静脈瘤の病態と治療

表1　うっ滞性潰瘍における評価項目と具体的な処置法

臨床的観察	介入内容	使用薬剤，被覆材など	介入効果
Tisuue 壊死組織の存在 創傷治癒力のない 組織の存在	デブリードマン（一時的ま たは継続的） 自己融解 外科的 化学的・酵素的 生物学的 洗浄	Wet to wet dressing，創傷被覆材（ハイドロコロイド） メス・鋭匙，ハイドロサージェリー スルファジアジン銀軟膏，ブロメライン®軟膏など Maggot療法 生理食塩液，水道水，洗浄用ソリューション	創面の回復 細胞外マトリックス，プロテイ ン機能の回復
Infection/inflammation 感染 炎症	細菌の存在 　起因菌検出 　バイオフィルムの除去 炎症の管理	抗菌薬投与（全身・外用） 鋭匙による掻爬，各種洗浄，ヨーソ含有軟膏，ヨード ホルムガーゼ®，創傷用ゲル，NPWTi-d 圧迫療法，亜鉛華軟膏，ステロイド軟膏，NPWTi-d	細菌バランスと炎症改善 炎症性サイトカインの低下 プロテアーゼ活性の低下 成長因子活性の上昇
Moisuture 湿潤のアンバランスへの 介入	過剰な滲出液の管理 乾燥の管理	軟膏処置（水溶性基剤） ユーパスタ®軟膏，テラジアパスタ®軟膏，アクトシン® 軟膏など 創傷被覆材（ハイドロコロイド・ハイドロポリマー） 圧迫療法，NPWT or NPWTi-d 軟膏療法（油脂性基剤，乳剤性基剤） ワセリン，プロスタンディン®軟膏，ゲーベンクリー ム®など	表皮細胞遊走の回復 乾燥の予防 浮腫や過剰滲出液の管理 良好な肉芽形成 創縁浸軟の予防による上皮化促進
Edge of wound 創縁の管理	潰瘍周堤のポケットの対処 創収縮の促進 上皮化の促進	メス，NPWT or NPWTi-d NPWT or NPWTi-d 軟膏療法（油脂性基剤，乳剤性基剤），植皮術	表皮細胞と反応性創傷細胞の遊走 適切なプロテアーゼプロフィー ルの回復 植皮片からの創傷治癒因子の誘導 早期の創閉鎖

NPWT：陰圧閉鎖療法，NPWTi-d：間欠的灌流治療併用陰圧閉鎖療法

（文献5より改変引用）

表2　陰圧閉鎖療法（NPWT）および間欠的灌流治療併用陰圧閉鎖療法（NPWTid）の利点と欠点

	利点	欠点
陰圧閉鎖療法 （NPWT）	● 創の収縮効果 ● 良性肉芽の増生 ● 滲出液の除去 ● 創傷部位の血流量増加 ● 植皮の生着率向上 ● 装着しながら歩行が可能	● 壊死組織には効果がない（デブリを先行する） ● 感染例には使用できない ● 臓器，血管露出には使用できない ● 疼痛 ● 出血 ● 使用期間に期限がある
間欠的灌流治療併用 陰圧閉鎖療法 （NPWTid）	● 創の収縮効果 ● 良性肉芽の増生 ● 滲出液の除去 ● 創傷部位の血流量増加 ● 感染創（clinical colonization例）に使用可能 ● 人工真皮の併用が可能となり，肉芽増生が 　早くなる ● 人工真皮併用により臓器露出例にも使用可能	● 装着にコツが必要（水漏れの可能性） ● 壊死組織には効果がない（デブリを先行する） ● 疼痛（間欠吸引は持続吸引より疼痛が強い） ● 出血 ● 使用期間に期限がある ● 装着しながらの歩行は困難

（文献6より改変引用）

文献

1) Thomas F, O'Donell Jr, Marc A, et al: Management of venous ulcers: Clinical practice guideline of the Society for Vascular Surgery® and the American Venous Forum. J Vasc Surg 60: 3S-59S, 2014.

2) 清水　宏: うっ滞性皮膚炎"あたらしい皮膚科学"(清水宏編). 中山書店, 東京, 2005, p.104-105.

3) 井上雄二, 金子　栄, 加納宏行ほか: 創傷・褥瘡・熱傷ガイドライン－1:創傷一般ガイドライン. 日皮会誌 127: 1659-1687, 2017.

4) Schultz GS, Sibbald RG, Falanga V, et al: Wound bed preparation: a systematic approach to wound management. Wound Rep Reg 11: 1-28, 2003.

5) Schultz GS, Mozingo D, Romanelli M, et al: Wound healing and TIME: new concepts and scientific applications. Wound Rep Reg 13: S1-S11, 2005.

6) Argenta LC, Morykwas MJ: Vacuum-assisted closure: a new method for wound control and treatment: clinical experience. Ann Plast Surg 38: 563-576, 1997.

7) 岡部圭介, 貴志和生: 全層皮膚欠損創の治癒過程"外科系医師が知っておくべき創傷治療のすべて"(鈴木茂彦, 寺師浩人編). 南江堂, 東京, 2017, p.36-39.

8) 春田直樹, 内田一徳, 丹治英裕ほか: 静脈性潰瘍に対するSEPS手術の成績と植皮術の位置づけ. 日鏡外会誌 11: 255-261, 2006.

9) Lindsay R, Amanda JL, Karen G, et al: Risk factors for chronic ulceration in patients with varicose veins: A case control study. J Vasc Surg 49: 1490-1497, 2009.

10) Ahnlide I, Bjellerup M, Akesson H: excision of lipodermatosclerotic tissue: an effective treatment for non-healing venous ulcers. Acta Derm Venereol 80: 28-30, 2000.

11) Schmeller W, Gaber Y, Gehl HB: Shave therapy is a simple effective treatment of persistent evnous leg ulcers. J Am Acad Dermatol 39: 232-238, 1998.

12) 菰田拓之: うっ滞性皮膚病変治療の静脈還流への影響. 静脈学 24: 49-55, 2013.

13) 菰田拓之: 軟部組織内に多発異所性骨化を伴った静脈性潰瘍の1例. 静脈学 26: 244-250, 2015.

Column ③

下肢静脈疾患に対するQOL評価

　現在，下肢静脈疾患の重症度や病態を示すものとしてはCEAP分類が普遍的なものとして用いられるが，そのClinical（C）分類では，数字の大きさが重症度の絶対値を示すものではなく，C6（潰瘍）症例は，治療で重症度が下がってもC5（潰瘍瘢痕）よりは数字が下がらないなどの問題があった。そこでCEAP分類を基に，医療者側がみた他覚的理学所見を基に重症度を点数化したものが，VCSS，VDS，VSDSからなるVSS（venous severity score）である。Ⅵ章-1-C「下肢静脈瘤の臨床分類」（p.206～211）に詳細が記載されており，なかでもVCSS（venous clinical severity score）は治療効果の評価研究に頻用されている。

　一方，最近の欧米の論文では，上記の医療者側の評価に加えて，患者側の評価であるQOLスコアが重要視されるようになってきている。たとえば，NEJMにイギリスのEvansらのグループが下肢静脈性うっ滞性潰瘍のRCTを報告した[1]。このRCTでは，伏在静脈に逆流を認めるうっ滞性皮膚潰瘍をearly intervention群と，deferred intervention群に割付け，早期にinterventionを行ったほうが，潰瘍治癒が早いとの説得力のある結果であったが，静脈不全の病状を示すスコアとして，種々のQOLスコアが採用されていた。

　本コラムでは，このQOLスコアによる評価について紹介する。QOL評価には疾患特異的健康度指標と包括的健康度指標があり，前者としてはCIVIQやAVVQ（aberdeen varicose vein questionnaire），後者としてSF-36®，EQ-5D などがある[2]。これらには客観的評価の一環として，患者サイドの主観的評価を取り入れようという狙いがある。

▶ SF-36®

　SF-36®（MOS Short-Form 36-Item Health Survey）は，世界で最も広く使われている自己報告式の健康状態調査票である。特定の疾患や症状などに特有な健康状態ではなく，包括的な健康概念を，身体的健康4領域（身体機能，身体的役割機能，体の痛み，全体的健康感）と精神的健康4項目（活力，社会生活機能，精神的日常役割機能，心の健康）の合計8領域によって測定するように組み立てられている。質問総数が36 項目で5分程度の回答時間で包括的な健康度を測定するため，多くの疾患をもつ患者の健康度の記述や，治療やケアのアウトカム評価，一般住民の健康調査など，多岐にわたる目的に使用されている[3]。SF-36®の版権はQuality Metric Inc.にあり，使用許可願いを出せば，誰でも使用することができる。日本語版の使用にあたっては，（財）パブリックヘルスリサーチセンター（専用E-mail address: sf-36japan@nifty.com, Fax: 075-211-4762）から必要書類を取り寄せることができる。

▶ EQ-5D

　EQ-5Dは，健康関連QOLを測定するために開発された包括的な評価尺度で，自己記入式である。1987年に設立されたEuroQol グループ[York大学，Brunel大学，Middlesex病院（以上英国），Erasmus大学（オランダ），フィンランド国立公衆衛生 研究所，Helsinki大学（フィンランド），ス

ウェーデン医療経済研究所，ノルウェー国立公衆衛生研究所]が開発した[3]。170の言語バージョンが存在し，世界各国で用いられている。移動の程度，身のまわりの管理，普段の活動，痛み/不快感，不安/ふさぎこみの5項目について評価する。3段階で評価するEQ-5D 3L[4]と，5段階で評価する改良版のEQ-5D 5L[5]がある。日本語版EQ-5D 3Lは，1997年に開発された[6]。他国のデータと比較するために換算表があり，換算表は，EuroQol本部(所在:ロッテルダム)が定める共通の方法を用いて，各国での調査に基づき，それぞれの国で独自に作成されており，日本版の換算表[7]も存在する。NICEが，国内の研究の包括的健康尺度としてEQ-5Dを使用するよう推奨している。実際には5段階評価が行えていないケースも多いようで，NICEは2017年8月にEQ-5D 5L(5段階解答)か，EQ-5D 3L(3段階解答)を使用すること推奨している[8]。

▶ CIVIQ

CIVIQは静脈疾患に特化した疾患特異的な健康度指標で，1996年フランスのグループによってpreliminaryの評価用として第1版(CIVIQ 1)が作成され，実臨床用に改善された第2版(CIVIQ 2)が実際に使用されている[9]。20個の質問に5段階で答えるスコアで，0〜100点(100点が一番重篤)で示される。カクテルパーティーやディスコに行きたいかなど，やや日本の高齢者に向いていない部分があり，わが国でElves® Laser血管内焼灼術の治験の際には改定版が使用されている(図1)。CIVIQ 20と記載されているのはオリジナルのCIVIQ 2のことであるが，社会的要因の評価が不完全な面があり，CIVIQ 14(14項目の質問)にした改良・簡易版が作成されている[10]。CEAP分類の0〜4での治療効果をみるのに優れているといわれている。

▶ AVVQ

AVVQは1993年Garretらによって発表され[11]，1999年SmithらがJ Vasc SurgでSF-36®と比較して検討して以来，ヨーロッパ各国で使用されている[12]。

他のスコアとの一番の違いは，被検者自身に現在，浮き出ている下肢の静脈をイラストに記載してもらうことである。そのほか，過去2週間の静脈瘤の疼痛，過去2週間の鎮痛剤服用歴，足首の浮腫，弾性ストッキングの着用，かゆみ，色素沈着，足首の発赤や湿疹，潰瘍の有無，患者本人が静脈瘤を気にしているか，静脈瘤で衣服の選択に影響があるか，過去2週間で仕事や家事に影響があったか，過去2週間で余暇の過ごし方に影響があったか，の13項目からなる。軽症〜中等症の患者より，潰瘍がある重篤な症例の評価に優れている。今後よく使用されると考えられる。

（武田亮二）

Column ③

CIVIQ 2 JPN

静脈瘤 QOL アンケート

この質問票は静脈瘤による足の痛みやだるさ等がどれほど日常生活に影響しているのかを調べるためのものですので、ご協力頂きますようお願い致します。

● 下記にあなたが経験された症状や日常生活での不自由さについての質問が書かれていますので、最も当てはまる答えの番号を丸で囲んでください:

① この1ヶ月程度で足の痛みはどの程度感じましたか?
　　1. 痛みは無い　2. 軽い痛み　3. 中くらいの痛み　4. 強い痛み　5. 激痛

② この1ヶ月程度で仕事や日常生活にどの程度不自由さを感じましたか?
　　1. 感じなかった　2. 少し感じた　3. 中くらい感じた　4. 強く感じた　5. 非常に感じた

③ この1ヶ月程度でよく眠れないことがありましたか?
　　1. 全くなかった　2. 少しあった　3. 度々あった　4. 頻繁にあった　5. 毎晩

● この1ヶ月間で、足の静脈瘤が原因で下記のような動作や活動が苦に感じることがありましたか? 最も当てはまる答えの番号を丸で囲んでください:

		全く苦にならなかった	少し苦になった	中くらい苦になった	とても苦になった	まったく出来なかった
④	長時間立つ	1	2	3	4	5
⑤	階段を上る	1	2	3	4	5
⑥	しゃがむ、ひざまずく	1	2	3	4	5
⑦	早足で歩く	1	2	3	4	5
⑧	電車、飛行機、バスや車での旅行	1	2	3	4	5
⑨	家事(台所仕事、掃除、洗濯や子供の世話等)	1	2	3	4	5
⑩	外出(外食、お祭りや冠婚葬祭出席等)	1	2	3	4	5
⑪	運動や体を使うきつい作業等	1	2	3	4	5

CIVIQ 2 JPN

● 足の静脈瘤の症状は日常生活や仕事のやる気に影響することがあります。この1カ月程度であなたが下記についてどの程度感じたか、最も当てはまる答えの番号を丸で囲んでください:

		全くない	少しある	中くらいある	かなりある	ものすごくある
⑫	イライラしたり、気が立ったりする	1	2	3	4	5
⑬	すぐ疲れる	1	2	3	4	5
⑭	他人に迷惑をかけていると思う	1	2	3	4	5
⑮	足を伸ばすときや長時間立つときなどはいつも用心する	1	2	3	4	5
⑯	他人に足を見せるのが恥ずかしい	1	2	3	4	5
⑰	気が立って、すぐイライラする	1	2	3	4	5
⑱	ハンディキャップ(不利な立場)を感じる	1	2	3	4	5
⑲	朝、家事や仕事に取り掛かるのに困難を感じる	1	2	3	4	5
⑳	外出するのが億劫に感じる	1	2	3	4	5

ご協力ありがとうございました。

図1　CIVIQ 2 JPN：静脈瘤QOLアンケート

文献

1) Manjit S, Gohel MD, et al: A Randomized Trial of Early Endovenous Ablation in Venous Ulceration. N Engl J Med 378(22): 2105-2114, 2018.

2) Vasquez MA , Munschauer CE: Phlebology 23: 259–275, 2008.

3) Ware JE, Sherboune CD: The MOS 36-item Short-Form Health Survey (SF-36): I . Conceptual framework and item selection. Med Care 30: 473–489, 1992.

4) Dolan P: Modeling valuations for EuroQol health states. Med Care 35: 1095–1108, 1997.

5) EuroQol Group: EQ-5D-5L user guide: basic information on how to use the EQ-5D-5L instrument. 2014. Available from: http://www.euroqol.org/fileadmin/user_upload/Documenten/PDF/Folders_Flyers/UserGuide _EQ-5D-5L.pdf. (Accessed November 10, 2014.)

6) Tsuchiya A, Ikeda S, Ikegami N, et al: Estimating an EQ-5D population value set. The case of Japan. Health Econ 11(4): 341-353, 2002.

7) Ikeda S: J. Natl. Inst. Public Health 64(1): 2015.

8) https://euroqol.org/nice-position-statement-on-the-eq-5d-5l/

9) Launois R, Reboul-Marty J, Henry B: Construction and validation of a quality of life questionnaire in chronic lower limb venous insufficiency (CIVIQ). Qual Life Res 5(6): 539-554, 1996.

10) Launois R: Construction and validation of a quality of CIVIQ14 (a short version of CIVIQ20) a new questionaire with a stable factorial structure. Qual Life Res 19(6): 1051-1058, doi: 10.1007/s11136-011-0008-3, 2012.

11) Garratt AM, Macdonald LM, Ruta DA, et al: Towards measurement of outcome for patients with varicose veins. Qual Health Care 2: 5-12, 1993.) J.J. Smith, FRCS, A.M. Garratt, PhD, M. Guest, FRCS, R.M. Greenhalgh, MA, MD, MChir, FRCS, and A.H. Davies, MA, DM, FRCS, J Vasc Surg 1999;30:710-9.)

12) Davies AH, Rudarakanchana N: Quality of life and outcome assessment in patients with varicose veins. Venous Disease Simpli- fied (In: Davies AH, Lees TA, Lane IF, eds.), Shropshire, England, TFM Publishing Ltd, 2006.

各論

VII

静脈血栓症に
関連する疾患

VII 静脈血栓症に関連する疾患

1. 静脈血栓塞栓症の疫学，危険因子，定義，分類（ガイドラインの紹介を含めて）

● VTEの疫学

　欧米では，PTEとDVTを合わせたVTEの年間発生率は10万人あたり104〜183人であり，脳卒中の発生率と同等とされる[1]。また人種間較差があることも知られており，米国内でのサーベイによると，アフリカ系，ヨーロッパ/ヒスパニック系，アジア系の順で発生頻度が高い[2]。

　わが国におけるPTEとDVTの発生率は，10万人あたりそれぞれ12.6人と19.2人とされ，欧米と比較しはるかに少ないことがわかる[3]。それでも年々増加傾向にあり（**図1**）[4]，これは高齢者の増加，がん患者数の増加，生活習慣の変化による肥満人口の増加などといったVTE危険因子保有率の増加に加え，医療従事者の意識改善および診断機器の進歩による診断率の向上によるものと考えられている。一方，2004年にわが国のVTE予防ガイドラインが発表され，さらに予防管理料の診療報酬加算が認定されたことにより，入院患者に対する予防が普及し，周術期PTE発生率は低下している（**図2**）[5]。

　年齢的にみると加齢とともに発生率が増加し，性別では欧米で男性比率が若干高い（男性：女性＝1.2：1）[1]が，わが国では女性比率が一貫して高い（1：1.4〜1：1.8）[3,6〜8]。

　予後は，VTEの誘因や発症時の重症度によって異なるが，概括して未治療のPTE症例において，死亡率は約30％に至るとされる[9]。しかし適切に治療が行われた場合，大幅な予後の改善が期待できる。2010〜2013年に発症したPTE患者（症候の有無を問わない）を対象とした欧米の報告によると，適正な管理下であれば，30日以内PTE関連死亡率は1.8％まで低下しており[10]，わが国においては，2009年4月〜2010年3月に発症した症候性VTEを対象とした報告で，30日以内VTE関連死亡率は1.6％だった[6]。

● 危険因子，定義，分類

　VTEの成因はVirchowの3徴である(1)血流停滞，(2)血管内皮障害，(3)血液凝固能亢進で分類するとわかりやすい。これらに影響を与える状態や疾患がVTEの危険因子となるが（**表1**）[11]，それぞれ危険因子の強度は一様ではない（**表2**）[12]。またVTEは単一因子のみで発症することは少なく，複数の因子が組み合わさることで，より発症する危険が高まる[12]。

　国内外いずれの報告でも，危険因子として悪性疾患，安静臥床などの長期間の不動，

1．静脈血栓塞栓症の疫学，危険因子，定義，分類（ガイドラインの紹介を含めて）

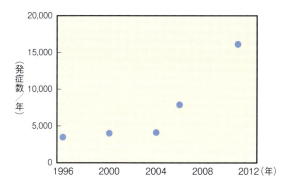

図1 わが国におけるPTEの推定年間発症数
PTEの発症数が年々増加していることがわかる。
（文献4より引用）

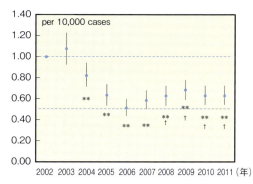

図2 わが国における周術期の症候性PTEの発症率推移（2002年を基準）
2004年を境に周術期における発症率が低下しており，予防法が普及したことがわかる。
（文献5より引用）

表1　VTEの主な危険因子

	後天性因子	先天性因子
血流停滞	● 長期臥床　● 肥満 ● 妊娠 ● 心肺疾患（うっ血性心不全，慢性肺性心など） ● 全身麻酔　● 下肢麻酔，脊椎損傷 ● 下肢ギプス包帯固定　● 加齢 ● 下肢静脈瘤 ● 長時間座位（旅行，災害時） ● 先天性iliac band, web, 腸骨動脈によるiliac compression	
血管内皮障害	● 各種手術　● 外傷，骨折 ● 中心動脈カテーテル留置 ● カテーテル検査・治療 ● 血管炎，抗リン脂質抗体症候群，膠原病 ● 喫煙　● 高ホモシステイン血症 ● VETの既往	● 高ホモシステイン血症
血液凝固能亢進	● 悪性腫瘍　● 妊娠・産後 ● 各種手術，外傷，骨折　● 熱傷 ● 薬物（経口避妊薬，エストロゲン製剤など） ● 感染症　● ネフローゼ症候群 ● 炎症性腸疾患 ● 骨髄増殖性疾患，多血症 ● 発作性夜間血色素尿症 ● 抗リン脂質抗体症候群　● 脱水	● アンチトロンビン欠乏症 ● PC欠乏症　● PS欠乏症 ● プラスミノーゲン異常症 ● 異常フィブリノーゲン血症 ● t-PAインヒビター増加 ● トロンボモジュリン異常 ● 活性化PC抵抗性（第V因子Leiden*） ● プロトロンビン遺伝子変異（G20210A*） ＊：日本人には認められていない

（文献11より引用）

　手術によるVTE発症例が多く，わが国では特に悪性疾患の割合が高く，約1/4にも及ぶ[3,6,8,13]。悪性疾患は凝固活性を亢進させる病態であり，VTEを発症した時点で明らかな合併がなくても，6カ月以内に新たに診断されることも多い[14]。また抗がん剤のなかには血管内皮障害を引き起こし，VTEを誘発するものもある。

表2 危険因子のリスク強度

強い危険因子 (オッズ比 ＞10)	中等度の危険因子 (オッズ比 2〜9)	弱い危険因子 (オッズ比 ＜2)
● 骨折(大腿骨頭, 下肢) ● 股関節 / 膝関節置換術 ● 外科大手術 ● 重症外傷 ● 脊髄損傷	● 内視鏡膝関節手術 ● 中心静脈カテーテル ● 抗がん剤 ● 慢性心不全, 呼吸不全 ● ホルモン補充療法 ● がん ● 経口避妊薬 ● 麻痺性脳卒中 ● 妊娠 / 分娩後 ● VTEの既往 ● 血栓性素因	● ベッド上安静(＞3日間) ● 座位不動 　(長時間車飛行機搭乗) ● 高齢 ● 内視鏡手術 ● 肥満 ● 妊娠 / 分娩前 ● 下肢静脈瘤

(文献12より改変引用)

　PTE発生率には人種差がみられ, 先天的な血栓性素因が主な要因の1つと推察されている。白色人種のVTE患者では第Ⅴ因子遺伝子Leiden変異を10〜50%, プロトロンビン(第Ⅱ因子)G20210A遺伝子異常を8〜16%と多く保有することが確認されているが[15], 日本人でこれらの異常はみつかっていない[16,17]。一方でPS欠乏症は健常日本人における保有率が1.12〜2.02%で[18,19], 欧米人よりはるかに多い。なかでもPS K196E変異(PS Tokushima)の関与が報告されており, これは日本人特有で, 健常日本人で1.8%[20], VTE患者で9%にこの変異を認めたと報告されている[21]。

　VTEは明らかな誘因がみつからない場合や活動性がんによる場合に, 再発リスクが高いことがわかっており, それらに対しては抗凝固療法をより長期に行う必要があることから, がんや誘因の有無別に分類することは治療上, 重要である。国際血栓止血学会では[22], 明らかな誘因のないものを「unprovoked：誘因のない」(特発性：idiopathic)[11]と分類している。なお, わが国ではPS, PC, またはアンチトロンビンの欠乏症に伴う血栓症に対して「特発性血栓症」という診断名がつけられており, 上記分類名と混同しないよう注意を要する。また3カ月以内の手術や外傷, 妊娠, エストロゲン製剤, ギプス固定など一時的ないし中止可能なリスクによるものは「provoked by a transient risk factor：一過性誘因による」[11,22]と分類し, これを単に「provoked：誘因のある」とよぶこともある。さらに永続的な誘因によるものを「provoked by a persistent risk factor」と分類し, このなかに活動性がんや炎症性腸疾患が含まれている[22]。

● わが国におけるガイドライン

　日本循環器学会が中心となり, 2018年3月に「肺血栓塞栓症および深部静脈血栓症の診断, 治療, 予防に関するガイドライン(2017年改訂版)」が公表された。2004年4月に初版が発表され, 今回で2回目の改訂で, 主に治療法および予防法において改訂された。詳細は治療および予防の項に委ねるが, これまで抗凝固療法の中心であったヘパリン, フォンダパリヌクス, ワルファリンに加え, 直接作用型経口抗凝固薬(DOAC)が臨床

適応となり，VTEの治療は安全かつ簡便化し，特にDVTについては早期からの外来治療が推奨された。さらに血栓溶解療法や下大静脈フィルターの適応については，それぞれ有効性・安全性の問題点から，より限定した使用が推奨された。弾性ストッキングについてはPTSの予防効果が乏しい結果が報告されたことを受け，DVT発症後の長期間の画一的な使用については推奨されなくなった。

（荻原義人）

VII 各論

◆ 文献

1) Heit JA, Spencer FA, White RH: The epidemiology of venous thromboembolism. J Thromb Thrombolysis 41: 3-14, 2016.

2) Zakai NA, McClure LA, Judd SE, et al: Racial and regional differences in venous thromboembolism in the United States in 3 cohorts. Circulation 129: 1502-1509, 2014.

3) Ota S, Matsuda A, Ogihara Y, et al: Incidence, Characteristics and Management of Venous Thromboembolism in Japan During 2011. Circ J 82: 555-560, 2018.

4) Nakamura M, Yamada N, Ito M: Current management of venous thromboembolism in Japan: Current epidemiology and advances in anticoagulant therapy. J Cardiol 66: 451-459, 2015.

5) Kuroiwa M, Morimatsu H, Tsuzaki K, et al: Changes in the incidence, case fatality rate, and characteristics of symptomatic perioperative pulmonary thromboembolism in Japan: Results of the 2002-2011 Japanese Society of Anesthesiologists Perioperative Pulmonary Thromboembolism (JSA-PTE) Study. J Anesth 29: 433-441, 2015.

6) Nakamura M, Miyata T, Ozeki Y, et al: Current venous thromboembolism management and outcomes in Japan. Circ J 78: 708-717, 2014.

7) Nakamura M, Yamada N, Oda E, et al: Predictors of venous thromboembolism recurrence and the bleeding events identified using a Japanese healthcare database. J Cardiol, 2017.

8) Yamashita Y, Morimoto T, Amano H, et al: Anticoagulation Therapy for Venous Thromboembolism in the Real World- From the COMMAND VTE Registry. Circ J 82: 1262-1270, 2018.

9) Carson JL, Kelley MA, Duff A, et al: The clinical course of pulmonary embolism. N Engl J Med 326:1240-1245, 1992.

10) Jimenez D, de Miguel-Diez J, Guijarro R, et al: Trends in the Management and Outcomes of Acute Pulmonary Embolism: Analysis From the RIETE Registry. J Am Coll Cardiol 67:162-170, 2016.

11) 日本循環器学会ほか: 肺血栓塞栓症および深部静脈血栓症の診断, 治療, 予防に関するガイドライン（2017年改訂版）. (http://www.j-circ.or.jp/guideline/pdf/JCS2017_ito_h.pdf)

12) Anderson FA, Spencer FA: Risk factors for venous thromboembolism. Circulation 107: 19-16, 2003.

13) Verso M, Agnelli G, Ageno W, et al: Long-term death and recurrence in patients with acute venous thromboembolism: the MASTER registry. Thromb Res 130: 369-373, 2012.

14) Prandoni P, Lensing AW, Buller HR, et al: Deep-vein thrombosis and the incidence of subsequent symptomatic cancer. New England Journal of Medicine 327: 1128-1133, 1992.

15) Franco RF, Reitsma PH: Genetic risk factors of venous thrombosis. Hum Genet 109: 369-384, 2001.

16) Miyata T, Kawasaki T, Fujimura H, et al: The prothrombin gene G20210A mutation is not found among Japanese patients with deep vein thrombosis and healthy individuals. Blood Coagul Fibrinolysis 9: 451-452, 1998.

17) Seki T, Okayama H, Kumagai T, et al: Arg506Gln mutation of the coagulation factor V gene not detected in Japanese pulmonary thromboembolism. Heart Vessels 13: 195-198, 1998.

18) Sakata T, Okamoto A, Mannami T, et al: Prevalence of protein S deficiency in the Japanese general population: the Suita Study. J Thromb Haemost 2: 1012-1013, 2004.

19) Suehisa E, Nomura T, Kawasaki T, et al: Frequency of natural coagulation inhibitor (antithrombin III, protein C and protein S) deficiencies in Japanese patients with spontaneous deep vein thrombosis. Blood Coagul Fibrinolysis 12: 95-99, 2001.

20) Kimura R, Honda S, Kawasaki T, et al: Protein S-K196E mutation as a genetic risk factor for deep vein thrombosis in Japanese patients. Blood 107:1737-1738, 2006.

21) Ikejiri M, Wada H, Yamada N, et al: High prevalence of congenital thrombophilia in patients with pregnancy-related or idiopathic venous thromboembolism/pulmonary embolism. Int J Hematol 105: 272-279, 2017.

22) Kearon C, Ageno W, Cannegieter SC, et al: Categorization of patients as having provoked or unprovoked venous thromboembolism: guidance from the SSC of ISTH. J Thromb Haemost 14: 1480-1483, 2016.

VII 静脈血栓症に関連する疾患／2. 静脈血栓症

A. 深部静脈血栓症
① 病態［有痛性青股腫（静脈壊死を含む），有痛性白股腫など］

● DVTとは？

　四肢静脈は，皮下を走行する表在静脈，筋膜より深層を走行する深部静脈と，両者を連絡する穿通枝（穿通静脈）からなる．下肢深部静脈に生じた血栓症をDVTとよぶ．上肢DVTはきわめてまれである（Ⅶ章-2-E，p.423～426を参照）．表在静脈の血栓症は（表在）血栓性静脈炎，深部静脈まで伸展するものは上行性血栓性静脈炎と呼称されるが，DVTやPTEを合併することはまれである．通常，DVTとは下肢DVTのことである．DVTとPTEは一連の病態であることから，VTEの名称が提唱されているが，DVT，PTEほどの認知度はない．

● 発生の要因

　血栓形成には，Virchowの3徴として，(1)血流停滞，(2)血管内皮障害，(3)血液凝固能亢進が関与している．臨床において，血管内皮障害は中心静脈カテーテル長期留置が相当する．凝固亢進は，プロテインC・S欠乏症，アンチトロンビン欠乏症，抗リン脂質抗体症候群，ヘパリン起因性血小板減少症（HIT）が相当する．血栓形成素因により血栓症を多発する病態は栓友病（thrombophilia）とよばれ，止血機構異常による血友病（hemophilia）の対義語として適切な用語と考えるが，一般的ではない．血流停滞は長期臥床，下肢ギプス固定，妊娠後期などが相当する．実臨床では複数の因子が総合的に関与して血栓形成することが多い．

　DVT発生の解剖的成因として有名なのは，右総腸骨動脈（CIA）による左総腸骨静脈（CIV）圧迫である．左CIVの中隔・突起は，McMurrichにより報告され[1]，その後，MayとThurnerがspurと命名し，右CIAと椎体の圧迫により後天的に形成されるとした[2]．May-Thurner症候群，腸骨静脈圧迫症候群（iliac vein compression syndrome）の名称で知られるが，病態が推測できる後者の名称が好ましいと考える．Spur形成機序には，(1)先天性，(2)壁在血栓の器質化，(3)下腿で形成された血栓の器質化，(4)動脈圧迫による直接的線維化などがあるが，三岡らの解剖遺体での検討では，spur内部の弾性板様構造には後天性要因だけでは説明できない複数の形成機序があるようである[3]．

　腸骨静脈圧迫症候群は，右CIAによる左CIV圧迫以外に，解剖的には左外腸骨動脈による左内腸骨静脈圧迫，右外腸骨動脈による右外腸骨静脈圧迫もあるが，腸骨静脈圧

迫が関与するDVTは，左側発生が多い。

中枢型と末梢型

腸骨静脈から膝窩静脈に限局したDVTは中枢型（近位型，proximal DVT），腓腹筋・ひらめ筋内に限局したDVTは末梢型（遠位型，下腿型，isolated distal DVT）とよばれる。長期臥床によるDVTは，ひらめ筋静脈洞内で発生し，多くは数日で消失するが，約30％が数週以内に中枢伸展し，解剖的な腸骨静脈圧迫がないと，肺塞栓を合併する頻度が高いといわれていた。しかし，近年のエコー検査による観察研究では，末梢型の中枢伸展は従来危惧していたほど高くないことが判明し，中枢伸展がない限り積極的抗凝固療法は推奨されていない。2017年のガイドラインでは，「末梢型DVTには画一的に抗凝固療法を施行しない」（推奨クラスⅠ，エビデンスレベルB），「末梢型DVTに抗凝固療法を施行する場合は，3カ月までの抗凝固療法を行う」（推奨クラスⅠ，エビデンスレベルB）となっている[4]。

浮腫と腫脹

浮腫（edema）は組織間液の増大を意味し，「むくみ」と同義語である。身体所見では指圧痕を認める（圧痕浮腫，pitting edema）。腫脹（swelling）は「腫れている」ことを指す用語であり，広義には浮腫を含む。DVTでは，静脈還流不全で下肢筋肉が太くなっており，腫脹であり，非圧痕浮腫（non-pitting edema）となる。しかし，リンパ還流障害を併発すると圧痕浮腫となる。下肢リンパ浮腫は，初期には皮下組織間液の増大が主体なので，圧痕浮腫であるが，晩期には皮下線維化，蛋白質蓄積を生ずるので，非圧痕浮腫となる。圧痕の有無だけでは，両者の鑑別は困難である。

重篤な病型

DVTは発症後の臨床症状と静脈還流障害から，急性期と慢性期に区別される。急性期症状には，血栓の中枢伸展速度と静脈の閉塞範囲による還流障害，ならびに炎症反応が関与する。発症後14日以内が急性期であり，中枢型では三大症候である腫脹，疼痛，色調変化が出現する。

急性期中枢型DVTの重症例を表現する用語として，有痛性白股腫（phlegmasia alba dolens），有痛性青股腫（phlegmasia cerulea dolens：PCD），静脈性壊死（venous gangrene）の3つがある[5, 6]。しかし，多くの診療医に正しく理解されているとはいえない。Rutherfordの教科書を基に筆者なりの解説をする[7]。

Phlegmasiaはギリシャ語で炎症，ceruleaはラテン語で濃青，dolensは同じく痛みを意味する。つまり，PCDは青く腫脹し，痛みを伴う下肢である。濃青はチアノーゼ色であり，血中還元Hb 5.0g/dL以上で出現する。DVT重症例で，表在静脈も血栓閉塞した

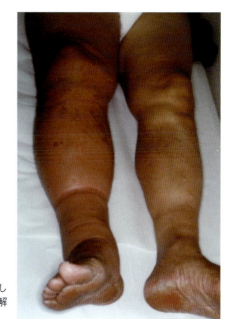

図1 有痛性青股腫
右下肢に高度緊満，疼痛，びまん性チアノーゼを呈した有痛性青股腫である。下肢弾性包帯着用，血栓溶解療法により数日で症状は軽減した。

非代償性静脈還流では，高度下肢緊満，疼痛，びまん性チアノーゼを呈し，PCDとなる（図1）。では，白色albaを呈する病態とは何か？ 表在静脈の閉塞はなく，代償性側副還流路が保たれ，チアノーゼを呈していない状態が有痛性白股腫である。有痛性白股腫は，動脈流入が障害され，虚血が加わった状態とする意見もある。確かに，重症DVTでは足関節部で動脈拍動を触知しないことを経験するが，下肢腫脹が高度のため末梢動脈拍動の触知が困難なだけである。イヌの腸骨・大腿静脈と，その分枝を結紮すると，下肢は高度に腫脹し，紫色の斑紋を伴って冷たくなり，末梢動脈拍動は触知困難となるが，動脈閉塞を呈することはない。

静脈性壊死は，広範な中枢性DVTを伴った軟部組織壊死である。当初，有痛性白股腫，PCDと連続し，さらに進行したDVT最重篤病態と考えられたが，前二者の病態生理とは異なると理解されている。組織壊死に至るのは，小静脈や微小血管血栓症であり，通常のPCDでは起きない。微小循環を障害する凝固障害が基礎疾患として関与している。基礎疾患としては，悪性腫瘍，抗リン脂質症候群，HIT，播種性血管内凝固症候群（DIC），ワルファリンによる凝固促進状態，電撃性紫斑症（purpura fulminans），敗血症，昇圧剤を要するショック状態などがある。このため，単純なDVT治療だけでは救命は困難である[8]。

（石橋宏之）

文献

1) McMurrich JP: The valves of the iliac vein. Br Med J 2: 1699-1700, 1906.

2) May R, Thurner J: Ein Gefaesssporn in der Vena iliaca communis sinistra als Ursache der ueberwiegend linksseitigen Beckenvenenthrombosen. Z Kreisl–Forsch 45: 912-922, 1956.

3) 三岡　裕, 太田　敬, 林　省吾ほか：左総腸骨静脈spurに関する組織学的検討. 脈管学 53: 43-47, 2013.

4) 日本循環器学会, ほか: 肺血栓塞栓症および深部静脈血栓症の診断, 治療, 予防に関するガイドライン（2017年改訂版）.（http://www.j-circ.or.jp/guideline/pdf/JCS2017_ito_h.pdf, 2019年1月閲覧）

5) Tagariello P: Pathogenesis of venous gangrene. J Cardiovasc Surg（Torino）7: 504-510, 1966.

6) Perkins JMT, Magee TR, Galland RB: Phlegmasia caerulea dolens and venous gangrene. Br J Surg 83: 19-23, 1996.

7) Comerota AJ, Kasper GC: Compartment syndrome and venous gangrene, in Rutherford's Vascular Surgery and Endovascular Therapy, 9th edition（edited by Sidawy AN and Perler BA, Elselia）, Philadelphia PA, 2019, p2010-2019.

8) Chinsakchai K, Duis K, Moll FL, et al: Trends in management of phlegmasia cerulea dolens. Vascular and Endovascular Surgery 45(1): 5-14, 2011.

VII 静脈血栓症に関連する疾患／2. 静脈血栓症

A. 深部静脈血栓症

②病理 —急性DVTと慢性DVT

● 急性DVTと慢性DVT

　DVTは発症後，線溶による消失・塞栓化・器質化，のいずれかの経過をとる。急性・慢性DVTの区分を病理学的に捉えると，急性期は静脈壁からの器質化を受ける前の段階，慢性期は器質化後に相当する。病理学的に重要なのは「器質化した血栓は線溶作用では消失しない」ことと，「器質化はしばしば静脈弁の破壊を伴う」ことであり，これによって急性DVTと慢性DVTの臨床症状も異なっている。また，慢性DVTは再発性DVTを起こしうる。それぞれの特徴を概説する。

1. 急性DVT（図1，表1）

　発生より数日以内のDVTを指し，血球塊がフィブリンにコーティングされた，いわゆる赤色血栓からなる。この時期のDVTは静脈壁への付着がほとんどないため，血栓が遊離して塞栓化しうる。しかし同時に生体の線溶作用による血栓の消失が可能であるとともに血栓溶解療法が有効である。また，器質化による静脈弁の破壊を伴わないため，血栓が完全に消失すれば，発症前の静脈機能回復を期待できる。急性DVTが存在する部の静脈径は高度に拡張する。このためエコーによる血栓の検出は比較的容易と考えられる。腸骨静脈・大腿静脈の急性DVTは，吻合がない太い静脈のため血栓性閉塞により静脈還流障害から皮膚の腫脹や発赤などの臨床症状を伴うことが多い。一方，下腿静脈の急性DVTは静脈同士の多くの吻合によって静脈還流が保たれるため自覚・他覚所見を伴わないことが多い。

2. 慢性DVT（図1，表1）

　急性DVTが静脈壁から器質化を受け，血栓成分が線維組織に置換された状態を指す。血栓が完全に器質化するのは発症から数週間ないし数カ月後である。器質化後は生体の線溶作用や血栓溶解療法は無効である。器質化血栓の形態は，(1)静脈壁の偏在性肥厚，(2)band and webとよばれる血管腔内の網状ないし棒状物，(3)血栓の退縮による血管閉塞のいずれかをとる。慢性DVTが存在する部の静脈径は急性期のような拡張を示さず，むしろ血栓の退縮によって直径が狭小化するか閉塞してしまっていることが多い。このためエコーによって慢性DVTを検出する場合，bandやwebのような特徴的構造や器質化に伴う石灰化が確認できれば比較的容易であるが，退縮または閉塞し

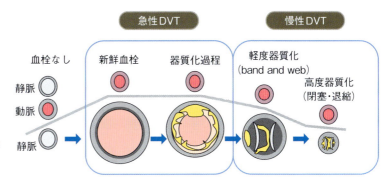

図1 伴走動脈と比較した静脈血栓の形態

慢性DVTは急性DVTが器質化したものであり，急性DVTを再発（反復性DVT）する可能性がある。
(文献2より引用)

表1 急性DVTと慢性DVTの特徴

	急性DVT	慢性DVT
発症	数日以内	数週間以上
静脈径	拡張	退縮・閉塞
症状	塞栓化	PTS
静脈弁の破壊	なし	あり
血栓の溶解	可能	不可能
エコーでの検出	可能	困難

た静脈そのものを検出することは困難である。この場合，動脈に伴走する静脈の有無によって間接的に慢性DVTによる静脈閉塞を確認することになる。器質化はしばしば静脈弁の破壊を伴い，静脈弁機能不全を生じる。このため慢性DVTは，器質化血栓による内腔狭窄や閉塞に静脈弁機能不全が加わることで静脈還流障害が生じ，高度になると下肢の腫脹や皮膚潰瘍・二次性静脈瘤などの臨床症状を伴うPTSとなる。

3. 反復性DVT（acute on chronic）

慢性DVTはPTSのような臨床症状の有無にかかわらず，器質化血栓による静脈還流障害からDVTを再発しうる。この場合再発した新しい血栓は，急性DVTにみられるような静脈壁を広範囲に閉塞性に占拠する形態をとらず，器質化血栓の一部に新しい血栓の近位部が付着し，血栓の大部分が静脈壁と付着せず管腔内に浮遊するフリーフロート血栓の形態をとる。フリーフロート血栓は塞栓化の危険が高く，また塞栓化した場合，巨大血栓による重篤なPTEを生じうるため特に注意が必要である。

（呂　彩子）

文献

1) 呂　彩子, 景山則正, 向井敏二: 下肢深部静脈の解剖学的特徴からみた静脈血栓塞栓症の病態. 静脈学 28(3): 309-316, 2017.

2) 呂　彩子, 景山則正: 病理からみた下肢深部静脈血栓症. 血管超音波テキスト第2版（佐藤　洋編）, 医歯薬出版, 2018, p.266-267.

VII 静脈血栓症に関連する疾患／2. 静脈血栓症

A. 深部静脈血栓症
③ 診断と鑑別診断

ⅰ）診断

DVTの診断は、下肢浮腫をきたす疾患が数多くあるため、まずPTEを起こし重篤な状態となり、長期的にPTSを起こしうるDVTの除外を行うことが大切である。そのため病歴、臨床所見から臨床的な確率（検査前臨床的確率）を推定し、その後D-dimer検査にて否定診断を行う。DVTが否定できなかった場合はエコー検査などの画像診断にて、DVTの有無の確定診断を行う（図1）[1]。

● 問診・理学所見

DVTの症状である突然の下肢腫脹、疼痛、発赤、両側性または片側性であるのか、症状の部位と時期について問診する。両側性でもDVTは否定できないが内科疾患、廃用性浮腫も考慮に入れる。DVTの危険因子である長期の安静臥床、活動性のがん、DVTの既往について問診する。理学所見は血栓に伴う局所の炎症による疼痛と、静脈閉塞に伴う静脈還流の異常による浮腫・腫脹を評価する。血栓のある深部静脈は炎症のため疼痛があり、通常は大腿動脈内側の大腿静脈や膝窩動脈の背側で圧痛があるかをみる。下腿周径の左右差は脛骨粗面から10cm下で計測し、3cm以上あるかをみる。高度浮腫で疼痛が強い場合は静脈還流が障害され、コンパートメントの圧が動脈圧を超えて動脈血行障害を呈する有痛性青股腫がまれながらあり、緊急の血栓摘除やカテーテル血栓溶解・血栓摘除を考慮する。

DVTは類似の症状を起こす疾患が多く、症状のみからはDVTを確定診断するのは困難である。このため症状、理学所見、危険因子を点数化し、画像診断の前にDVTの可能性を推定する検査前臨床確率を計算する。よく使用されるWells scoreは外来救急患者では高リスクで53%、中リスクで17%、低リスクでは5%のDVTがある（表1）[2]。一方で、入院患者では外来救急患者では高リスクで16.4%、中リスクで9.5%、低リスクでは5.9%のDVTがあるが、その有用性は外来患者に比して低くなる[3]。

● 臨床検査・画像診断

線溶系マーカーで血栓の分解産物であるD-dimerは、PTE・DVTでは特異度が38〜

A. 深部静脈血栓症／③診断と鑑別診断

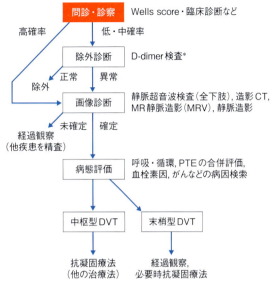

図1 DVTの診断手順と治療法の選択

検査前臨床的確率を計算し，低リスク，中リスクの場合D-dimerにて除外診断を行う。除外できないときは画像診断を行う。

(日本循環器学会：肺血栓塞栓症および深部静脈血栓症の診断，治療，予防に関するガイドライン(2017年改訂版). http://www.j-circ.or.jp/guideline/pdf/JCS2017_ito_h.pdf (2019年1月閲覧)より許諾を得て転載)

＊：D-dimerが使用できない場合は，画像診断を行う

表1 Wells score

Wells score	点
活動性のがん(現在もしくは6カ月以内に治療を行っている，緩和治療)	1
下肢の完全麻痺・不全麻痺もしくはギプス固定	1
3日以上のベッド上安静もしくは12週間以内の全身・部分麻酔が必要な大手術	1
深部静脈に沿った局所的な圧痛	1
下肢全体の腫脹	1
無症状の下肢よりも下腿(脛骨粗面下10cm)の周径が3cm以上＊	1
症状のある下肢に限局した圧痕性浮腫	1
下肢静脈瘤ではない表在静脈の側副血行路	1
DVTの既往	1
DVTと同等に可能性ある他の疾患が存在する	－2

検査前臨床的確率の1例で最も広く利用されている。
高確率：3点以上，中確率：1〜2点，低確率：0点以下
＊：両方に症状があった場合には，より症状の強い下肢を使用。

(文献2より引用)

66％と低いものの感度は78〜96％と高いので，VTEの否定に有用である。しかし炎症性疾患や感染，悪性腫瘍，動脈瘤などさまざまな疾患で上昇するので陽性診断には適さない[4]。DVTを確定診断するための検査は，下肢静脈エコー検査を行う。下肢エコー検査は侵襲が低く，簡便に繰り返し施行できるためDVTを診断するうえで，第一選択となる検査である。Bモード断層法で深部静脈を描出しながらプローブで圧迫を行い，深

VII 静脈血栓症に関連する疾患／2. 静脈血栓症

部静脈が虚脱するかを確認し，適宜，カラードプラ法を併用する。中枢型の89〜100%
（平均97%），末梢型は感度0〜100%（平均73%）である[5]。エコー検査を施行し，いった
ん陰性であればその後のDVT・PTEを発症する可能性は低く，陰性診断としても価値
がある。しかし下大静脈〜腸骨静脈領域に関しては，腸管ガスや内臓脂肪によって評価
することが困難な場合がある。その際には病歴や所見などを総合的判断し，造影CT検
査やMRI検査など，他の検査でも評価することが必要である。

(孟　　真・島袋伸洋)

ii) DVTの診断において知っておきたい疾患

a. 浮腫性疾患（リンパ浮腫，心原性，腎性，その他の浮腫）

● 浮腫とは

浮腫とは，「間質液が過度に増加した状態」，すなわち組織間（全身の間質組織）に貯留
する体液が過度に増加して腫れた（腫脹している）状態を称する。その原因疾患には，
「全身性疾患」と「局所性疾患」とがあり（**表1**），それらの鑑別診断と原疾患の治療およ
び浮腫への対症療法が必要となる[6〜8]。本項では，DVTとの鑑別に必要なリンパ浮腫，
心原性，腎性などの疾患による浮腫に関して述べる。

● 浮腫の原因検索とその対応

間質液の過度の貯留は，毛細血管内の微小循環障害によって生じる（**図1**）。微小循環
では，毛細血管内での「静水圧」と「膠質浸透圧」によって「体液・間質液の漏出と回収の
バランス」が保たれている（**図2**）。間質液の一部（約10%）はリンパ系でも回収（リンパ
管内の体液は，「リンパ液」と称する）されて，そのバランスが保たれている。この微小循

表1　浮腫の鑑別診断

1. 全身性浮腫
● 心疾患（心不全など）
● 腎疾患（ネフローゼ症候群など）
● 肝疾患（肝硬変など）
● 内分泌性：甲状腺機能低下，クッシング症候群など
● 薬剤性：甘草，エストロゲン，チアゾリジン誘導体，カルシウム拮抗薬，抗がん剤など
● その他：廃用性，月経前，蛋白漏出性腸疾患，血管炎

2. 局所性浮腫
● 静脈性：DVT, PTS, 静脈瘤，血管奇形・形成異常
● リンパ性
● 炎症性：感染やアレルギーに伴う
● 血管神経性（angioneurotic edema）：血管性浮腫（クインケ浮腫）

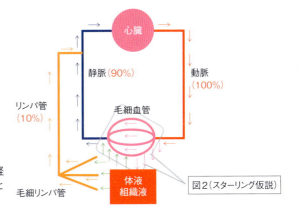

図1 脈管系の循環
脈管系の循環は，動脈（100%）を経て毛細血管へ向かい，静脈（90%）とリンパ管（10%）で還流している。

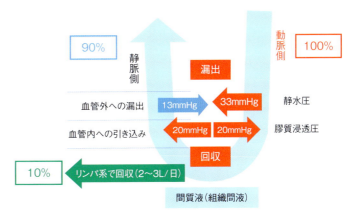

図2 毛細血管での微小循環
毛細血管では，漏出と回収が行われているが，一部はリンパ系でも回収される（10%）。

環系での間質液の漏出と回収のバランスに障害が生じると，「間質液（体液）が過度に貯留」して浮腫が発生する。

病態生理（表2）からみると，(1)毛細管圧の上昇と，(2)膠質浸透圧の低下によって「漏出の増加と回収の低下」が生じ，むくむ。(3)血管透過性の亢進では「漏出の増加」により，(4)リンパ管系の異常では「回収の低下」によりむくむ。また，組織コンプライアンスも重要で，低下する（組織が粗となり，やわらかくなる）と組織は脆弱化し，間質液が貯溜しやすくなり浮腫をきたす。

全身性疾患には，心不全（うっ血性心不全），肝不全，ネフローゼ症候群（低蛋白血症），腎不全などに伴って生じる浮腫は，主に過剰となったり血管内へ保持できない水分が血管外へ漏出した結果である。これらの鑑別は病歴（心筋梗塞・心筋症および肝炎の既往など）や現症（例えば，月経前浮腫はエストロゲンの関連で，発生の時期に特徴があるなど），身体所見（心雑音，湿性ラ音，全身性浮腫など）に加えて血液・尿検査（肝機能障害，腎機能障害，低アルブミン血症，甲状腺機能低下，蛋白尿など）や胸写・心エコー

VII 静脈血栓症に関連する疾患／2. 静脈血栓症

表2 浮腫の病態生理

1. 体液が血管外へ漏れ出る
a) 平均毛細管圧上昇（炎症性充血, 静脈圧上昇）
b) 膠質浸透圧の低下（アルブミン低下をきたす肝硬変, ネフローゼなど）
c) 血管透過性の亢進（アルブミン漏出をきたす火傷, 炎症など）
2. 体液の回収能の低下
a) 平均毛細管圧上昇（静脈圧上昇：心不全, DVT）
b) 膠質浸透圧の低下（アルブミン低下）
c) リンパ管系の機能異常（フィラリア, リンパ行性がん転移）
d) リンパ管系の形態異常（一次, 二次性リンパ浮腫）
3. 組織の脆弱性

表3 浮腫の鑑別診断

- 既往歴・現病歴・随伴症状［手術歴, 薬歴, 発赤, 疼痛など］
- 血液・尿検査［腎・肝・内分泌・蛋白尿など］
- 胸部X線撮影・心電図［心疾患］
- エコー検査［静脈疾患, 心疾患］
- 四肢別体脂肪率測定
- CT検査, MRI検査
  （MRリンパ管造影検査：試行中）
- リンパシンチグラフィ（RI）
- 蛍光リンパ管造影（保険未適用）

赤字：リンパ浮腫の確定診断法

（肺うっ血, 心肥大, 心機能低下など）などで鑑別（**表3**）が可能であり, 治療はそれぞれの原因に応じた対応が必要である。

　局所性疾患であるDVTでは「還流路の途絶」に伴う「うっ血」によって, また静脈瘤では静脈の「逆流」に伴う「うっ血」のために, 体液の回収が低下して四肢末梢がむくむ。うっ血での多くは, 色素沈着があり, 重度となると下腿部に潰瘍をきたす。DVTや静脈瘤は静脈エコーで確定診断ができ, その治療には静脈還流への対策（還流路の確保, 圧迫療法など）が必要である。

　リンパ還流も重要で, 種々のリンパ循環の障害（生来のリンパ系異常による「原発性」とがん治療などに伴う「続発性」）によってリンパ浮腫をきたす。リンパ系を評価する検査法として, 最近, リンパシンチグラフィが保険適用となった（**表3**）。

● 浮腫の主因は静脈循環

　体液の回収力に関連する因子に,「静脈還流」がある。心臓より高い部位にある体液（静脈内の血液, 組織間液など）は重力により還流しているが, 心臓より低い所の血液（体液）は, 重力に抗した「還流作用（圧力）」が必要となる。すなわち, 静脈内の壁にかかる圧力（静脈圧）は, 頸静脈は0mmHgだが, 立位では足部の静脈では約80mmHgの静

脈圧がかかっており，血液が静脈内にうっ滞する（うっ血）。静脈内にうっ滞している血液を還流させるには，静脈圧に抗した心臓方向へと還流する作用（圧力）が必要である。その静脈還流に関与する作用には，(1)「重力」(大きく関与)，(2)心臓が静脈の血液を吸引する作用，(3)動脈が「押し上げる力」，そして(4)呼吸による胸腔内圧および腹腔内圧の変動に伴う還流なども作用するが，(5)「静脈弁機能」と「下腿筋による筋ポンプ作用」が最も重要である。静脈内には静脈弁（足先に向かうほど数が増える）があり，弁は一方向性で，「末梢側から心臓」の方向へ，または「表在から深部」方向へと血液が流れる構造・機能をもつ。下腿の筋肉内にある静脈叢内に貯留している血液を筋収縮（筋肉内から心臓方向へ血液が押し出される）と筋弛緩（周辺から筋肉内へと血液が流入する）に伴って駆出入させる作用が「筋ポンプ作用」である。加えて，静脈弁が働いて静脈内の血液を心臓へ還流することによって，静脈にかかる圧力（静脈圧）を下げ，回収力を高めている。

静脈循環障害による浮腫

(1)静脈弁が壊れたり弁機能が悪くなった場合，(2)筋肉ポンプ作用が低下したり長期間下垂した場合，さらに(3)右心機能低下，(4)静脈の壁が脆弱化し拡張した場合などでは，血液がうっ滞し静脈高血圧（ときに200mmHgにもなる）をきたす。DVTや静脈瘤では，(1)や(4)が浮腫の主因である。しかし，(2)は日常生活のなかでも起こり，「生理的浮腫」の原因ともなる。また，そのほかにも脳血管障害後の麻痺側上下肢に出現する脳卒中後浮腫（post-stroke edema）や，パーキンソン病，脊髄症（ミエロパチー）や各種の対麻痺などにみられる両下肢の浮腫にも関連している。これらは，廃用症候群に含まれる「廃用性浮腫」とも共通する。また，膝関節症や肥満などにより，常に座位での生活を余儀なくされて生じた浮腫も，廃用性浮腫または「無動性浮腫」と称される。廃用性浮腫では，筋肉を使わないためにポンプ作用が低下し，むくむ。廃用症候群となると，(2)に加えて，食欲低下によるa)栄養障害（低アルブミン血症をきたす）により膠質浸透圧が低下しむくむうえに，b)腎機能低下，c)皮膚の脆弱化（コンプライアンスの低下），d)静脈血栓症の併発なども浮腫の原因となる。

浮腫への対策

浮腫への対策は，その原因疾患の治療（原疾患治療＋利尿薬，アルブミン補給など）が主となるが，浮腫自体には，患肢の挙上（臥床時に，心臓より10〜15cm程度挙上）や圧迫療法［弾性包帯や弾性着衣（脱着指導）が必須で，医療用具関連皮膚障害（MDRPU）にも注意］，さらにリンパドレナージ（用手的リンパ誘導マッサージ）などが有用である。また，機能回復訓練が筋肉の運動量を増加させ，浮腫が軽減する例もあるので，運動療法も勧められる。特に，受動的・能動的な下腿筋の運動（歩行，足踏み，屈伸など）を奨励している。ただし，心不全やDVTには注意が必要で，原疾患治療を優先する。筆

者は，緩和ケア時の浮腫も含め，多くの浮腫患者への導入療法として，軽い圧迫圧（約15mmHg未満）で装着可能な筒状圧迫包帯を使用している。また，皮膚炎や蜂窩織炎などの予防のために，スキンケア（清潔，洗浄，保湿など）も指導している。

（松尾　汎）

b. 丹毒，蜂窩織炎と壊死性筋膜炎

丹毒，蜂窩織炎，壊死性筋膜炎などの下肢軟部組織感染症とDVTは，いずれも片側急性発症の軟部組織の浮腫，腫脹が類似しているが，より詳細な観察では，軟部組織感染は感染による炎症が影響して発赤腫脹の所見がDVTより強く発現している。さらに，壊死性筋膜炎とDVTは病態の進行がときに急速であり，特に発熱，炎症が目立たない壊死性筋膜炎とDVTの鑑別は慎重に行い，より早急な鑑別診断・治療介入が必要である。Virchowの3徴を参考に，DVTを発生する背景因子があるような症例では積極的にDVTを疑って，Wells scoreでスコアリングし，下肢挙上にて表在静脈の拡張が改善しないPratt兆候の確認[9]，エコーによるD-dimer＋2ポイントチェックで鑑別を行う[10]。

● 丹毒・蜂窩織炎

丹毒は表層のリンパ管を含む真皮浅層を侵すもので，境界は明瞭で，正常な周囲の皮膚からは盛り上がっている。一方，蜂窩織炎は真皮から皮下組織の炎症で，腫脹が目立ち病変部の境界ははっきりしない。しかし診察上，両者を厳密に区別することはしばしば難しい。

蜂窩織炎の皮膚症状は急速に拡大する潮紅，腫脹，浮腫からなるびまん性の病変である。発熱，関節痛，全身倦怠感，悪心・嘔吐，頭痛などの全身症状が比較的強い。丹毒と同様に原因菌の検出は困難なことが多いが，主要な病原菌は*Streptococcus pyogenes*，*Staphylococcus aureus*，B，C，G群連鎖球菌である。

起因菌の特定のためには，局所から検体を得ることは難しいので，血液培養が決め手となる。基礎疾患のない蜂窩織炎での陽性率は高くはないが（4％），リンパ浮腫を伴う場合や基礎疾患がある場合は，陽性率が高くなる（30％）[11]。糖尿病，悪性腫瘍，免疫不全を有する症例の蜂窩織炎・丹毒では，積極的に血液培養を採取すべきである。また，蜂窩織炎を繰り返す患者や範囲の広い患者では，背景となる原因についての検索も重要である。

治療は，溶連菌や黄色ブドウ球菌を想定してペニシリン系か1世代セフェム系を使用する。

壊死性筋膜炎

　蜂窩織炎の年間発症頻度が24.6/1,000人に対して，壊死性筋膜炎の発症頻度は0.04/1,000人であり，まれな病態であるためか壊死性筋膜炎の35～85％が初診時に蜂窩織炎・膿瘍と診断されている[12]。蜂窩織炎と最初診断しても，経過中に(1)持続する激しい痛み，(2)水疱形成，(3)組織の壊死斑状出血からの壊死への進行，(4)皮膚の握雪感，(5)発赤部位を超えた浮腫，(6)皮膚の感覚低下，(7)せん妄，腎不全などを伴う全身状態の悪化，(8)抗菌薬投与にもかかわらず病変部位が急速に進行するといった所見があれば本症への進展を疑うべきである。有用とされる鑑別法として採血データによりスコアリングしたlaboratory risk indicator for necrotizing fasciitis score（LRINEC score）がある（**表1**）。LRINEC score 6点以上で壊死性筋膜炎を疑うとされ[12]，陰性尤度比96％，陽性尤度比92％と信頼性が高い指標とされている。

　皮膚所見に乏しい早期の壊死性筋膜炎は診察所見のみでは診断が困難であることが多いため，臨床所見，検査結果（LRINEC score），画像所見より総合的に判断することが重要である。壊死性筋膜炎が疑われる場合には，水疱形成部など疑わしい部位に小切開を加えて皮下組織を確認することは早期診断に有用である[13]。

　CTでは筋膜の肥厚[14]が，MRIではT2強調画像で深筋膜上の高信号が認められる[15]。いずれも感度は高いが，特異度が低い[16]。画像診断のみではなく複合的に診断する必要がある。炎症の伸展範囲を把握することは手術範囲決定 の参考になり[17]，CTは緊急時にも迅速に撮影できるため，臨床所見が疑わしい場合には，血液生化学検査の結果を待たずに撮影すべきである。診断基準は**表2**のとおりである。

　壊死性筋膜炎の治療は，早期の外科的デブリードマンが原則である[18]。デブリード

表1　Laboratory risk indicator for necrotizing fasciitis（LRINEC score）

Variables	Score	Variables	Score
CRP（mg/dL）		Na（mEq/L）	
＜15	0	≧135	0
≧15	4	＜135	2
WBC（/μL）		Cre（mg/dL）	
＜15,000	0	≦1.6	0
15,000～25,000	1	＞1.6	2
＞25,000	2	Glu	
Hb（g/dL）		≦180	0
＞13.5	0	＞180	1
11.0～13.5	1		
＜11.0	2		

（文献12より引用）

表2 壊死性筋膜炎の診断基準

- 広範な浅筋膜と周囲組織の壊死
- 精神症状を伴う中等度ないし高度の全身性中毒症状
- 筋層が侵されない
- 創および血液中にクロストリジウム属が検出されない
- 大血管の閉塞がない
- 病理組織学的に高度の白血球浸潤，筋層と周囲組織の壊死，微小血管の血栓を認める

マンは出血を認める正常な組織まで行うべきである。混合感染の場合は，アンピシリン/スルバクタム＋クリンダマイシン＋シプロフロキサシンの3剤併用または，カルバペネム系抗菌薬が推奨される。A群溶血性レンサ球菌感染の場合は，クリンダマイシン＋ペニシリンが推奨される[19]。さらに重症なら免疫グロブリン静注療法が適応となる。わが国での保険適用は，重症感染症に対し抗菌薬投与と併用して，1日2.5〜5gを3日間投与であり，大量投与は適応とされていない[20]。

(新原寛之)

c. 慢性動脈血栓症と遊走性静脈炎，その他

はじめに

動脈閉塞と静脈炎を併せもつ疾患は，バージャー病が代表である。バージャー病は別名「閉塞性血栓血管炎」とされ，その臨床研究の途中，遊走性静脈炎が特徴的所見であることが判明し，診断基準の1つとなった。発生頻度は35〜70％程度とされている[21]。

種類

遊走性静脈炎のみの存在は，悪性疾患と併存して発症するといわれている。しかしながらその頻度は低い。悪性疾患では，化学療法による免疫力の低下，口腔内ケアの不十分により重度の口腔内感染症が存在していることが指摘されている。膵がんとの関係が強いという[22]。

病因

急性期の静脈炎は，炎症所見が強く何らかの感染が引き金となっていると示唆されてきた。その感染源として歯周病菌DNAがみつかったこと，病理学的に歯周病菌静脈血栓が動物実験で証明されたことから，毛細血管を通過した歯周病菌が引き起こした可能性が高い。動物実験では急性期は2週間程度と短いことから，臨床においても同程度の期間と考えられる。口腔内検査で，中等度〜高度の歯周病，歯欠損がみられる[23]。

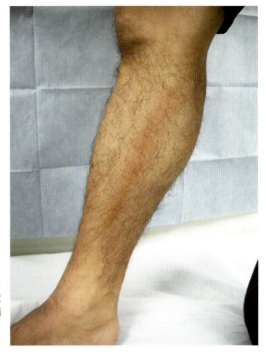

図1 41歳・男性
39歳時,右母趾潰瘍で発症。それまで25年間ヘビースモーカー。重症歯周病あり。右浅大腿動脈以下末梢広範囲閉塞。発赤部はGSV,エコーで閉塞を認めた。SSVは逆流あり。

症状

主として下腿や足部,前腕や手に発症する。1～10cmと線状で,発赤を伴い痛みがある(図1)。場所が移動していわゆる遊走を示すが,後遺症をみると同じ静脈系に線上に移動するとみられる。全身の発熱を伴うこともある。時間とともに色素沈着し静脈は閉塞・血栓化して索状となる。本人の記憶があいまいな場合は,色素沈着を伴った表在静脈を探して,本人に発赤の既往を確認する[24]。

診断

バージャー病患者の表在静脈附近に発赤,疼痛を認めたらこの病態を疑う。エコー検査で血栓性閉塞や陳旧例で開存例では逆流をみる。血液検査はおおむね正常で,CRPが上昇する場合がある程度である。静脈を切除して病理標本を作製すると,血栓の存在,急性期では顆粒球,慢性期ではリンパ球,線維の増加をみる。内弾性板の断裂がみられる[24]。

治療

発赤,腫脹,痛みに対しては姑息的治療で対処する。バージャー病の根本治療は禁煙であるので,よく説得して禁煙させる。禁煙外来の受診,家族や友人の協力が大切であ

る。禁煙以外には，下肢の虚血症状には交感神経遮断（交感神経節切除）が有効で，温感の維持も長期間期待できる[25]。

（岩井武尚）

◆ 文献

1) 日本循環器学会，ほか: 肺血栓塞栓症および深部静脈血栓症の診断,治療,予防に関するガイドライン（2017年改訂版）. http://www.j-circ.or.jp/guideline/pdf/JCS2017_ito_h.pdf （2019年1月閲覧）

2) Wells PS, Owen C, Doucette S, et al: Does this patient have deep vein thrombosis? JAMA 295: 199-207, 2006.

3) Silveira PC, Ip IK, Goldhaber SZ, et al: Performance of Wells Scorefor Deep Vein Thrombosis in the Inpatient Setting. JAMA Intern Med 175: 1112-1117, PMID: 25985219, 2015.

4) Stein PD, Hull RD, Patel KC, et al: D-dimer for the exclusion of acute venous thrombosis and pulmonary embolism: a systematic review. Ann Intern Med 140: 589-602, 2004.

5) Kearon C, Julian JA, Newman TE, et al: Noninvasive diagnosis of deep venous thrombosis. McMaster Diagnostic Imaging Practice Guidelines Initiative. Ann Intern Med 128: 663-677, 1998.

6) 松尾 汎: 浮腫の診療:概論. むくみの診かた-症例で読み解く浮腫診療（松尾 汎編）, 文光堂, 東京, 2010, p.1-9.

7) 松尾 汎: 静脈疾患:左下肢腫脹を訴える40歳女性. むくみの診かた-症例で読み解く浮腫診療（松尾 汎編）, 文光堂, 東京, 2010, p46-51.

8) 松尾 汎: むくみと腫れの違いと診療の基本を押さえておこう. あなたも名医！患者さんのむくみ,ちゃんと診ていますか?（松尾 汎編）, 日本医事新報社, 東京, 2013, p.1-8.

9) Kahn SR, Joseph L, Abenhaim L, et al: Clinical prediction of deep vein thrombosis in patients with leg symptoms. Thromb Haemost 81: 353-357, 1999.

10) Serial 2-Point Ultrasonography Plus D-Dimer vs Whole-Leg Color-Coded Doppler Ultrasonography for Diagnosing Suspected Symptomatic Deep Vein Thrombosis. JAMA 300: 1653-1659, 2008.

11) Ellis Simonsen SM1, van Orman ER, Hatch BE, et al: Cellulitis incidence in a defined population. Epidemiol Infect, 134: 293-299, 2006.

12) Wong CH1, Khin LW, Heng KS, et al: The LRINEC (Laboratory Risk Indicator for Necrotizing Fasciitis) score: a tool for distinguishing necrotizing fasciitis from other soft tissue infections. Crit Care Med 32: 1535-1541,

2004.

13) Stevens DL, Bisno AL, Chambers HF, et al: Wade JC Practice guidelines for the diagnosis and management of skin and soft-tissue infections. Infectious Diseases Society of America.Clin Infect Dis 15(41): 1373-1406, Epub 2005.

14) Wysoki MG1, Santora TA, Shah RM, et al: Necrotizing fasciitis: CT characteristics. Radiology 203: 859-863, 1997.

15) Schmid MR1, Kossmann T, Duewell S: Differentiation of necrotizing fasciitis and cellulitis using MR imaging. AJR Am J Roentgenol 170: 615-620, 1998.

16) Anaya DA1, Dellinger EP: Necrotizing soft-tissue infection: diagnosis and management. Clin Infect Dis 44: 705-710, Epub 2007.

17) 尹 琇暎, 大森見布江, 松岡 伯ほか: EXPERIENCE 壊死性筋膜炎7例の検討. 形成外科55(2): 185-193, 2012.

18) Majeski JA, Alexander JW: Early diagnosis, nutritional supPort, and immediate extensive debridement improve survival in necrotizing fasciitis. Am J Surg 145: 784-787, 1983.

19) tevens DL, Bisno AL, Chambers HF, et al: Practice guidelines for the diagnosis and management of skin and soft-tissue infections. Clin Infect Dis 41: 1373-1406, 2005.

20) 今泉 均: 重症敗血症/敗血症性ショックに対する免疫グロブリン療法. ICUとCCU 36: 1029-1037, 2012.

21) Leu HJ, Lie JT: Migrating phlebitis and Mondor's disease. Stehbens WE and Lie JT ed. Vascular pathology, Chapman and Hall Medical, London, 1995, p.505.

22) Lee AYY , Levine MN: Venous thromboembolism and cancer: Risks and outcomes. Circulation 107: I-17-I-21, 2003.

23) Iwai T, Sato S, Kume H, et al: Clinical study of phlebitis migrans and incompetence of the leg's superficial vein in Buerger disease. Ann Vasc Dis 5: 45-51, 2012.

24) Shionoya S: Clinical manifestations. Shionoya S, ed. Buerger's disease. Pathology, diagnosis, and treatment. Univ Nagoya Press, Nagoya, 1990, p.101-117.

25) 岩井武尚: 大型血管炎. バージャー病 病態. 日本臨床 76: 141-145, 2018.

VII 静脈血栓症に関連する疾患／2. 静脈血栓症

A. 深部静脈血栓症
④治療

ⅰ）抗血栓療法

● DVTの抗血栓療法

DVTの抗血栓療法は，抗凝固療法が主体である．頻度は少ないが，深部静脈が完全閉塞し，静脈圧上昇に伴って筋肉コンパートメント圧の上昇から動脈灌流も阻害される有痛性青股腫に対しては，カテーテル的血栓溶解療法が適応となる．膝窩静脈より末梢の血栓症（末梢型）に対する抗凝固療法は，適応を含めてエビデンスは十分でない．

● 抗凝固療法

わが国ではDVTへの抗凝固療法として，未分画ヘパリンとワルファリンの組み合わせが長く使用されてきた．近年は，用量調節が容易な間接型Xa阻害薬の皮下注射製剤であるフォンダパリヌクス，さらにはDOACであるエドキサバン，リバーロキサバン，アピキサバンが使用可能となった．

抗凝固療法は一般的に初期治療期（7日まで），維持治療期（初期治療後〜3カ月），延長治療期（3カ月以降）に分けられる．初期から維持治療期の抗凝固療法には3つのオプションがある．(1)非経口薬からワルファリンへブリッジする従来法，(2)非経口薬を投与後にエドキサバンへ切り替える方法，(3)リバーロキサバンあるいはアピキサバンを初期強化用量にて開始後に維持量を用いる単剤治療の方法（シングルドラッグアプローチ），である．

● 非経口抗凝固薬

1. 未分画ヘパリン

静注あるいは皮下注射で使用される．迅速な抗凝固効果が得られ，半減期が短く，硫酸プロタミンによる中和も可能である．フォンダパリヌクスやDOACが導入された現在も，血栓溶解療法，血管内治療を施行する重症患者や高度の腎機能低下例には依然として必須の治療薬である．血漿蛋白や内皮細胞にも結合するため，抗凝固作用を予測することができず用量調節を要する．一般的には80単位/kg，あるいは5,000単位を単回

静脈投与し，その後18単位/kg/時間で持続静注し，活性化部分トロンボプラスチンが対照値の1.5～2.5倍に延長するように用量調節する。重要な合併症として，出血，ヘパリン起因性血小板減少症がある。

2. フォンダパリヌクス

ヘパリンの最小有効単位であるペンタサッカライドの合成化合物である。内皮細胞や血漿蛋白とは結合しないため，作用に個人差が少なく，体重によって決まった量を1日1回皮下投与する。腎排泄であるため重度の腎障害例(Ccr 30mL/分未満)は禁忌である。

● 経口抗凝固薬

1. ワルファリン

唯一，長期成績がある経口抗凝固薬である。作用が安定するまで約1週間を要するため，病態が安定していれば第1病日から投与を開始し，未分画ヘパリンをワルファリンのコントロールが安定(PT-INR1.5～2.5)するまで投与する。

2. DOAC

直ちに抗凝固作用が発揮されるため，非経口抗凝固薬から切り替え投与が可能となった。採血による用量調節は必要なく，食事，薬剤相互作用が少ないなどの利点を有する。大規模臨床試験において，ヘパリン・ワルファリンの標準治療との比較で，再発抑制効果は非劣性，頭蓋内出血など出血合併症が有意に少なかった。DOAC同士を直接比較したデータはなく，現時点でのDOACの使い分けの指標は明らかでない。リバーロキサバンおよびアピキサバンでは，治療開始時の一定期間を高用量とし，その後常用量に減量する投与法，つまり非経口抗凝固薬を先行させることなく初期治療から経口薬にて抗凝固療法が可能である。

● 抗凝固療法の継続期間

抗凝固療法の継続期間は延長治療の必要性によって決まる。延長治療の詳細は，Ⅶ章-2-A-④-ⅰ(p.406～407)を参照。

(山本　剛)

ⅱ) 下大静脈フィルター（合併症含む：フィルター破損・医原性血栓症など）

VTEでは抗凝固療法(anticoagulation：AC)が治療の第一選択である。したがって下大静脈フィルターはその裏返しとして抗凝固療法の禁忌例，合併症例，失敗例が絶

対的適応[2]とされる。国際的集計結果ICOPER[3]によると，広範型PTE（収縮期血圧＜90mmHg）においてフィルターが有意に死亡率を低下（43.3％対9.1％）させ，わが国[4]においても，30日後死亡率のフィルターのオッズ比は0.16と有意差をもって死亡率を低下させている。また2004年のガイドライン[2]では，AC可能なフィルターの相対的適応として重症急性肺血栓塞栓症例，急性肺血栓塞栓症発症後肺高血圧が持続する例，心肺機能が低下したDVT例などを含めていた。

しかしながら，Decoususら[5]による初の無差別試験によると，ACにフィルターを使用した200人とACのみの200人でのPTE再発頻度は，12日後では1.1％対4.8％（p＝0.03）に低下したが，2年後のDVT再発率は20.8％対11.6％（p＝0.02）に上昇し，PTE再発率，出血，死亡率には有意差を認めなかったことから，ACが可能な相対的適応患者においては，フィルター併用によって短期のPTE予防効果はあるものの，長期的にはDVT増加（図1）によって相殺される，と結論した。この論文を受け，数々の一時型フィルターを経て，ある期間は抜去可能でその後は永久留置も可能な回収可能型フィルターが開発され[6]，現在の主流となっている[7]。以降，世界的に留置数が増加し，わが国では40.7％もの高率[8]にフィルターが留置されている。回収成功率は69.7～96.6％と比較的高いが，回収試行率は15.5～60.0％と著しく低く，実際は相当数が体内に残存していることになる。米国のMAUDEデータベース[9]で921件の抜去可能型フィルター関連合併症［移動328件，部品脱落による塞栓146件（図2）[10]，下大静脈穿孔70件，フィルター破損56件］があったことを受け，FDAは2010年，厚生労働省[11]は2011年に，PTE防護が不要となったときには速やかにフィルターを回収するよう勧告した。

留置3カ月後にフィルターを抜去するPREPIC 2[12]では，3および6カ月後のPTEは，フィルター群および非使用群で死亡率を含め有意差を認めなかったことから，日米欧

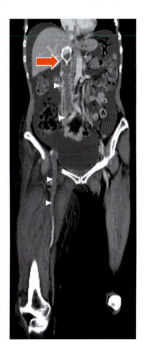

図1 下大静脈フィルター閉塞および以下のDVT合併
卵巣がんに合併した左下肢DVTに対して術前に腎静脈上へOptEaseを留置したが，まもなくフィルター下半は完全に血栓性閉塞（➡）し，以下の下大静脈から右大腿静脈まで二次的に血栓性閉塞（白矢頭）を伴っている。

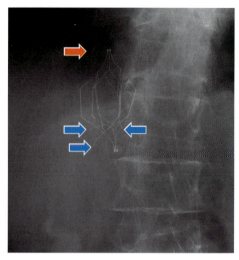

図2 下大静脈フィルター破損およひ肺動脈への逸脱（留置約16カ月後）
TrapEaseの尾側umbrellaは複数棄損（➡）し，一部は右肺動脈（➡）へ逸脱している。

表1 下大静脈フィルターの合併症

早期合併症	遅発性合併症
● 造影剤副作用 ● 不整脈 ● 空気塞栓（特に内頸静脈アプローチ） ● 気胸・血胸 ● ガイドワイヤー血管外穿孔 ● 展開不全 ● 傾き・屈曲 ● 誤留置 　（生殖腺静脈，腸骨静脈，腎静脈，大動脈，心など） ● ガイドワイヤー捕捉 ● フィルター移動 ● フィルターによる血管閉塞（心，肺動脈など） ● フィルター破損 ● 刺入部出血・血腫・血栓・感染 　（特に大腿静脈アプローチ） ● 造影剤腎症 ● 動静脈瘻 ● 肺塞栓症（まれに致死的）	● DVT増悪 ● 下大静脈・腸骨静脈内での移動 ● フィルター閉塞 ● 症候性下大静脈穿通 　（大動脈，尿管，腸管，椎体，神経，膵など） ● フィルター破損 ● 肺塞栓症（まれに致死的） ● ガイドワイヤー捕捉

（Kaufman JA：JVIR 20（6）：2009 より改変引用）

ガイドライン[13]では，AC可能な急性VTE患者に対してはフィルターを勧めていない。ただし，低血圧を伴う重症PTEに対するフィルター留置に関して，この勧告は不確実であるとも記載されている。実際，米国[14]での保険収載からのビッグデータからは，血行動態が不安定なPTE患者では，院内死亡率を血栓溶解療法施行群で18％から7.6％へ，血栓溶解療法非施行群でも51％から33％へとフィルターによって有意に減少させ，わが国[15]でもフィルターによって院内死亡率は4.7％から2.6％へと有意な低下が示されており，AC可能な患者でも重症患者でのフィルターの必要性が示唆される。

　フィルターによる短期的なPTE再発予防を活かし，中・長期的な合併症（**表1**）[16]を軽減するためには，時間の経過とともに内膜肥厚をきたし抜去率が低下するため，フィル

ターの必要性がなくなった段階でのより早期の回収が望ましい。Günther Tulipは留置後12週以内の回収成功率94％，OptEaseは平均留置期間11.1（5〜14）日の回収成功率100％，ALNは平均留置期間25.6（14.8〜40.8）カ月の回収成功率100％，DENALIは回収の技術的成功率97.6％であり，回収された121人の平均留置期間は200.8日（5〜736日）であった[13]と報告されている。ICOPERにおけるPTE再発率曲線を参考にすれば，プラトーとなる3カ月後前後の抜去が妥当と予想される。長期にわたる留置後の抜去時には，sling techniqueなどのadvanced techniqueを要する[17]が，そうならないように留置時から施行医が責任をもって抜去する計画をもつべきである。

　DOACなどの進歩もあり，フィルターの適応も古典的な適応に限定されつつあるが，回収可能型フィルター間の比較試験や抜去の適応と時期，またフィルター機能廃絶機構や自己溶解フィルターの開発など，今後も続々登場するであろうフィルターを含めて，さらなる発展・検証が待たれる。

（小泉　淳）

ⅲ）血管内治療

　急性期のDVTに対する血管内治療の目的としては，早期に血栓を溶解・除去し静脈還流を得ることにより，(1)下肢の症状や所見を速やかに改善させること，(2)PTEのリスクをなくすこと，(3)PTSの発生を抑制すること，が挙げられる[18]。

　DVTに対する血管内治療には，カテーテルを用いて，高濃度の血栓溶解薬を血栓に直接投与することを可能としたCDT，血栓溶解療法を使用せず，カテーテルで血栓を破砕吸引するPMTや，CDTとPMTを組み合わせたPCDTといった方法がある[19]。

　現在，わが国でDVTに対して唯一承認されている血栓溶解薬であるウロキナーゼを用いたCDTが最も多く施行されている[20]。適正なウロキナーゼ投与量は確立しておらず，わが国と欧米との間にウロキナーゼの承認投与量に大きな隔たりがあることが問題となっている[21]。CDTには，カテーテルを通して血栓溶解薬を持続的に投与するinfusion法と，特殊なカテーテルを用いてカテーテル側孔から血栓溶解薬を間欠的に勢いよく投与することで血栓の脆弱化や破砕を同時に期待するpulse-spray法とがある。CDTの有効性を高めるためには，治療に適した患者をしっかりと検討したうえで抽出して治療を行うことが重要であり，CDTのよい適応としては，腸骨大腿静脈領域のDVT，症状発現から14日未満の急性血栓，良好な身体機能，1年以上の生命予後，出血リスクの低い患者とされる[22, 23]。血栓溶解療法の末梢静脈からの全身投与法は血栓溶解効果が乏しいうえに，出血性合併症のリスクを高めるため，推奨されていないが，CDTでは血栓溶解薬の血栓への局所投与が可能なため，少ない投与量で高い血栓溶解が得られ，出血性合併症の発生頻度を低下させることが期待される。実際に急性腸骨大腿DVTに対する治療として，抗凝固療法単独治療に比べてCDTによるPTS発生の低減効果が示されている[24, 25]。CDTに伴う合併症としては，カテーテル挿入部位からの

出血や血腫形成，血尿，消化管出血，脳出血，感染症などがある[26~28]。

　最近では急性期の腸骨大腿DVTに対して積極的治療法を行う場合には，全身投与法による血栓溶解療法や外科的血栓摘除ではなく，血管内治療が用いられる傾向にある[18, 29]。重症度の高いphlegmasia cerulea dolens（有痛性青股腫）に対する血管内治療の有用性も報告されている[30~32]。また，血管内治療施行時の血栓遊離に伴うPTE発症予防目的での下大静脈フィルターの一時的使用の必要性については意見が分かれており，明確な見解は示されていない[33, 34]。

　わが国では未承認であるが，静脈血栓に対して血栓溶解薬を投与する際に同時に超音波を照射して血栓溶解効果を高める特殊なデバイスEKOSの有効性や安全性も示されつつある[35~37]。また，血管内治療後に残存する腸骨静脈圧迫症候群など静脈狭窄病変に対しては，静脈血うっ滞による血栓再発を予防するために，バルーンカテーテルや金属ステントを用いて狭窄病変の拡張も行われている[38, 39]。

（山田典一）

iv）外科的血栓摘除術

　DVTのうち腸骨-大腿型は静脈うっ滞が高度となる例が多く，最重症例は有痛性青股腫（phlegmasia cerulea dolens）や静脈性壊死（venous gangrene）の危険がある[40]。DVT治療の主体は抗凝固療法であるが[41]，早期血栓の消失には限界がある。早期に血栓を除去する意義は，(1)高度の静脈うっ滞に対し早期の症状改善を得る，静脈壊疽となるのを防ぐ，(2)PTS防止，である[42]。そのための手技がカテーテル治療と外科的血栓摘除術であるが，低侵襲で合併症が少ない点から第一選択はカテーテル治療であり[42,43]，血栓溶解の禁忌例（妊婦，術後，外傷など）やカテーテル治療が不成功の場合，血栓摘除術が適応となる。わが国のガイドラインは，血栓摘除術を，「動脈虚血を伴う重症急性腸骨大腿DVTに対して（Class Ⅱb，エビデンスレベルB）」として勧めている[44]。条件として初回DVT，発症14日以内，出血リスクが低い，全身状態良好，予後良好な例が適応となる[45]。

● 術前準備

　局所麻酔も可能だが，PEEPがかけられるよう全身麻酔を選択する。術中に造影検査を行うため，ハイブリッド室や移動用透視装置を準備する。右頸部も消毒し，内頸静脈も穿刺できるようにしておく。

● 静脈露出

　患側鼠径部に切開を加え，総大腿静脈，大腿静脈，深大腿静脈，GSVと接合部を露出

する。静脈壁切開は横切開のほうが術後狭窄の発生が少なく，縦切開は分枝への到達が容易である[45]。

末梢側血栓摘除

切開部の血栓は優しく把持し引き抜くようにする。末梢側の下肢ミルキング，足関節の背・底屈運動，下肢挙上とエスマルヒ帯の巻き上げを施行し，血栓を大腿静脈切開部まで導き摘出する。この操作を数回行うが，血栓の遺残が疑われればバルーンカテーテルによる血栓除去を試みる。逆行性挿入のため，弁損傷の危険を考慮し慎重にカテーテル操作を行い，ガイドワイヤー使用も考慮する。それでも血栓除去が不十分な際は，下腿内側で後脛骨静脈を露出し，上行性にカテーテルやガイドワイヤーを挿入，鼠径部まで通しプルスルー法を応用する（図1a, b）。

中枢側血栓除去

PTEが危惧される際は，初めに一時留置型下大静脈フィルター[46]か閉塞用バルーンを挿入し予防する[47]。そのうえで大腿静脈から透視下にバルーンカテーテルを挿入し，近位部から段階的に血栓を抜去する（図1c）。静脈造影や血管内超音波検査にて適宜評

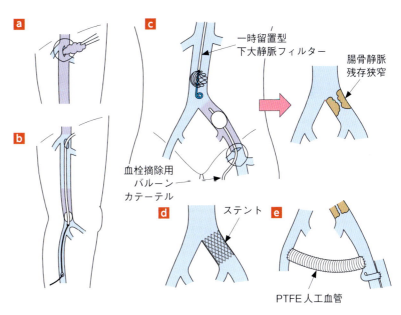

図1　外科的血栓摘除術シェーマ
a：鼠径部にて静脈切開を置き，血栓を引き抜く。
b：後脛骨静脈と大腿静脈のプルスルー法。
c：中枢側の血栓除去。
d：ステント挿入。
e：大腿−大腿静脈交差バイパス術。

価し，血栓遺残，残存狭窄を確認する[48]。

付加的手技

遺残狭窄を認めた場合，バルーン拡張とステント挿入を考慮する[49]。ステントは14mm以上のものが勧められているが[42]，わが国では静脈用には承認されていない。ステント挿入が難しい際，PTFE人工血管による大腿–大腿静脈交差バイパス術を作製する（図1d, e）。閉塞予防として，GSVなどを用いて末梢に動静脈瘻を造設するが，動静脈瘻には結紮用モノフィラメント糸を巻き付けておくと閉鎖時に容易である。

血栓摘除術は限定された症例に適応されるが，早期血栓除去に有用であり，知っておくべき手技である。

（佐戸川弘之）

ｖ）弾性着衣

弾性着衣，特に弾性ストッキングはDVTの予防だけではなく治療にも用いられる。DVT急性期の治療の目的は，(1)臨床症状の改善，(2)血栓の伸展・再発の予防，(3)PTE合併の防止・再発の防止，(4)晩期のPTSの予防であるが，本項ではDVT治療の一環としての弾性着衣の役割を解説する。

近年，DVT発症直後の安静度に関して大きな変化がみられた。かつてわが国では，歩行によって血栓を遊離させPTEを誘発するとの危惧から数週間にわたるベッド上安静が行われていた。しかし，2000年以降，抗凝固療法を十分に行っていれば早期に歩行を行っても新たなPTE発症は増加せず，DVTの血栓伸展は減少し，疼痛も改善することがRCTを含む多くの研究によって証明された[50~52]。したがって，現在では早期離床と歩行が推奨されており，さらにPTEの合併がなく全身状態が安定した例では，抗凝固療法の進歩と相まって外来治療も可能となっている。

急性期の弾性ストッキング着用は症状改善に有用であるかに関しては相反する報告[53~55]があり，そのため，わが国の最新のガイドライン[56]では，「メリットがあると考えられるが，一律な着用は勧められない」とされている（ClassⅡb・エビデンスレベルC）。しかし，歩行を開始する際に圧迫療法を併施することは，浮腫の改善と静脈還流の促進の観点から理にかなっており，欧州のInternational Compression Clubのガイドラインでは症状改善および血栓の伸展防止の観点から，ただちに圧迫療法を開始することを推奨している[57]。どのくらいの急性期から圧迫療法を開始するかについては明確な基準がない[58]が，筆者は強い疼痛がある程度コントロールできた段階で，圧迫療法と同時に歩行開始としている。治療開始直後に下肢周径が急速に縮小することがあるため，圧迫療法は弾性包帯から開始し，腫脹の軽減が得られた段階での弱圧（20~29mmHg），または中圧（30~39mmHg）の弾性ストッキングへ変更することが多い。

A. 深部静脈血栓症／④治療

　なお，上肢DVTでは比較的早期に腫脹の改善がみられるため，圧迫療法が必要となる頻度は少ない。腫脹が持続する場合には弾性包帯やスリーブで対応することがある。

　PTS予防を目的とする弾性ストッキング着用に関してもエビデンスの変遷がみられる。足関節圧30mmHg以上の弾性ストッキングを2年間着用することの有用性については，複数の小規模研究で明確に示された[58~60]。これを受けAmerican College of Chest Physician Guideline（2008年）では，弾性ストッキング着用が強く推奨された[61, 62]。しかし，初発の中枢型DVT患者806人を対象に実施された大規模RCTのSOX研究（2014年）では，プラセボストッキングとの比較において有用性は認められないことが判明した[63]。ところが，SOX研究での弾性ストッキングのアドヒアランスは60%にすぎず，2016年に公表されたアドヒアランス良好な患者を対象として1年着用群，2年着用群を比較したRCT（OCTAVIA研究）では，2年着用群でPTSが低減している結果であった[64]。OCTAVIA研究では，最初の1年間でアドヒアランスが良好であった患者のみが対象となっており，うっ血症状が強く弾性ストッキング着用で症状が改善される患者が対象となっている可能性が考えられる[56]。以上を背景に，最新の欧米およびわが国のガイドラインでは，DVTに対してのPTS発症予防目的として，「画一的に弾性ストッキングの着用を長期間継続させる」ことを推奨していない（Class Ⅲ・エビデンスレベルB）[56]。さらにその後のIDEAL DVT研究（2018年）では，症状が改善した患者のストッキングを6カ月以降に中止した群と2年間着用した群の比較が行われ，症状により着用期間を短縮してもPTS発症に影響しないことが報告された[65]。まとめると，前述のようにDVT発症早期からの弾性ストッキング着用は症状改善のためには有効であり，その後もうっ血症状が継続する症例では，着用継続により下肢腫脹と疼痛の改善とPTSを減少させることができると期待される[66]。一方，うっ血症状が改善した例では半年を目安に圧迫療法の中止を検討すべきであろう。詳細は，Ⅳ章-6（p.157~162）を参照していただきたい。

（佐久田　斉）

🔷 文献

1) 日本循環器学会ほか：肺血栓塞栓症および深部静脈血栓症の診断,治療,予防に関するガイドライン（2017年改訂版）.（http://www.j-circ.or.jp/guideline/pdf/JCS2017_ito_h.pdf）

2) 肺血栓塞栓症および深部静脈血栓症の診断・治療・予防に関するガイドライン：循環器病の診断と治療に関するガイドライン. Circ J 69（Suppl IV）: 1079-1134, 2004.

3) Goldhaber SZ, Visani L, De Rosa M, et al: Acute pulmonary embolism: clinical outcomes in the International Cooperative Pulmonary Embolism Registry（ICOPER）Lancet 353（9162）: 1386-1389, 1999.

4) Sakuma M, Nakamura M, Nakanishi N, et al: Inferior vena cava filter is a new additional therapeutic option to reduce mortality from acute pulmonary embolism. Circ J 68（9）: 816-821, 2004.

5) Decousus H, Leizorovicz A, Parent F, et al: A clinical trial of vena caval filters in the prevention of pulmonary embolism in patients with proximal deep-vein thrombosis. Prévention du Risque d'Embolie Pulmonaire par Interruption Cave Study Group. N Engl J Med 338（7）: 409-415, 1998.

6) Neuerburg JM, Günther RW, Vorwerk D, et al: Results of a multicenter study of the retrievable Tulip Vena Cava Filter: early clinical experience. Cardiovasc Intervent Radiol 20（1）: 10-16, 1997.

7) Berczi V, Bottomley JR, Thomas SM, et al: Long-term retrievability of IVC filters: should we abandon permanent devices? Cardiovasc Intervent Radiol. 30（5）: 820-827, 2007.

8) Nakamura M, Miyata T, Ozeki Y, et al: Current venous thromboembolism management and outcomes in Japan. Circ J 78: 708-717, 2014.

9) U.S. Food and Drug Agency: MADE: Manufacturer and user facility device experience. Available at: http://www.

accessdata.fda.gov/scripts/cdrh/cfdocs/cfmaude/search. cfm.（Accessed February 18, 2013.）

10）Koizumi J, Hara T, Sekiguchi T, et al: Multicenter investigation of the incidence of inferior vena cava filter fracture. Jpn J Radiol 36(11): 661-668, 2018.

11）医薬品・医療機器等安全性情報No.276, 3.使用上の注意の改訂について（その222）（2）下大静脈フィルター. 平成23（2011）年1月厚生労働省医薬食品局.

12）Mismetti P, Laporte S, Pellerin O, et al: fect of a retrievable inferior vena cava filter plus anticoagulation vs anticoagulation alone on risk of recurrent pulmonary embolism: a randomized clinical trial. JAMA 313(16): 1627-1635, 2015.

13）日本循環器学会ほか: 肺血栓塞栓症および深部静脈血栓症の診断,治療,予防に関するガイドライン（2017年改訂版）. (http://www.j-circ.or.jp/guideline/pdf/JCS2017_ito_h.pdf)

14）Stein PD, Matta F, Lawrence FR, et al: Usefulness of Inferior Vena Cava Filters in Unstable Patients With Acute Pulmonary Embolism and Patients Who Underwent Pulmonary Embolectomy. Am J Cardiol 121 (4): 495-500, 2018.

15）Isogai T, Yasunaga H, Matsui H, et al: Effectiveness of Inferior Vena Cava Filters on Mortality as an Adjuvant to Antithrombotic Therapy. American Journal of Medicine 128(3): 312, e23-31, 2015.

16）John AK, John HR, Stephen TK, et al: Development of a Research Agenda for Inferior Vena Cava Filters: Proceedings from a Multidisciplinary Research Consensus Panel. J Vasc Interv Radiol 20(6): 697-858, 2009.

17）Iliescu B, Haskal ZJ: Advanced techniques for removal of retrievable inferior vena cava filters. Cardiovasc Intervent Radiol 35: 741-750, 2012.

18）Meissner MH, Gloviczki P, Comerota AJ, et al: Society for Vascular Surgery; American Venous Forum. Early thrombus removal strategies for acute deep venous thrombosis: clinical practice guidelines of the Society for Vascular Surgery and the American Venous Forum. J Vasc Surg 55: 1449-1462, 2012.

19）肺血栓塞栓症および深部静脈血栓症の診断,治療,予防に関するガイドライン（2017年改訂版）.(http://www.j-circ. or.jp/guideline/pdf/JCS2017_ito_h.pdf)

20）佐戸川弘之, 八巻 隆, 岩田博英, ほか: 深部静脈血栓症例と静脈血栓塞栓症の予防についてのアンケート調査—本邦における静脈疾患に関するSurvey ⅩⅢ—. 静脈学 23: 271-281, 2012.

21）Yamada N, Ishikura K, Ota S, et al: Pulse-spray pharmacomechanical thrombolysis for proximal deep vein thrombosis. Eur J Vasc Endovasc Surg 31: 204, 2006.

22）Kearon C, Akl EA, Ornelas J, et al: Antithrombotic Therapy for VTE Disease: CHEST Guideline and Expert Panel Report. Chest 149: 315-352, 2016.

23）Kahn SR, Comerota AJ, Cushman M, et al: American Heart Association Council on Peripheral Vascular Disease, Council on Clinical Cardiology, and Council on Cardiovascular and Stroke Nursing. The postthrombotic syndrome: evidence-based prevention, diagnosis, and treatment strategies: a scientific statement from the American Heart Association. Circulation 130: 1636-1661, 2014.

24）Enden T, Haig Y, Kløw NE, et al: CaVenT Study Group. Long-term outcome after additional catheter-directed thrombolysis versus standard treatment for acute iliofemoral deep vein thrombosis (the CaVenT study): a randomised controlled trial. Lancet 379: 31-38, 2012.

25）Haig Y, Enden T, Grøtta O, et al: CaVenT Study Group.: Post-thrombotic syndrome after catheter-directed thrombolysis for deep vein thrombosis (CaVenT): 5-year follow-up results of an open-label, randomised controlled trial. Lancet Haematol 3: e64-71, 2016.

26）Semba CP, Dake MD: Iliofemoral deep venous thrombosis : Aggressive therapy with catheter-directed thrombolysis. Radiology 191: 487-494, 1994.

27）Mewissen MW, Seabrook GR, Meissner MH, et al: Catheter-directed thrombolysis for lower extremity deep venous thrombosis: report of a national multicenter registry. Radiology 211: 39-49, 1999.

28）Verhaeghe R, Stockx L, Lacronix H: Catheter-directed lysis of iliofemoral vein thrombosis with use of rt-PA. Eur Radiol 7: 996-1001, 1997.

29）Jaff MR, McMurtry MS, Archer SL, et al: on behalf of the American Heart Association Council on Cardiopulmonary, Critical Care, Perioperative and Resuscitation; American Heart Association Council on Peripheral Vascular Disease; American Heart Association Council on Arteriosclerosis, Thrombosis and Vascular Biology. Management of massive and submassive pulmonary embolism, iliofemoral deep vein thrombosis, and chronic thromboembolic pulmonary hypertension: a scientific statement from the American Heart Association. Circulation 123: 1788-1830, 2011.

30）Patel NH, Plorde JJ, Meissner M: Catheter-directed thrombolysis in the treatment of phlegmasia cerulean dolens. Ann Vasc Surg 12: 471-475, 1998.

31）Robinson DL, Teitelbaum GP: Phlegmasia cerulea dolens: treatment by pulse-spray and infusion thrombolysis. AJR Am J Roentgenol 160: 1288-1290, 1993.

32）Weaver FA, Meacham PW, Adkins RB, et al: Phlegmasia cerulea dolens: therapeutic considerations. South Med J 81: 306-312, 1988.

33）Yamagami T, Yoshimatsu R, Matsumoto T, et al: Prophylactic implantation of inferior vena cava filter during endovascular therapies for deep venous thrombosis of the lower extremity: is it necessary? Acta Radiol 49: 391-397, 2008.

34）Herrera S, Comerota AJ: Embolization during treatment of deep venous thrombosis: incidence, importance, and prevention. Tech Vasc Interv Radiol 14: 58-64, 2011.

35）Dumantepe M, Tarhan A, Yurdakul I, et al: US-accelerated catheter-directed thrombolysis for the treatment of deep venous thrombosis. Diagn Interv Radiol 19: 251, 2013.

36）Garcia MJ, Lookstein R, Malhotra R, et al: Endovascular Management of Deep Vein Thrombosis with Rheolytic Thrombectomy: Final Report of the Prospective Multicenter PEARL (Peripheral Use of AngioJet Rheolytic Thrombectomy with a Variety of Catheter Lengths) Registry. J Vasc Interv Radiol 26: 777, 2015.

37）Sharifi M, Bay C, Mehdipour M, et al: TORPEDO Investigators: Thrombus Obliteration by Rapid Percutaneous Endovenous Intervention in Deep

A. 深部静脈血栓症／④治療

Venous Occlusion（TORPEDO）trial: midterm results. J Endovasc Ther 19: 273, 2012.

38）Razavi MK, Jaff MR, Miller LE: Safety and Effectiveness of Stent Placement for Iliofemoral Venous Outflow Obstruction: Systematic Review and Meta-Analysis. Circ Cardiovasc Interv 8: e002772, 2015.

39）Matsuda A, Yamada N, Ogihara Y, et al: Early and long-term outcomes of venous stent implantation for iliac venous stenosis after catheter-directed thrombolysis for acute deep vein thrombosis. Circ J 78: 1234-1239, 2014.

40）Haimovici H: "Ischemic Venous Thrombosis: Phlegmasia Cerulea Dolens and Venous Gangrene". （Ascher E, et al, ed.）Haimovici's Vascular Surgery 5th edition, Blackwell, Malden, 2004, p.1139-1151.

41）Kearon C, Akl EA, Ornelas J, et al: Antithrombotic Therapy for VTE Disease – CHEST Guideline and Expert Panel Report. Chest 149: 315-352, 2016.

42）Reyes AD, Comerota AJ, "Catheter-directed thrombolysis, mechanical thrombectomy, and surgery for the treatment of acute iliofemoral deep venous thrombosis". （Gloviczki P, et al, ed.）Handbook of venous and lymphatic disorders. Fourth edition, Guideline of the American Venous Forum. CRC Press, Boca Raton, 2017, p251-263.

43）Meissner MH, Gloviczki P, Comerota AJ, et al: Early thrombus removal strategies for acute deep venous thrombosis: clinical practice guidelines of the Society for Vascular Surgery and the American Venous Forum. J Vasc Surg 55: 1449-1462, 2012.

44）日本循環器学会ほか: 肺血栓塞栓症および深部静脈血栓症の診断, 治療, 予防に関するガイドライン（2017年改訂版）．（http://j-circ.or.jp/guideline/pdf/JCS2017_ito_h.pdf, 2018年12月閲覧）

45）Koopmann MC, McLafferty RB: Advances in Operative Thrombectomy for Lower Extremity Venous Thrombosis. Surg Clin North Am 98: 267-277, 2018.

46）Olearchyk AS: Insertion of the inferior vena cava filter followed by iliofemoral venous thrombectomy for ischemic venous thrombosis. J Vasc Surg 5: 645-647, 1987.

47）Comerota AJ, Paolini D: Treatment of acute iliofemoral deep venous thrombosis: a strategy of thrombus removal. Eur J Vasc Surg 33: 351-360, 2007.

48）Neglen P, Raju S: Intravascular ultrasound scan evaluation of the obstructed vein. J Vasc Surg 35: 694-700, 2003.

49）Marietta M, Romagnoli E, Cosmi B, et al: Is there a role for intervention radiology for the treatment of lower limb deep veins thrombosis in the era of direct oral anticoagulants? A comprehensive review. Eur J Intern Med 52 :13-21, 2018.

50）Aissaoui N, Martins E, Mouly S, et al: A meta-analysis of bed rest versus early ambulation in the management of pulmonary embolism, deep vein thrombosis, or both. Int J Cardiol 137: 37-41, 2009.

51）Kahn SR, Shrier I, Kearon C: Physical activity in patients with deep venous thrombosis: a systematic review. Thromb Res 122: 763-773, 2008.

52）Liu Z, Tao X, Chen Y, et al: Bed rest versus early ambulation with standard anticoagulation in the management of deep vein thrombosis: a meta-analysis. PLoS One 10: e0121388, 2015.

53）Blättler W, Partsch H: Leg compression and ambulation is better than bed rest for the treatment of acute deep venous thrombosis. Int Angiol 22: 393-400, 2003.

54）Partsch H, Blättler W: Compression and walking versus bed rest in the treatment of proximal deep venous thrombosis with low molecu-lar weight heparin. J Vasc Surg 32: 861-869, 2000.

55）Kahn SR, Shapiro S, Ducruet T, et al: Graduated compression stockings to treat acute leg pain associated with proximal DVT. A randomised controlled trial. Thromb Haemost 112: 1137-1141, 2014. PMID: 25183442.

56）日本循環器学会ほか: 肺血栓塞栓症および深部静脈血栓症の診断, 治療, 予防に関するガイドライン（2017年改訂版）．（http://www.j-circ.or.jp/guideline/pdf/JCS2017_ito_h.pdf）

57）Rabe E, Partsch H, Hafner J, et al: Indications for medical compression stockings in venous and lymphatic disorders: An evidence-based consensus statement. Phlebology 33: 163-184, 2018.

58）孟　真: 弾性ストッキングのエビデンス: 深部静脈血栓症・血栓後遺症, 静脈性潰瘍. 静脈学 23: 227-231, 2012.

59）Brandjes DP, Büller HR, Heijboer H, et al: Randomised trial of effect of compression stockings in patients with symptomatic proximal-vein thrombosis. Lancet 349: 759-762, 1997.

60）Prandoni P, Lensing AW, Prins MH, et al: Below-knee elastic compression stockings to prevent the post-thrombotic syndrome: a randomized, controlled trial. Ann Intern Med 141: 249-256, 2004.

61）Partsch H, Kaulich M, Mayer W: Immediate mobilisation in acute vein thrombosis reduces post-thrombotic syndrome. Int Angiol 23: 206-212, 2004.

62）Hirsh J, Guyatt G, Albers GW, et al: Antithrombotic and thrombolytic therapy: American College of Chest Physicians Evidence-Based Clinical Practice Guidelines （8th Edition）. Chest 133（6 Suppl）: 110S-112S, 2008.

63）Kahn SR, Shapiro S, Wells PS, et al: SOX trial investigators. Compression stockings to prevent post-thrombotic syndrome: a randomised placebo-controlled trial. Lancet 383: 880-888, 2014.

64）Mol GC, van de Ree MA, Klok FA, et al: One versus two years of elastic compression stockings for prevention of post-thrombotic syndrome（OCTAVIA study）: randomised controlled trial. BMJ 353: i2691, 2016.

65）Ten Cate-Hoek AJ, Amin EE, Bouman AC, et al. Individualised versus standard duration of elastic compression therapy for prevention of post-thrombotic syndrome（IDEAL DVT）: a multicentre, randomised, single-blind, allocation-concealed, non-inferiority trial. Lancet Haematol 5: e25-e33, 2018.

66）深部静脈血栓症の予防・治療と圧迫療法. 新弾性ストッキング・コンダクター（第2版）－静脈疾患・リンパ浮腫における圧迫療法の基礎と臨床応用. 岩井武尚監修, 孟　真, 佐久田斉編, へるす出版, 東京, 2019, p.123-131.

静脈血栓症に関連する疾患／2. 静脈血栓症

A. 深部静脈血栓症
⑤予防—抗凝固薬による予防

　VTEは入院中に発症して不幸な転帰をとることがあり，その予防は重要である。2017年8月に医療事故調査・支援センター，日本医療安全調査機構が「急性肺血栓塞栓症に係る死亡事例の分析」を「医療事故の再発防止に向けた提言第2号」として公表し，そのなかでもリスクの把握や予防の重要性が記されている[1]。VTEの予防には早期歩行や積極的な運動，弾性ストッキング，間欠的空気圧迫法，抗凝固薬を用いた方法があり，患者のもつリスクに応じて推奨される予防法が示されている(**表1**)[2]。

　本項では高リスクおよび最高リスクで使用が推奨されている抗凝固薬による予防について述べる。わが国でVTE予防に対して使用可能な薬剤を**表2**に示す。

● 低用量未分画ヘパリン

　8時間もしくは12時間ごとに未分画ヘパリンを5,000単位皮下注射する方法であり，APTTが延長しないように投与する。後述の用量調節未分画ヘパリンに比べ投与が簡便である。また低分子ヘパリンやXa阻害薬と異なり効能に制限がなく，腎障害のある患者にも投与しやすく，投与時期や期間にも制限がないため，より早期に投与したい場合や，長期間投与したい場合にも対応できる。長期間使用する場合にはヘパリン起因性血小板減少症 (heparin induced thrombocytopenia：HIT) を発症することがあり，血小板数の確認や血栓症状の出現などに留意する必要がある。

表1　VTEのリスクレベルと推奨される予防法

リスクレベル	推奨される予防法
低リスク	● 早期離床および積極的な運動
中リスク	● 早期離床および積極的な運動 ● 弾性ストッキングあるいは間欠的空気圧迫法
高リスク	● 早期離床および積極的な運動 ● 間欠的空気圧迫法あるいは抗凝固療法
最高リスク	● 早期離床および積極的な運動(抗凝固療法と間欠的空気圧迫法の併用)あるいは(抗凝固療法と弾性ストッキングの併用)

リスクレベルの評価は一般外科，泌尿器科，婦人科，産科，整形外科，脳神経外科，内科領域など分野別に評価法が異なるため，患者の領域に応じたリスクの評価が必要である。

A. 深部静脈血栓症／⑤予防—抗凝固薬による予防

表2　VTE予防に対してわが国で使用可能な薬剤

薬剤名	用法	用量	投与期間	適応疾患	減量基準
ヘパリンナトリウム	● 静脈内投与 ● 皮下注射 ● 筋肉内注射		特に制限なし	特に制限なし	
ヘパリンカルシウム	1日2回皮下注	1回 5,000単位	7～10日間	特に制限なし	
ワルファリン	1日1回内服		特に制限なし	特に制限なし	
フォンダパリヌクス	1日1回皮下注	2.5mg	● 下肢整形外科手術：14日まで ● 腹部手術：8日まで	● 下肢整形外科手術施行患者 ● 腹部手術施行患者	● Ccr 20mL/分以上30mL/分未満では1.5mg 1日1回に減量 ● Ccr 30mL/分以上50mL/分未満では2.5mg 1日1回（出血の危険性が高い場合には1.5mg 1日1回に減量）
エノキサパリン	1日2回皮下注	2,000単位	14日まで	● 下肢整形外科手術施行患者 ● 股関節全置換術 ● 膝関節全置換術 ● 股関節骨折手術 ● 腹部手術患者	Ccr 30mL/分以上50mL/分未満では2,000単位1日1回に減量
エドキサバン	1日1回内服	30mg	14日まで	下肢整形外科手術施行患者	Ccr 30mL/分以上50mL/分未満では15mgに減量

各薬剤の添付文書上の用法，用量，VTE予防における投与期間，適応疾患，減量基準を記載した。薬剤や疾患により投与期間や適応疾患，減量基準が異なるため，使用にあたっては注意が必要である。

● 用量調節未分画ヘパリン

　未分画ヘパリンを投与してAPTTを基準値上限で調節する方法である。初回未分画ヘパリンを3,500単位皮下注射し，投与4時間後のAPTTが目標値となるように8時間ごとに未分画ヘパリンを前回投与量±500単位で皮下注射する方法である。低用量未分画ヘパリンよりも効果が確実となるが，採血や投与量の調節などが必要で煩雑な方法である。低用量未分画ヘパリン同様，長期間投与する場合にはHITを発症することがあり，注意が必要である。

● 用量調節ワルファリン

　ワルファリンを内服投与し，PT-INRが目標値となるように調節する方法である。わが国ではPT-INRを1.5～2.5にコントロールすることが妥当と考えられている[3]。内服開始から効果発現までに3～5日程度かかるため，術前からの投与や投与開始時期に他の予防法を併用する必要がある。PT-INRをモニターして用量を調節する必要があるがワルファリンは安価で経口剤であるため，長期間の予防を必要とする場合にはメリットがある。

● 低分子ヘパリンおよびXa阻害薬

　わが国では低分子ヘパリンのエノキサパリン，Xa阻害薬は皮下注製剤のフォンダパリヌクスと経口剤のエドキサバンが使用可能である。エノキサパリンは整形外科手術のうち，股関節全置換，膝関節全置換，股関節骨折手術，腹部手術（帝王切開を除く）に適応があり，フォンダパリヌクスは下肢整形外科手術，腹部手術（帝王切開を除く）に適応があり，エドキサバンは下肢整形外科手術に適応がある。それぞれ腎機能障害のある場合には減量する必要がある（**表2**）。低分子ヘパリン，Xa阻害薬いずれも作用に個人差が少なく，1日1～2回の皮下注投与もしくは経口投与が可能であり，モニターが不要なため簡便に使用できる。低分子ヘパリンには未分画ヘパリンよりは頻度は低いが，HITを発症する可能性がある。

● 抗血小板薬

　ACCPの整形外科領域のVTE予防ガイドラインでは，アスピリンがVTE予防策の1つとして取り上げられている[4]。しかし，わが国でも米国同様アスピリンはVTEには保険適用がなくガイドラインでも積極的な使用は推奨されていないが[3]，心血管疾患などの併存症の治療として内服している患者もあり，その場合にはVTE予防効果が得られる可能性もあり，抗凝固薬による予防を追加して行うかどうかは，出血のリスクを勘案して決定する必要がある。

（山本尚人）

◆ 文献

1) 医療事故調査・支援センター，日本医療安全調査機構：急性肺血栓塞栓症に係る死亡事例の分析（平成29年8月）．（https://www.medsafe.or.jp/uploads/uploads/files/teigen-02.pdf）

2) 肺血栓塞栓症／深部静脈血栓症（静脈血栓塞栓症）予防ガイドライン作成委員会：肺血栓塞栓症／深部静脈血栓症（静脈血栓塞栓症）予防ガイドライン．Medical Front International Limited，東京，2004.

3) 日本循環器学会ほか：肺血栓塞栓症および深部静脈血栓症の診断，治療，予防に関するガイドライン（2017年改訂版）．（http://www.j-circ.or.jp/guideline/pdf/JCS2017_ito_h.pdf）

4) Flack-Ytter Y, Francis CW, Johanson NA, et al: Prevention of VTE in Orthopedic Surgery Patients: Antithrombotic Therapy and Prevention of Thrombosis, 9th ed: American College of Chest Physicians Evidence-Based Clinical Practice Guidelines. Chest 141(suppl): e278S-e325S, 2012.

A. 深部静脈血栓症
⑥慢性期合併症
―血栓後症候群

● PTS

かつてはpostphlebitic syndromeとよばれていたこともあり，現在では「血栓後遺症症候群」と表記されることもある。DVTに続発する病態であり，罹患肢の静脈，器質化血栓における閉塞病変と静脈弁破壊，弁不全による静脈逆流，静脈圧の上昇によって惹起される下肢の重だるさや痛み，皮膚病変を呈する[1, 2]（図1a）。病態は，文字どおり静脈血栓がその慢性期に血栓が器質化してきてさまざまな後遺症症状を呈するというものである。

1. 病態生理

DVT発症後，時間の経過とともに，自然経過として血栓溶解が起こり，なかには血栓が完全に消失するものもある。しかし多くの場合残存した血栓が少しずつ器質化していき，血管内腔に蜂の巣状の多腔構造を呈する隔壁を形成（図1b），血管内腔を狭小化，狭窄，閉塞を引き起こし静脈流出路障害となる。静脈流出路障害のため，側副血行路が発達し，ときに微小な静脈血管まで発達すると動静脈チャネルが開き，動静脈瘻を形成することもある（図2a, b）。また，器質性変化とともに大腿静脈以下の静脈弁が破壊され弁不全となり，下腿末梢方向へ静脈の逆流が生じる。したがってPTSでは残存

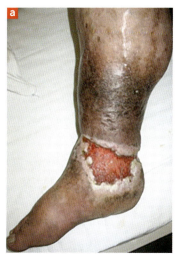
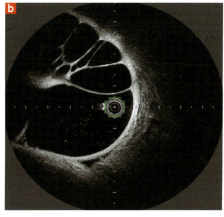

図1　PTS症例
a：うっ滞性皮膚炎，潰瘍。
b：OFDI（optical frequency domain imaging）所見。総腸骨静脈部。

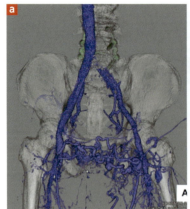
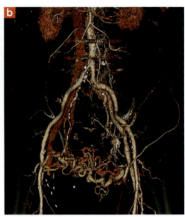

図2 PTS症例
a：造影CT（静脈相）。左総腸骨静脈閉塞，両大腿静脈間に多くの側副血行路を認める。
b：造影CT（動脈相）。左総腸骨静脈閉塞部に動静脈瘻形成。

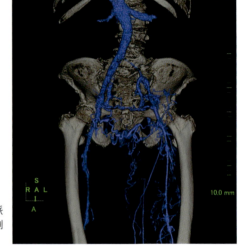

図3 PTS症例
造影CT（静脈相）。左総腸骨静脈閉塞，両大腿静脈間に多くの側副血行路を認める。

する狭窄・閉塞病変と逆流病変が共存する形となり，特に腸骨静脈レベルでの閉塞（図3）と大腿静脈レベルでの弁不全・逆流が並存していると臨床症状は重症化する傾向にある。

2. 予防

　PTSの発症予防に関してはさまざまな報告がある。DVTの急性期初期治療，早期の血栓溶解が重要だとされる意見[3,4]，またPTSはDVTの急性期の過程で発症するものではなく，遠隔期の合併症として発症するもので，DVTの患者では発症後5〜10年後に，約80％の症例に慢性静脈不全の症状の発現と還流障害を認めるため予防が重要とされるという意見[5]，予防効果としては抗凝固療法の長期継続[6]や弾性ストッキングの着用継続[7]が有用である，との報告もある。

　しかしながら，これらに対してはそれぞれに否定的な報告もあり，実際にはPTSの予防因子ははっきりしていない[8,9]。現時点でできるPTS発症予防のポイントとしては，

ときどき下肢を挙上させることや適切な浮腫に対するケア，日常時より皮膚炎，局所感染の予防のため皮膚を清潔に保つことなどが基本となる。

3. 臨床症状，診断，評価

臨床症状としては，二次的な静脈瘤形成，疼痛，重だるさ，こむら返り，静脈性跛行（運動時に生じる大腿部痛と緊満感，長時間の立位姿勢で下肢の疼痛や浮腫の増強が起こり，歩行が苦痛となる），浮腫，皮膚炎，色素沈着，脂肪硬化，潰瘍などがある。特に腸骨静脈閉塞と大腿静脈逆流が並存している場合や，過剰な側副血行路形成から動静脈瘻を合併した場合，病脳期間が長い場合などに重症症例が多い。その臨床分類としてはVillalta scaleが知られている（**表1**）[10]。

●下肢静脈エコー

評価，診断のポイントとしては，静脈流出路としての腸骨静脈領域の狭窄・閉塞の有無，大腿・膝窩静脈レベルでの深部静脈の開存状況，逆流評価，伏在静脈不全並存の有無，および下腿レベルでの不全穿通枝の評価である。

一般的に静脈血栓は，時間経過とともに血栓は退縮，一部が静脈壁に器質化血栓として残存，部分的に石灰化を呈することもあり，全体的にそのエコー輝度は高くなる（**図4a**）。

(1)腸骨静脈レベル

腸骨静脈には静脈弁がないため，同部位に閉塞・狭窄所見があるかが評価のポイントとなる。評価する部位が深層にあるため，狭窄や閉塞を直接エコーにて評価できない場合は，患者に深呼吸させて静脈血流の呼吸性変動をみる方法（呼吸負荷法）[11]や，バルサルバ負荷をかけることで，腸骨静脈レベルでの狭窄や閉塞を間接的に評価するこ

表1 Villalta scale

Symptoms and clinical signs	None	Mild	Moderate	Severe
Patient-rated venous symptoms				
Pain	0	1	2	3
Cramps	0	1	2	3
Heaviness	0	1	2	3
Paresthesia	0	1	2	3
Pruritus	0	1	2	3
Clinician-rated physical signs				
Pretibial edema	0	1	2	3
Skin induration	0	1	2	3
Hyperpigmentation	0	1	2	3
Redness	0	1	2	3
Venous ectasia	0	1	2	3
Pain on calf compression	0	1	2	3
Venous ulcer	Absent			Present

スコアが5以上もしくは潰瘍形成を認める場合はPTSと診断する。
[重症度]5〜9：mild，10〜14：moderate，15以上もしくは潰瘍形成：severe

（文献10より引用）

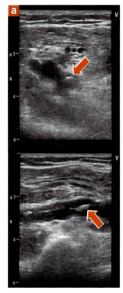
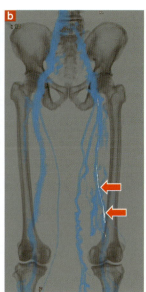

図4　PTS症例
a：エコー所見。膝窩静脈部器質化血栓，エコー輝度は高くなり石灰化を呈する部分（➡）も認める。
b：CT所見。CTにても石灰化（➡）は確認できる。

ともある程度は可能である。また，腸骨静脈閉塞があると二次的に大腿-GSV接合部（sapheno-femoral junction：SFJ）部分に発達した側副路が発達するため，SFJ部分に発達した太い側副路を認める場合は，それがその上流部位での狭窄・閉塞を疑うサインとも考えられる。

(2)大腿，膝窩静脈レベル

まずはGSVを確認する。最も大切なのは，拡張したGSVを認めた場合，それがいわゆる一般的な下肢静脈瘤のように逆流を呈するものなのか，もしくは深部静脈が閉塞しているために二次的な側副路として伏在静脈が太く拡張しているだけなのか，の判断である。特に後者の場合は，伏在静脈の抜去切除手術や血管内焼灼術は側副路をなくしてしまうことになるので絶対禁忌となる（Ⅵ章-1-B-①，p.198〜202参照）。

GSVを評価した後に大腿静脈，膝窩静脈を評価する。もしエコー輝度が高くなり血管内腔が狭小化，閉塞，一部静脈石灰化を認めるような場合には，PTSの病態と診断して問題ない。深部静脈系の弁不全の評価は，表在静脈と同様，ミルキング後の逆流時間で判定する。深部静脈の逆流時間は1.0秒超とされている[11, 12]（Ⅲ章-3-A，p.65〜72参照）。

(3)膝下レベル

前述のGSV同様，まずSSVの評価を行う。得られたSSVの血行動態の考え方はGSVとほぼ同様である。次に下腿の穿通枝評価となるが，実際には穿通枝静脈は深部静脈系と表在静脈系をつなげる血管であるので，下腿だけに存在するものではなく，大腿静脈レベルにも存在する。ただPTSによる慢性下肢静脈不全の場合，下腿内側に存在する不全穿通枝（posterior tibial perforator）が病態に関与する場合が多いため，同領域を中心に不全穿通枝の評価を行う必要がある（Ⅵ章-2-A-②-iii，p.271〜278参照）。

● CT

　静脈の場合，動脈とは異なり血管の狭小化，閉塞は単純CTでもある程度評価可能である。同時に静脈閉塞により二次的に形成された静脈側副路や，前述の静脈石灰化像（図4b）も単純CTでも確認できる。しかしながら症例によっては図2のように過剰な側副路形成の結果，動静脈瘻を形成する場合もあるため，まずはスクリーニング検査を単純CTで行い，PTSが疑われた場合に造影CTによる詳細の評価を行う形にすると無駄な造影剤使用を避けることができる。

　造影CTを施行する際には，必ず動脈相と静脈相の両相で撮影することも確実な診断につながる。撮影されたCT画像を立体構築させ，より理解しやすい全体像を作ることも有用である。しかしながら静脈相をうまく撮影するタイミングや立体構築像の作成などは，検査技師の経験と技量によるところも大きいため，コメディカルスタッフにも静脈疾患への理解を深めてもらうことも重要なポイントといえる。

● 静脈造影

　PTSにおける評価のポイントは，腸骨静脈の狭窄・閉塞所見と大腿・膝窩静脈の逆流所見である。これらを同時に評価するために理想的な穿刺部位は，総大腿静脈もしくは頸静脈である。これはPTSの場合，浅大腿静脈*も閉塞している場合が多いこと，また浅大腿静脈血管内にカテーテルが入っている状態では正しい逆流の評価は不可能であることによる。

（*：近年，浅大腿静脈を大腿静脈と表記するようになっているが，本項では総大腿静脈，大腿深静脈と厳密に区別する意味で浅大腿静脈と記載する）

　腸骨静脈部分の造影を行う際には，側副路の発達状態を確認しつつ，腸骨静脈部の狭窄・閉塞確認，ガイドワイヤー通過の可否確認，IVUSによる同時血管内評価を行う（Ⅲ章-3-H，p.114～118参照）。特に造影所見上"pancake"状になっている場合，血管造影だけでは，狭窄を見逃してしまう危険性があるため，その正しい評価にはIVUSによる血管内腔からの評価が必須となる（図5）。

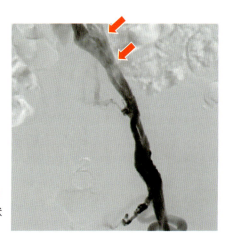

図5　PTS症例（上行性静脈造影所見）
総腸骨静脈部の狭窄。➡部が"pancake"状になっている。

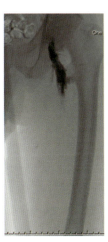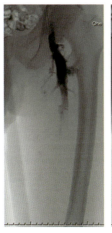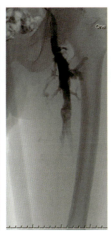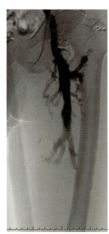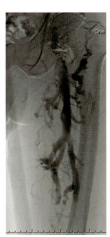

図6　PTS症例（下行性静脈造影所見）
膝部までの逆流を認める。

表2　下行性静脈逆流の分類（Kistner分類）

Grade 0	逆流なし
Grade 1	最も中枢の大腿静脈弁の逆流（大腿の近位側までの逆流）
Grade 2	膝部までの逆流
Grade 3	膝下までの逆流
Grade 4	足関節部までの逆流

　大腿・膝窩静脈の下行静脈造影は，カテーテル先を大腿骨頭付近に置き，バルサルバ負荷をかけると同時に深部静脈逆流がどこまで下行するかを評価する[13]（図6）。逆流評価のクラス分類としてKistner分類が知られており[13, 14]（表2），また造影剤が鼠径部から膝関節部まで到達する時間も有用な診断の指標とされている[15]。AetiologyがPTSなのか原発性深部静脈不全症（ POINT 「PTS診断—その他の慢性静脈不全鑑別疾患」，p.392〜394参照）なのか，先天性の静脈弁形成異常・低形成なのかの鑑別も，造影所見における弁の性状，有無を確認することによる[16]。

4. 治療

　PTSで下肢の浮腫，皮膚色素沈着，潰瘍を有する症例の多くは，入院のうえ安静，下肢挙上を行い，弾性着衣の使用，間欠的マッサージを使用すれば下肢の症状は軽快，潰瘍は治癒し著しい改善がみられる。しかし社会復帰すると下肢の症状，潰瘍が再燃することが多く，職場転換などにより生活環境を改める必要があり，このあたりが保存療法の限界となる。
　積極的な治療を考える場合，その具体的な治療方針としては，まず浅大腿静脈，膝窩静脈が開存しており（たとえ同部に逆流があったとしても），表在静脈に高度逆流を

認める場合，あるいは穿通枝に逆流所見を認めるときはシンプルな伏在静脈処理（ストリッピング手術，血管内焼灼術）および内視鏡下穿通枝切離術（SEPS）による穿通枝の処理が治療の第一選択となる[16]（Ⅵ章-2-A-②-ⅲ，p.271～278参照）。これは特に表在性の静脈弁不全を合併している場合，表在性静脈の逆流是正により深部静脈の逆流の減少・消失まで期待できるという考え方に基づくものであり，実際に表在静脈に高度逆流を呈している症例では，本治療の有効性は高い。しかしながら，静脈の拡張のみで逆流のない二次性静脈瘤であったり，大腿静脈や膝窩静脈が閉塞している場合には手術は禁忌となるため注意を要する。多くの場合，これらの手技と圧迫療法をしっかり行うことで治療は完結できる。上記手技を施行してもなお皮膚病変が難治性の場合，次に深部静脈へのインターベンションを考慮する。前述の諸検査を行い静脈流出路としての下大静脈，腸骨静脈領域の開存状況，狭窄・閉塞の有無および，大腿膝窩静脈レベルでの逆流の有無を再評価し，もし下大静脈，腸骨静脈領域に狭窄・閉塞を認めたときは，同部への血行再建術を考慮する（**図7a，b**およびⅢ章-3-H図1，p.115参照）。かつてPalma-Dale手術など自家静脈や人工血管を用いたバイパス手術，外科的血行再建術[17]が行われていたが，概して手術成績が悪く，術後短期間で閉塞してしまうため現在ではほとんど行われていない。それに代わるように行われているのが，ステント留置術などの血管内治療である。その良好な治療成績は欧米を中心に多く報告されてきているが[18,19]，わが国では本治療法はいまだ保険収載されておらず，その適応，具体的な手技，使用デバイス，術後の抗凝固・抗血小板薬の選択などいまだ解決せねばならない問題も多い。Meissner[19]は長期開存を得るためのポイントとして，至適サイズの自己拡張型のステントを使用すること（**表3**），病変部位すべてをステントでカバーすること，IVUSを必ず使用することなど，を指摘している（Ⅲ章-3-H，p.114～118参照）。

上記の加療をもってしても難治性の病態を呈する場合には，最終的に深部静脈の弁形成術を考慮する。弁形成術はこれまで，さまざまな術式が行われてきているが，概してその手技が難しいこと，静脈弁の変形，破壊の程度が症例ごとにまちまちであるこ

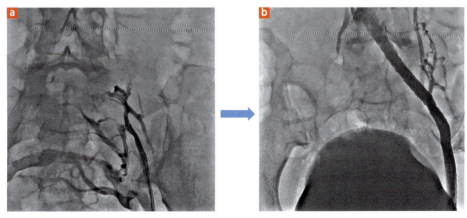

図7　PTS症例：腸骨静脈ステント留置術
a：ステント留置前　b：ステント留置後

VII　静脈血栓症に関連する疾患／2. 静脈血栓症

表3　静脈ステントの至適ステントサイズ（径）
（optimal stent diameters）

- 20 mm for the IVC
- 16-18 mm for the common iliac vein
- 14-16 mm for the external iliac vein
- 12-14 mm for the common femoral vein

と，aetiologyがPTSなのか原発性深部静脈不全症（ POINT 参照）であるのか，先天性であるのかで術式が異なること，またその長期成績がはっきりしないことなどの問題点がある。そのため世界的にみてもごく限られた施設でしか行われていない。

　弁形成の方法としては，"Kistner method"として知られるInternal valvuloplasty法（静脈壁を切開し弁尖を直接吊り上げる）[20]，静脈切開せずに血管外から形成を行うExternal valvuloplasty法[21]（Ⅲ章-3-H，p.114〜118参照），自家筋膜やVenocuff（シリコン被覆ダクロンシート）により弁輪部をラッピングするExternal valve banding法[22]，腋窩静脈を静脈弁ごと移植するAxillary vein transfer法[23]，GSVが温存されておりcompetent terminal valveがある場合は浅大腿静脈をGSVにバイパスするFemoral vein transposition法[24]，部分的に浅大腿静脈壁を剥離させflap状に新たに静脈弁を作製する術式Neovalve法[25]などがある。

　いずれにせよ，これらの治療法は，その手技それぞれ単独で存在するものではなくそのaeitiologyの把握，正しい血行動態，病態生理の判断，その末梢レベルまですべての静脈弁不全の評価まで考慮しその治療適応，加療のタイミングを考慮しなければならない。もちろん，いかなる治療法を選択するにしても圧迫療法が治療のベースになることはいうまでもない。

POINT　PTSの診断 — その他の慢性静脈不全鑑別疾患
（一次性下肢静脈瘤，NIVL，原発性深部静脈不全症）

　病態のとらえ方としてPTSは，慢性の下肢静脈不全を呈する1つの病態ととらえたほうが正しい理解につながり，確実な鑑別診断を行うことができる。臨床症状がPTSと同じである類似鑑別疾患，病態について説明する。

　慢性静脈不全症とは，静脈の閉塞性病変や逆流性病変，またはその混合性病変により下肢の静脈還流障害をきたし，症状を呈する疾患群である。還流障害による静脈高血圧をきたし，PTSの臨床症状とほぼ同じととらえてよい。その原因として頻度の高い順に，一次性下肢静脈瘤，PTS，nonthrombotic iliac vein lesions（NIVL），原発性深部静脈不全症（primary deep valve incompetence：PDVI）などが挙げられる。

▶**一次性下肢静脈瘤**
　一般的な下肢静脈瘤も慢性静脈不全症の一病態と考えられ，重度の病態になると皮膚潰

瘍まで呈する（Ⅵ章-1-B-②，p.203〜205参照）。一次性下肢静脈瘤でも，深部静脈の逆流が共存していることも少なくなく，その場合，逆流の程度が表在静脈逆流＋深部静脈逆流となるため，うっ滞性の病状は悪化する傾向にある。またこのような病態は，表在静脈瘤手術後の再発とも強く関与している。

▶ Nonthrombotic iliac vein lesions (NIVL)

腸骨静脈部の狭窄・閉塞の原因が，器質化した血栓によるものではなく，腸骨動脈と椎体に挟まれていることによる病態のことである。1851年にVirchowらが左下肢のDVT発症の要因として，左腸骨静脈が右腸骨動脈と第5腰椎に挟まれていることを指摘した[26]。その後，それが先天性のものなのか二次的なコラーゲンやエラスチンの造成によるものなのかなどの議論がなされ，1957年にMayとThurnerらにより包括的な報告とともにMay-Thurner syndrome（MTS）と名付けられた（その他，Cockett syndrome，iliac vein compression syndromeともよばれる）。その狭窄部分は"webs"や"spurs"などと表現されるようになり，これは慢性的な右腸骨動脈による圧排によるものとされた[27]。その後，2006年ころよりRajuらにより同様の病態をnonthrombotic iliac vein lesions（NIVL）と表現されるようになった[28]。病態が，腸骨静脈流出路の狭窄・閉塞による慢性の下肢静脈不全であるため，慢性静脈不全症の臨床症状を呈したりDVTの発症要因と考えられる場合もある。一般的によく知られているのは，右総腸骨動脈と第5腰椎間で左総腸骨静脈が圧排されている部分の狭窄（図8a〜c）であるが，Rajuらは同部をproximal NIVLとし，その末梢，外腸骨動脈，内腸骨動脈分岐部付近にも静脈の圧排が起こりやすい（distal NIVL）ことを指摘している[28]。しかし一方で，左腸骨静脈はもともと解剖学的に圧排される位置にある生理的なもので，その狭窄に病的意義はなく，何ら下肢の静脈うっ滞症状のない健常人でもその多くに認められるとの報告も多いため[29]，その治療の必要性などはいまだ議論の残るところである。

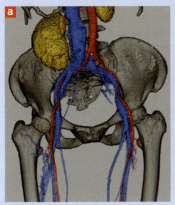 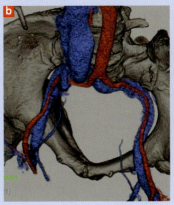 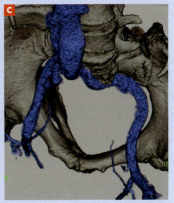

図8　NIVL症例CT所見
a，b：左総腸骨静脈が右総腸骨動脈と椎体で圧迫されている。
c：同CT所見（動脈部分をsubtractionした画像）。

病態がPTS同様，腸骨静脈の狭窄・閉塞であるためバルーン拡張術やステント留置術などといった積極的な治療に関しては，基本的にはPTSと同様であり，現時点ではその適応は下肢にうっ滞性の皮膚病変があるもの，高度の静脈性跛行症状を呈するものに限定すべきと思われる．症状がむくみだけの場合は，基本的には弾性着衣でのフォローでよい．特にNIVLの場合，PTSと異なり健常人でも同部の狭窄は認めるため，その積極的治療介入に関しては，PTSよりも慎重に適応を決める必要がある．

▶ 原発性深部静脈不全症（primary deep valve incompetence：PDVI）

原発性に深部静脈に逆流を生じる原因としては，先天性静脈弁欠損，静脈弁逸脱（floppy valve），静脈弁輪拡大などが挙げられる．先天性静脈弁欠損症は非常にまれな疾患で，Browseら[30]は3,000例中2例のみに認めたと報告している．筆者も大腿静脈から膝窩静脈までの弁欠損例はこれまで2例経験しているのみである．静脈弁逸脱は，PDVIのほとんどの例を占めると考えられるが，静脈弁尖の伸長により，弁の接合が悪化したものである．1984年にBauerにより初めて報告されたが，その後Kistnerによりfloppy valveとしてその特徴が報告された．いずれにせよPDVIは非常にまれな病態であるため，大腿・膝窩静脈に弁不全を認めた場合，最初に考慮すべき疾患はPTSであるが，患者がDVTの既往についての記憶が曖昧であったりDVTと診断されていなかったりする場合も多いため，PDVIとPTSの両者を考慮しつつ精査を進める必要がある．その確定診断は前述のとおり，下行性の静脈造影を行い弁の性状，有無を確認することによる．

▶ その他の鑑別診断

動静脈瘻，先天性の静脈奇形，nutcracker症候群，後腹膜線維症や腫瘍などの骨盤内占拠性病変，その他下腿に皮膚病変を呈する膠原病・皮膚科疾患などが挙げられる．

（星野祐二）

◆ 文献

1) Prandoni P, Villalta S, Polistena P, et al: Symptomatic deep-vein thrombosis and the post-thrombotic syndrome. Haematologica. 80(2 Suppl): 42-48, 1995.

2) Ginsberg JS, Turkstra F, Buller HR, et al: Postthrombotic syndrome after hip or knee arthroplasty: a cross-sectional study. Arch Intern Med 160(5): 669-672, 2000.

3) Meissner MH, Manzo RA, Bergelin RO, et al: Deep venous insufficiency: the relationship between lysis and subsequent reflux.: J Vasc Surg 18(4): 596-605, 1993.

4) Haig Y, Enden T, Grotta O, et al: Post-thrombotic syndrome after catheter-directed thrombolysis for deep vein thrombosis (CaVenT): 5-year follow-up results of an open-label, randomised controlled trial. Lancet Haematol 3(2): e64-71, 2016.

5) Lindner DJ, Edwards JM, Phinney ES, et al: Long-term

hemodynamic and clinical sequelae of lower extremity deep vein thrombosis.: J Vasc Surg 4(5): 436-442, 1986.

6) Hull RD, Liang J, Townshend G: Long-term low-molecular-weight heparin and the post-thrombotic syndrome: a systematic review.: Am J Med 124(8): 756-765, 2011.

7) Musani MH1, Matta F, Yaekoub AY, et al: Venous compression for prevention of postthrombotic syndrome: a meta-analysis. Am J Med 123(8): 735-740, 2010.

8) Kahn SR, Shapiro S, Wells PS, et al: Compression stockings to prevent post-thrombotic syndrome: a randomised placebo-controlled trial. Lancet 383: 880-888, 2014.

9) Vedantham S, Goldhaber SZ, Julian JA, et al: Pharmacomechanical Catheter-Directed Thrombolysis

for Deep-Vein Thrombosis. N Engl J Med 377(23): 2240-2252, 2017.

10) Villalta S, Bagatella P, Piccioli A, et al: Assessment of validity and reproducibility of a clinical scale for the post-thrombotic syndrome (abstract). Haemostasis 24: 158a, 1994.

11) 日本超音波医学会用語・診断基準委員会: 超音波による深部静脈血栓症・下肢静脈瘤の標準的評価法, 2018.

12) Gloviczki P, Comerota AJ, Dalsing MC, et al: The care of patients with varicose veins and associated chronic venous diseases: Clinical practice guidelines of the Society for Vascular Surgery and the American Venous Forum. J Vasc Surg 53: 2S-48S, 2011.

13) Ferris EB, Kistner RL: Femoral vein reconstruction in the management of chronic venous insufficiency. A 14-year experience.Arch Surg 117(12): 1571-1579, 1982.

14) Ackroyd JS, Lea Thomas M, Browse NL: Deep vein reflux: an assessment by descending phlebography. Br J Surg;73(1): 31-33, 1986.

15) 佐戸川弘之, 星野俊一: 内視鏡を利用した静脈弁形成術－その2. 血管外科14: 35-36, 1995.

16) Maleti O, Perrin M: Reconstructive surgery for deep vein reflux in the lower limbs: techniques, results and indications. Eur J Vasc Endovasc Surg 41(6): 837-848, 2011.

17) Jost CJ, Gloviczki P, Cherry KJ Jr et al : Surgical reconstruction of iliofemoral veins and the inferior vena cava for nonmalignant occlusive disease.J Vasc Surg 33 (2): 320-327, 2001.

18) Neglen P, Hollis KC, Olivier J, et al: Stenting of the venous outflow in chronic venous disease: long-term stent-related outcome, clinical, and hemodynamic result.J Vasc Surg 46(5): 979-990, 2007.

19) Meissner MH: Indications for platelet aggregation inhibitors after venous stents. Phlebology 28(Suppl)1: 91-98, 2013.

20) Kistner RL: Surgical repair of a venous valve. Straub Clin Proc 24: 41-43, 1968.

21) Gloviczki P, Merrell SW, Bower TC: Femoral vein valve repair under direct vision without venotomy: a modified technique with use of angioscopy. J Vasc Surg 14: 645-648, 1991.

22) Hallberg, D: A method for repairing incompetent valves in deep veins. Acta Chir Scand 138: 143-145, 1972.

23) Raju S, Neglén P, Doolittle J, et al: Axillary vein transfer in trabeculated postthrombotic veins.J Vasc Surg 29(6): 1050-1062; discussion 1062-1064, 1999.

24) Kistner RL, Sparkuhl MD : Surgery in acute and chronic venous disease. Surgery 85: 31-43, 1979.

25) Maleti O, Lugli M: Neovalve construction in postthrombotic syndrome. J Vasc Surg 43: 794-799, 2006.

26) O'Sullivan GJ, Semba CP, Bittner CA, et al : Endovascular management of iliac vein compression (May-Thurner) syndrome. J Vasc Interv Radiol 11: 823-836, 2000.

27) May R, Thurner J: The cause of the predominantly sinistral occurrence of thrombosis of the pelvic veins. Angiology 8: 419-427, 1957.

28) Raju S, Neglen P: High prevalence of nonthrombotic iliac vein lesions in chronic venous disease: a permissive role in pathogenicity. J Vasc Surg 44(1): 136-43; discussion 144, 2006.

29) Kibbe, MR, Ujiki M, Goodwin AL, et al: Iliac vein compression in an asymptomatic patient population. J Vasc Surg 39: 937-943, 2004.

30) Browse NL, et a : Diseases of the veins. Edward Arnold. London 253-269, 1988.

B. 急性肺血栓塞栓症
①病態—肺血栓塞栓症の病態（肺塞栓症と肺梗塞）

　急性PTEは，静脈に生じた血栓が遊離移動し，肺動脈に塞栓することで発症する疾患である。塞栓源となる血栓の90％以上は，下肢静脈あるいは骨盤内静脈から由来している。発症様式は，肺血管床を閉塞する範囲や患者個人の心肺予備能の程度により，無症状から心肺停止までさまざまである。

　急性PTEの主な病態は，循環障害とガス交換障害である。肺動脈の血栓閉塞による肺血管抵抗の上昇が右室圧負荷をもたらし，右室機能不全に至る。右室機能不全が，重症急性PTEの主な死因となる循環障害の病態である。また，総肺血管床のおよそ30〜50％以上が，血栓閉塞して初めて肺動脈圧の上昇を認めるようになる[1]。既往に心肺疾患を有さない場合，肺血管床の減少程度と平均肺動脈圧の上昇程度は比例することが示されている[2]。

　一方で，いままで圧負荷を受けていない薄い右室心筋の急性期に生じうる平均肺動脈圧は，せいぜい40mmHgまでといわれている。そのため急性期にそれ以上の圧を呈する場合には，慢性PTEの病態を考慮する必要がある。また，急性PTE発症時神経体液因子であるトロンボキサンA_2やセロトニンが放出されることにより，肺血管攣縮をきたし，肺血管抵抗のさらなる上昇に関与することが報告されている[3]。器質的肺動脈閉塞および肺血管攣縮による肺血管抵抗の上昇が，右室内腔拡大，三尖弁逆流および右室圧上昇を生じる。右室圧の上昇や右室の容量負荷が，右室壁の伸展しいては右室心筋細胞の伸展をもたらす。心筋細胞の伸展に伴う右室収縮時間の延長が，左室拡張早期時に心室中隔の左室側への偏位の一因となる[4]。また右室における容量負荷および圧負荷の上昇は右室酸素消費量を増大させ，右室心筋虚血を生じ右室収縮能の低下をきたす。右室収縮能の低下および心室中隔の左室側への偏位に伴う左室拡張末期容積の低下が，結果として心拍出量の低下をもたらす。心拍出量の低下が体血圧低下を生じ，ひいては冠動脈血流の低下を引き起こす。血圧低下および冠動脈血流の低下が心原性ショックを起こし，改善なければ死に至る[5]。

　急性PTEは，低酸素血症を主体としたガス交換障害の病態を有する。低酸素血症の主な原因は，肺血管床の減少による非閉塞部の代償性血流増加と気管支攣縮による換気血流不均衡である。閉塞血管への血流低下および非閉塞血管への代償性血流増加が，換気血流不均衡を生じ低酸素血症をきたす。局所的な気管支攣縮は，気管支への血流低下の直接的作用ばかりでなく，血流の低下した肺区域でのサーファクタントの産生低下，体液性因子の関与により引き起こされる[6]。また卵円孔開存は，約1/3に認められる。

卵円孔開存を合併する急性PTEでは，右房圧が上昇すると右左シャントを呈し，低酸素血症の増悪や奇異性塞栓を生じる場合もある[7]。

　肺梗塞は病理学的には出血性梗塞であり，急性PTEの10〜15%に合併するといわれている[8,9]。また肺動脈の中枢側の閉塞よりむしろ末梢側の閉塞に伴い，生じやすいといわれている。気管支細動脈と肺細動脈の末梢側に交通チャネルが存在し，末梢肺動脈での閉塞では，気管支動脈から狭い範囲に高圧の側副血流が流入することで肺毛細血管圧が上昇し，肺実質への出血が容易に起こりやすいと報告されている[10]。肺梗塞を合併した急性PTE症例では，血痰，胸膜性胸痛，胸水を認める。

（辻　明宏）

文献

1) McIntyre KM, Sasahara AA: The hemodynamic response to pulmonary embolism in patients without prior cardiopulmonary disease. Am J Cardiol 28(3): 288-294, 1971.

2) Hyland JW, Smith GT, McGuire LB, et al: Effect of selective embolization of various sized pulmonary arteries in dogs. Am J Physiol 204: 619-625, 1963.

3) Smulders YM: Pathophysiology and treatment of haemodynamic instability in acute pulmonary embolism: the pivotal role of pulmonary vasoconstriction. Cardiovasc Res 48(1): 23-33, 2000.

4) Marcus JT, Gan CT, Zwanenburg JJ, et al: Interventricular mechanical asynchrony in pulmonary arterial hypertension: left-to-right delay in peak shortening is related to right ventricular overload and left ventricular underfilling. J Am Coll Cardiol 51(7): 750-757, 2008.

5) Konstantinides SV, Torbicki A, Agnelli G, et al: Task Force for the Diagnosis and Management of Acute Pulmonary Embolism of the European Society of Cardiology (ESC). 2014 ESC guidelines on the diagnosis and management of acute pulmonary embolism. Eur Heart J 35: 3033-3069, 2014.

6) Moser KM: Pulmonary embolism. Am Rev Respir Dis 115: 829-852, 1977.

7) Konstantinides S, Geibel A, Kasper W, et al: Patent foramen ovale is an important predictor of adverse outcome in patients with major pulmonary embolism. Circulation 97(19): 1946-1951, 1998.

8) Parker BM, Smith JR: Pulmonary embolism and infarction; a review of the physiologic consequences of pulmonary arterial obstruction. Am J Med 24: 402-427, 1958.

9) Tsao MS, Schraufnagel D, Wang NS: Pathogenesis of pulmonary infarction. Am J Med 72: 599-606, 1982.

10) Dalen JE, Haffajee CI, Alpert JS, et al: Pulmonary embolism, pulmonary hemorrhage and pulmonary infarction. N Engl J Med 296: 1431-1435, 1977.

B. 急性肺血栓塞栓症
②病理

　PTEはDVTが遊離し，肺動脈に塞栓する病態である。塞栓子が大きい場合，右心負荷ならびに低酸素血症による急激な呼吸循環不全が生じる急性PTEが発症し，致死的となる。

　PTEはわが国の剖検例の2％弱に認められる。当施設剖検例では3％にみられ，16％が致死的PTEで84％が無症候性PTEであった[1]。

　急性PTEの剖検症例では，肺動脈主幹枝を閉塞する血栓が確認され(図1)，両側の肺動脈に及ぶことが多い。急性PTEによって肺組織が虚血に陥った場合，出血性梗塞が生じやすく(図1)，PTE剖検例の約30％に肺梗塞の合併が報告されている[2]。

　静脈血栓はフィブリンと赤血球に富んだ赤色血栓が主体とされているが，通常は赤色血栓に加えて血小板とフィブリンに富む白色血栓や両者が混在する混合血栓から成っている[3](図1, 2)。静脈壁の付着部では白色あるいは混合血栓の像を呈し，中枢側に伸展した部位では赤色血栓の像を呈することが多い。肺動脈の血栓塞栓は，主に静脈血栓の中枢側が剥離したものであるが，肺動脈の血栓は，塞栓後に新たに血栓形成が付

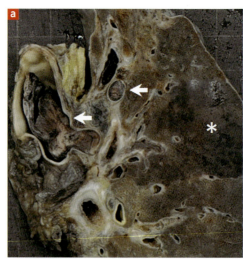
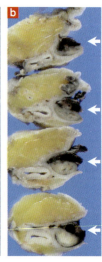

図1　急性PTEの剖検症例
a：肺割面像　b：下肢静脈の短軸割面像
肺動脈主幹枝と下肢静脈に赤色白色が混在した血栓(矢印)が観察される。
＊：肺出血性梗塞。

B. 急性肺血栓塞栓症／②病理

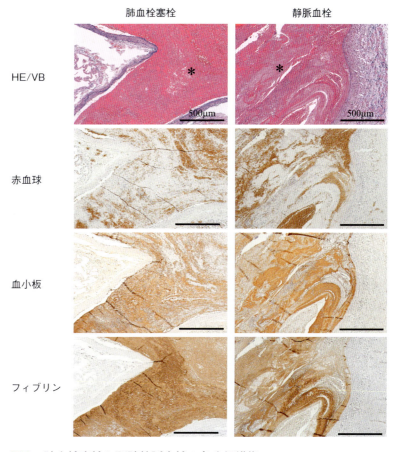

図2 肺血栓塞栓と下肢静脈血栓の免疫組織像
いずれの血栓（＊）も赤血球，血小板とフィブリンから成っている。
HE/VB：Victoria blue-hematoxylin eosin染色，赤血球マーカー：グライコフォリンA，
血小板マーカー：GPIIb/IIIa
〔文献3より引用，一部改変〕

加されるため，修飾された像を呈することが多い。

　DVTの既往のある剖検症例では，生前無症状であっても，小さな肺血栓塞栓が確認されることが多い。臨床経過が急性PTEであっても，血栓は新鮮な成分だけではなく，時間が経過した器質化血栓の混在や中小肺動脈の内膜肥厚が観察される症例が多く，慢性反復性PTEが存在していたことを示している[4]。

〔魏　峻洸・浅田祐士郎〕

文献

1) 山下　篤, 浅田祐士郎: 静脈血栓症・肺塞栓症:病因・病理. 最新医学別冊 静脈血栓症・肺血栓症とDIC（斎藤英彦編）, 最新医学社, 2008, p.35-43.
2) Tsao MS, Schraufnagel D, Wang NS: Pathogenesis of pulmonary infarction. Am J Med 72: 599-606, 1982.
3) Takahashi M, Yamashita A, Moriguchi-Goto S, et al: Critical role of von Willebrand factor and platelet interaction in venous thromboembolism. Histol Histopathol 24: 1391-1398, 2009.
4) Ro A, Kageyama N, Tanifuji T, Fukunaga T: Pulmonary thromboembolism: overview and update from medicolegal aspects. Leg Med (Tokyo) 10: 57-71, 2008.

静脈血栓症に関連する疾患／2. 静脈血栓症

B. 急性肺血栓塞栓症
③診断

● 診断の基本

PTEは，致死性疾患で心筋梗塞より死亡率が高い(11.9％)[1]。死亡は発症後早期に多く，早急に診断する必要がある。特異的所見がなく他の疾患で説明できない呼吸困難では，本症を必ず鑑別する。

● 症状

90％は症状より疑われ，呼吸困難，胸痛が主症状で，失神，咳嗽，血痰，動悸，喘鳴，冷汗，不安感を認める。

● 診察所見

頻呼吸，頻脈が高頻度で[2]，ショック，低血圧，Ⅱp音亢進，傍胸骨拍動（右室拍動），右心不全時の頸静脈怒張や右心性Ⅲ音，肺梗塞時のcrackleを聴取することもある。

● 臨床的にみた疾患可能性(clinical probability)の評価法

本疾患の可能性を推定する評価法としてWells score[3]があり，可能性が高度群の的中率は91％[4]であった（**表1**）[5]。

● 検査

1. スクリーニング検査
●胸部X線・心電図

特異的所見はなく。胸部X線は他疾患の除外に有用であるが，心拡大，肺動脈中枢部の拡張，透過性亢進が認められることもある[6]。心電図では右側前胸部誘導の陰性T波，洞性頻脈，S Ⅲ Q Ⅲ T Ⅲ，右脚ブロック，ST低下，肺性P，中等度以上では右軸偏位，ST上昇，時計方向回転がみられることもある。

B. 急性肺血栓塞栓症／③診断

表1 簡略化されたPTE疾患可能性評価法
（簡略化Wells score）

Wells score	
有PTEあるいはDVTの既往	＋1
最近の手術あるいは長期臥床	＋1
がん	＋1
DVTの臨床的徴候	＋1
心拍数＞100／分	＋1
PTE以外の可能性が低い	＋1
血痰	＋1
臨床的確率		
合計スコア	0〜1	低い
	2以上	高い

（文献5より引用）

● 動脈血ガス分析

　低酸素血症，低二酸化炭素血症，呼吸性アルカローシスを生ずる。30％でPaO₂が正常であったともされる[7]。SpO₂は周術期管理でのスクリーニング法として有用である。

● D-dimer

　D-dimerはフィブリン分解産物の集まりで線溶系の亢進で起こり，血栓形成の発生を示す。感度は高いが特異度が低いため診断の除外に利用され，検査前臨床的確率が中等度以下で有用で，検査前確率が高ければ，D-dimer測定結果にかかわらず追加の検査が必要となる。加齢，がん，炎症，外傷，手術などで上昇する。50歳以上でD-dimer＝年齢×10（mg/L）を上限としても感度は保たれている[8]。

● 経胸壁心エコー検査

　閉塞血管床が広範な場合の右室拡大，心尖部は正常で右室自由壁運動が障害されるMcConnell徴候の2つが特に有用である。右室梗塞との鑑別はドプラ法での推定肺動脈圧の上昇による。右室機能不全がみられると短期予後が悪い[9]。急性 PTE 全体の診断感度，特異度とも低いが[10]，血行動態不良例（特にショック）では両者とも高く，重症度判定に使われる。

2. 画像診断

　スクリーニング検査後，より特異度の高いコンピュータ断層撮影（CT）により塞栓子を証明し確定診断する。右心負荷の評価，DVTの検索（Ⅲ章-3-B, p.74〜75参照）も行う。

● CT

　4〜320列MDCTにより，診断感度，特異度とも上がった。PIOPED Ⅱ試験では感度83％，特異度 96％で，臨床的疾患可能性が低い群の陰性的中率も96％と高く[11]，臨床

的疾患可能性が低く，CTで血栓がなければ急性PTEを否定できる[12]。亜区域枝に血栓が限局しており，心肺機能が良好で，DVTがない，PTEのリスクがない場合には，治療は不要である[13]。無作為化前向き試験では，換気-血流シンチグラフィと感度，特異度は同等で，より多数例を診断可能であった[14]。

●肺血流シンチグラフィ

肺血流シンチグラフィの使用頻度は減少しているが，造影剤アレルギー例，心機能不良例，腎機能不良例，骨髄腫，若年者，妊婦などに対する有用性は残されている[15]。PIOPED II試験では，診断感度77.4%，特異度97.7%，PISA-PED試験[16]では，肺動脈造影，剖検診断に対し感度92%，特異度87%であった。

●肺動脈造影（DSAを含む）と心臓カテーテル検査

肺動脈造影はいまだに確定診断のゴールドスタンダードであるが，使用頻度は激減している。カテーテル治療が必要とされるような症例で施行される[17]。PIOPED試験[18]では，肺動脈造影の合併症として症例1,111人中死亡0.5%，重篤な合併症が1%，軽度の合併症が5%に発生した。

●MRI

核磁気共鳴画像法（MRI）は区域枝までの検出精度は良好だが[19]，他の診断手段と比較して感度は劣る[20]。非侵襲的だが，緊急検査として施行できず，息止め時間が長い，重症例では多くの治療機器が装着されており，利用例は限定される。

●経食道心エコー検査

右室負荷の判定、肺動脈主幹部と右主肺動脈の血栓検出には役立ち[20]，血行動態が不安定な症例や心肺停止例で有効だが，左主肺動脈と末梢肺動脈での血栓検出はできない。

● 重症度判定

PESIスコアが重症度判定に有用で[21]，特に低リスク患者の判定に有効である。

1. バイオマーカー

脳性ナトリウム利尿ペプチド（BNP），トロポニンI，Tが院内イベント発生の陰性的中率が高く，予後良好な患者群を区別するのに有用である[22]。BNPのカットオフ値は75～100 pg/mLとされる。トロポニンは予後予測に有効でトロポニンT 14 pg/mL以下では陰性的中率がきわめて高かった[23]。一方，陽性的中率は高くない。

B. 急性肺血栓塞栓症／③診断

2. 心エコー検査, CT

右室負荷(右室機能不全)が認められると予後が不良で, 独立した予後規定因子となる[23]。右室負荷(右室機能不全)の診断は, 右室と左室の内腔の比が用いられ, 右室／左室比が0.9か1.0が右室機能不全のカットオフ値とされる[24]。

● 重症度分類

早期死亡に影響を与える因子の有無によって評価され, 患者の血行動態と心エコー所見を組み合わせた重症度分類が用いられてきた(**表2**)。広範型(massive), 亜広範型(submassive), 非広範型(non-massive)に分類される。

2014年のESCガイドラインでは早期死亡率という観点から, 高リスク群, 中(高)リスク群, 中(低)リスク群, 低リスク群に分類し(**表3**), まずショックや血圧低下を基に高リスク群を判別し, 高リスク群でなければ, その後PESIないし簡易版PESIスコアで中リスク群か低リスク群かの分類を行う。中リスク群であれば, 右室機能不全をエコーないしCT検査で判別し, さらに心筋障害のバイオマーカーの上昇の有無などを加え, 中(高)リスク群, 中(低)リスク群に分類する。

表2 急性PTEの臨床重症度分類

	血行動態	心エコー上の右心負荷
心停止, 循環虚脱	心停止 or 循環虚脱	あり
Massive 広範型	不安定 ショック or 低血圧(不整脈, 脱水, 敗血症によらず15分以上続く収縮期血圧90mmHg未満 or 40mmHg以上の血圧低下)	あり
Submassive 亜広範型	安定(上記以外)	あり
Non-massive 非広範型	安定(上記以外)	なし

(Jaff MR, et al, 2011, Task Force on Pulmonary Embolism, European Society of Cardiology. 2000 より改変引用)

表3 早期死亡率による重症度クラス分類

クラス分類	ショックあるいは低血圧	PESI Ⅲ-Ⅳ あるいは sPESI > 1	右室機能不全*(画像所見による)	心臓バイオマーカー**
高	+	+	+	+
中(高)	−	+	+	+
中(低)	−	+	どちらか1つ(+)あるいは, 両方(−)	
低	−	−	もし評価するならば, 両方(−)	

＊:右室機能不全(エコー, CT)
　右室／左室比が0.9もしくは1.0以上, 4 chamber view拡張末期で評価。
　右室自由壁運動低下, 三尖弁逆流血流速増加。
＊＊:心臓バイオマーカー
　　トロポニンⅠないしトロポニンTの上昇, BNPないしNT-proBNPの上昇。

(文献25より改変引用)

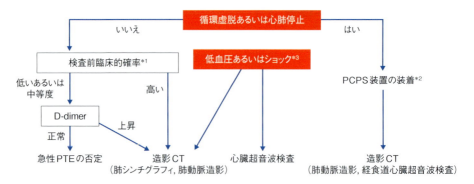

図1　急性PTEの診断手順

PTEを疑った時点でヘパリンを投与する．DVTも同時に探索する．
*1：スクリーニング検査として胸部X線，心電図，動脈血ガス分析，経胸壁心エコー，血液生化学検査を行う．
*2：経皮的心肺補助装置が利用できない場合には心臓マッサージ，昇圧薬により循環管理を行う．
*3：低血圧あるいはショックでは，造影CTが可能なら施行するが，施行が難しい場合には心エコーの結果のみで血栓溶解療法等を考慮してよい．

(佐久間聖仁：Ther Res 30：744-747, 2009より改変引用)

● 血栓性素因のスクリーニング

　日本人に一般的なのは抗リン脂質抗体症候群，PC欠乏症，PS欠乏症，アンチトロンビン欠乏症である．若年発症例，家族内発症例，再発例，まれな部位での発症例ではスクリーニングする．欧米で認められる凝固第V因子Leiden変異やプロトロンビンG20210A変異は，日本人には少ない．PCおよびPSはワルファリン投与中には低下する．アンチトロンビンはヘパリンの影響を受けることがある．抗リン脂質抗体症候群は2回陽性となる必要がある．

● 診断戦略

　PESIスコアにしたがって簡易版PESI 0点(PESI Class I，II)は低リスク群となり，簡易版PESI 1点(PESI Class III)は中リスク群となる．心エコーあるいはCTで右室負荷を認め，かつ前述のバイオマーカーのいずれかが高値のものを中(高)リスク群，それ以外を中(低)リスク群としている．このなかで，中(高)リスク群となるものは要注意で，増悪傾向が認められれば血栓溶解療法などを考慮する[25]．

　診断手順を図1に示す．臨床的にPTEの可能性が高い場合には，D-dimer検査が陰性でも造影CT，肺動脈造影，肺シンチグラフィを施行することが勧められる．そして可能性が低い場合にはD-dimerが基準値以下であればPTEは否定される．血圧低下あるいはショックを呈する場合，心エコーで急性PTEの可能性が高い所見を示せばCTを施行せず，抗凝固療法を開始し，血栓溶解療法などを検討する[26]．

(佐藤　徹)

B. 急性肺血栓塞栓症／③診断

❖ 文献

1) Palla A, Petruzzelli S, Donnamaria V, et al: The role of suspicion in the diagnosis of pulmonary embolism. Chest 107 Suppl: 21S-24S, 1995.

2) Wells PS, Anderson DR, Rodger M, et al: Derivation of a simple clinical model to categorize patients probability of pulmonary embolism: increasing the models utility with the SimpliRED D-dimer. Thromb Haemost 83: 416-420, 2000.

3) Klok FA, Mos IC, Nijkeuter M, et al: Simplification of the revised Geneva score for assessing clinical probability of pulmonary embo- lism. Arch Intern Med 168: 2131-2136, 2008.

4) Capan LM, Miller SM: Monitoring for suspected pulmonary embolism. Anesthesiol Clin North America 19: 673-703, 2001.

5) Gibson NS, Sohne M, Kruip MJ, et al: Christopher study investigators. Further validation and simplification of the Wells clinical decision rule in pulmonary embolism. Thromb Haemost 99(1): 229-234, 2008.

6) 佐久間聖仁: 急性肺血栓塞栓症の診断: 今後の方向性. Ther Res 30: 744-747, 2009.

7) Stein PD, Hull RD, Patel KC, et al: D-dimer for the exclusion of acute venous thrombosis and pulmonary embolism: a systematic review. Ann Intern Med 140: 589-602, 2004.

8) Ribeiro A, Lindmarker P, Juhlin-Dannfelt A, et al: Echocardiography Doppler in pulmonary embolism: right ventricular dysfunction as a predictor of mortality rate. Am Heart J 134: 479-487, 1997.

9) Kuroiwa M, Morimatsu H, Tsuzaki K, et al: Changes in the incidence, case fatality rate, and characteristics of symptomatic perioperative pulmonary thromboembolism in Japan: results of the 2002-2011 Japanese Society of Anesthesiologists Perioperative Pulmonary Throm-boembolism (JSA-PTE) Study. J Anesth 29: 433-441, 2015.

10) Righini M, Le Gal G, Aujesky D, et al: Diagnosis of pulmonary embolism by multidetector CT alone or combined with venous ultraso- nography of the leg: a randomised non-inferiority trial. Lancet 371: 1343-1352, 2008.

11) Anderson DR, Kahn SR, Rodger MA, et al: Computed tomographic pulmonary angiography vs ventilation-perfusion lung scanning in patients with suspected pulmonary embolism: a randomized controlled trial. JAMA 298: 2743-2753, 2007.

12) Patel S, Kazerooni EA: Helical CT for the evaluation of acute pulmoary embolism. AJR Am J Roentgenol 185: 135-149, 2005.

13) Sostman HD, Stein PD, Gottschalk A, et al: Acute pulmonary embolism: sensitivity and specificity of ventilation-perfusion scintigraphy in PIOPED II study. Radiology 246: 941-946, 2008.

14) Brunot S, Corneloup O, Latrabe V, et al: Reproducibility of multi-detector spiral computed tomography in detection of sub-segmental acute pulmonary embolism. Eur Radiol 15: 2057-2063, 2005.

15) Miniati M, Pistolesi M, Marini C, et al: Value of perfusion lung scan in the diagnosis of pulmonary embolism: results of the Prospective Investigative Study of Acute Pulmonary Embolism Diagnosis (PI-SA-PED). Am J Respir Crit Care Med 154: 1387-1393, 1996.

16) Hagspiel KD, Polak JF, Grassi CJ, et al. Pulmonary embolism: comparison of cut-film and digital pulmonary angiography. Radiology 207: 139-145, 1998.

17) Revel MP, Sanchez O, Couchon S, et al: Diagnostic accuracy of magnetic resonance imaging for an acute pulmonary embolism: results of the 'IRM-EP' study. J Thromb Haemost 10: 743-750, 2012.

18) Lankeit M, Gómez V, Wagner C, et al: Instituto Ramóny Cajal de In- vestigación Sanitaria Pulmonary Embolism Study Group. A strategy combining imaging and laboratory biomarkers in comparison with a simplified clinical score for risk stratification of patients with acute pulmonary embolism. Chest 141: 916-922, 2012.

19) Ten Wolde M, Tulevski II, Mulder JW, et al: Brain natriuretic peptide as a predictor of adverse outcome in patients with pulmonary embolism. Circulation 107: 2082-2084, 2003.

20) Becattini C, Vedovati MC, Agnelli G: Prognostic value of troponins in acute pulmonary embolism: a meta-analysis. Circulation 116: 427-433, 2007.

21) Aujesky D, Obrosky DS, Stone RA, et al: Derivation and validation of a prognostic model for pulmonary embolism. Am J Respir Crit Care Med 172: 1041-1046, 2005.

22) Jiménez D, Uresandi F, Otero R, et al: Troponin-based risk stratification of patients with acute nonmassive pulmonary embolism: systematic review and metaanalysis. Chest 136: 974-982, 2009.

23) Puls M, Dellas C, Lankeit M, et al: Heart-type fatty acid-binding protein permits early risk stratification of pulmonary embolism. Eur Heart J 28: 224-229, 2007.

24) Nakamura M, Miyata T, Ozeki Y, et al: Current venous thromboem- bolism management and outcomes in Japan. Circ J 78: 708-717, 2014.

25) Konstantinides SV, Torbicki A, Agnelli G, et al: Task Force for the Diagnosis and Management of Acute Pulmonary Embolism of the European Society of Cardiology (ESC). Prognostic assessment strategy. In: 2014 ESC guidelines on the diagnosis and management of acute pulmonary embolism. Eur Heart J 35: 3051-3052, 2014.

26) Meyer G, Vicaut E, Danays T, et al: PEITHO Investigators. Fibrino- lysis for patients with intermediate-risk pulmonary embolism. N Engl J Med 370: 1402-1411, 2014.

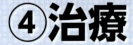

B. 急性肺血栓塞栓症
④治療

ⅰ）抗血栓療法

● PTEの抗血栓療法

　PTEの治療は，抗凝固療法と血栓溶解療法が中核となる。これらの抗血栓療法の目的は，血栓塞栓子の局所伸展を抑制して溶解を促進し，血栓の再塞栓化を予防することである。

● 血栓溶解療法

　血栓溶解療法は肺動脈内血栓の溶解により肺動脈血管抵抗を減少させ，血行動態や右室機能の早期改善をもたらす。また，肺血流の増加に伴いガス交換も改善する。血栓溶解療法による血行動態改善効果は，抗凝固療法と比較して明らかに優れており，エビデンスは十分でないがショックを伴う重症例は血栓溶解療法の適応となる。わが国では血栓溶解薬として，mutant t-PAのモンテプラーゼが保険適用になっている。用法・用量は，通常成人に13,750～27,500 IU/kgを約2分間で静脈内投与するとされている。
　血栓溶解療法の重大な合併症は出血である。わが国におけるモンテプラーゼの市販後調査によると，重症出血は8.1%，頭蓋内出血は1.7%と報告されている。出血性合併症のリスクは年齢とともに増加する。血栓溶解療法の絶対禁忌は活動性の内部出血，最近の特発性頭蓋内出血，相対禁忌は大規模手術，出産，10日以内の臓器細胞診，圧迫不能な血管穿刺，2カ月以内の脳梗塞，15日以内の重症外傷などである。ただし，相対禁忌事項に含まれる多くはPTEの誘発因子でもあり，重症例では相対禁忌事項があっても救命のために血栓溶解療法を選択せざるをえない場合もある。血栓溶解療法が無効な場合や血栓溶解療法が禁忌である場合には，肺動脈血栓摘除術が適応になる。

● 初期治療法の選択基準

　急性期の抗血栓療法の選択基準は次のようになっている。
（1）正常血圧で右心機能障害も有しない患者は，抗凝固療法を第一選択とする。
（2）正常血圧であるが右心機能障害を有する場合には抗凝固療法を第一選択とするが，

B. 急性肺血栓塞栓症／④治療

心臓バイマーカーも陽性であれば，循環動態の悪化徴候を見逃さないようにモニタリングし，循環動態の悪化徴候がみられた場合には，血栓溶解療法を考慮する。

(3)ショックや低血圧が遷延する場合には，禁忌例を除いて，抗凝固療法に加えて血栓溶解薬を第一選択とする。

● 抗凝固療法

一般的に初期治療期(7日まで)，維持治療期(初期治療後〜3カ月)，延長治療期(3カ月以降)に分けられる。初期から維持治療期の抗凝固療法には，(1)非経口薬からワルファリンへブリッジする従来法，(2)非経口薬を投与後にエドキサバンへ切り替える方法，(3)リバーロキサバンあるいはアピキサバンを初期強化用量にて開始後に維持量を用いる単剤治療の方法(シングルドラッグアプローチ)，以上3つのオプションがある。延長治療は，維持治療後の再発を予防することで，再発リスクが出血リスクを上回る患者が適応となる。抗凝固薬の詳細については，Ⅶ章-2-A-④-ⅰ(p.371〜372)を参照。

● 抗凝固療法の継続期間

抗凝固療法の継続期間は延長治療の必要性によって決まる。発症背景により分けられ，手術や外傷などの可逆的な危険因子の場合は3カ月間，明らかな誘因のない場合には少なくとも3カ月間，それ以降の継続はリスクとベネフィットを勘案して決定する。がん患者や再発例ではより長期の投与を考慮する。画一的な延長治療の適応ではないが，再発リスクを勘案する要因として，残存する右室機能障害，血栓性素因，男性，高齢，中枢部深部静脈の遺残血栓などが示されている。出血リスクとして，高齢，消化管出血の既往，脳血管障害の既往，慢性の腎機能あるいは肝機能障害，抗血小板薬の併用，抗凝固コントロール不良などを勘案する。長期の延長治療を選択した場合，リスクとベネフィットは変動するため，1年ごとなど定期的に延長治療を継続するか評価する。

(山本　剛)

ⅱ) 急性肺血栓塞栓症に対するPCPS

● 適応

PTEに対するPCPSの使用は，1961年にCooleyが報告したtemporary cardiopulmonary bypassに遡る[2]。PTEの病態は，肺動脈有効面積の減少による急性右心負荷，肺での換気血流不均衡であり，これらによる血圧低下と低酸素血症が主たる徴候である。

PTEのなかでも広範型PTEは，発症後急激に血圧が低下し心肺停止に陥ることが多く，速やかな治療が必要である。PCPSはその迅速性とともに，肺動脈閉塞および酸素

407

化障害を一気に解決する手段として有効な補助手段である。広範型PTEでは，肺動脈閉塞のため心臓マッサージでは有効な肺血流を得ることは困難であり，特に30分以上の心肺蘇生を行った症例の救命率はきわめて低い。循環虚脱に陥っている場合には，速やかにPCPSを導入することが救命のための有効な手段である[3]。

● 手技と管理

　送血路は大腿動脈を穿刺して確保する場合が多い。心停止下あるいは低血圧での穿刺となり，PCPS開始後は抗凝固療法を行うために，血管エコーによるモニター下で穿刺し後壁損傷を防止することが望ましい。大腿動脈が細い場合には，送血管による下肢虚血を防止するために大腿動脈の末梢に向けて血管留置針を挿入し，PCPS送血の側枝から灌流する。送血管挿入側の下肢虚血のモニターとして，下肢の色調の確認とドプラ聴診器による足背動脈の血流確認や腓腹筋における局所組織酸素飽和度の測定が重要である。脱血路は大腿静脈にとる場合が多いが，腸骨静脈領域に血栓が残存している場合には，脱血管が血栓により閉塞することがあるので注意を要する。

　右房内の遊離血栓がある場合のPCPSの適応は意見が分かれる。回路内に血栓を吸引して回路閉塞につながることがあり，十分な監視が必要である。近年は脱血回路や送血回路に回路内圧が測定できるシステムが発売されているため，脱血圧もしくは送血圧の急激な変化をモニターすることで回路閉塞部位の同定に活用できる。静脈閉塞による腫脹が強い患肢側に挿入するのは避ける。大腿静脈からの脱血が不適切と判断される場合は，右内頸静脈から脱血管を挿入する。

　PCPSの流量設定は$2L/min/m^2$まで取れることが多い。肺動脈閉塞の改善とともに自己心拍出量が増加し，流量は自然に減少することが多い。肺血流量のモニターとして，低下している呼気終末二酸化炭素濃度の正常化が参考になる。離脱に際しては経食道または経胸壁心エコーによる右心拡大，左室の形態改善を参考にする。

● 合併症

　最も重篤な合併症は出血である。抗凝固療法，血栓溶解療法を併用している場合には後腹膜出血，脳出血，消化管出血など重大な出血を起こす可能性が高い。出血リスクの高い高齢者，脳血管障害既往者は注意が必要である。下肢虚血は下肢切断につながる重篤な合併症であり，足趾の色，足背動脈のドプラ聴診器による血流チェックを行う（**図1**）。

● 治療成績と予後

　わが国のPCPS予後調査によれば，2010〜2013年の間に行われた5,263例の成人PCPS導入例のうち，PTEに対するPCPSは353例であったが，在院死亡率は64％，

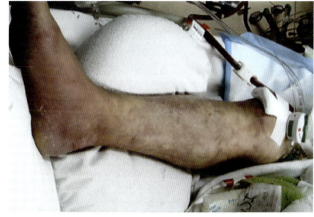

図1 PTE例に対するPCPS中に右下肢虚血を合併した例
足趾のチアノーゼ，水疱形成が認められる。

PCPSを離脱して退院したものが34％であった[4]。

注）PCPSは欧米ではVA-ECMOと省略されることが多い。

（福田幾夫・後藤　武）

ⅲ）血管内治療

　PTEに対して，肺動脈内血栓をカテーテルで積極的に破砕吸引する，あるいはカテーテルを用いて血栓溶解薬を血栓に局所投与するといった血管内治療が行われることがある。適応としては，急性広範型PTEのうち，さまざまな内科的治療を行ったにもかかわらず，不安定な血行動態が持続する患者とされている[5]。さらに「全身血栓溶解療法が禁忌・無効の高リスクPTEに対し，熟練した術者・専門施設にてカテーテル的血栓破砕・吸引術を行う」ことについて，エビデンスレベルはCであるが，推奨ClassはⅡaで推奨されている[5]。

　急性PTEに対する血管内治療は，CATRとCDTに分けられる。出血のリスクなどから血栓溶解薬が使用できない場合には前者のみで治療し，血栓溶解薬が使用可能な場合には両者が併用されることもある。

● CATR

　カテーテルを用いて経皮的に肺動脈内の血栓塞栓を吸引除去あるいは破砕することによって，早期に血流改善を図る治療法である。血栓吸引術，血栓破砕術，流体力学的血栓除去術（rheolytic thrombectomy）に分けられる。血栓吸引術では，主にPCI用ガイディングカテーテルを用いて肺動脈内血栓にカテーテルを楔入させて，シリンジにて用手的に陰圧をかけて血栓を吸引して体外へ取り出す方法である。血栓破砕術は，ピッ

グテイルカテーテルを回転させて血栓を破砕する方法やバルーンカテーテルで血栓を押しつぶす方法などがある。流体力学的血栓除去術は，特殊なカテーテルに生理食塩液を注入し，カテーテル先端に生じるベンチュリー効果による陰圧で血栓を細かく粉砕しつつ吸引する治療である。最近はこの流体力学的血栓除去術に用いる特殊なカテーテルが入手できなくなり，行われなくなっている。

血管内治療の有効例では，短時間で血流が再開し症状や血行動態が改善することや，術後発症例など血栓溶解療法による出血性合併症が危惧されるような症例に対しても施行可能という長所がある[5~7]。しかし，合併症としては，血管壁損傷，末梢塞栓，血栓症再発，外傷性溶血，血液損失，穿刺部位出血，右室穿孔などがあり，施行にあたっては十分な注意が必要である。

● CDT

CDTは，一般的な末梢静脈からの血栓溶解薬の全身投与法に比較し，カテーテルを肺動脈内まで到達させ，カテーテルより血栓溶解剤を投与することにより，高濃度の血栓溶解剤を直接的に血栓に投与することが可能となり，より高い血栓溶解効果と出血性合併症の発生頻度を低く抑えることが期待される。しかし，血栓手前に留置したカテーテルから血栓溶解薬を投与する方法では，末梢静脈からの全身投与法と比較して効果に有意差がなかったことが報告されており[8]，第9版ACCPガイドラインupdate版では，APTEに対する血栓溶解療法は肺動脈カテーテルからの投与より末梢静脈からの投与が提案されている（Grade 2C）[9]。ただし，2014年のESCガイドラインでは，血栓溶解療法による出血のリスクが高い中リスク群に限り推奨されている（Class Ⅱ b，Level B）[6]。

特殊なカテーテルを肺動脈内血栓に刺入し，カテーテルに開けられている多くの側孔から勢いよく血栓溶解薬を血栓に吹き付けるpulse-spray法を用いることで，より高い血栓溶解効果が得られる可能性が示唆されている[10]。また，最近では血栓溶解薬の投与と同時に血栓に超音波を照射することにより血栓溶解効果を高める方法（EKOS）についても検討されており，良好な成績が報告されている[11]。

(山田典一)

iv）急性肺血栓塞栓症に対する外科的治療（肺塞栓摘除術）

● はじめに

PTEのなかでも主肺動脈，肺動脈主幹部を閉塞することで起こるmassive PTEは死亡率が高い。死亡例は発症から48時間以内に集中しており，PTE再発による死亡も少なくない。主病態は肺動脈の血栓による閉塞であるため，これを取り除く肺塞栓摘除術

B. 急性肺血栓塞栓症／④治療

は合理的治療であるが, 侵襲を伴う治療であるため, 重症PTEが対象となる[12]。

適応

　肺塞栓摘除術を要する症例は多くはないが, 発症時にショック・心肺停止を呈するmassive PTE例では, 劇的な効果が得られる。具体的適応としては以下のとおりである。(1)内科的治療に反応せず, ショック状態が遷延あるいは悪化するmassive PTE例, (2)心肺停止・循環虚脱のためPCPSを導入したmassive PTE例, (3)massive PTEで血栓溶解療法禁忌例, および長期の抗凝固療法での出血リスクが高いsub-massive PTE(大きな手術後, 脳血管障害, 開頭手術後, 妊娠中など), (4)血栓溶解療法無効例, (5)卵円孔開存による奇異性塞栓症を伴うmassive およびsub-massive PTEである。右室・右房内の浮遊血栓の外科治療に関しては意見が分かれるが, 経皮的心肺補助(PCPS)導入のうえ, 肺塞栓摘除術を勧める意見が多い。慢性肺血栓塞栓症にPTEを伴った場合は, 肺動脈血栓内膜摘除術を行わないと改善が得られないため, 肺塞栓摘除術の適応ではない。

術前管理

　心停止で発症したPTEでは, 肺塞栓摘除術までもっていくのが困難な場合が多い。一般的に頻脈, 低酸素血症, 心エコーでの右室拡大を認めたら本症を疑い, 内科的治療に反応が乏しい場合には病棟で直ちにPCPSを開始することが重要である。PCPS使用中の肺動脈中枢部の血栓の存在は, 経食道エコー, 造影CTなどで確認が可能である。

　肺塞栓摘除術の麻酔導入時に心肺停止になる例が少なからずあり, 頻脈・ショック・肺動脈主幹部に大きな血栓を有する場合は, 大腿動静脈からあらかじめPCPSあるいは体外循環を導入しておくと安全である。

手術手技

　体外循環下に肺動脈を切開して血栓を除去する直視下肺塞栓摘除術が標準的である。手術手技としては, 胸骨正中切開後に上行大動脈送血, 上下大静脈脱血により体外循環を開始して, 肺動脈幹および右主肺動脈に切開を加えて直視下に血栓除去を行う。血栓除去は末梢まで可能なかぎり行うことが望ましいが, 中枢側の血栓が大部分除去されれば血行動態は著しく改善する。2週間以上経過した塞栓が混在している症例では, 血栓が強固に肺動脈壁に付着しているので, 無理に血栓を剥がして肺動脈壁を損傷しないように注意する。血栓摘除は心拍動下でも可能であるが, 小さな血栓が多数の区域動脈に存在している症例では, 心停止下に血栓摘除を行う。

術後合併症

　通常，肺塞栓摘除術後は速やかに右室負荷が軽減し，体外循環からの離脱が可能である。血栓溶解療法無効例に対する肺塞栓摘除術では，出血傾向をきたし手術創からの出血のコントロールが困難であり，新鮮凍結血漿，血小板製剤の投与で対処する。肺の虚血再灌流障害のために血栓除去直後に肺出血が起こることがある。PEEPをかけ，気管支をブロックする。これでも出血がコントロールできないときには，PCPSに移行しヘパリンを中和し，肺出血が治まるまでPCPSによる循環管理を行う。

　術前心肺停止例などでは，右室虚血の遷延のため低心拍出量症候群に陥る場合があり，カテコラミン投与を中心とした循環管理を行うが，改善が得られない場合は補助循環を行う。

肺塞栓摘除術の治療成績

　過去の文献集計では術前心肺停止例での肺塞栓摘除術の死亡率は59%と高率であったが，最近では外科治療での良好な成績が報告されている。わが国の肺塞栓摘除術355例の研究では，肺塞栓摘除術の死亡率は20.3%，手術死亡の危険因子は心機能障害，呼吸障害であった[13]。術前30分以上の心肺蘇生を要した例の手術成績は不良である。

（福田幾夫）

ⅴ）慢性血栓塞栓症

はじめに

　急性PTEは主に下肢深部静脈にできた新鮮血栓が肺動脈に塞栓し肺血流を妨げ，酸素化を障害させることで発症する。しかし，慢性期に器質化血栓により肺動脈血流が妨げられることによって発症するのがCTEPHである。その病態生理はいまだに完全には解明されておらず，議論の余地も多い疾患であることも確かである。肺高血圧症（pulmonary hypertension：PH）の第4群に分類されるCTEPHであるが，昨今，PHの定義を満たさない慢性血栓塞栓症（chronic thromboembolic disease：CTED）といった概念が提唱され，治療法も含め今後ますます注目される分野となっている。

新鮮血栓から慢性血栓へ移行

　急性PTEの肺動脈内の血栓は線溶により，48時間以内に急速に血流の改善を認めるといわれている。その後2～3カ月かけてゆっくりとした改善を認めるのが典型的な経過である。しかし，3週間の抗凝固療法後において，56～69%の患者が完全に血栓はな

B. 急性肺血栓塞栓症／④治療

くならないと報告されている[14]。そして，急性PTEの半数の患者に息切れといった症状の残存があることも報告されている[15]。つまり，一部の血栓は器質化し肺血流の一部欠損を起こすことが考えられるが，そのリスクとして，臨床的には血栓のサイズ，治療の遅れなどがいわれている。

また，急性PTEとCTEPHの危険因子が一致しないことを考え合わせると，急性PTEのなりやすさが慢性化に関与しているのではなく，血栓の残りやすさ，つまり線溶抵抗性が関与している可能性が示唆される。これにはフィブリノゲンの異常，炎症，IL-8や血管内皮増殖因子（VEGF）といった血管リモデリングに関与する因子，thrombin activatable fibrinolysis inhibitor（TAFI）などの関与が報告されている[16~20]。しかし，急性PTE患者からのCTEPHの発症率が，最近のメタ解析で0.56%と報告されており，決して多くはない[21]。すべてのCTEPH症例が急性PTEからの移行によるとは考えにくく，急性PTEからCTED，そしてCTEPHへの移行の自然歴や，機序というものは完全に解明できていない。

● CTEPHと慢性血栓塞栓症

わが国における特定疾患CTEPH治療給付対象者の最近の年度推移をみてみると，急激な増加が認められており，平成28年度の指定難病患者数は3,200人まで増え，増加数は年間2.9人/100万人と計算される。女性の頻度が多いのがわが国の特徴であるが，欧米の大規模レジストリーでは性差を認めない[22]。

CTEPHは右心カテーテルによって平均肺動脈圧が25mmHg以上を呈することで定義されているが，近年，安静時にPHを認めないCTEDという概念が提唱され，第6回肺高血圧症国際会議においても話題となった。CTEDでは息切れといったCTEPHに似た症状を認め，その運動制限は右心カテーテル下において運動誘発性のPHと肺動脈圧/心拍出量スロープの上昇またはVE/VCO$_2$の増加を伴う死腔換気によることが報告されている[23, 24]。また，一部のCTED患者への外科的治療も報告されており，今後の各治療の適応についても今後議論になっていくであろう[25]。しかし，CTEDの自然歴・予後，CTEPHへの移行の可能性に関しても十分に検討されておらず，現時点ですべてのCTEPHに対する治療を当てはめるわけにはいかないと考えられる。

● 診断

CTEPHとCTEDの診断において重要な役割を演じるのは，肺換気血流シンチグラフィである。まず，PHが疑われた症例は心エコーを行い，PHの可能性を探り，可能性が高い場合は各種検査を行い鑑別していくが，その際に正常の肺換気血流シンチグラフィは感度90~100%，特異度94~100%でCTEPHを否定できると報告されている[26, 27]。CTEPHを想定するのであれば肺換気血流シンチグラフィは必須の検査といえるが，近年，造影CTの技術革新と診断技術の向上により，その診断精度は肺換気血

流シンチグラフィとほぼ同等となりつつある。また，造影CTの優位な点は，器質化血栓部位の特定が可能であり，外科的手術の適応判断にも用いることができる点である。PHの確定診断はあくまで，右心カテーテルで血行動態的に行うが，その際に肺動脈造影にてCTEPHに特徴的な，pouching defects, webs or bands, intimal irregularities, abrupt vascular narrowing, complete vascular obstructionといった特徴的な所見により確定診断ができる。

CTEDはCTEPHと同じ肺動脈の器質化血栓による狭窄・閉塞があり安静時にPHを認めないが，まだ確定的な定義，診断法は確立されていない。右心カテーテル時の運動負荷試験での平均肺動脈圧－心拍出量スロープの上昇は1つの参考となるかもしれない[28]。

● 治療

1. 外科的治療

CTEPHに対して第一選択として考えられているのは，外科的治療である肺動脈血栓内膜摘除術（PEA）であることはいまだに変わりない。PEAは超低体温循環停止法下に，肺動脈を中枢側より切開し，肥厚した病的血栓内膜に到達し，肺動脈よりその器質化血栓を剥離し取り除く手術であるが，世界的にも行える国，施設は限られている。経験の多い施設での院内死亡は5％以下と報告されており，また，長期の成績も良好であることが知られている[29]。適応として古典的には，(1)平均肺動脈圧30mmHg以上，肺血管抵抗300dyne/sec/cm^{-5}以上，(2)血栓の中枢端が手術的に到達できる範囲内にあること，(3)重大な合併症がないことであるが，施設によってその範囲は異なる。最近では，一部のCTED患者におけるPEAの有用性が報告されている[25]。

2. 薬物治療

外科的治療の非適応患者群への治療選択は内科的治療法ということになるが，静脈血栓の予防と二次性血栓予防のため，ヘパリン，ワルファリンが使用されてきた。DOACのエビデンスはいまだにない。肺血管拡張薬に関しては，PAHに使用されるPGI$_2$製剤，PDE-5阻害薬，エンドセリン受容体拮抗薬がoff labelで一部の施設で使用されてきた。2013年に発表されたCHEST-1 studyにおいて，新規の肺血管拡張薬である可溶性グアニル酸シクラーゼ刺激薬（リオシグアト）のCTEPHに対する有効性が初めて報告され，世界的にも唯一認められる肺血管拡張薬となった[30]。CTEDに関しては，薬物療法の試験より除外されていることもあり，その効果に関しては確定していない。

3. バルーン肺動脈形成術（BPA）

近年，手術が困難な患者に対してBPAの成績がわが国を中心に数多く報告されている。2001年にFeinteinらが18名に対して行ったカテーテル治療の成績では，血行動態的な改善は認められたが，61％に肺水腫を認め，周術期に1人の患者が死亡している[31]。2010年ころより，わが国やノルウェーからその初期成績が非常に良好であるこ

B. 急性肺血栓塞栓症／④治療

とが報告され世界的に注目される治療法となった。現在では，各国よりBPAによる初期治療成績が報告され，欧米でもBPAによる治療は広がりをみせている。最近のわが国からの報告では，半年から2.2年の観察期間において短期予後は97～100％とされ良好である。BPAの合併症として，肺障害，血管穿孔，肺動脈破裂，動脈解離などが知られている。Ogawaらの多施設での報告でも，手技合併症は36.3％（肺障害17.8％，喀血14.0％，肺動脈穿孔2.9％など）であり，BPA後30日以内の死亡は8人（2.6％）に認められており，いまでも注意が必要な手技であることには変わりない[32]。

BPAの適応は非手術適応のCTEPH症例となっているが，PEA適応症例においても国によってはBPAが行われており，症例の選択や適応の違いに幅があることにも目を向ける必要がある。

2018年にはドイツからPHの定義を満たさない，つまり平均肺動脈圧25mmHg未満のCTEDに対するBPAの効果の報告がなされた[33]。今後，BPAの適応の拡大についても議論が必要であると考える。

(杉村宏一郎・青木竜男・下川宏明)

文献

1) 日本循環器学会ほか: 肺血栓塞栓症および深部静脈血栓症の診断,治療,予防に関するガイドライン（2017年改訂版）. (http://www.j-circ.or.jp/guideline/pdf/JCS2017_ito_h.pdf)

2) Cooley DA, et al: Acute massive pulmonary embolism: surgical treatment using temporary cardiopulmonary bypass. JAMA 177: 283-286, 1961.

3) 福田幾夫: 急性肺血栓塞栓症の集学的治療, 手術療法. 日本医師会雑誌 146: 48-52, 2017.

4) Aso S, Matsui H, Fushimi K, et al: In-hospital mortality and successful weaning from venoarterial extracorporeal membrane oxygenation: analysis of 5,263 patients using a national inpatient database in Japan. Crit Care 5: 20-80, 2016.

5) 日本循環器学会ほか: 肺血栓塞栓症および深部静脈血栓症の診断,治療,予防に関するガイドライン（2017年改訂版）. (http://www.j-circ.or.jp/guideline/pdf/JCS2017_ito_h.pdf)

6) Konstantinides SV, et al: Task Force for the Diagnosis and Management of Acute Pulmonary Embolism of the European Society of Cardiology. 2014 ESC guidelines on the diagnosis and management of acute pulmonary embolism. Eur Heart J 35: 3033-3069, 2014.

7) Mostafa A, et al: Treatment of Massive or Submassive Acute Pulmonary Embolism With Catheter-Directed Thrombolysis. Am J Cardiol 117: 1014-1020, 2016.

8) Verstraete M, et al: Intravenous and intrapulmonary recombinant tissue-type plasminogen activator in the treatment of acute massive pulmonary embolism. Circulation 77: 353-360, 1988.

9) Kearon C, et al: Antithrombotic Therapy for VTE Disease: CHEST Guideline and Expert Panel Report. Chest. 2016; 149: 315-352.

10) 山田典一ほか: 急性肺血栓塞栓症および深部静脈血栓症に対するpharmacomechanical thrombolysisの有効性についての検討. 脈管学 43: 201-206, 2003.

11) Mostafa A, et al: Ultrasound Accelerated Thrombolysis in patients with acute pulmonary embolism: A systematic review and proportion meta-analysis. Int J Cardiol 211: 27-30, 2016.

12) 日本循環器学会ほか: 肺血栓塞栓症および深部静脈血栓症の診断,治療,予防に関するガイドライン（2017年改訂版）. (http://www.j-circ.or.jp/guideline/pdf/JCS2017_ito_h.pdf)

13) Minakawa M, Fukuda I, Miyata H, et al: Outcomes of Pulmonary Embolectomy for Acute Pulmonary Embolism. Circ J 82: 2184-2190, 2018.

14) van Es J, Douma RA, Kamphuisen PW, et al: Clot resolution after 3 weeks of anticoagulant treatment for pulmonary embolism: comparison of computed tomography and perfusion scintigraphy. J Thromb Haemost 11: 679-685, 2013.

15) Klok FA, Tijmensen JE, Haeck ML, et al: Persistent dyspnea complaints at long-term follow-up after an episode of acute pulmonary embolism: results of a questionnaire. Eur J Intern Med 19: 625-629, 2008.

16) Morris TA, Marsh JJ, Chiles PG, et al: Fibrin derived from patients with chronic thromboembolic pulmonary hypertension is resistant to lysis. Am J Respir Crit Care Med 173: 1270-1275, 2006.

17) Varma MR, Varga AJ, Knipp BS, et al: Neutropenia impairs venous thrombosis resolution in the rat. J Vasc Surg 38: 1090-1098, 2003.

18) Henke PK, Wakefield TW, Kadell AM, et al: Interleukin-8 administration enhances venous thrombosis resolution in a rat model. J Surg Res 99: 84-91, 2001.

19) Waltham M, Burnand KG, Collins M, et al: Vascular endothelial growth factor and basic fibroblast growth factor are found in resolving venous thrombi. J Vasc Surg 32: 988-996, 2000.

20) Yaoita N, Satoh K, Satoh T, et al: Thrombin-Activatable Fibrinolysis Inhibitor in Chronic Thromboembolic Pulmonary Hypertension. Arterioscler Thromb Vasc Biol 36: 1293, 2016.

21) vCoquoz N, Weilenmann D, Stolz D, et al: Multicentre observational screening survey for the detection of CTEPH following pulmonary embolism. Eur Respir J 51 pii: 1702505, 2018.

22) Pepke-Zaba J, Delcroix M, Lang I, et al: Chronic thromboembolic pulmonary hypertension (CTEPH): results from an international prospective registry. Circulation 124: 1973, 2011.

23) van Kan C, van der Plas MN, Reesink HJ, et al: Hemodynamic and ventilatory responses during exercise in chronic thromboembolic disease. J Thorac Cardiovasc Surg 152: 763-771, 2016.

24) Held M, Kolb P, Grün M, et al: Functional characterization of patients with chronic thromboembolic disease. Respiration 91: 503-509, 2016.

25) Taboada D, Pepke-Zaba J, Jenkins DP, et al: Outcome of pulmonary endarterectomy in symptomatic chronic thromboembolic disease. Eur Respir J 44: 1635-1645, 2014.

26) Tunariu N, Gibbs SJ, Win Z, et al: Ventilation–perfusion scintigraphy is more sensitive than multidetector CTPA in detecting chronic thromboembolic pulmonary disease as a treatable cause of pulmonary hypertension. J Nucl Med 48: 680-684, 2007.

27) He J, Fang W, Lv B, et al: Diagnosis of chronic thromboembolic pulmonary hypertension: comparison of ventilation/perfusion scanning and multidetector computed tomography pulmonary angiography with pulmonary angiography. Nucl Med Commun 33: 459-463, 2012.

28) van Kan C, van der Plas MN, Reesink HJ, et al: Hemodynamic and ventilatory responses during exercise in chronic thromboembolic disease. J 16) Thorac Cardiovasc Surg 152: 763-771, 2016.

29) Mayer E, Jenkins D, Lindner J, et al: Surgical management and outcome of patients with chronic thromboembolic pulmonary hypertension: results from an international prospective registry. Thorac Cardiovasc Surg 141: 702, 2011.

30) Ghofrani HA, D'Armini AM, Grimminger F, et al: Riociguat for the treatment of chronic thromboembolic pulmonary hypertension. N Engl J Med 369: 319, 2013.

31) Feinstein JA, Goldhaber SZ, Lock JE, et al: Balloon pulmonary angioplasty for treatment of chronic thromboembolic pulmonary hypertension. Circulation 103: 10, 2001.

32) Ogawa A, Satoh T, Fukuda T, et al: Balloon Pulmonary Angioplasty for Chronic Thromboembolic Pulmonary Hypertension: Results of a Multicenter Registry. Circ Cardiovasc Qual Outcomes 10 pii: e004029, 2017.

33) Wiedenroth CB, Olsson KM, Guth S, et al: Balloon pulmonary angioplasty for inoperable patients with chronic thromboembolic disease. Pulm Circ 8: 2045893217753122, 2018.

C. 表在静脈血栓

　表在静脈血栓症（superficial vein thrombosis：SVT）はさまざまな理由で発生し，比較的よくみられる疾患である。局所の良性疾患とされていたが，検査機器の発達とともにDVTや肺塞栓症の合併例が判明し，最近ではがん関連性血栓症（cancer-associated thrombosis：CAT）との関係も指摘されるようになってきた。本項ではSVTの診断と治療について述べる。

病因

　SVTの主な原因[1]は，打撲などの外傷，カテーテル留置や留置針の挿入，注入された薬剤など直接静脈を障害するもの以外にも，静脈瘤の併存，モンドール病，悪性腫瘍の併存（CAT），バージャー病[2]，ベーチェット病，肥満，妊娠，感染，喫煙，血液凝固異常などさまざまなものがある。原因の後者はモンドール病とバージャー病を除きDVTの危険因子でもある。また，広範囲なDVTによる血流停滞に起因する表在静脈の血栓性静脈炎も起こる。

症状

　臨床症状は主に，強い疼痛と発赤，熱感を伴う表在静脈に沿った硬結の触知である。周囲組織の腫脹や浮腫を認めることもある。また，血栓形成部位には炎症が合併しやすく，炎症を起こした静脈には血栓が発生しやすいため，SVTと表在の血栓性静脈炎の厳密な区別は困難である[3]。患肢の安静・挙上によって自然軽快するとされるが，特に下肢の症例では疼痛の改善に数カ月を要することがある。経過中に硬結部周辺の表皮剥離や色素沈着，皮膚の菲薄化を伴う例が多い（**図1**）。

　妊娠や血液凝固異常などが原因の場合には，易血栓性としてSVTをとらえるので，VTEが併存している可能性を考慮する[1]。健側肢にDVTを認めることもまれではない。

診断

　SVTでは触知困難なほどの激痛を伴うことがあるにもかかわらず，WBCやCRP，D-dimerの上昇を認めないことが多い。エコー検査による静脈壁の肥厚や血栓の描出

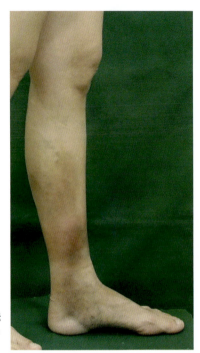

図1 左下腿内側の血栓性静脈炎
左下腿内側にある穿通枝由来の静脈瘤に血栓性静脈炎を発症した症例。強い疼痛と発赤，熱感を伴う表在静脈に沿った硬結を認める。周囲組織の浮腫を伴う。

が確定診断となり，炎症の波及で高頻度に周囲の皮下組織に多量の水分貯留を伴う。エコー検査ではDVTの除外診断を合わせて行う。逆に四肢の限局したSVTでD-dimerの上昇を認めた場合には，VTEや悪性腫瘍，自己免疫疾患などの検索を忘れてはならない。

　また，SVT例ではVTEの有病率が高いとされており，血栓素因の鑑別も有用である。第Ⅴ因子（欧米人で）やPAI-1，MTHFR多型の陽性が多いといわれ，プロトロンビン変異や抗リン脂質抗体，第Ⅷ因子の異常はSVTのリスクを上昇させない[4]。

● 治療

　SVT，血栓性静脈炎いずれも自然軽快が期待できるが，強い疼痛を伴う症例ではアスピリンやNSAIDs投与による鎮痛が有効である。

　比較的軽症の場合には歩行励行，温罨法，弾性包帯や弾性ストッキングを用いた圧迫療法が選択される。歴史的には，GSV本幹の血栓症のうち伏在大腿静脈接合部まで3cm以内に血栓が及ぶ場合には，VTEの合併を予防するためにGSVの高位結紮術が推奨されたこともあった[1]。

　限局した良性疾患とされたため，SVTの治療方法はいまだ議論の余地が残る。2004年にAmerican College of Chest Physiciansが示したガイドラインでは，DVTの危険因子を有する広範囲なSVT症例について未分画ヘパリンまたは低分子ヘパリンを4週

間投与するとされていたが，2012年のガイドラインでは，低分子ヘパリンまたはフォンダパリヌクスによる抗凝固療法が推奨されている[4]。また，近年では第Ｘａ因子阻害薬の経口投与を支持する結果も報告されるが，対費用効果や出血リスクなどの問題が残り，一致した見解は得られていない。

　臨床症状改善後のSVT症例について，定期的なエコー検査による経過観察は必須ではないが，経過中にSVTが進行した症例や再発例[4]，CAT症例[5]では抗凝固療法継続の必要性を画像評価にて検討すべきである。

（松原　忍）

◆ 文献

1) Benjamin J, Dawn M, Coleman: Superficial thrombophlebitis. Handbook of Venous and Lymphatic Disorders: Guidelines of the American Venous Forum, Fourth Edition, CRC Press, USA, 2017, p.343-348.

2) 岩井武尚, 佐藤彰治, 久米博子ほか: バージャー病患者の逍遥性静脈炎,表在静脈弁不全についての考察と新知見. 静脈学 22(1): 25-31, 2011.

3) 川﨑富夫: 血栓止血の臨床 研修医のためにⅡ DVTの病態と臨床-DVTの診断,治療について-. 血栓止血血誌 19(1): 18-

21, 2008.

4) Beyer-Westendorf J: Controversies in venous thromboembolism: to treat or not to treat superficial vein thrombosis. Hematology Am Soc Hematol Educ Program 2017(1): 223-230, 2017.

5) Lee AYY: When can we stop anticoagulation in patients with cancer-associated thrombosis? Hematology Am Soc Hematol Educ Program 2017(1): 128-135, 2017.

D. カテーテルによる
静脈血栓症

カテーテル関連血栓症(catheter related thrombosis：CRT)は，カテーテル挿入に伴う主要な合併症の1つである。形状として，カテーテルの周囲に刀の鞘のように付着するfibrin sheathとよばれるタイプ，カテーテル管腔を閉塞させるタイプ，そして血管壁とカテーテルの外側の間に埋めるようにできるタイプの3つがあるが(図1)[1]，fibrin sheathはCRTに含まないとする論文も多い。

CRT発症頻度は，カテーテルの種類や挿入部位，患者の基礎疾患によって異なり，また無症候性のCRTを含むか否かも関連する。中心静脈カテーテル(central venous catheter：CVC)における発症頻度は，無症候性を含むと29〜66％[2~5]と報告されており，症候性に限った場合は3〜18％[6~8]とされている。部位別では内頸静脈で30〜66％[4, 9, 10]，鎖骨下静脈で11〜40％[11~13]，大腿静脈で10〜34％[14~16]と報告されている。しかしながら，エコー検査による診断が多く，エコー検査では観察が可能な範囲が限られるため，実際はもっと頻度が多い可能性がある。さまざまなカテーテルでCRTは起こりえるが，特に近年使用機会が増加している末梢挿入式中心静脈カテーテル(peripherally inserted central catheter：PICC)では，CVCより血栓症のリスクは高いと指摘されている[17, 18]。

● CRTのリスク因子

CRTに関する患者側の因子としては，悪性腫瘍，化学療法，CRTの既往，CVC挿入の既往，重症患者，カテーテル関連血流感染症，ヘパリン起因性血小板減少症などの過凝固状態などがある。カテーテル側の因子としては，カテーテルの種類(PICC＞CVC＞CVCポート)，挿入部位(大腿もしくは内頸静脈＞鎖骨下静脈)，カテーテルサイズ(大きいほどリスクが高い)，カテーテルルーメン数(多いほどリスクが高い)，カテーテル先端の位置(近位＞遠位上大静脈)，カテーテル挿入期間(最初の10日以内＞それ以降)などが指摘されている[1, 2, 19]。

● CRTの症状と合併症

CRTは無症候性である場合が多いが，一部ではカテーテル刺入部周囲の発赤，腫脹，疼痛および圧痛を生じる。合併症として感染，肺塞栓，PTSなどがある。肺塞栓につい

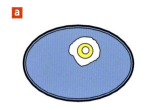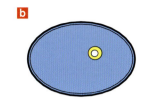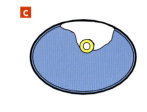

図1 カテーテル関連血栓症の形状による分類
a：Fibrin sheathとよばれるカテーテルを縁取るようにカテーテル周囲に付着するタイプ。
b：カテーテル管腔を閉塞させるタイプ。
c：カテーテルと血管壁の間を埋めるようにできるタイプ。

ては，特にカテーテル抜去時に急性発症した胸痛や呼吸困難を認めた場合，CRTに伴うPTEを疑う。

CRTにより肺塞栓を起こしても呼吸困難などの症状が出現しない場合があり，無症候性のPTEを含めると最大でCRTを有する患者の30％程度に肺塞栓が起きたとする報告があるが[20]，症候性のPTEについてはCRTの3～15％に合併したとされている[20,21]。

● CRTの検査

他の静脈血栓症と同様に，D-dimerの測定やエコー検査，静脈造影，CTなどを行う。エコー検査は最も簡便で，その感度と特異度は，いくつかの方法を組み合わせることで90％を超える[22,23]。ただし，CRTの多くは無症状であるために，全例を検査するというより，各症例のリスクを考慮して検査すべきである。

● CRTの治療

治療については定まっていない点が多いが，症候性CRTについては抗凝固療法を実施する。その方法は基本的に他の静脈血栓症に準じる。治療期間については十分な検討がされておらず，最短でも3カ月程度とされているが[24]，それより長期間必要な場合もある。カテーテルの抜去については，カテーテル抜去に伴うPTE発症のリスクもあり，カテーテルが機能していれば必ずしも必要ないとされる[24]。

● CRTの予防

CRTの高リスク群には予防的な抗凝固療法が勧められる[1,2,25]。しかしながら，出血のリスクなど，患者背景を十分に理解して投薬を検討することが必要である。

〈山下友子〉

VII 静脈血栓症に関連する疾患／2. 静脈血栓症

文献

1) Geerts W: Central venous catheter-related thrombosis. Hematology Am Soc Hematol Educ Program 1: 306-311, 2014.

2) Rooden CJ, Tesselaar ME, Osanto S, et al: Deep vein thrombosis associated with central venous catheters-a review. Journal of Thrombosis and Haemostasis 11: 2409-2419, 2005.

3) Frizzelli R, Tortelli O, Di Comite V, et al: Deep venous thrombosis of the neck and pulmonary embolism in patients with a central venous catheter admitted to cardiac rehabilitation after cardiac surgery: a prospective study of 815 patients. Internal and Emergency Medicine 3: 325-330, 2008.

4) Wu X, Studer W, Skarvan K, et al: High incidence of intravenous thrombi after short-term central venous catheterization of the internal jugular vein. J Clin Anesth 11: 482-485, 1999.

5) De Cicco M, Matovic M, Balestreri L, et al: Central venous thrombosis: an early and frequent complication in cancer patients bearing long-term silastic catheter. A prospective study. Thromb Res 86: 101-113, 1997.

6) Luciani A, Clement O, Halimi P, et al: Catheter-related upper extremity deep venous thrombosis in cancer patients: a prospective study based on Doppler US. Radiology 3: 655-660, 2001.

7) Lee AY, Levine MN, Butler G, et al: Incidence, risk factors, and outcomes of catheter-related thrombosis in adult patients with cancer.J Clin Oncol 9: 1404-1408, 2006.

8) Del Principe MI, Buccisano F, Maurillo L, et al: Infections increase the risk of central venous catheter-related thrombosis in adult acute myeloid leukemia. Thromb Res 132: 511-514, 2013.

9) van Rooden CJ, Rosendaal FR, Barge RM, et al: Central venous catheter related thrombosis in haematology patients and prediction of risk by screening with Doppler-ultrasound. Br J Haematol 3: 507-512, 2003.

10) Chastre J, Cornud F, Bouchama A, et al: Thrombosis as a complication of pulmonary-artery catheterization via the internal jugular vein: prospective evaluation by phlebography. N Engl J Med 5: 278-281, 1982.

11) Trottier SJ, Veremakis C, O'Brien J, et al: Femoral deep vein thrombosis associated with central venous catheterization: results from a prospective, randomized trial. Crit Care Med 1: 52-59, 1995.

12) Timsit JF, Farkas JC, Boyer JM, et al: Central vein catheter-related thrombosis in intensive care patients: incidence, risks factors, and relationship with catheter-related sepsis. Chest 114: 207-213, 1998.

13) Köksoy C, Kuzu A, Erden I, et al: The risk factors in central venous catheter-related thrombosis. Aust N Z J Surg 11: 796-798, 1995.

14) Merrer J, De Jonghe B, Golliot F, et al: Complications of femoral and subclavian venous catheterization in critically ill patients: a randomized controlled trial. French Catheter Study Group in Intensive Care. JAMA 6: 700-707, 2001.

15) Durbec O, Viviand X, Potie F, et al: A prospective evaluation of the use of femoral venous catheters in critically ill adults. Crit Care Med 12: 1986-1989, 1997.

16) Joynt GM, Kew J, Gomersall CD, et al: Deep venous thrombosis caused by femoral venous catheters in critically ill adult patients. Chest 1: 178-183, 2000.

17) Evans RS, Sharp JH, Linford LH, et al: Risk of symptomatic DVT associated with peripherally inserted central catheters. Chest 4: 803-810, 2010.

18) Chopra V, Anand S, Hickner A, et al: Risk of venous thromboembolism associated with peripherally inserted central catheters: a systematic review and meta-analysis. Lancet 9889: 311-325, 2013.

19) Leung A, Heal C, Perera M, et al: A systematic review of patient-related risk factors for catheter-related thrombosis. J Thromb Thrombolysis 3: 363-373, 2015.

20) Rosovsky RP, Kuter DJ: Catheter-related thrombosis in cancer patients: pathophysiology, diagnosis, and management. Hematol Oncol Clin North Am 1: 183-202, 2005.

21) Baskin JL, Pui CH, Reiss U, et al: Management of occlusion and thrombosis associated with long-term indwelling central venous catheters. Lancet 9684: 159-169, 2009.

22) Bonnet F, Loriferne JF, Texier JP, et al: Evaluation of Doppler examination for the diagnosis of catheter related deep vein thrombosis Intensive Care Med 15: 238-240, 1989.

23) Prandoni P, Polistena P, Bernardi E, et al: Upper-extremity deep vein thrombosis. Risk factors, diagnosis, and complications. Arch Intern Med 157: 57-62, 1997.

24) Kearon C, Akl EA, Comerota AJ, et al: Antithrombotic therapy for VTE disease: Antithrombotic Therapy and Prevention of Thrombosis, 9th ed: American College of Chest Physicians Evidence-Based Clinical Practice Guidelines. Chest 141 (2 Suppl): e419S-e496S, 2012.

25) Kirkpatrick A, Rathbun S, Whitsett T, et al: Prevention of central venous catheter-associated thrombosis: a meta-analysis. Am J Med 10: 901.e1-13, 2007.

E. Paget-Schroetter症候群

1875年にSir James Paget[1]が，"gouty phlebitis"として健常者上肢の急性腫脹を初めて報告し上肢血栓を原因と推測した。1884年にvon Schroetter[2]が腋窩静脈血栓の症例を報告し，1948年にHughes[3]が病態を明確にできない急性鎖骨下静脈血栓症をPaget-Schroetter症候群（PSS）と命名した。PSSは原発性上肢深部静脈血栓症（upper extremity deep vein thrombosis：UEDVT）の原因であり，上肢の労作に伴って発症するためeffort thrombosisともよばれる。胸郭出口の解剖学的異常に伴う鎖骨下静脈の血栓閉塞が原因であるため，静脈型胸郭出口症候群（venous thoracic outlet syndrome：vTOS）の血栓閉塞型とも称される。

● 病型および頻度

胸郭出口は斜角筋三角と肋鎖間隙により構成され，神経，動脈は主に斜角筋三角部の解剖学的異常により圧迫され，静脈の圧迫は肋鎖間隙の解剖学的異常に起因する。TOSは神経性（neurogenic TOS：nTOS），動脈性（arterial TOS：aTOS），静脈性（vTOS）に分類され，vTOSはさらに間欠性／体位性閉塞（McCleery症候群），血栓閉塞型（急性・慢性）に分類される（図1）[4]。間欠性／体位性は血栓閉塞をきたすと慢性血栓閉塞型へと移行する。血栓閉塞型を原発性と二次性に分ける分類もあり[5]，PSSはvTOSの血栓閉塞型（急性・慢性），原発性血栓閉塞型に分類される。TOSの内訳としてはnTOSが95％以上を占め，vTOSが3％，aTOSが1％である。

上肢深部静脈は前腕部では一対の尺骨静脈，橈骨静脈，骨間静脈より構成され上腕部で一対の上腕静脈となり腋窩で1本の腋窩静脈に移行し大円筋下縁より中枢は鎖骨下静脈となる。この上肢の深部静脈のいずれかに血栓が形成されるとUEDVTとよばれる。UEDVTは原発性と続発性に分類され，原発性は大部分がPSSに起因し，続発性は中心静脈カテーテル（中心静脈ライン・ペースメーカ）や血栓性素因，がんなどを原因とし，UEDVTのほとんどが続発性である。UEDVTは全DVTの5～10％に起こり，近年続発性が増加傾向にあるが，原発性は10万人に1～2人と非常に少ない。上肢の症状が残存する血栓後症候群は13％に認め，肺塞栓の合併率は下肢DVTに比べ低く5～8％で，死亡率は0.7％である[6]。

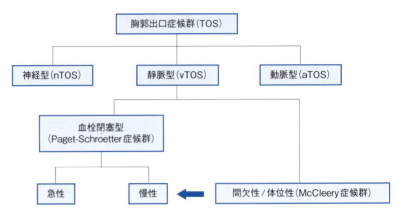

図1 胸郭出口症候群(TOS)とPSSの関係

● 症状

　症状は静脈閉塞の程度と相関し，通常は健常な若年者(30代前半が最多)の利き腕に疼痛，腫脹，重苦感を認める．側副血行路として拡張した表在静脈を肩や前胸部に認める場合をUrschel's signという．

● 診断

　まず，超音波検査(ultrasonography：US)を行う．熟練した検査技師が行った場合の鎖骨下静脈閉塞に関する感度・特異度はほぼ100%であり，無侵襲で肢位変化による評価が可能で有用である．次にCT，MRI検査を施行し閉塞の原因となる解剖学的異常や肺塞栓症合併の有無を検索する．CTの撮像は必ず静脈相で行う(図2)．最後に侵襲的検査である静脈造影を行い，静脈の閉塞部位，血栓の伸展状況，側副血行の状態，上肢挙上90°，180°，肩関節の過外転位，内転位などの上肢位による鎖骨下静脈血行の減少・閉塞と側副血行の増加などの血流変化を評価する(図3)．

● 治療

　症状が軽度の場合はヘパリン，ワルファリン，DOACによる抗凝固療法を，下肢DVTと同様に最低3カ月間行う．
　出血のリスクが低く症状が高度の場合は，CDTを含む血栓溶解療法や血栓除去術を行い，抗凝固療法に移行する．症状が残存し解剖学的異常が認められる場合は胸郭出口の減圧手術を行う．手術は前斜角筋切離，胸鎖靱帯，第一肋骨の切除を行い，必要に応じて静脈の剥離，形成術を追加する．鎖骨下静脈の全長にアクセスしやすい鎖骨下アプローチが選択される．減圧手術の施行時期に関しては一致した見解は得られていない．

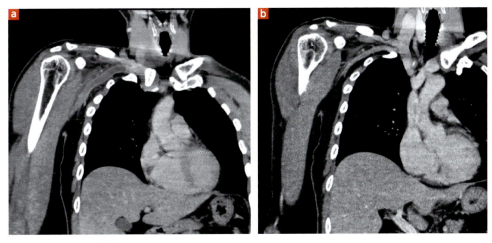

図2　PSSのCT画像
a：治療前。肋鎖間隙で鎖骨下静脈が血栓性閉塞している。
b：治療後。血栓溶解後鎖骨下静脈が開存している。

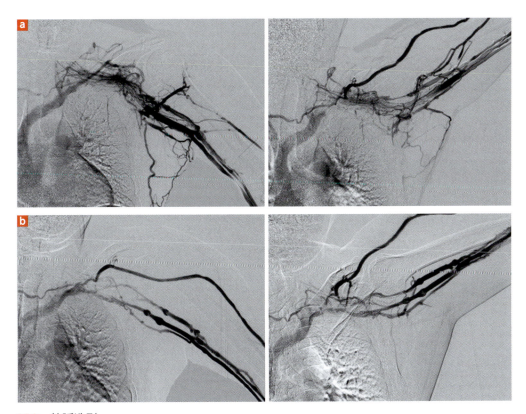

図3　静脈造影
a：治療前・右外転位。発達した側副血行を認める。
b：治療後・右外転位。鎖骨下静脈は開存し，側副血行は減少している。

静脈ステントは減圧手術を行わずに留置するとステント破損や再閉塞の原因となるため，単独治療は禁忌とされている。

（廣岡茂樹）

文献

1) Paget J: Clinical Lectures and Essays. London: Longmans Green, 1875.
2) von Schroetter L, Erk L: Erkrankungen der Gefasse, in Nothnagel Handbuch der Pathologie und Therapie. Wein: Holder, 1884.
3) Hughes ES: Venous obstruction in the upper extremity. Br J Surg 36: 155-163, 1948.
4) Ilig KA, Donahue D, Duncan A, et al: Reporting standards of the Society for Vascular Surgery for thoracic outlet syndrome. J Vasc Surg 64: e23-e35, 2016.
5) Ilig KA, Doyle AJ: A comprehensive review of Paget-Schroetter syndrome. J Vasc Surg 51: 1538-1547, 2010.
6) Owens CA, Bui JT, Knuttinen MG, et al: Pulmonary embolism from upper extremity deep vein thrombosis and the role op superior vena filters: a review of the literature. J Vasc Interv Radiol 21: 779-787, 2010.

Column④

トラネキサム酸は血栓症に禁忌か？

▶ トラネキサム酸とは

トラネキサム酸（TA）はリジンと類似した構造を有し（リジン誘導体），プラスミノゲンのリジン結合部位と結合して，フィブリンへの吸着を阻止することで抗線溶作用を発揮する。また，TAとプラスミノゲンの複合体は血中半減期が短いため連用することで血中プラスミノゲン活性が低下するが，このことも抗線溶作用機序となっている。

▶ 線溶活性化が原因の出血とTA

TAは止血作用と抗炎症作用があるが，最も効果を発揮するのは全身性の線溶活性化が原因の出血である。たとえば，線溶療法時の副作用としての出血，アミロイドーシスに線溶亢進病態を合併した場合の出血，線溶亢進型播種性血管内凝固症候群（DIC）時の致命的な出血（線溶亢進型DICではヘパリン類を併用）[1,2]，プラスミノゲンアクチベータ産生腫瘍，体外循環時の出血（線溶活性化病態となる），先天性α_2プラスミンインヒビター欠損症における出血などである。

▶ 線溶亢進型DICに対するTA投与の是非

まず，「究極の血栓症」ともいえるDICに対する抗線溶薬の投与は，原則禁忌であることを強調したい。DICにおける線溶活性化は，血栓を溶解しようとする生体の防御反応の側面もあり，これを抑制することは生体にとって不利益である[1,2]。実際，DICに対して抗線溶療法を行った場合に，全身性血栓症の発症に伴う死亡例の報告が複数みられる。

特に，敗血症などの重症感染症に合併したDICにおいては，プラスミノゲンアクチベータインヒビター（plasminogen activator inhibitor：PAI）が著増し線溶抑制状態にあるため，多発した微小血栓が残存しやすい病態である。このような病態に対して，抗線溶療法を行うことは理論的にも問題があり，絶対禁忌である。敗血症例に対して抗線溶療法を行ったという臨床報告はみられないが，筆者らの検討によると，敗血症DICと病態が近似したlipopolysaccharide誘発DICモデルに対してTAを投与すると，出血症状は軽快するが臓器障害は著しく悪化し死亡率も高くなった[2]。一方，重症の出血症状をきたした線溶亢進型DIC（大動脈瘤，解離性大動脈瘤，巨大血管腫，一部のがんなど）に対して，ヘパリン類の併用下にTAを投与すると，出血症状が劇的に改善することがあるのも事実である。ただし，線溶亢進型DICに対してTAが許されるのは，以下の条件がすべて満たされているときに限定される。(1)線溶亢進型DICの診断が間違いなく[1,2]重症出血のコントロールをできずに苦慮していること，(2)必ずヘパリン類との併用下であること，(3)専門家に日々コンサルトできる状態にあること（誤った治療法は血栓症の副作用のため致命傷になることがある），である。

なお，上記の条件を満たさない線溶亢進型DICに対しては，メシル酸ナファモスタットの投与が無難である。実際，きわめて重症でなければ，メシル酸ナファモスタットは有効である（高カリウム

血症の副作用には注意）。

▶外傷および分娩後出血に対するTA投与

外傷に伴う出血や分娩後出血に対してTAが有効という報告があるが[3~5]，TAによる治療開始が遅れると，治療効果が明らかに低下するため，速やかな治療開始が望まれる[6]。また，遷延した投与は血栓症を誘発する懸念がある。

▶冠動脈手術時のTA

冠動脈手術時にTAを使用すると，血栓症のリスクを増やすことなく手術に伴う出血量や輸血量を有意に減らすという報告がある[7]。特に高用量で脳梗塞に起因すると考えられるてんかん発作も増やすため，安易な使用は控えるべきであるが，今後の展開が期待される。

▶抗凝固療法中の出血とTA

抗凝固療法中に出血症状をきたしたためにTAが投与された紹介症例に時折遭遇するが，血栓症誘発のリスクを考慮すべきである。抗血栓療法中ということは血栓傾向にあるためなので，TAで血栓症を誘発する懸念がある。原則として，抗血栓療法の調整で対処すべきである。TAの添付文書でも注意が喚起されている。

ただし，抗凝固療法中の出血に対してTA使用によって血栓症を誘発することを明確に示した報告はなく，今後の検討課題である[8]。

（朝倉英策）

❖ 文献

1) 朝倉英策: 播種性血管内凝固症候群（DIC）—臨床に直結する血栓止血学 改訂2版（朝倉英策編），中外医学社，東京，2018，p.286-299.

2) 朝倉英策: 播種性血管内凝固症候群（DIC），しみじみわかる血栓止血vol.1 DIC・血液凝固検査編，中外医学社，東京，2018，p.48-141.

3) CRASH-2 Collaborators: Effects of tranexamic acid on death, vascular occlusive events, and blood transfusion in trauma patients with significant haemorrhage (CRASH-2): a randomised, placebo-controlled trial. Lancet 376(9734): 23-32, 2010.

4) WOMAN Trial Collaborators: Effect of early tranexamic acid administration on mortality, hysterectomy, and other morbidities in women with post-partum haemorrhage (WOMAN): an international, randomised, double-blind, placebo-controlled trial. Lancet 389(10084): 2105-2116, 2017.

5) CRASH-2 Collaborators: The importance of early treatment with tranexamic acid in bleeding trauma patients: an exploratory analysis of the CRASH-2 randomised controlled trial. Lancet 377(9771): 1096-1101, 2011.

6) Gayet-Ageron A, Prieto-Merino D, Ker K, et al: Effect of treatment delay on the effectiveness and safety of antifibrinolytics in acute severe haemorrhage: a meta-analysis of individual patient-level data from 40 138 bleeding patients. Lancet 391(10116): 125-132, 2018.

7) Myles PS, Smith JA, Forbes A, et al: Tranexamic Acid in Patients Undergoing Coronary-Artery Surgery. N Engl J Med 376: 136-148, 2017.

8) Boonyawat K, O'Brien SH, Bates SM: How I treat heavy menstrual bleeding associated with anticoagulants. Blood 130: 2603-2609, 2017.

Column⑤

遺伝性血栓性素因は静脈血栓塞栓症（VTE）リスクにどの程度注意したらよいのか？欠乏症の種類によってリスクは異なるのか？

　先天性アンチトロンビン（AT），PC，PS欠乏症などのいわゆる遺伝性血栓性素因を有する症例が，いつごろから血栓症を発症するのか，それは欠乏している凝固阻止因子の種類によって発症リスクが異なるのか，などについて質問されることがある。欧米では，VTEを発症した遺伝性血栓性素因患者の無症候血縁者を対象として，素因保持者と非保持者のVTE発症率を前向き，あるいは後ろ向きに調査した試験がいくつか報告されている。

　残念ながら，わが国ではそのような大規模な臨床研究は行われていない。血栓性素因は人種差があり，欧米で頻度の高い遺伝性血栓性素因であるFactor V Leiden変異（FV G1691A）やプロトロンビンG20210Aは，わが国では認められない。一方，わが国できわめて頻度の高いprotein SK196E変異は，欧米では認められないが，ATおよびPC欠乏症の発症頻度はほぼ同程度である。したがってATおよびPC欠乏症に関しては，おおよそ欧米の大規模臨床試験の結果から，わが国の状況を推測することが可能であり，一方，PS欠乏症に関してはやや異なる可能性がある。

▶ 後方視コホート試験

　小児期（18歳以下）におけるVTEを発症した遺伝性血栓性素因発端者206例の無症候性血縁者（1親等あるいは2親等）533例を対象とした観察研究[1]の報告によると，AT，PC，PS欠乏症の遺伝性血栓性素因を保持している血縁者のVTEリスクは，非保持者の約25倍と高いのに対して，欧米で頻度の高いFV Leiden変異やプロトロンビンG20210Aは約2倍程度と低かった。図1aに血栓性素因別のVTE event-free survivalを示すが，AT，PC，PS欠乏症の保持者は，10歳代後半〜20歳代よりVTEを発症し始め，60歳代までに8割近くが発症する。

　また，VTE既往のあるAT，PC，PS欠乏症発端者563例の無症状の血縁者1,720例（1親等あるいは2親等）を対象とした観察研究[2]では，血栓性素因を保持している血縁者全体のDVT発症リスクは非保持者の約5倍程度であり，特にAT欠乏症の素因保持者では12.8倍と高かった。DVT event-free survivalをみてもAT欠乏症の素因保持者は，PC，PS欠乏症の素因保持者に比べて，明らかに早期から血栓症を発症し始めることが示された（図1b）。

▶ 前方視コホート試験

　VTE既往のあるAT，PC，PS欠乏症発端者84例の382例の血縁者（15歳以上の1・2親等）を対象として前方視コホート試験[3]は，示唆に富む結果が得られている（表1）。AT，PC，PS欠乏症の素因保持者のVTE発症リスクは，非保持者に比べて7倍と明らかに高かった。特に誘因のないVTEのリスクは約22倍ときわめて高く，一方，リスクや誘因が明らかな VTEでは2〜3倍程度と非保持者と有意差を認めなかった。

429

Column⑤

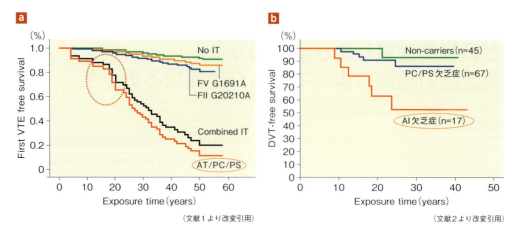

(文献1より改変引用)　　　　　　　　　　　(文献2より改変引用)

図1 VTE既往のある遺伝性血栓性素因発端者の血縁者の血栓性素因保持者と非保持者におけるVTE event-free survival curves

a：小児期(18歳以下)にVTEを発症した遺伝性血栓性素因発端者206例の無症候性血縁者(1親等あるいは2親等)533例を対象とした観察研究。
b：VTE既往のある遺伝性血栓性素因患者563例の無症候性血縁者1,720例(1親等あるいは2親等)を対象とした観察研究。

　素因別にみるとAT欠乏症の素因保持者のunprovoked VTE発症リスクは42.7倍とPS欠乏症やPC欠乏症に比べてきわめて高く，AT欠乏症は遺伝性血栓性素因のなかでも最もunprovoked VTE発症危険率が高いことが示された。この試験では，手術，外傷，不動，妊娠・産褥などの血栓症の危険因子が存在する場合は，予防的抗凝固療法の実施が推奨されており，素因保持者の22～91％が予防的抗凝固療法を受けていた。その結果，素因保持者のprovoked VTEが2～3倍程度にまで低下したと考えられる。VTEを発症した症例は全例，予防的抗凝固療法を施行していない症例であった。

▶まとめ

　血縁者にVTE既往歴を有する遺伝性血栓性素因保持者は，非保持者と比較すると7倍程度VTE発症リスクが高い。特に，AT欠乏症はきわめてリスクが高く，10歳代後半からVTEを発症し始めるため注意が必要である。また，血栓症を発症していない素因保持者が手術・外傷・妊娠・長期臥床などの状況になった場合は，予防的抗凝固療法がVTE予防に有効なので積極的に実施することを推奨したい。経口避妊薬の内服はできる限り避けたほうがよい。一方，現時点ではunprovoked VTEに対する予防的抗凝固療法の有効性は証明されていない。
　VTE発症は人種差があり，PS欠乏症が多いわが国では独自の調査が必要である。今後，わが国においても，AT，PC，PS欠乏症患者の無症候性血縁者に対するVTE発症率についての前方視的コホート研究が行われ，診療ガイドラインが整備されていくことを期待したい。

〈森下英理子〉

表1 VTE既往のある先天性AT, PC, PS欠乏症発端者の無症候性血縁者のVTE発症率 —前方視コホート試験

	総合観察期間(年)	初発VTE n	年間発症率 %(95%CI)	ハザード比 (95%CI)	P
総VTE	3,472	27	0.78(0.53-1.13)		
欠乏症の素因非保持者(n=233)	2,097	6	0.29(0.13-0.64)	1.0 reference	
欠乏症の素因保持者(n=149)	1,375	21	1.53(1.00-2.34)	7.0(2.7-18.0)	<0.001
PS欠乏症(n=50)	453	7	1.55(0.74-3.24)	9.6(3.0-30.8)	<0.001
PC欠乏症(n=53)	528	5	0.95(0.39-2.27)	4.1(1.2-13.9)	0.02
AT欠乏症(n=46)	394	9	2.29(1.19-4.39)	10.2(3.3-31.6)	<0.001
Unprovoked VTE	3,472	14	0.40(0.24-0.68)		
欠乏症の素因非保持者(n=233)	2,097	1	0.05(0.01-0.34)	1.0 reference	
欠乏症の素因保持者(n=149)	1,375	13	0.95(0.55-1.63)	22.3(2.9-172.7)	0.003
PS欠乏症(n=50)	453	5	1.10(0.46-2.65)	25.5(2.9-221.3)	0.003
PC欠乏症(n=53)	528	1	0.19(0.03-1.34)	4.4(0.3-71.7)	0.29
AT欠乏症(n=46)	394	7	1.78(0.85-3.73)	42.7(5.2-350.7)	<0.001
Provoked VTE	3,472	13	0.37(0.22-0.64)		
欠乏症の素因非保持者(n=233)	2,097	5	0.24(0.10-0.57)	1.0 reference	
欠乏症の素因保持者(n=149)	1,375	8	0.58(0.29-1.16)	2.8(0.9-8.6)	0.08
PS欠乏症(n=50)	453	2	0.44(0.11-1.77)	2.0(0.4-10.0)	0.40
PC欠乏症(n=53)	528	4	0.76(0.28-2.02)	3.6(0.9-13.8)	0.06
AT欠乏症(n=46)	394	2	0.51(0.13-2.03)	2.5(0.5-12.9)	0.28

VTE既往のあるAT, PC, PS欠乏症84例の382例の血縁者(15歳以上の1・2親等)を対象として，血栓性素因保持者と非保持者のVTE発症リスクを検討した。

(文献3より引用)

文献

1) Holzhauer S, Goldenberg NA, Junker R, et al: Inherited thrombophilia in children with venous thromboembolism and the familial risk of thromboembolism: an observational study. Blood 120: 1510-1515, 2012.

2) Rossi E, Ciminello A, Za T, et al: In families with inherited thrombophilia the risk of venous thromboembolism is dependent on the clinical phenotype of the proband.

Thromb Haemost 106: 646-654, 2011.

3) Mahmoodi BK, Brouwer J-LP, Ten Kate MK, et al: A prospective cohort study on the absolute risks of venous thromboembolism and predictive value of screening asymptomatic relatives of patients with hereditary deficiencies of protein S, protein C or antithrombin. J Thromb Haemost 8: 1193–1200, 2010.

女性ホルモン療法と血栓症

　女性ホルモン療法に使用する薬剤として，経口避妊薬（oral contraceptive：OC），低用量エストロゲン・プロゲスチン薬（low dose estrogen progestin：LEP）と，ホルモン補充療法（hormone replacing therapy：HRT）治療薬が挙げられる。現在，わが国で処方されているOC/LEPは，いずれもエストロゲン（E）とプロゲスチン（P）の合剤で，避妊を主目的とするOC，月経困難症などの治療を目的とするLEPに区別される。

　1960年代，OCのE含有量とVTE発症との関連が報告され，1970年FDAからOCのエチニルエストラジオール（EE）の含有量を50μg未満にすべきであるとの勧告が出された。そして現在，OC/LEPにはEE含有量が50μg未満の低用量や30μg未満の超低用量の薬剤が用いられている[1]。HRTは更年期障害などに対する薬物療法で，結合型エストロゲン（conjugated equine estrogen：CEE）の経口剤，17β-エストラジオール（estradiol：E2）の経口剤あるいは経皮剤がE剤として用いられる[2]。

　Eが血液凝固因子産生亢進や，抗凝固系に働くPS活性の抑制に作用するため，女性ホルモン剤を内服することで易血栓性になる[3]。HRTで使用されるE製剤は天然型のため，凝固系蛋白への影響が少なく，また1錠中のエストラジオールの生物活性が低いため，OCに比較して，VTEリスクは小さい[3]。経口CEEのVTEリスクはオッズ比2.5（1.9〜3.4）と上昇するが，初回肝通過効果がない経皮E2では1.2（0.9〜1.7）と有意なリスク上昇はない[4]。

　The society of Obstetricians and Gynecologists of Canada（SOGC）によると，生殖可能年齢女性のOC非使用者のVTE発症頻度は，OC使用で約2倍に増加することが示されている[5]。わが国では，独立行政法人医薬品医療機器総合機構（PMDA）のデータベースに基づき，2004年4月〜2013年12月に報告されたOC使用に関連した血栓症発症の実態調査を行ったところ，OC服用者10,000人の女性/1年あたりのVTEの発症頻度は1.11（1.00〜1.24）であった。そして，OC服用開始90日以内のVTEの発症が43.8％で最も高率であった[6]。一方，OCに含まれる黄体ホルモンの種類によるVTE発症率の違いについては，明確ではない。

▶女性ホルモン製剤服用患者のVTE対策

　2013年にOC服用者の血栓症による死亡例が報告され，厚生労働省は医療関係者などに注意喚起するように製薬会社に指示し，現在ではOC/LEPともに患者携帯カードが義務付けられている[7]。まず治療開始に際しては，VTEを疑う特徴的な症状（abdominal pain, chest pain, headaches, eye problems, severe calf or thigh pain：ACHES[8]）について説明し，自覚症状がある場合は，直ちに服用を中止し，躊躇せず医療機関を受診し，携帯カードを提示するように指導する。そして，OC服用開始90日以内のVTE発症が最も多いため，3カ月間は1カ月ごとの対面診察を行う[1]。HRTにおいても同様に対応することが望ましい。

OC/LEPの添付文書には，手術前4週以内，術後2週以内および長期間安静状態の患者に対する投与は禁忌と記載されている。一方でHRTに関しては，経口HRTでVTEリスクは増加するが，HRT中止により周術期VTEリスクが減少するというエビデンスはない[2]が，OCに準じた中止・再開を推奨する報告もある[9]。

　以上のことから，医療者は術前に女性ホルモン製剤内服の有無を慎重に問診することが望まれる。また，女性ホルモン製剤を内服しているが早期の手術が必要で延期できない場合には，女性ホルモンが周術期VTEリスクとなることを患者および家族に説明しておく。そして理学的予防を徹底し，症例によっては付加的リスクを加味して薬物的予防実施を検討することが必要だと考えられる。

（春田祥治）

◆ 文献

1) 日本産科婦人科学会編: OC・LEPガイドライン2015年度版，東京, 2015, p.1-105.
2) 日本産科婦人科学会編: ホルモン補充療法ガイドライン2017年度版，東京, 2017, p.1-162.
3) 安達知子: これだけは知っておきたい産婦人科とThrombophillia どう対処する？ ホルモン療法と血栓症. 日本産科婦人科学会雑誌54(9): N354-360, 2002.
4) Canonico M, Plu-Bureau G, Lowe GD, et al: Hormone replacement therapy and risk of venous hromboembolism in postmenopausal women systematic review and meta-analysis. BMJ 336(7655): 1227-1231, 2008.
5) Heinemann LA, Dinger JC: Range of published estimates of venous thromboembolism incidence in young women.

Contraception 75(5): 328-336, 2007.
6) Sugiura K, Kobayashi T, Ojima T: Thromboembolism as the adverse event of combined oral contraceptives in Japan. Thromb Res 136(6): 1110-1115, 2015.
7) 小林隆夫, 杉浦和子: 女性ホルモン剤と血栓症. 止血・血栓ハンドブック(鈴木重統, 後藤信哉編集), 西村書店, 東京, 2015, p.215-229.
8) Prescribing Contraceptives for women over 35 years of age. Am Fam Physician 68: 547-548, 2003.
9) Whitehead EM, Whitehead MI: The pill, HRT and postoperative thromboembolism: cause for concern? Anaesthesia 46(7): 521-522, 1991.

Column ⑦

静脈血栓症を誘発する医薬品（がん治療関連血栓症）

　静脈血栓症を誘発する医薬品にはさまざまな薬品が報告されているが，現在最も頻度が高く注目されている病態に，がん治療関連血栓症がある。ここでは，がん治療に用いられる抗がん剤に誘発される血栓症に関して概説する。

▶がんと血栓症

　がんと血栓形成には密接な関係があり，がんに合併する血栓症には特有の凝固異常が存在する。がんから産生される組織因子が起点となり凝固カスケードが賦活化され，がんの増殖・転移における炎症や低酸素状態により誘発産生される種々の物質と血小板，白血球，血管内皮細胞までを巻き込んだ複合的メカニズムが作動し，病的血栓が形成される[1]。そして最も頻度の高いVTEは，がん患者の8%以上に認め非がん患者に比して4〜7倍とその頻度は高く増加傾向にある[2]。その一方でがん診療中に経験する血栓症は，動脈血栓塞栓症（arterial thromboembolism：ATE）や門脈血栓症などの幅広い臨床像を示す。

▶がん関連血栓症（CAT）

　がんに合併する血栓症は，その病態の多様性からがん関連血栓症（cancer-associated thrombosis：CAT）として扱う[3]。CATは外来化学療法室における死因において，がんに次いで第2位であり約1割を占め，心血管系副作用のなかで最も重要な合併症の1つである[4]。さらに，近年の新しいがん治療薬の登場は血栓塞栓症のさらなる増加を呈している[5]。**表1**にCAT発症に関連する代表的な抗がん剤をVTEならびにATEに分けて示す[6〜13]。

1. 殺細胞性抗がん剤

　従来から投与されている抗がん剤において，プラチナ製剤とタキサン系薬剤が重要である。特にプラチナ製剤と血栓症の関連は多くの報告がなされている。シスプラチンベースの化学療法施行例のうち12〜18%にCATを合併しVTEが多くを占めるが，ATEの発症例も報告されている。発症機序として凝固促進因子の増加，血小板活性化，低マグネシウム血症，von Willebrand factor増加，直接の血管内皮細胞障害などが考えられている[14〜16]。

2. 分子標的薬

　分子標的薬の登場，特にベバシズマブを代表とする血管新生阻害薬は，その有効性から多くのがん症例に投与されている。その一方で，血管内皮細胞を標的とすることから高血圧症，血栓塞栓症，心不全，虚血性心疾患などの心毒性を示す。血栓症発症の機序として血管新生因子を直接阻害することで血管拡張因子の低下や血管平滑筋細胞の増殖，血小板凝集・血栓症，血管内皮への白血球吸着などが生じ，血管内皮障害が進むことで病的血栓が形成されると考えられている[17, 18]。

表1 血栓症を示す代表的な抗がん剤

		VTE	ATE
殺細胞性抗がん剤	代謝拮抗薬		
	5-フルオロウラシル		●
	ゲムシタビン		●
	微小管阻害薬		
	パクリタキセル	●	●
	プラチナ製剤		
	シスプラチン	●	●
	ビンカアルカロイド		
	ビンクリスチン		●
	抗腫瘍性抗生物質		
	ブレオマイシン		●
分子標的薬	モノクローナル抗体薬		
	ベバシズマブ	●	●
	リツキシマブ		●
	多標的チロシンキナーゼ阻害薬		
	ソラフェニブ	●	●
	スニチニブ	●	●
	アキシチニブ	●	●
	レンバチニブ	●	●
	ニロチニブ	●	●
	ポナチニブ	●	●
	mTOR阻害薬		
	エベロリムス	●	●
	プロテアソーム阻害薬		
	カルフォゾミブ	●	●
	ボルテゾミブ	●	●
	免疫調節薬		
	サリドマイド	●	●
	レナリドミド	●	●
免疫チェックポイント阻害薬	抗PD-1/抗PD-L1阻害薬	●	●

mTOR：mechanistic target of rapamycin
PD-1, PD-L1：programmed death-1 とそのリガンド

　さらに，多標的チロシンキナーゼ阻害薬(TKIs)は，血管新生因子を中心とした複数の血管新生に関わる受容体を標的とする抗がん剤であり，VTEのみならずATEを呈することが多い。なかでも慢性骨髄性白血病に投与されるBcr-Abl チロシンキナーゼ阻害薬(Bcr-Abl遺伝子によって作られる蛋

白を阻害する)であるニロチニブやポナチニブは，投与開始後数年でATEの発症が報告されている。特にBcr-Abl T315I変異症例に対し有効性を示すポナチニブはVTEが5％，ATEが19％と高頻度の発症を報告された[19〜21]。

　これら血管新生阻害作用を有する抗がん剤は，その有用性から長期間投与される例に加え，免疫機能に対する作用を有していることから免疫チェックポイント阻害薬と併用されることも多い。血栓も含めた心血管系副作用は投与開始後数年を経て出現することもあり，血管新生阻害薬を投与する症例に対する定期的なモニタリングが必要である。

3. 免疫調節薬

　多発性骨髄腫は3〜10％の症例でVTEを合併する。その原因として凝固促進性抗体の生成，フィブリン形成に関する影響，活性化PCに対する耐性，血管内皮損傷，炎症性サイトカインの関与などが指摘されている。骨痛などによる運動制限や長時間におよぶ臥床なども増悪因子となる。さらに，治療に用いられる免疫調節薬(サリドマイド，レナリドミド)はデキサメタゾン単独またはメルファラン/デキサメサゾン，さらにプロテアソーム阻害薬を併用することでVTE発症を10〜27％程度へ増加させる[22, 23]。

4. 免疫チェックポイント阻害薬

　免疫チェックポイント阻害薬の登場は，がん治療の概念を一変させた。CTLA 4 (cytotoxic T-lymphocyte-associated protein 4)やPD-1 / PD-L1 (programmed death-1とそのリガンド)の免疫チェックポイントを阻害する薬剤が登場し，良好な成績が示されている。その一方で，従来のがん治療とは内容も発症メカニズムも異なる自己免疫性有害事象が幅広い臓器において報告されている。循環器領域では心筋炎，心外膜炎，血管炎そしてCATが挙げられ，発症頻度は少ないものの急速に重篤化することも多く注意を要する[11, 24]。今後，血管新生阻害薬の併用など複合免疫療法が開始されることから，さらなる血栓症発症頻度が高まることが予想される。

▶ CATへの対応

　多発性骨髄腫症例では，CATの発症を予防するために，アスピリン，ワルファリン，未分画ヘパリンを予防的投与する。しかしながら，その他の疾患では出血リスクが高く予防的治療は困難なことが多い。Bcr-Ablチロシンキナーゼ阻害薬は高い頻度でVTEならびにATEを合併することから，血栓形成リスクが高い症例に対してアスピリンならびにスタチンの投与を考慮するが，血管新生阻害作用を有する薬剤は出血のリスクも高いことから予防的治療を躊躇せざるをえない症例も多い。したがって抗がん剤の投与が決まった時点で，投与前にKhoranaスコアなどを用いてCAT発症リスクに関する層別化を行い，症例ごとにモニタリングを強化し早期発見に努める。

　CATの診断には治療開始後，下肢浮腫，胸部症状，呼吸困難などの自覚症状が出現した場合，速やかに止血検査(D-dimer)や下肢エコー検査，心エコーそして造影CT検査を施行する。発症後は，日本循環器学会のガイドラインに従い，超急性期における重症例に対しPCPSなどの侵襲的治療や，中等症例は急性期にヘパリン類，ワルファリンまたは直接経口抗凝固薬を投与する。そして活動性のがんを有する場合には出血リスクを十分考慮したうえで，できるだけ長期間の抗血栓療法を考慮する[25]。

がん診療の現場では，常に新たな薬剤が開発され新しい機序の心血管系副作用が出現する。免疫療法に代表されるように，現時点では情報が乏しい薬剤も少なくないが，がん治療関連血栓症に対し積極的かつ適切に対応することで，がん治療の適正化を図ることが重要である。

（向井幹夫）

文献

1) Varki A: Trousseau's syndrome: multiple definitions and multiple mechanisms. Blood 110: 1723-1729, 2007.

2) Walker AJ, Card TR, West J, et al: Incidence of venous thromboembolism in patients with cancer -a cohort study using linked United Kingdom databases. Eur J Cancer 49: 1404-1413, 2013.

3) Bick RL: Cancer-associated thrombosis. N Engl J Med 349: 109-111, 2003.

4) Khorana AA: Venous thromboembolism and prognosis in cancer. Thromb Res 125: 490-493, 2010.

5) Mukai M, Oka T: Mechanism and management of cancer-associated thrombosis. J Cardiol 72: 89-93, 2018.

6) Herrmann J, Yang EH, Iliescu CA, et al: Vascular Toxicities of Cancer Therapies: The Old and the New--An Evolving Avenue. Circulation 133: 1272-1289, 2016.

7) Zamorano JL, Lancellotti P, Rodriguez Muñoz D, et al: 2016 ESC Position Paper on cancer treatments and cardiovascular toxicity developed under the auspices of the ESC Committee for Practice Guidelines: The Task Force for cancer treatments and cardiovascular toxicity of the European Society of Cardiology (ESC). Eur Heart J 37: 2768-2801, 2016.

8) Curigliano G, Cardinale D, Dent S, et al: Cardiotoxicity of anticancer treatments: Epidemiology, detection, and management. CA Cancer J Clin 66: 309-325, 2016.

9) Lenneman CG, Sawyer DB: Cardio-Oncology: An Update on Cardiotoxicity of Cancer-Related Treatment. Circ Res 118: 1008-1020, 2016.

10) Moslehi JJ: Cardiovascular Toxic Effects of Targeted Cancer Therapies. N Engl J Med 375: 1457-1467, 2016.

11) Chung R, Ghosh AK, Banerjee A: Cardiotoxicity: precision medicine with imprecise definitions. Open Heart 5: e000774, 2018.

12) Brahmer JR, Lacchetti C, Schneider BJ, et al: National Comprehensive Cancer Network. Management of Immune-Related Adverse Events in Patients Treated With Immune Checkpoint Inhibitor Therapy: American Society of Clinical Oncology Clinical Practice Guideline. J Clin Oncol 36: 1714-1768, 2018.

13) Ay C, Pabinger I, Cohen AT: Cancer-associated venous thromboembolism: Burden, mechanisms, and management. Thromb Haemost 117: 219-230, 2017.

14) Jafri M, Protheroe A: Cisplatin-associated thrombosis. Anticancer Drugs 19: 927-929, 2008.

15) Moore RA, et al: High incidence of thromboembolic events in patients treated with cisplatin-based chemotherapy: a large retrospective analysis. J Clin Oncol 29: 3644-3673, 2011.

16) Zahir MN, Shaikh Q, Shabbir-Moosajee M, et al: Incidence of Venous Thromboembolism in cancer patients treated with Cisplatin based chemotherapy —a cohort study. BMC Cancer 17: 57, 2017.(https://doi.org/10.1186/s12885-016-3032-4)

17) Cameron AC, Touyz RM, Lang NN: Vascular Complications of Cancer Chemotherapy. Can J Cardiol 32: 852-862, 2016.

18) Vaklavas C, Lenihan D, Kurzrock R, et al: Anti-vascular endothelial growth factor therapies and cardiovascular toxicity: what are the important clinical markers to target? Oncologist 15: 130-141, 2010.

19) Cortes JE, Kim DW, Pinilla-Ibarz J, et al: Ponatinib efficacy and safety in Philadelphia chromosome-positive leukemia: final 5-year results of the phase 2 PACE trial. Blood 132: 393-404, 2018.

20) Moslehi JJ, Cheng S: Cardio-oncology: it takes two to translate. Sci Transl Med 5: 187fs20, 2013.

21) Koutroukis A, Ntalianis A, Repasos E, et al: Cardio-oncology: a focus on cardiotoxicity. European Cardiology Review 13(1): 64-69, 2018.

22) Cavo M, Zamagni E, Tosi P, et al: First-line therapy with thalidomide and dexamethasone in preparation for autologous stem cell transplantation for multiple myeloma. Haematologica 89: 826-831, 2004.

23) 照井康仁: レナリドミドの副作用マネジメント. IMiDs基礎と臨床2015（明石浩一総監修），メディカルレビュー社, 東京, 2015, p.202-207.

24) Johnson DB, Balko JM, Compton ML, et al. Fulminant Myocarditis with Combination Immune Checkpoint Blockade. N Engl J Med 375: 1749-1755, 2016.

25) Khorana AA, Streiff MB, Farge D, et al: Venous Thromboembolism Prophylaxis and Treatment in Cancer: A Consensus Statement of Major Guidelines Panels and Call to Action. J Clin Oncol 27: 4919-4926, 2009.

各論

VIII

まれな静脈疾患

VIII まれな静脈疾患

1. ISSVA分類と静脈奇形

はじめに

　小児から成人まで幅広い世代に発生する，いわゆる「血管腫(hemangioma)」は，従来，良性皮膚・軟部腫瘍の一種と位置付けられてきた。そして，年齢や発生部位により患者が受診する診療科も，小児科・小児外科・皮膚科・形成外科・整形外科・血管外科・耳鼻咽喉科・眼科・脳神経外科・放射線科などさまざまである。しかし，これらの「血管腫」には生物学的特徴が異なるさまざまな病態が混在するだけでなく，診療科によって使われる病名や治療方針が異なるため，多くの患者を適切なマネージメントから遠ざけてきた。このような混乱の解消のため，International Society for the Study of Vascular Anomalies(ISSVA)では，病理病態や原因遺伝子に基づく疾患概念の整理や系統的な分類と病名の整理に取り組んできた。本項では，ISSVA分類の概要を紹介するとともに，特に静脈疾患の診療で遭遇しやすい静脈奇形について概説する。

ISSVA分類

　脈管異常(vascular anomaly)は，血管・リンパ管の異常の総称でさまざまな疾患を含んでいるが，ISSVA分類では，内皮細胞増殖性の有無によって，大きく脈管系腫瘍(vascular tumor)と脈管奇形(vascular malformation)に分けている[1, 2]。脈管系腫瘍は，「良性」，「局所浸潤・境界型」，「悪性」の3群に分類され，脈管奇形は「単純型」，「混合型」，「主幹型(チャネル型)」，「関連症候群」の4群に分類されている(表1)。「単純型」の脈管奇形は，主たる成分によって，毛細血管奇形(capillary malformation：CM)，リンパ管奇形(lymphatic malformation)，静脈奇形(venous malformation)，および動静脈奇形(arteriovenous malformation)，動静脈瘻(arteriovenous fistula)に分類されている。「混合型」は，複数の脈管成分が混在したもので，種々の組み合わせが列挙されている。「主幹型(チャネル型)」は，解剖学的名称を有するような血管やリンパ管の欠損，起始・走行異常，低形成・狭窄・拡張・瘤化・短絡，および胎生期血管遺残が含まれる。「関連症候群」には，Klippel-Trenaunay症候群をはじめとして，脈管奇形に脚長差や片側肥大など，軟部組織や骨格異常を合併する多数の症候群が含まれている。静脈奇形のほとんどは孤発性であるが，全身多発性や遺伝性を示すものに，家族性皮膚粘膜静脈奇形(familial VM cutaneo-mucosal)，青色ゴムまり様母斑症候群(blue rubber bleb nevus

表1　ISSVA分類の概略表

脈管系腫瘍	脈管奇形			
	単純型	混合型	主幹型（チャネル型）	関連症候群
良性 局所浸潤・境界型 悪性	毛細血管奇形（CM） リンパ管奇形（LM） 静脈奇形（VM） 動静脈奇形（AVM） 動静脈瘻（AVF）	CVM, CLM LVM, CLVM CAVM CLAVM その他	異常脈管 　リンパ管，静脈，動脈 異常の種類 　起始，走行，数，長さ， 　径（無形成，低形成， 　狭窄，拡張／瘤），弁， 　交通（AVF），遺残	Klippel-Trenaunay症候群 Parkes Weber症候群 Servelle-Martorell症候群 Sturge-Weber症候群 　　　　　　　　　　など

（文献1を筆者にて和訳改変）

syndrome），グロムス静脈奇形（glomuvenous malformation），脳海綿状奇形（cerebral cavernous malformation）などがある。以下，孤発性の静脈奇形を中心に述べる。

● 静脈奇形

1. 概念・原因

　静脈奇形は，静脈成分を主体とした低流速の血管形成異常であり，従来「海綿状血管腫（cavernous hemangioma）」，「筋肉内血管腫（intramuscular hemangioma）」，「静脈性血管腫（venous hemangioma）」などとよばれてきたものに相当する。静脈奇形の発症率の男女比は1：1〜2で，全身あらゆる部位に発生する。孤発性の静脈奇形や家族性皮膚粘膜静脈奇形の原因遺伝子として，染色体9p21 に存在する内皮細胞特異的受容体型チロシンキナーゼTIE2/TEK遺伝子が同定されている[3]。青色ゴムまり様母斑症候群においても，TIE2/TEK遺伝子の関与が示唆されているが未確定である[4]。血管壁の成熟や安定化には，TIE2およびそのリガンドであるangiopoietinが重要な機能を果たしており，TIE2/TEK遺伝子の異常は，血管平滑筋層の低形成による不規則に拡張した静脈腔への血液貯留をもたらすと考えられる。また，最近ではmTOR経路に関わるPIK3CA遺伝子の異常も指摘されている[5]。その他，グロームス静脈奇形では，glomulin遺伝子異常が同定されている[3]。

2. 臨床症状・身体所見

　静脈奇形は，全身あらゆる部位に生じる。皮膚や皮下の表在病変は，青味を呈する結節や網状の静脈怒張，あるいは皮下腫瘤として気付かれやすい。一方，筋肉や関節などの深部の病変は，疼痛を契機に画像検査による精査で診断されることが多い。疼痛，腫脹，色調変化，醜状変形，出血などの症状を呈し，成長とともに症状が進行する。思春期や妊娠・出産などホルモン変化により症状が悪化する傾向がある。

　病変の形態は，海綿状・多胞性嚢胞状・静脈瘤状などさまざまで，限局性，びまん性・浸潤性，多発性など大きさや分布もさまざまである。触診で，圧縮性を伴う柔軟な腫瘤，血栓や静脈石（石灰化した血栓：phleboliths）による硬結の触知，荷重位や息こらえでの

病変の増大などが診断の手がかりになる。

広範囲のびまん性病変では，運動機能障害，脚長差や変形性関節症，慢性疼痛，そして消費性血液凝固異常など多くの問題を生じる。

3. 画像診断

エコー検査が簡便かつ有用である。Bモードでは，蜂巣状から多嚢胞状の低エコー領域を示し，内部に音響反射を伴う高エコーの静脈石がしばしば観察される。プローブにより病変を圧迫すると虚脱し，圧迫を解除すると再び膨らむような圧縮性を有することが充実性腫瘍との鑑別に役立つ。カラーモードでは，病変内部の血流は乏しいが，プローブで圧迫すると貯留血液の動きにより血流シグナルを認めることが多く，診断の重要な手がかりとなる。近傍の動脈と吻合を有する場合は，静止状態でも病変の一部に拍動性血流シグナルを認めることがある。

病変の進展範囲や骨・関節などへの浸潤の評価には，MRIが有用である。T1強調像では等～低信号，T2強調像では高信号となり（**図1a**），造影T1強調像では，緩徐に広がる増強効果を示す。脂肪組織も高信号になるため，脂肪抑制T2強調像において病変が明瞭に描出されやすい（**図2a**）。

単純X線撮影は，静脈石の存在や隣接骨の骨膜反応，二次性変形性関節症などの評価に有用である（**図2b**）。CTも骨変化の評価に有用であるが，MRIと比べて軟部濃度分解能に劣り，放射線被ばくも問題となるため，その役割は限られる。硬化療法の際に行われる直接穿刺造影は，静脈奇形の血管腔や流出静脈を描出し，確定診断としての意義がある（**図1b**）。

4. 検査所見

病変静脈腔への血液貯留や凝固因子の消費により，しばしばD-dimerは高値を呈する。四肢・体幹部の広範囲の静脈奇形では，慢性的な凝固因子の消費によりD-dimerの高値に加え，フィブリノゲンや血小板数の低下，FDPの上昇など血液凝固異常を示すことがあり，localized intravascular coagulopathy（LIC）とよばれる。LICは，カポジ肉腫様血管内皮腫や房状血管腫などのまれな脈管系腫瘍における急激で高度な血小板減少を呈するKasabach-Merritt現象と区別が必要である。

5. 治療法

保存療法として，弾性包帯や弾性着衣（ストッキング，スリーブ）などによる圧迫療法が，血液貯留を減少させ，疼痛緩和，血栓・静脈石形成の予防，凝固異常の軽減に有効である。慢性凝固異常に対して，アスピリンや未分画ヘパリンやワルファリンが投与されることがある。疼痛や感染には，鎮痛薬・抗菌薬などによる対症療法が行われる。

侵襲的治療の主なものは手術と硬化療法である。境界明瞭な限局性病変は完全切除により治癒が期待できる。一方，大型・びまん性・浸潤性病変では完全切除は困難となり，術中止血困難や播種性血管内凝固症候群（DIC）が増悪する恐れがある。硬化療法は，

1. ISSVA分類と静脈奇形

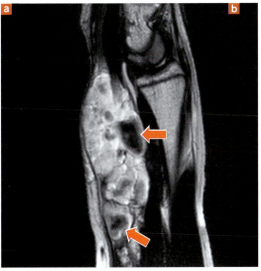
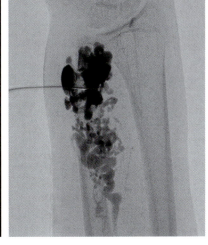

図1　10歳代・女性，右前腕静脈奇形
a：MRI T2強調像（矢状断）にて，右前腕屈側に分葉状腫瘤を認める。腫瘤内に低信号の血栓あるいは静脈石が散在する（→）。
b：硬化療法時の直接穿刺造影にて，病変静脈腔が描出される。

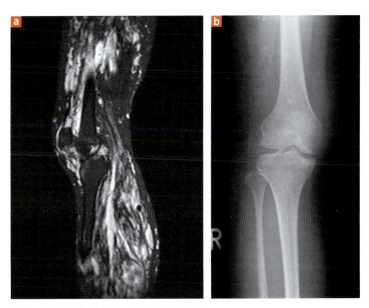

図2　20歳代・女性，右下肢静脈奇形
a：MRI脂肪抑制T2強調像（矢状断）にて，大腿・下腿の筋肉や膝関節内にびまん性に浸潤する病変を認める。
b：単純X線にて，軟部影内に静脈石を多数認める。膝関節には関節裂隙の狭小や骨硬化など変形性膝関節症の変化を認める。

エコーやX線透視下に病変を直接穿刺し，ポリドカノール[6]やエタノラミンオレイン酸[7]，無水エタノール[8]などの硬化剤を注入する。硬化療法は，しばしば反復が必要で病変の完全消失は得られにくいが，病変の縮小や疼痛・腫脹の軽減に有用である。合併症として，皮膚壊死，神経麻痺，ヘモグロビン尿，腎障害，肺塞栓症，薬剤アレルギーなどに注意を要する。特に頭頸部の静脈奇形では，切除前の硬化療法併用により出血量減少と顔面神経など重要神経の損傷回避に有用とされる[9]。他の治療法として，ダイオード・レーザー[10]，Nd:YAGレーザー[11]や経皮的凍結療法などの報告がみられる[12]。また，新規薬物療法としてmTOR阻害剤の有効性の報告もみられる[13]。

● おわりに

ISSVA分類の概略と，静脈奇形の概要を述べた。脈管異常には多数の疾患や関連症候群があるが，今後さらに分子生物学的な知見に基づき改訂されていくものと思われる。静脈奇形の部位や症状は多彩で難治例も多く，経験のある施設で集学的診療のもとで治療が行われることが望ましい。また，脈管奇形の実際の診療にあたっては，血管腫・血管奇形・リンパ管奇形診療ガイドラインも参考になると思われる[14]。

(大須賀慶悟・東原大樹・富山憲幸)

◆ 文献

1) ISSVA Classification of Vascular Anomalies 2018. International Society for the Study of Vascular Anomalies available at "issva.org/classification".

2) Wassef M, Blei F, Adams D, et al: Vascular anomalies classification: recommendations from the International Society for the Study of Vascular Anomalies. Pediatrics 136: e203-214, 2015.

3) Limaye N, Boon LM, Vikkula M. et al: From germline towards somatic mutations in the pathophysiology of vascular anomalies. Hum Mol Genet2 18(R1): R65-74, 2009.

4) Nobuhara Y, Onoda N, Fukai K, et al: TIE2 Gain-of-Function Mutation in a Patient with Pancreatic Lymphangioma Associated with Blue Rubber-Bleb Nevus Syndrome: Report of a Case. Surgery Today 36: 283-286, 2006.

5) Limaye N, Kangas J, Mendola A, et al: Somatic activating PIK3CA mutations cause venous malformation. Am J Hum Genet 97: 914-921, 2015.

6) Mimura H, Fujiwara H, Hiraki T, et al: Polidocanol sclerotherapy for painful malformations: evaluation of safety and efficacy in pain relief. Eur Radiol 19: 2474-2480, 2009.

7) Kaji N, Kurita M, Ozaki M, et al: Experience of sclerotherapy and embolosclerotherapy using ethanolamine oleate for vascular malformations of the head and neck. Scand J Plast Reconstr Surg Hand Surg 43: 126-136, 2009.

8) Goyal M, Causer PA, Armstrong D: Venous vascular malformations in pediatric patients: comparison of results of alcohol sclerotherapy with proposed MR imaging classification. Radiology 223: 639-644, 2002.

9) James CA, Braswell LE, Wright LB, et al: Preoperative sclerotherapy of facial venous malformations: impact on surgical parameters and long-term follow-up. J Vasc Interv Radiol 22: 953-960, 2011.

10) Lu X, Ye K, Shi H, et al: Percutaneous endovenous treatment of congenital extratruncular venous malformations with an ultrasound-guided and 810-nm diode laser. J Vasc Surg 54 :139-145, 2011.
Poetke M, Philipp CM, Urban P, et al: Interstitial laser treatment of venous malformations. Med Laser Appl 16:111-119, 2001.

11) Cornelis FH, Labrèze C, Pinsolle V, et al: Percutaneous image-guided cryoablation as second-line therapy of soft-tissue venous vascular malformations of extremities: a prospective study of safety and 6-month efficacy. Cardiovasc Intervent Radiol 40: 1358-1366, 2017.

12) Triana P, Dore M, Cerezo V, et al: Sirolimus in the treatment of vascular anomalies. Eur J Pediatr Surg 27: 86-90, 2017.

13) 難治性血管腫・血管奇形・リンパ管腫・リンパ管腫症および関連疾患についての調査研究班: 血管腫・血管奇形・リンパ管奇形診療ガイドライン 2017(第2版). (http://www.marianna-u.ac.jp/va/guidline.html, 2019年3月2日閲覧)

まれな静脈疾患

2. 動静脈奇形・動静脈瘻

● 概念・原因

　　動静脈奇形(arteriovenous malformation：AVM)は，病変内に動静脈短絡(シャント)を有する脈管形成異常である。短絡を形成する異常血管の集簇部分はナイダス(nidus)とよばれ，進行につれて流入動脈や流出静脈を含めて拡張・蛇行・瘤化などの変化が目立つようになる。流入動脈が流出静脈に直接短絡するものを，動静脈瘻(arteriovenous fistula：AVF)とよぶ場合もある。動静脈瘻は，外傷や手術後など後天性の要因でも発生する。

　　AVMは，先天異常と考えられるが，学童期や青年期以降の発症も少なくない。ほとんどは孤発性で発症率の男女比はほぼ同等である。脈管形成・成熟過程の異常と考えられているが，最近，孤発性AVMの責任遺伝子としてMAP2K1が同定されている[1]。また，AVMを合併する遺伝性疾患として，遺伝性出血性末梢血管拡張症(Osler-Rendu-Weber病)では，TGF-βシグナル伝達系のENG，ACVRL1，SMAD4，毛細血管奇形-動静脈奇形(CM-AVM)ではRASA-1遺伝子，PTEN過誤腫症候群では，PTENなどが責任遺伝子として同定されている[2, 3]。

● 症状・身体所見

　　AVMは，皮膚，軟部組織，骨をはじめ，脳脊髄や内臓など全身のあらゆる部位に生じる。限局性病変から広範性病変まで大きさはさまざまで，まれに多発する。病期分類であるSchöbinger分類によると，I期：皮膚紅潮・温感，II期：拍動性腫脹・膨隆，III期：疼痛・潰瘍・出血・感染，IV期：高拍出性心不全の合併，であり，病状は進行する[2, 3]。

　　理学的所見として，血管雑音の聴取やスリルの触知は特徴的である。思春期や青年期にかけて，あるいは外傷を契機に症状が顕在化することが多い。妊娠・出産も増悪因子になる。シャント血流の増加に伴い，徐々に患部はうっ血性皮膚炎や難治性潰瘍をきたし，出血を繰り返す場合がある。罹患部位に応じてさまざまな運動・機能障害や醜形による生活制限を伴う。

445

Ⅷ まれな静脈疾患

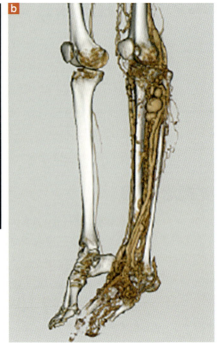

図1 10歳代・女性,左下腿AVM
a:造影CT(左下腿近位レベル)。拡張・瘤化した血管を多数認める。脛骨内への浸潤も認める(➡)。
b:3D-CTアンギオグラフィ。病変は,膝から足まで広範囲に及ぶ。

● 検査所見

巨大病変では,フィブリノゲンや血小板数の低下,D-dimer,FDPの上昇など凝固異常を示すことがある。高拍出性心不全例ではBNPの異常高値を認める[2]。

● 画像診断(図1,2)

AVMの診断にはエコー検査が簡便で有用である。Bモードでは,皮下や筋肉内に拡張蛇行した血管群を認めるが,骨や関節内の観察は難しい。カラーモードでは,ナイダス部分にモザイクパターンを認め,波形解析では,高流速で血管抵抗指数(resistance index:RI)が低下したシャント波形を示す。MRIでは,T1強調像やT2強調像で高流速の血管が無信号域(flow void)として描出され,骨や関節への浸潤も評価できる。CTアンギオグラフィは,病変の三次元的な広がりや骨との位置関係に有用である。カテーテルによる血管造影は,侵襲を伴うため診断目的で行うことは少ないが,治療前精査として,病変の血管構築や血行動態の詳細な評価に有用である[2]。

AVMの多くは,理学的所見と画像所見により診断が可能であるが,触診上,硬さがあり,画像所見で充実成分を有する病変は,多血性軟部腫瘍の可能性があるため生体組織診断が考慮される。

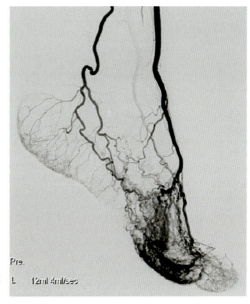

図2 50歳代・女性，右足底AVM
DSAにて，足背動脈および足底動脈から多数の細いfeederを認める。

● 治療法

1. 保存療法

　弾性着衣(ストッキング，スリーブ)や弾性包帯などによる圧迫療法は，血管拡張やシャント量増加を抑制する可能性がある。疼痛には，非ステロイド系抗炎症薬(NSAIDs)がしばしば使われるが，コントロール困難で，オピオイド系鎮痛薬を要することもある。

2. 侵襲的治療

　AVMに対する侵襲的治療は，主に血管内治療(塞栓術，硬化療法)と外科的切除である。血管内治療は，経カテーテル的あるいは経皮的直接穿刺によりナイダスの塞栓を行い，シャントの減少や消失を目指す[4]。ナイダスの血管構築に応じて，無水エタノール，接着剤，マイクロスフィア，金属コイルなどの塞栓物質を適宜選択する。ただし，金属コイルによる流入動脈の近位塞栓は，ナイダスへの側副血行路を発達させるだけでなく，その後のカテーテル治療も困難にするため避けるべきである。

　外科的治療は，限局性AVMでは根治性が高い。一方，深部組織に広く浸潤するようなびまん性AVMでは，広範切除となり植皮や皮弁再建が必要となる。病変切除に際して術前塞栓術の併用が有用である[5]。制御困難な出血，進行性壊死や心不全の救済手段として，余儀なく患肢切断術が必要な場合もある。流入動脈の近位結紮は，コイルによる近位塞栓同様，ナイダスへの側副血行路が発達するだけでなく，カテーテル治療での主要経路も失うため避けるべきである。血管内治療や外科治療が無効な重症・難治例では，mTOR阻害薬を含む血管新生阻害薬に関心がもたれているが，未確立である[6]。

VIII　まれな静脈疾患

● おわりに

　　AVMの部位や症状は多彩で，進行すると治療困難で再発しやすい傾向がある[7]。患者ごとに治療開始時期や治療選択肢は異なるため，経験のある施設での集学的な診療体制が望まれる。

（大須賀慶悟・東原大樹・富山憲幸）

◆ 文献

1) Couto JA, Huang AY, Konczyk DJ, et al: Somatic MAP2K1 mutations are associated with extracranial arteriovenous malformation. Am J Hum Genet 100: 546-554, 2017.

2) 難治性血管腫・血管奇形・リンパ管腫・リンパ管腫症および関連疾患についての調査研究班: 第3章総説 各論 脈管奇形症候群. 血管腫・血管奇形・リンパ管奇形診療ガイドライン 2017（第2版）, 2017, p.167-186.（http://www.marianna-u.ac.jp/va/guidline.html. 2019年3月2日閲覧）

3) Lee BB, Baumgartner I, Berlien HP, et al: Consensus Document of the International Union of Angiology (IUA) -2013. Current concept on the management of arterio-venous malformations. Int Angiol 32: 9-36, 2013.

4) Cho SK, Do YS, Shin SW, et al: Arteriovenous malformations of the body and extremities: analysis of

therapeutic outcomes and approaches according to a modified angiographic classification. J Endovasc Ther 13: 527-538, 2006.

5) Kohout MP, Hansen M, Pribaz JJ, et al: Arteriovenous malformations of the head and neck: natural history and management. Plast. Reconstr. Surg 102: 643-654, 1998.

6) Colletti G, Dalmonte P, Moneghini L, et al: Adjuvant role of anti-angiogenic drugs in the management of head and neck arteriovenous malformations. Med Hypotheses 85: 298-302, 2015.

7) Liu AS, Mulliken JB, Zurakowski D, et al: Extracranial arteriovenous malformations: natural progression and recurrence after treatment. Plast Reconstr Surg 125: 1185-1194, 2010.

VIII まれな静脈疾患

3. Klippel-Trenaunay 症候群

はじめに

　1900年に，フランスの神経科医Maurice Klippelと弟子のPaul Trenaunayにより初めて報告されたKlippel-Trenaunay症候群（KTS）[1]は，毛細血管形成異常（capillary malformation：CM），静脈形成異常（venous malformation：VM），リンパ形成異常（lymphatic malformation：LM）のうち，VMを含む2つ以上の形成異常を合併する（CVM, LVM, CLVM）とともに，軟部組織の肥大および骨の過伸長を伴う症候群である。

　KTSはISSVA（International Society for the Study of Vascular Anomalies）分類[2]では，低流速の混合性血管形成異常の代表的な疾患に分類されている。しかし，高流速の混合性血管形成異常に分類されているParkes Weber症候群とは病態がまったく異なることから，Klippel-Trenaunay-Weber症候群（KTWS）といった混乱を招く用語を用いるべきではない。

頻度

　KTSの発生頻度は，2.5/100,000との報告があるが[3]，わが国のデータは明らかでない。胚子期（3～8週）から胎児期（9～10週）に起こる染色体の突然変異により，血管形成異常は発生するといわれている。3q26.32染色体のPIK3CA遺伝子の体細胞変異が肢の過成長に関連するとされているが[4]，KTSに特異的なものではない。血縁内での遺伝の報告はきわめてまれである。

臨床的特徴

　CMである痣は出生時から一側下肢の皮膚にみられることが多いが，頭頸部，体幹，上肢にもみられる。その色調はさまざまであり，平坦なものが多いが，濾胞から血性あるいはリンパ血性液の漏出をみるものもある（図1）。VMのうち深部静脈の無形成あるいは低形成を伴うものでは，胎生期の遺残静脈や，拡張した表在静脈の走行異常がみられる（図2）。肢の腫大，だるさ，痛みは，多量の静脈血貯留によるが，静脈内血栓の形成に起因することもある。反復する膝関節内出血による慢性滑膜炎からの尖足は，まれでない（図1b）。患肢の軟部組織肥大および肢過伸長があっても，健側に比し患側の下

449

Ⅷ まれな静脈疾患

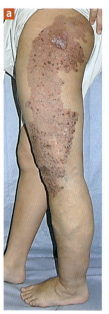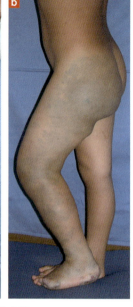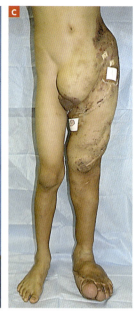

図1 KTSの下肢臨床像
a：15歳・女性，CVM。左下肢の痣，外側辺縁静脈拡張と下肢腫大あり。
b：4歳・男児，CVM。左臀部，下肢の痣，海綿状静脈形成異常を伴う下肢腫大と伸長，膝関節障害あり。PL：99,000/μL, D-dimer：87.3μg/mL, Fib：35.5mg/dL と慢性的なLICを呈する。
c：11歳・男児，CLVM。左腰部，臀部，下肢の痣，左下腹壁のリンパ血管腫，大腿部の血性リンパ漏，左下肢伸長による側弯症，左巨大足部・足趾あり。

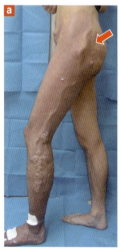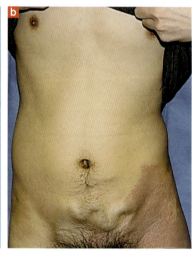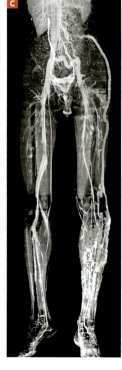

図2 25歳・男性，CVM
a：左下肢全体に痣，肥大・伸張，足部と下腿に潰瘍を認める。
b, c：左腸骨静脈低形成のため下腹部皮下を左から右へと横走する大腿-大腿静脈側副血行路発達と，大腿および膝窩静脈低形成のため外側辺縁静脈発達している。

肢骨が細いことが多い。LVM, CLVM 例では，年に1〜2回以上の高熱を伴う蜂窩織炎は珍しくないが，CVM 例でも熱発しうる。

診断

　詳細な問診と診察から診断は容易であるが，解剖学的，生理学的，血液生化学的検査により詳しい病態を明らかにできる。問診では，主訴，血縁内発症，検査歴，既往歴，妊娠歴，治療歴などを聴取する。診察では，痣の性状や部位，皮膚温，色素沈着，出血，リンパ漏，表在静脈走行異常，足趾の異常を確認後，肢各部の周径および脚長の測定を行う。血液検査には血液凝固線溶検査を必ず加え，発熱時にはCRPを測定する。容積脈波法（air or strain-gauge plethysmography）により，下肢静脈の血行動態を定量的に把握できるだけでなく，弾性ストッキング着用や手術といった治療前後の測定により，治療効果を確認できる。病変が広範囲に及ぶKTSには，全身の単純・造影CTを第一選択とするのがよい。放射線被ばくはあるが，肢腫大や過伸長の程度，側弯症，軟部組織や骨の変化，静脈結石の有無，腹腔内病変，表在・深部・筋肉内静脈系の異常，動静脈シャントの有無といった多くの情報が短時間で得られる。超音波エコー検査は無侵襲的であり，血栓症の有無や範囲，筋肉内の静脈異常，流速から動静脈シャントの有無などを明らかにできる。MRは海綿状VMの範囲，筋肉内VMや，膝関節の異常などの評価に役立つ。LMの診断には，リンパシチグラフィやICGリンパ管蛍光造影が行われている。

重篤な合併症

　生命に危険及ぼす重篤な合併症として，血栓症，出血および蜂窩織炎がある。広範囲のVMのあるCVMおよびCLVM患者では，血栓症に関連する2つの合併症に留意する必要がある。その1つは，異常に拡張した深部および表在静脈血栓症からの急性PTEと反復する微小塞栓による慢性肺動脈高血圧症である。他の1つは，局所性血管内凝固異常症候群（localized intravascular coagulopathy：LIC）[5]である。広範囲に海綿状VMがある患者では，多量の血栓形成に伴う凝固因子の大量消費によりD-dimer高値，フィブリノゲン低値が恒常的にみられるが，感染，手術，妊娠，出産時にはさらに血栓形成が亢進し，止血困難，創治癒遅延の原因となる（**図1b**）。VM内にみられる静脈結石（phleboliths）は，完全に溶解されなかった血栓の遺残である。LICは，幼児にみられる血管腫瘍に起因する血小板減少を主体とするKasabach-Merritt現象[6]とは病態を異にする。LVMおよびCLVM患者では，突然の高熱を伴う蜂窩織炎を繰り返すが，血栓形成傾向亢進により，LICからDIC（disseminated intravascular coagulopathy）へと移行することがある。整形外科的問題として，膝関節内に侵入するVM破綻による反復出血による慢性滑膜炎は，膝関節拘縮をきたし尖足をきたす。また左右下肢の脚長差は側弯症の原因となる。

Ⅷ　まれな静脈疾患

● 治療

　　CMの治療に多くのレーザー治療が試みられてきたが，標準的治療としてパルス色素レーザー（波長595nm）が推奨されている。乳児期の早い時期に治療を開始するのがよい。VMの治療の原則は，弾性着衣による圧迫療法である。深部静脈系の無形成または低形成を伴う患者では，拡張した外側辺縁静脈や下腹壁静脈に対し，安易な焼灼術や切除術は還流不全の増悪を招くので注意を要する（図2）。皮下および筋肉内に限局した海綿状VMには，ポリドカノールによる泡硬化療法が勧められる。VM患者のうち，DVTやPTEの既往のある患者，LICに起因するD-dimer高値が常にあり，痛みがある15歳以上の患者には，ワルファリンあるいはDOAC服用[7]の適応がある。手術時や妊娠中には，未分画ヘパリンまたは低分子ヘパリン投与を行う。整形外科，一般外科手術時には，これらの他にDOAC投与も可能である。幼小児に対しては，弾性着衣による圧迫が勧められる。LMに対する治療の原則は，弾性着衣の着用と体重の減少である。LM患者では，年に数回蜂窩織炎を発症することが多いが，septic shockに移行することもあり，早期の入院，抗生剤投与を開始しなければならない。蜂窩織炎の頻発や高度機能障害のある患者にはデバルキング手術が適応となる。CVMあるいはCLVMがあれば，年齢にかかわらず患者のすべてに昼間の弾性着衣の着用を指導する。脚長差が2cm未満であれば靴の中のインソールで補正できるが，2cm以上になると側弯症を生じるため整形外科的手術を要する。脚長差の是正のため，成長期の患側の骨端線閉鎖術，大腿骨や脛骨の短縮術あるいは健側の骨延長術（イリザロフ法）が適応となる。尖足には，アキレス腱延長術が適応となることもある。

（太田　敬）

◆ 文献

1) Klippel M, Trenaunay P: Du naevus variqueux osteohypertrophique. Arch Gen Med 185: 641-672,1900.

2) Wassef M, Blei F, Adams D, et al: Vascular Anomalies Classification: Recommendations from the International Society for the Study of Vascular Anomalies. Pediatrics 136: e203-214, 2015.

3) Lee A, Driscoll D, Gloviczki P: Evaluation and management of pain in patients with Klippel-Trenaunay Syndrome: a review. Pediatrics 115: 744-749, 2005.

4) Luks VL, Kamitaki N, Vivero MP, et al: Lymphatic and other vascular malformative/over-growth disorders are caused by somatic mutations in PIK3CA. Pediatrics 166: 1048-1054, 2015.

5) Mazoyer E, Enjolras O, Laurian C, et al: Coagulation abnormalities associated with extensive venous malformations of the limbs: differentiation from Kasabach-Merritt syndrome. Clin Lab Haematol 24: 243-251, 2002.

6) Kasabach HH, Merritt KK: Capillary hemangioma with extensive purpura: report of a case. Am J Dis Child 59: 1063-1070, 1940.

7) Vandenbriele C, Vanassche T, Peetermans M, et al: Rivaroxaban for the treatment of consumptive coagulopathy associated with a vascular malformation. J Thromb Thrombolysis 38: 121-123, 2014.

VIII まれな静脈疾患

4. 静脈性血管瘤（venous aneurysm）

概念・定義

　　静脈性血管瘤（venous aneurysm：VA）は，静脈に限局性拡張をきたすまれな疾患のため，大規模な疫学的検討の報告はなく治療実態についても明らかではない。VAは表在・深部を問わず全身の種々の静脈で発生し，静脈の延長，蛇行を伴わない限局性，孤立性の静脈拡張と定義される希少疾患である[1]（**図1**）。静脈高血圧を伴わず，臨床的にも逆流を伴い数珠状に拡張・蛇行する静脈瘤varicose veinとは異なる。サイズによる瘤の定義は明らかではなく，正常静脈径の2～3倍以上をVAと定義していることが多い[2]。わが国では「静脈脈瘤」と呼称されることもある。

疫学

　　発生頻度に関する報告は少なく，単一施設の22年間の後ろ向き検討で1.5%[3]，単一施設の4年間3,200例の静脈エコー検査施行例の検討で0.3%という報告[4]がある。VAの部位別に発生頻度を検討した報告は認められないが，わが国における過去の報告を検討すると，四肢VAは全体の約70%を占め，その2/3は下肢であった。

　　全体的にみれば50～70歳代に多い傾向を認めるが，頸静脈VAや鎖骨下静脈VAは若年者が多く，部位により好発年齢の差が認められ，発症要因の関与が示唆される。性差に関しても女性が多い傾向があるものの，見解は一致していない。形態学的には囊状型と紡錘状型に分類されるが，部位による傾向や特徴は明らかにはなっていない。

発生・病因

　　原因についてはいまだ不明な点も多い。先天性と後天性があり，前者には血管壁の脆弱性や奇形が関与し，後者には加齢に伴う静脈壁の構造的変化，外傷，感染，炎症などが関与しており，血流や圧の変化が病態を修飾する可能性が考えられている[1, 5~7]。病理組織学的には，血管内膜の肥厚が認められることが多く[5]，中膜を構成する平滑筋細胞数と弾性線維量の減少を基本とし静脈壁自体の菲薄化を認め，一般的には炎症所見が乏しい[8]とされる。

Ⅷ　まれな静脈疾患

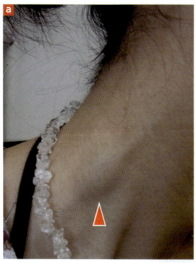
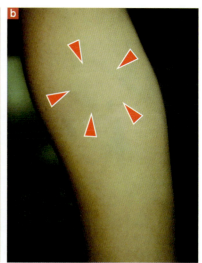
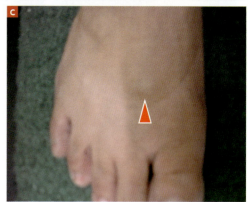

図1　VAの体表所見
a：右外頸静脈由来のVA。
b：左尺側皮静脈のVA。
c：右足背静脈のVA。

病態・症候

　　病態・症状はVAの部位，大きさ，血栓の有無などにより異なる。表在静脈のVAは皮下腫瘤，表在血栓性静脈炎の合併などを認めるが，症状は軽微であることが多い。表在静脈VAにVTEを合併することは，きわめてまれである[3]。一方，深部静脈VAは隣接臓器への圧迫症状，神経圧迫による疼痛など非特異的症状を呈することもあるが，VTEなどきわめて重篤な合併症を併発する可能性がある。特に膝窩静脈VAや大腿静脈VAではVTEの危険性が高い[2~4,7,9,10]が，VAの形態や大きさとVTEの発症に関連性を認めないとされる[5]。破裂はきわめてまれな合併症である[6]。

診断（図2）

　　静脈エコーが有用である。同検査はVAの流入・流出血管の描出，瘤の形態，血栓の有無などの診断が容易で，四肢，表在静脈のVAに対してはきわめて有用である。静脈造影検査は近年では施行されることが少なくなってきたが，血栓化して血流のない症

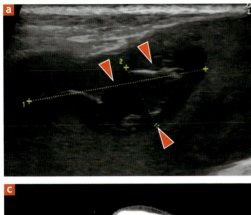
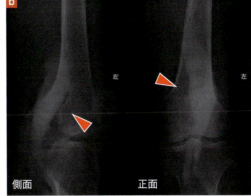
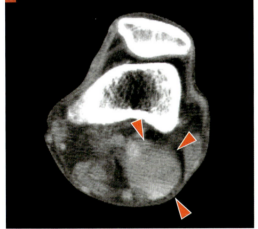
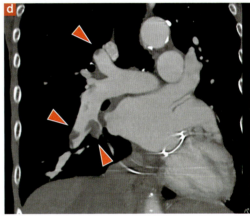

図2　左膝窩静脈VA
a：エコー検査所見。
b：静脈造影検査所見。
c：CT検査所見(膝窩部)。造影剤のうっ滞で鏡面像がみられる。
d：CT検査所見(胸部)。右PTE。

例で軟部組織腫瘤との鑑別や，エコー検査が困難な部位のVAに対しては有用な検査法となる。胸腔や腹腔内静脈のVAに対しては，CTやMRIが有用で[7]，最近ではPTE診断時に同時に撮影するCT静脈造影(3D含む)も頻用されている。

治療

VAの部位，大きさ，血栓の有無や症状の有無によって決定されるが，疼痛，腫脹，確定診断に至らない腫瘤の場合，共通して手術適応となる[3]。頭頸部静脈のVAはVTEの発症に関与が少ないため，経過観察で問題はないことが多く，美容上の理由や，VA拡大に伴う症状の増悪が手術適応となる。胸腔や縦隔のVAもVTEの発症に関与が少ないため，手術侵襲を考慮すると，定期的な画像診断を施行して経過観察することが望ましい。腹腔や腹部内臓のVAは，未治療のままであるとVTEの危険性が高く致命的に

Ⅷ　まれな静脈疾患

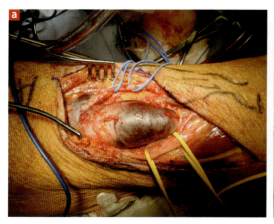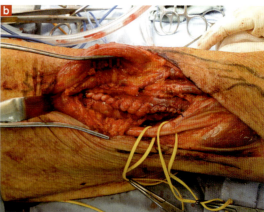

図3　術中所見
a：左膝窩静脈VA。
b：左膝窩静脈VA縫縮術後。

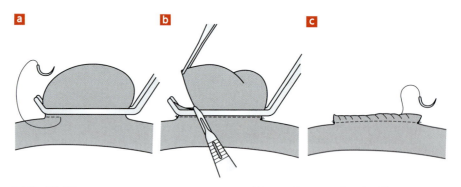

図4　術式シェーマ：aneurysmectomy and lateral venorrhaphy法

(文献10より引用)

なることがあり，破裂や消化管出血の合併も報告されているため[8]，外科治療が望ましいと考えられる。上肢のVAの多くは無症状で，VTEの発症に関与せず良好な経過をたどることが多いため，美容上の理由や有症状の場合に手術適応となる。下肢深部VAは抗凝固療法を施行しても，VTEの危険性が高いため外科的治療が勧められている[2]。現状では，すべてのVTEを認める有症候性の下肢深部静脈VAは，手術適応と考えるが，無症候性VAに関しては見解の一致をみない[9]。

　手術は病的な瘤壁の切除が原則である。瘤切除後の静脈血行再建の必要性はVAの部位に依存する。表在静脈VAは，血行再建の必要はないが，深部静脈VAに関しては，可及的に静脈血行再建を試みるべきである。

　術式は数々の方法が報告されてきたが，その選択はVAの解剖学的所見による[3]。表在静脈VAの場合，単純結紮や切除術で問題ないが，深部静脈VAの場合は，術式の選択は複雑である。VAの形態が囊状の場合，aneurysmectomy and lateral venorrhaphyが有効である（**図3, 4**）。また切除部分の自家静脈パッチや瘤縫縮術も施行される。し

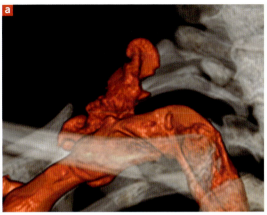 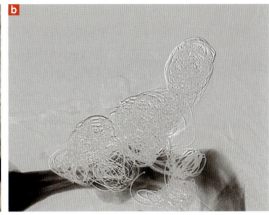

図5 右鎖骨下静脈VAに対する血管内治療
a：造影CT検査所見。鎖骨下静脈に囊状のVAを認める。
b：コイル塞栓術後の静脈造影所見。バルーンオクルージョンを併用し、コイル塞栓術を施行した。

かし紡錘状の場合は瘤切除の後、端々吻合もしくは自家静脈によるバイパス術、血行再建が不可であれば結紮術などが選択される[2,3,7)]。

IVC filterは深部静脈のVAに対して手術を行うときや同部位に血栓を認めている場合、PTE予防に有用である[11)]。また、抗凝固療法が施行し難い症例や、血行動態が不安定な重症PTEの症例には有効な手段となる[11)]。

血行再建術後の長期開存性については、術式にもよるが40～93％と報告されている[3)]。最も開存性がよいのはaneurysmectomy and lateral venorrhaphy法である[3)]。スパイラルグラフトやパネルグラフトのような複雑な方法で静脈再建を施行している場合、開存率は40～50％と不良である[12)]。

近年、血管外科領域では血管内治療が主流となってきているが、VA治療においてはその有用性は確立されていない。現時点では治療適応のあるVAに対しては手術治療が標準的治療と考えられているが[13)]、今後デバイスの開発や改良により、低侵襲かつ確実な治療成果が得られる可能性がある（図5）。

術後の抗凝固療法の併用は少なくとも3カ月以上が推奨されている[11)]が、継続期間については不明である。VTE発症や再発の可能性は、術式や術後経過によって一様ではないため、個々の症例に応じた対応が必要と考えられる。

● 遠隔期・予後

VAを表在静脈由来と深部静脈由来に分けて検討すると、表在静脈VAは臨床的に重篤な合併症を発症することなく、治療方法にかかわらず予後は良好と考えられる。しかし深部静脈VAは、症候の有無により病態や経過が違うことを認識すべきである。有症候性のVAは保存的治療ではVTEの再発があるため、外科的治療を施行することが望

ましいが，手術後のVTEの発症はきわめてまれと考えられていた。しかし術後再発例の報告もあり[7]，少なくともある一定の期間は抗凝固療法を併用して経過観察をすることが重要である。無症候性のVAの場合，手術治療の必要性に関しては一定の見解が得られていないため，VAの形態や大きさ，症候の有無について経過観察を行うことが必要である。部位別に検討すると，頭頸部，上肢，胸腔および縦隔のVAは無症候であることが多く，VTE発症の危険性が少ないと考えられ，経過観察が可能で予後は良好と考えられる。一方，腹腔内や下肢のVAはVTEを発症する危険性が高いため，外科的治療を施行することが望ましく，術後も慎重に経過観察を施行することが重要である。

(橋山直樹)

◆ 文献

1) Schatz IJ, Fine G: Venous Aneurysm. NEJM 266: 1310-1312, 1962.

2) Sessa C, Nicolini P, Perrin M, et al: Management of symptomatic and asymptomatic popliteal aneurysms : a retrospective analysis of 25 patients and review of the literature. J Vasc Surg 32: 902-912, 2000.

3) Gillespie DL, Villavicencio L, Gallagher C, et al: Presentation and management of venous aneurysms. J Vasc Surg 26: 845-852, 1997.

4) 鮫島讓二，孟 真，中村道明ほか: 静脈性血管瘤（venous aneurysm）症例の検討. 脈管学48: 519-524, 2009.

5) 植松正久，岡田昌義: Venous aneurysmの治療経験. 静脈学 8: 243-253, 1997.

6) Friedman SG, Krishnasastry KV, Doscher W, et al: Primary venous aneurysms. Surgery 108: 92-95, 1990.

7) Gabrielli R, Rosati MS, Siani A, et al: Management of symptomatic venous aneurysm.Scientific World Journalx Article ID 386478, 6pages, 2012.

8) Calligaro KD, Ahmad S, Dandora R, et al: Venous aneurysms:surgical indications and review of the literature. Surgery 117: 1-6, 1995.

9) Schoen N: Popliteal venous aneurysm as a rare finding: management and therapy presented in a case report.Int J Angiol 14: 37-39, 2005.

10) Aldridge SC, Comerota AJ, Katz ML, et al: report of two cases and review of the world literature.J Vasc Surg 18: 708-715, 1993.

11) Gabrielli R, Vitale S, Costanzo A, et al: Our experience of popliteal vein aneurysm.Int Cardiovasc Thorac Surg 11: 835-837, 2010.

12) Pappas PJ, Hascr PB, Teehan EP, et al: Outcome of complex venous reconstruction in patients with trauma.J Vasc Surg 25: 398-404, 1997.

13) Katherine AT, Maldonado TM, Adelman MA: A systemic review of venous aneurysms by anatomic location.J Vasc Surg 6: 408-413, 2018.

5. 上大静脈症候群

概要

　上大静脈症候群とは，上大静脈あるいは腕頭静脈の閉塞や狭窄によって生じる静脈血の環流障害により静脈圧の上昇をきたし，頭部，顔面，上肢，頸部および上半身のうっ血・浮腫をきたす症候群であり（図1, 2)[1]，1757年にWilliam Hunter[2]によって初めて報告された。さらに，呼吸苦や咳嗽発作，脳圧亢進症状である頭痛，めまい，耳鳴，意識障害などの神経症状を呈することもある[3, 4]。**静脈閉塞の原因の60%は悪性腫瘍が原因で，肺がん，悪性リンパ腫，胸腺がん，胚細胞腫瘍，悪性胸膜中皮腫，転移性腫瘍，それに伴う放射線治療などの悪性疾患関連**[5, 6]が過半数を占め，良性では胸腺腫，大動脈瘤，外傷，静脈血栓症，縦隔炎，縦隔線維症，サルコイドーシス，血管内異物（ペースメーカリード，中心静脈カテーテル，透析用カテーテルなどが起因となる血栓症など），透析用動静脈瘻などがある。上大静脈の閉塞が起こると数週間かけて側副血行路が形成される。側副血行路は，奇静脈，内胸静脈，外側胸静脈，傍脊柱および食道の静脈から発生し，上大静脈閉塞により急激に上昇した上半身の静脈圧は徐々に減圧される。上大静脈症候群の重症度は，閉塞の速度と部位が影響する。完全閉塞までの期間が短い場合，側副血行路の発達が不十分であるため症状が強くなる。また，閉塞部位が奇静脈合流部よりも遠位である場合，奇静脈系が拡張することにより症状が軽減される。

診断

　上大静脈症候群の多くは，胸部単純X線撮影で縦隔の開大や胸水などの異常陰影を認める[7]。最も有用な画像検査は造影CTであり，上大静脈の閉塞範囲の同定，側副血行路や静脈内血栓の有無の評価に加えて原因疾患の特定につながることも多い。ヨード系造影剤アレルギーの場合はMRIが有用である。側副血行路の存在は上大静脈症候群を示唆する所見で，特異度96%，感度92%との報告がある[8]。症状の持続期間は治療の転帰に影響しないという報告もあり，診断を確定させるために検査を行うことが予後を悪化させず，有益であると報告されており，診断が治療開始より優先されるといわれている[9]。しかし，中枢気道狭窄や，咽喉頭浮腫をきたしている症例，昏睡を起こすような脳浮腫を伴う場合は，早急な対応を講じなければ不可逆的な臓器障害や生命の危険に直結するとされ，血行再建術や原疾患治療を可及的速やかに行う必要がある。

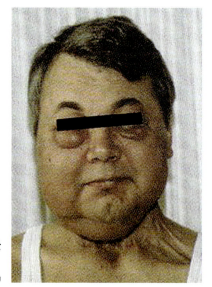

図1 頭頸部がんによる顔面浮腫を認める
(故平井正文氏：リンパ浮腫講義画像より引用)

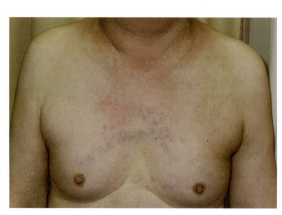

図2 前立腺がん，両側頸部・腋窩リンパ節転移をきたし，前胸部の毛細血管拡張を認める
(故平井正文氏：リンパ浮腫講義画像より引用)

なお，主たる原因が腫瘍である場合，「オンコロジック・エマージェンシー」とよばれる。

治療

治療目的は，症状の緩和と，原因疾患の治療である。まず保存的治療として夜間の上半身挙上，上肢挙上，血栓症であれば抗凝固療法，症状によっては一時的には利尿薬の適応となる。原因が治療可能なものであれば，原因除去を行うのが基本となる。上大静脈を血管外から圧迫する大動脈瘤ならば動脈瘤切除，外傷による縦隔血腫であれば血腫除去などがありうるが施行ができる頻度は多くはない。腫瘍が原因であれば，治療や予後ががん腫，病期で異なるため，これらの要素を考えたうえで治療選択をする必要がある[10]。腫瘍自体がリンパ腫，胸腺腫のようにステロイド反応性があり，腫瘍体積の減

少で症状軽減が期待できる場合はステロイド投与を考慮する。利尿薬も一般的によく用いられるが，どの程度症状を改善するかは不明である。107例の上大静脈症候群の検討でステロイド投与，利尿薬投与，両方の投与のいずれも症状の改善率は同程度との報告がある[11]。

上大静脈症候群の侵襲的治療はステント留置など血管内治療と外科的なバイパスとなるが，長期成績はいまだ不明なものの侵襲の大きさが異なることから血管内治療が優先するのが現状である。

1. 血管内治療・ステント留置術

大動脈瘤による血管外圧迫が原因である場合は，大動脈瘤自体への影響が危惧されるので慎重に検討すべきであるが，他の良性疾患や腫瘍による圧迫が原因だった場合には有効である。腫瘍では即効性で化学療法や放射線治療よりも優れ，ステント留置術の成功率は95〜100％とされ，90％以上の症例で症状が消失するといわれている[12, 13]。

ステント留置術は組織学的診断がつく前にも可能であるので，重篤な症状があり血行動態安定化を急ぐ症例においては有用である。特に，非小細胞肺がんや悪性胸膜中皮腫のように化学療法感受性が低い症例において速やかに症状緩和を行いたい場合や，化学療法や放射線療法の既治療例での症状再燃例などでは有用なこともある。しかし，ステント留置術は対症療法であり，長期の開存と予後の改善には化学療法や放射線治療との併用が必要である。

合併症としては感染，肺塞栓，ステントの移動，刺入部の血腫，出血，まれではあるが上大静脈の破裂があり，発生率は3〜7％と報告されている[14]。ステントの選択は，初期では大きな径がGIANTURCO Zステントしかなく多用されたが，現在は，強いradial forceが必要なときはPALMAZ®ステントなどのバルーンエクスパンダブルステント，病変長が長く柔軟性が必要な場合は各種セルフエクスパンダブルステントが使用されている[15]。

2. 外科的治療

効果的で比較的合併症も少なく長期成績も良好とされているが，侵襲の大きいバイパス術，外科的血管形成術の選択はステント留置など血管内治療が使用できない，あるいは不成功のときに推奨される。バイパス材料としてはGSVのスパイラルグラフト，大腿静脈，ePTFEが使用される[15]。

本疾患の原因が腫瘍による血管外からの圧迫が原因の場合の治療につき，以下に追加概説する。

3. 化学療法

小細胞肺がん，非Hodgkinリンパ腫，胚細胞腫など，化学療法の感受性の高い腫瘍が原因疾患である場合は化学療法で速やかに腫瘍が縮小することが期待できる。症状の改善は通常1〜2週間でみられる[11]。

> **症例1** 小細胞肺がんで上大静脈症候群を呈した症例

右頸静脈怒張，顔面浮腫を認めた。図3は胸部X線像で縦隔の開大を認めた。図4は胸部造影CTにて縦隔リンパ節の著明な増大を認めた。図5はカルボプラチン，エトポシド併用療法4コース後の造影CT像では明らかな縦隔リンパ節の縮小を認め，右経静脈怒張，顔面浮腫も改善した。

4. 放射線療法

上大静脈症候群をきたす悪性腫瘍の多くは放射線感受性があり，放射線治療では症状改善は比較的早期から認められたと報告されている[12, 13]。緊急で放射線療法を施行した後に，42％の症例で生検を行ったにもかかわらず組織学的診断がつかなかったと

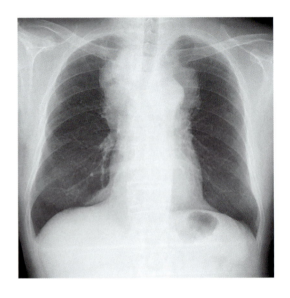

図3　化学療法前の胸部X線像
縦隔の開大を認める。

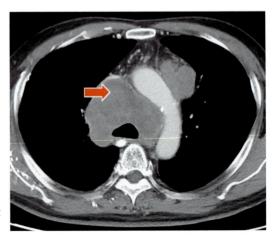

図4　化学療法前の胸部造影CT像
縦隔リンパ節の著明な増大と著明な上大静脈の圧迫閉塞を認める。

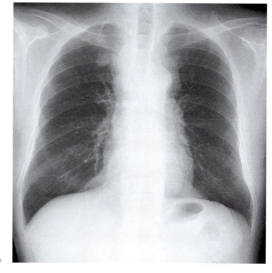

図5 化学療法後の胸部X線像
明らかな縦隔リンパ節の縮小を認める。

の報告[14]があり，組織学的検索に先行する放射線療法は緊急な病態以外は避けるべきであると考えられる。

（小栗知世）

文献

1) 故平井正文氏：リンパ浮腫講議画像
2) Hunter W: The history of aneurysm of the aorta with some remarks on aneurysms in general. Med. Obser. Inq. (London) 1: 323, 1757.
3) Markman M: Diagnosis and management of superior vena cava syndrome. Cleve Clin J Med 66: 59-61, 1999.
4) SoLoff LA: Syndrome of superior vena caval obstruction. Am Heart J 18: 318-328, 1938.
5) Yellin A, Rosen A, Reichert N, et al: Superior vena cava syndrome. The myth-the facts. Am Rev Respir Dis 141: 1114-1118, 1990.
6) Rice TW, Rodriguez RM, Light RW: The superior vena cava syndrome: clinical characteristics and evolving etiology. Medicine. (Baltimore) 85: 37-42, 2006.
7) Parish JM, Marschke RF Jr, Dines DE, et al: Etiologic considerations in superior vena cava syndrome. Mayo Clin Proc 56: 407-413, 1981.
8) Eren S, Karaman A, Okur A: The superior vena cava syndrome caused by malignant disease. Imaging with multi detector row CT. Eur J Radiol 59: 93-103, 2006.
9) Kvale PA, Selecky PA, Prakash UB: American college of chest physicians. Palliative care in lung cancer: ACCP evidence-based clinical practice guidelines (2nd edition). Chest 132: 368S-403S, 2007.
10) Yu JB, Wilson LD, Detterbeck FC: Superior vena cava syndrome —a proposed classification system and algorithm for management. J Thorac Oncol 3: 811-814, 2008.
11) Schraufnagel DE, Hill R. Leech JA, et al: Superior vena caval obstruction. Is it a medical emergency? Am J Med 70: 1168-1174, 1981.
12) Uberoi R: Quality assurance guidelines for superior vena cava stenting in malignant disease. Cardiovasc Intervent Radiol 29: 319-322, 2006.
13) Nagata T, Makutani S, Uchida H, et al: Follow-up results of 71 patients undergoing metallic stent placement for the treatment of a malignant obstruction of the superior vena cava. Cardiovasc Intervent Radiol 30 :959-967, 2007.
14) Wilson LD, Detterbeck FC, Yahalom J: Clinical practice. Superior vena cava syndrome with malignant causes. N Engl J Med 356: 1862-1869, 2007.
15) Surgical and endovascular treatment of superior vena cava syndrome :Gloviczki P ed. Handbook of Venous and Lymphatic Disorders: Guidelines of the American Venous Forum, Fourth Edition (English Edition) 4th Edition Guideline of the American Venous Forum, CRC Press, Boca Raton, 2017, p.611-624.

6. Budd-Chiari症候群

まれな静脈疾患

はじめに

Budd-Chiari症候群(BCS)は，肝静脈(HV)流出路の部分的または完全閉塞による血流障害によって引き起こされる，肝うっ血から門脈圧亢進症に至るまれな症候群である。閉塞部位は肝静脈流出部から肝部下大静脈(IVC)，右房まであらゆるレベルで起こりうる。肝うっ血の結果としてうっ血性肝障害から肝線維症，肝硬変から肝不全へと進行する。右心不全や収縮性心膜炎は除外される。わが国を含めたアジアにおいては，IVCまたはIVCとHV両方閉塞している病態が多く，欧米諸国においてはHVのみ閉塞している病態が多い[1,2]。

筆者らは，これまで71例のBCSに対して独自に開発した手術術式を用いて治療を行い，その良好な成績を報告してきた[3~5]。

原因

原発性BCSの原因は不明であるが，骨髄増殖性疾患(40~60%)，抗リン脂質抗体症候群(4~25%)，第V因子ライデン変異(6~32%)，PC欠損症(10~30%)，PS欠損症(7~20%)，最近の抗避妊薬使用(6~60%)，ベーチェット病(2.8~7.5%)の関与が報告されている[2]。続発性BCSの原因としては，肝腫瘍やIVC腫瘍，心臓内腫瘍(粘液腫など)，肺胞包中症などがある[6~8]。

わが国における157症例を対象とした疫学調査では，89.8%が原因不明，PC欠損が3.2%，PS欠損が3.2%であった[9]。自験例では，Behçet 3例(4.2%)，PC欠損症6例(8.4%)，PS欠損症5例(7%)，抗リン脂質抗体症候群1例(1.4%)であった。

疫学

発生頻度は1/100,000[10]で，わが国では2004年の年間受療患者数(有病者数)の推定値は190~360人であった(2005年全国疫学調査)。男女比は約1：0.7とやや男性に多い。確定診断時の年齢は，20~30歳代にピークを認め，平均は約42歳である[6]。

6. Budd-Chiari症候群

● 臨床所見

　胃食道静脈瘤，異所性静脈瘤，門脈圧亢進症性胃腸症，腹水，肝性脳症，出血傾向，脾腫，貧血，肝機能障害，下腿浮腫，下肢静脈瘤，胸腹壁の上行性皮下静脈怒張（caput medusae）などの症候を示す[6]。臨床症状に関しては，わが国を含めたアジアでよくみられるようなIVC閉塞の場合，症状が軽い症例が多く診断まで長期間要する症例が多いことが特徴的である。自験例における病悩期間は平均6.8年，中央値3.0年（0.2～41年）であった。

● 検査所見

1. 血液検査所見

　肝硬変による汎血球減少（少なくとも1つ以上の血球成分の減少）を示す。肝機能障害は重症度によって変化するが，一般的にALT（GOT）優位の肝酵素上昇，血清総ビリルビン値，ALP，γ-GTPなどの上昇を認める。さらに血清アルブミン値の低下やCHEの低下を認める。

2. 画像所見

● エコー，CT，MRI

　肝臓はうっ血性の腫大を認め，特に尾状葉の腫大が著しい。肝表面は不整で辺縁は鈍化し肝硬変パターンを有する。ただし，線維化の高度進行例や肝硬変例では肝萎縮を認める。造影検査では肝実質の不均一化がみられる。肝静脈主幹部の閉塞，下大静脈の閉塞を認める。閉塞の形態は膜様閉塞から広範囲閉塞までさまざまである。肝内静脈間シャント，肝静脈-門脈シャントを認める。肝臓外の所見として脾臓の腫大を認める。さらに，さまざまな部位での側副血行路の発達を認める。エコードプラ検査にて下大静脈または肝静脈主幹部での逆流，乱流または静脈波形の平坦化を認める。閉塞した肝静脈がエコー輝度の高い索状物として認める。肝静脈が完全閉塞した場合，造影CTでは肝静脈を描出できないが，MRIは造影剤を用いずに肝静脈を描出できる場合がある（図1）[11]。

　長期のBCS症例では肝内に多発性のfocal nodular hyperplasia（FNH）またはFNH like lesionを認めることがある（図2a）。肝内門脈枝の閉塞により周囲の動脈血流が増えるためと考えられている[2, 12]。これらの結節は肝細胞がんとの鑑別が重要である。筆者らは生検やPET検査（図2b）を行っている。また，BCSでは肝硬変でなくても肝細胞がんを発症することがあり，定期的な画像検査や腫瘍マーカー測定（α-FP）が重要である。筆者らの71例のうち，15例（21％）が肝がんを発症し，10例が肝硬変で5例は肝線維症であった。

● カテーテル検査（血管造影，圧測定）

　肝部下大静脈，肝静脈の狭窄，閉塞所見を認める。下大静脈閉塞例では右房，下大静

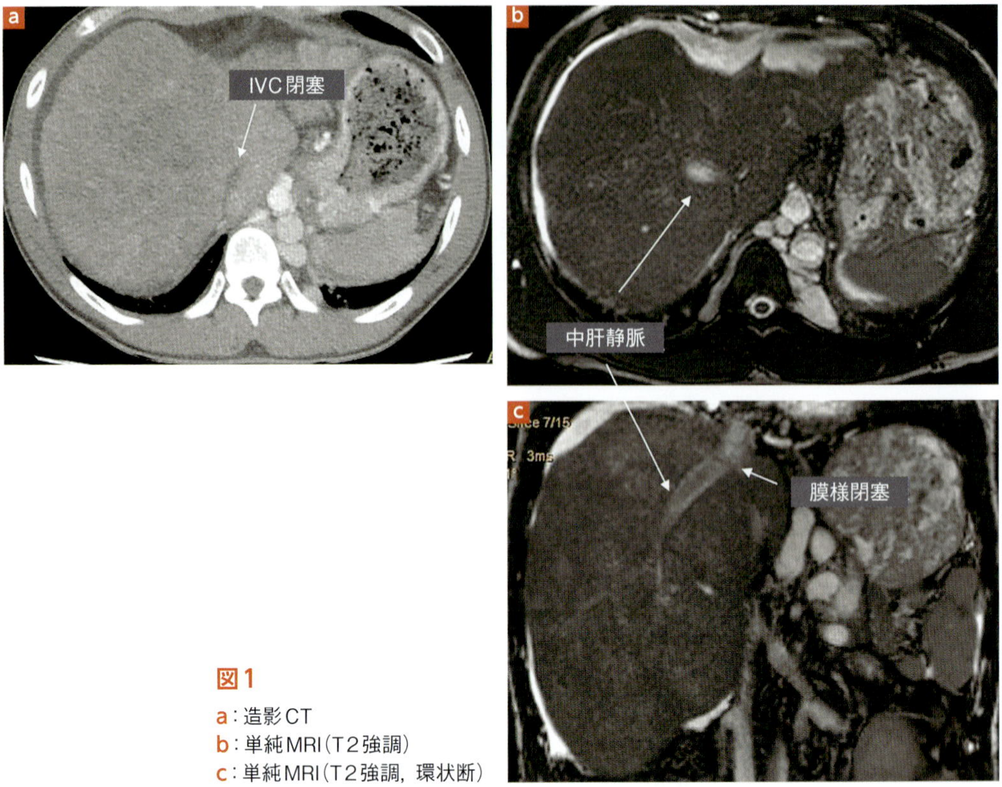

図1
a：造影CT
b：単純MRI（T2強調）
c：単純MRI（T2強調，環状断）

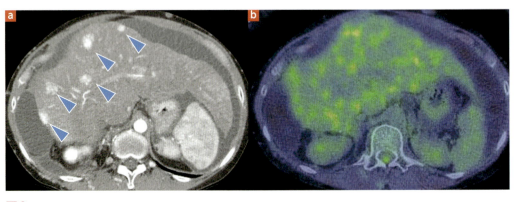

図2
a：全肝静脈閉塞のBudd-Chiari症候群患者の造影CT。多発性のfocal nodular hyperplasia（FNH）を認める（▶）。
b：同患者のPET検査ではFNHに有意な集積は認めない。

脈を同時造影し閉塞の形態，長さを確認する（図3）。下大静脈末梢から造影することで上行腰静脈，奇静脈，半奇静脈，横隔膜下静脈など側副血行路の発達を認める。

狭窄または閉塞前後での圧較差を測定する。可能な症例では肝静脈の楔入圧を測定し門脈圧亢進を確認する。自験例では，右房－肝下部下大静脈の平均圧較差は12mmHgであった。

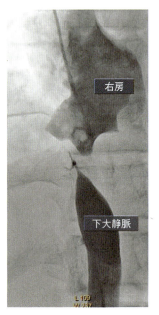

図3 下大静脈閉塞および全肝静脈閉塞の Budd-Chiari症候群患者

右房および下大静脈の同時造影にて肝部下大静脈の閉塞および全肝静脈閉塞を認める。

3. 内視鏡検査

内視鏡検査では食道胃静脈瘤を認め,ときに出血を伴う。

4. 病理検査所見

急性のうっ血では,肝小葉中心帯の類洞の拡張がみられ,うっ血が高度の場合には中心帯に壊死が生じる。うっ血が持続すると,肝小葉の逆転像(門脈域が中央に位置し肝細胞集団がうっ血帯で囲まれた像)や中心帯領域に線維化が生じ,慢性うっ血性変化がみられる。さらに線維化が進行すると,主に中心帯を連結する架橋性線維化がみられ,線維性隔壁を形成し肝硬変の所見を呈する[6]。

肝組織所見は予後の推定には有用ではないとの報告がある[13]が,自験例において切除組織標本を肝うっ血,肝線維症および肝硬変の3つに分類した場合,術後遠隔期の予後に有意差はなかった。

● 診断

主に画像検査所見と病理検査所見を参考に確定診断を得る。エコー,CT,MRIなどで肝静脈流出路の閉塞または狭窄を証明する。肝内または被膜下にみられる肝静脈の側副血行路はBCS患者の80%以上に認める特有な所見であり,診断の補助となる[2]。しかし,肝静脈閉塞のため肝静脈内の血流が極端に遅く,肝内シャントや側副血行路が発達している場合は,血管造影や造影CT,エコー検査では閉塞肝静脈を正確に捉えることは困難で,手術適応の決定において大きな問題となる。近年,MRI技術の発達により,多時相の血管イメージである4D PCA(phase contrast angiography)の心血管病変

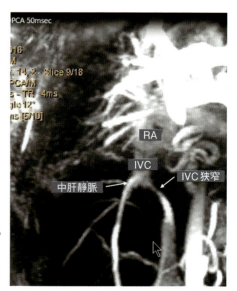

図4 全肝静脈閉塞＋下大静脈閉塞のBCS術後MRI（4D PCA）
中肝静脈の再開通およびIVCの再開通を認める。IVCは中肝静脈開口部より末梢で狭窄を認めた。

の血行動態把握への有用性が報告されている。筆者らは，最近このMRIを用いてBCS術後の評価を行った（図4）。今後，閉塞肝静脈とIVCの関係や側副血行路が評価できれば，BCSに対する新たな診断方法になると期待される。

● 重症度分類

- 重症度Ⅰ：診断可能だが，所見は認めない。
- 重症度Ⅱ：所見を認めるものの，治療を要しない。
- 重症度Ⅲ：所見を認め，治療を要する。
- 重症度Ⅳ：身体活動が制限され，介護も含めた治療を要する。
- 重症度Ⅴ：肝不全ないしは消化管出血を認め，集中治療を要する。

● 治療

治療は門脈圧亢進の症候に対する治療と閉塞・狭窄部位に対する治療がある[6]。

1. 内科的治療

血栓例に対しては抗凝固療法（ヘパリン，ワルファリンなど）を行う。急性血栓閉塞例に対して血栓溶解療法（全身投与または経カテーテル的投与）を行う。下腿浮腫などの症状に応じて利尿薬を投与する。

2. カテーテル治療

カテーテルによる閉塞または狭窄部位への開通術や拡張術，ステント留置を行う。経

頸静脈的肝内門脈体循環シャント術（transjugular intrahepatic portosystemic shunt：TIPS）などがあるが，閉塞肝静脈を再開通できない，肝性脳症のリスク増加などの問題点がある。

3. 外科的治療

閉塞・狭窄部上下の大静脈のシャント手術，門脈-大静脈シャント作製術，直達手術[3,14]，肝不全が重度の症例に対する肝移植を行う。

筆者らは独自に開発した直達手術を行っている。右第6肋間開胸・上腹部正中開腹にて横隔膜を切開し，後方より肝部下大静脈を露出する。部分体外循環下に肝部下大静脈を切開し，閉塞肝静脈を可及的に再開通させ，閉塞または狭窄した肝部下大静脈を自己心膜にてパッチ拡大する[3]。

● 生命予後

Budd-Chiari 症候群の予後は，近年の治療技術の進歩に伴い上昇しており，2006 年以降の調査に限ると，1年生存率は90%，5年生存率は83%，10年生存率は72%である。門脈血栓や脾静脈，上腸間膜静脈の血栓を有する患者では，やや生存率が低い傾向がある[6]。

自験例における手術後の生存率は，1年95.6%，5年88.3%，10年71.7%であった。

(稲福　斉・國吉幸男)

◀ 文献

1) Van Wettere M, Bruno O, Rautou PE, et al: Diagnosis of Budd–Chiari syndrome. Abdom Radiol(NY) 43(8): 1896-1907, 2018.

2) DeLeve LD, Valla DC, Garcia-Tsao G: American Association for the Study Liver Diseases. HEPATOLOGY 49(5): 1729-1764, 2009.

3) Koja K, Kusaba A, Kunivoshi Y, et al: Miyagi K. Radical open endvenectomy with autologous pericardial patch graft for correction of Budd-Chiari syndrome. Cardiovasc Surg 4(4): 500-504, 1996.

4) Kuniyoshi Y, Koja K, Miyagi K, et al: Improvement of Liver Function After Surgery for Budd-Chiari Syndrome. Surg Today 35: 122-125, 2005.

5) Nafuku H, Morishima Y, Nagano T, et al: J Vasc Surg 50 (3): 590-593, 2009.

6) 難治性の肝・胆道疾患に関する調査研究班: 門脈血行異常症ガイドライン2018年改訂版.
Aydinli M, Bayraktar Y. Budd–Chiari syndrome: etiology, pathogenesis and diagnosis. World J Gastroenterol 13 (19): 2693-2696, 2007.

7) Wu X, Li G, Huang X, et al: Behçet's disease complicated with thrombosis: a report of 93 Chinese cases. Medicine (Baltimore) 93(28): e263, 2014.

8) Bayraktar Y, Balkanci F, Bayraktar M, et al: Budd-Chiari syndrome: a common complication of Behçet's disease. Am J Gastroenterol 92(5): 858-862, 1997.

9) Okuda H1, Yamagata H, Obata H, et al: Epidemiological and clinical features of Budd-Chiari syndrome in Japan. J Hepatol 22(1): 1-9, 1995.

10) Aydinli M, Bayraktar Y: Budd-Chiari syndrome: etiology, pathogenesis and diagnosis. World J Gastroenterol 13 (19): 2693-2696, 2007.

11) Lin J, Chen XH, Zhou KR, et al: Budd-Chiari syndrome: diagnosis with three-dimensional contrast-enhanced magnetic resonance angiography. World J Gastroenterol 9: 2317-2321, 2003.

12) Cazals-Hatem D1, Vilgrain V, Genin P, et al: Arterial and portal circulation and parenchymal changes in Budd-Chiari syndrome: a study in 17 explanted livers. Hepatology 37(3): 510-519, 2003.

13) Tang TJ, Batts KP, de Groen PC, et al: Janssen HLA. The prognostic value of histology in the assessment of patients with Budd-Chiari syndrome. J Hepatol 35: 338-343, 2001.

14) Senning A: Transcaval Posterocranial Resection of the Liver as Treatment of the Budd-Chiari syndrome. World J. Surg 7: 632-640, 1983.

VIII まれな静脈疾患

7. Nutcracker症候群

● 概念

　　左腎静脈が腹部大動脈と上腸間膜動脈の間に挟まれる解剖学的異常により，静脈還流に異常をきたして左腎静脈圧が亢進し，血尿や骨盤内うっ滞症状（腰痛など）をきたす症候群である。Mesoaortic compression of left renal veinともよばれている[1]。わが国では，左腎静脈捕捉症候群ともよばれている[2]。

● 歴史

　　1950年にEl-Sadrら[3]が，左腎静脈が上腸間膜動脈と腹部大動脈の間で圧迫されて左腎静脈還流障害を呈し，左腎静脈の末梢が拡張してうっ滞する現象を提唱した。1972年にde Schepperら[4]が，血尿や腰痛などの骨盤内うっ滞症状を認める病態をナットクラッカー現象と称した。現在は，ナットクラッカー症候群（nutcracker syndrome：NCS）とよばれている[1]。

● 疫学

　　性差，年齢はさまざまな報告があるが，体重増加を伴わない急速な身長の伸びを呈する思春期男子に多い[5]ことや，腎盂発達が未熟な若年者に好発[1,2,6,7]するとの報告がある。また，やせ型の中年女性に多い傾向がある[8,9]との報告もある。

● 病理・病態

　　NCSの若年者が成人になると自然治癒することが多いことから，腎静脈高血圧だけでは血尿を生じず，腎静脈系と腎盂腎杯系との間に異常交通をきたすことが重要である[10]。これにより，特発性腎出血が発生し，腎うっ血でウロキナーゼ分泌が増え，尿中ウロキナーゼ活性が亢進するため[11]，出血部位に生じた血栓は溶解して血尿が持続するとの報告がある[12]。

鑑別疾患

　左腎静脈は，解剖学的構造より周囲組織から圧迫を受けることが多い。要因として，(1)上腸間膜動脈，(2)Treiz靱帯，(3)異所性精巣動脈，(4)左腎背側下垂，(5)腎静脈奇形（大動脈後左腎静脈および左腎静脈輪）が左腎静脈圧迫の原因となる。NCSの原因は(1)である[12,13]。大動脈と脊柱との間で左腎静脈が捕捉される後方NCSの原因は(5)である[14]。

検査

1. 理学的所見

　無症候性肉眼的血尿を認め，これが主訴であることが多い。腰痛や左側腹部痛を訴える例もある。他に，女性では臀部や外陰部の静脈瘤，男性では精索静脈瘤を認めることがある[15,16]。

2. 検査

　まず，血液生化学検査，尿細胞診，経静脈性腎盂造影（intravenous pyelography：IVP），膀胱鏡検査，腎尿管内視鏡検査などで，他に血尿の原因となる疾患を認めないことが前提条件である。NCSであれば，膀胱鏡検査では左尿管からの出血を確認することができ，尿中赤血球は原則として非糸球体性である[17]。IVPでは尿管のnotchingを認めることがある。

　NCSの診断には，エコー検査が有用（感度69〜90％，特異度89〜100％）[18]である。nutcracker distance（後述）の短縮や左腎静脈の血流速度を計測することができる。しかし，描出には熟練を要する。CTやMRIも有用で，三次元化造影CT（3D-CT）はきわめて有用である。左腎静脈の圧迫像だけでなく，卵巣静脈や精巣静脈の拡張や側副血行路発達を認めることがある。カテーテルによる血管造影では，左腎静脈狭窄像を認める。卵巣静脈や精巣静脈の逆流を認めることもある。カテーテルを用いて左腎静脈内（狭窄部より腎門側）と下大静脈内で圧測定をする。また，IVUSも有用（特異度90％）である[18]。

診断

1. 上腸間膜動脈−大動脈間距離（nutcracker distance, 図1）

　エコー，CT，MRIで計測できる。健常人では6±1.5mmであるが，NCSの患者では3.0〜3.2mmと狭いとの報告[19]がある。nutcracker distanceが5mm未満および下大静脈に対する左腎静脈の接合角度が40°前後（健常者は90°前後）で診断するとの報告がある[20]。

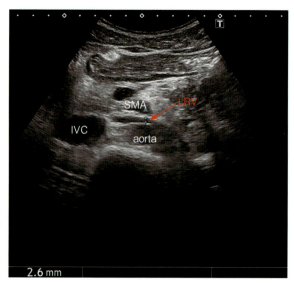

図1 エコー検査における nutcracker distance（A：＋＋間距離）の計測

aorta：腹部大動脈，SMA：上腸間膜動脈，LRV：左腎静脈，IVC：下大静脈

2. 左腎静脈-下大静脈間圧較差

カテーテルで測定する。Beinartらが調査し，健常者の圧較差は1mmHg未満[21]であったが，NCSでは7cmH$_2$O以上との報告[22]や，Shaperら[6]はカテーテル検査で3mmHg以上が確たる診断基準であると述べている。

● 診断基準

Ishidoyaら[23]が提唱した診断基準としては，(1)血尿と腰背部痛の原因となる泌尿器科疾患を認めない，(2)nutcracker distanceが5mm未満，(3)左腎静脈の最高血流速度15cm/秒未満，(4)左腎静脈-下大静脈間圧較差が4cm H$_2$O以上を満たすと述べている。

2017年に英国で発表されたガイドライン[18]では，CTの診断基準が提示された。体軸断面像で得た情報を解析し，ビーク角度（腹部大動脈中心点と上腸間膜動脈中心点の間に線を引き，線と左腎静脈前壁交点"A"，後壁交点"B"を定める。左腎静脈後壁が最初に腹部大動脈に沿う点"C"，左腎静脈前壁の狭窄開始点"D"を定めて，AD線とBC線で形成される角度[24]，図2）は，32°未満だと否定的（感度83.3％，特異度88.9％）[24]で，ビークサイン（急激に左腎静脈が狭窄する像，図3）を認めると診断に有用（感度91.7％，特異度88.9％）[24]となり，左腎静脈径比（最狭窄部の左腎静脈径と腎門部の左腎静脈最大径の比）が，4.9以上だと否定できる（感度66.7％，特異度100％）[24]。矢状断像における上腸間膜動脈-腹部大動脈間で形成される角度は，41°未満で診断される（感度100％，特異度55.6％）[24]と報告された。

また，左腎静脈-下大静脈間圧較差3mmHg以上がゴールドスタンダードであるとする報告が多い[18]。

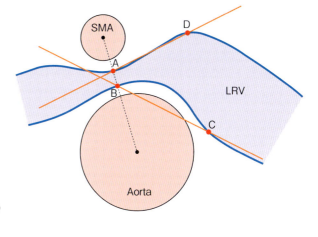

図2 ビーク角度の求め方
Aorta：腹部大動脈
SMA：上腸間膜動脈
LRV：左腎静脈
（文献24より改変引用）

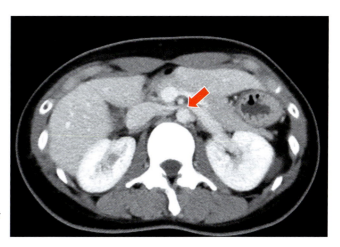

図3 ビークサイン
➡部分で急激に左腎静脈が狭窄し始める。

● 治療方法

　体格変化や側副血行路発達により，血尿などの症状は自然消失することが期待できるため，保存的治療が原則となる[7, 16)]。側副血行路形成には最低2年以上の期間を要するため，経過観察期間も2年以上が望ましい[25)]。保存的治療としては，安静にして静脈圧上昇を回避し，尿中ウロキナーゼ活性を抑制するために抗線溶療法（トラネキサム酸4〜6g／日など）を行い，血尿が消失後に漸減する[12)]。

● 手術

　手術適応は明確なものはないが，(1)長期間血尿で貧血を伴い日常生活に支障がある，(2)重度の疼痛発作で日常生活に支障がある，(3)腎機能低下，(4)2年間以上の保存的治療で症状が不変または増悪，のいずれかを認めた場合に手術療法を考慮すること

がある。長期予後の良好な疾患であり，手術適応の判断は慎重を要し，侵襲が少なく確実な治療効果が得られる方法を選択する。小児例では発育に伴い症状消失することが多いので，より慎重に判断する。

これまでに腎摘出術[25]や自家腎移植[19]，上腸間膜動脈転位術[26]などが報告されているが，近年は主に血行再建術が行われている。

1. 左腎静脈転位術

左腎静脈が下大静脈に流入する部位を切離し，大動脈-上腸間膜動脈間距離が広い尾側に再吻合する[10,27]。術後は抗凝固療法を要する[10]。

2. 外ステント術

左腎静脈周囲にリング付き人工血管を留置して，左腎静脈の圧迫を解除する方法[1,2,12]である。明らかな器質的狭窄をきたしている場合は有効ではないため，術中に上腸間膜動脈の圧迫解除した時点で左腎静脈が拡張していることを確認する[12]。

3. 卵巣静脈に対する治療

近年になって腹腔鏡下による卵巣静脈結紮術[28]や卵巣静脈瘤に対して塞栓術を施行した報告があるが，nutcracker現象を伴う場合は原因の根本的治療ではなく，議論のあるところである[29]。

● 血管内治療

右頸静脈からのアプローチが比較的容易に施術できる[30]。

1. 静脈内ステント留置術

左腎静脈ステント留置術がNesteら[31]によって初めて報告されて以来，注目されているが，安全性については確立されていないため，今後の症例蓄積が必要である[32]。

ステントはさまざまな種類が使用されているが，自己拡張型ステントが主に用いられている（図4）。留置後の予期せぬステント移動を予防するため太いサイズが選択されている。また，多くの症例で3〜6カ月の期間は抗血栓療法が行われている[32]。小児は成長するため，ステント留置は避けるべきと考える[33]。

2. バルーン拡張術

ステント長期留置の経過は不明な点が多く，ステント移動，破損，内膜肥厚などの有害事象を生じる可能性がある。バルーン拡張術単独では再狭窄をきたしやすいと推測されるが，侵襲が少なく術後の抗血栓療法が不要である[29]。

7. Nutcracker症候群

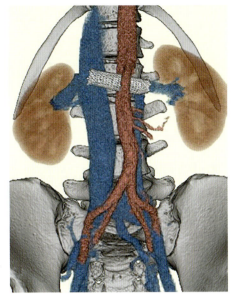

図4 左腎静脈内にステント留置されている状態(3D-CT)

● 治療成績

血行再建の方法として，ステント留置，左腎静脈転位術，上腸間膜動脈転位術，外ステント術などが施行されている例は，症状の改善を認めているが，血尿や尿潜血は消失しない例や消失するまで数カ月以上かかる例が多い[7, 10, 12, 18, 34, 35]。

● ガイドライン

2017年に英国で報告されたガイドラインがある[18]。

(小畑貴司・星野祐二・谷口　哲)

◆ 文献

1) Barnes RW, Fleisher HL 3rd, Redman JF, et al: Mesoaortic compression of the left renal vein(the so-called nutcracker syndrome): repair by a new stenting procedure. J Vasc Surg 8: 415-421, 1988.
2) 吉村耕一, 林　大資, 古谷　彰ほか: 左腎静脈捕捉症候群の1手術例. 日血外会誌 6: 749-752, 1997.
3) EL-Sadr AR, Mina E: Anatomical and surgical aspects in the operative management of varicocele. Urol Cutaneous Rev 54: 257-262, 1950.
4) de Schepper A: Nutcracker fenomeen van de vena renalis en veneuze pathologie van de linker nier. J Belge de Radiologie 55: 507-511, 1972.
5) 津留　徳, 時枝啓子, 新居見和彦: 反復性肉眼的血尿を呈したNutcracker現象の5症例. 小児科臨床 43(7): 1509-1512, 1990.
6) Shaper KRL, Jackson JE and Williams G: The nutcracker syndrome: an uncommon cause of haematuria. Br J Urol 74: 144-146, 1994.
7) 杉本郁夫, 太田　敬, 石橋宏之ほか: 左腎静脈捕捉症候群 (nutcracker syndrome)の1手術例. 日血外会誌 10: 503-507, 2001.
8) Gulleroglu K, Gulleroglu B, Baskin E: Nutcracker syndrome. World J Nephrol 3: 277-281, 2014.
9) Orczyk K, Labetowiz P, Lodzinski S, et al: The nutcracker syndrome- morphology and clinical aspects of the important vascular variations: a systematic study of 112 cases. Int Angiol 2015; (Epub ahead of print).
10) 石橋宏之, 太田　敬, 杉本郁夫ほか: ナットクラッカー症候群(左腎静脈捕捉症候群)に対する左腎静脈転位術の手術経験. 静脈学 13(3): 217-222, 2002.
11) 林　睦雄: 原因不明の腎性血尿に関する臨床的研究. 日泌尿会誌 78: 1682-1692, 1987.

12) 吉村耕一, 古谷　彰, 竹中博昭ほか: 左腎静脈捕捉症候群に対する左腎静脈外ステント留置術. 静脈学 14(3): 247-252, 2003.

13) Mali WP, Oei HY, Arndt JW, et al: Hemodynamics of the varicocele. Part II. Correlation among the results of renocaval pressure measurements, varicocele scintigraphy and phlebography. J Urol 135 : 489-493, 1986.

14) Park JH, Lee GH, Lee SM, et al: Posterior nutcracker syndrome – a systematic review. Vasa 47(1): 23-29, 2018.

15) Scultetus AH, Villavicencio JL, Gillespie DL: The nutcracker syndrome: Its role in the pelvic venous disorders. J Vasc Surg 34: 812-819, 2001.

16) Dever DP, Ginsburg ME, Millet DJ: Nutcracker phenomenon. Urology 22: 540-542, 1986.

17) 川口　洋, 伊藤克己: Nutcracker現象の診断とその問題点. 小児診療 53: 434-439, 1990.

18) Ananthan K, Onida S, Davies AH: Nutcracker Syndrome: An Update on Current Diagnostic Criteria and Management Guidelines. Eur J Vasc Endovasc Surg 53: 886-894, 2017.

19) Shokeir AA, El-Diasty TA, Ghoneim MA: The nutcracker syndrome: new methods of diagnosis and treatment. Br J Urol 74: 139-143, 1994.

20) Fu WJ, Hong BF, Gao JP, et al: Nutcracker phenomenon: a new diagnostic method of multislice computed tomography angiography. Int J Urol 13: 870-873, 2006.

21) Beinart C, Sniderman KW, Tamura S, et al: Left renal vein to inferior vena cava pressure relationship in humans. J Urol 127: 1070-1071, 1982.

22) Wendel RG, Crawford ED, Hehman KN: The nutcracker phenomenon: an unusual cause for renal varicosities with hematuria. J Urol 123: 761-763, 1980.

23) Ishidoya S, Chiba Y, Sakai K, et al: Nutcracker phenomenon: a case with surgical treatment and its diagnostic criteria. Acta Urol Jpn 40: 135-138, 1994.

24) Kim KW, Cho JY, Kim SH, et al: Diagnostic value of computed tomographic findings of nutcracker syndrome: Correlation with renal venography and renocaval pressure gradients. Eur J Radiol 80: 648-654, 2011.

25) Hohenfellner M, Steinbach F, Schultz-Lampel D, et al: The nutcracker syndrome: new aspects of pathophysiology, diagnosis and treatment. J Urol 146: 685-688, 1991.

26) Tompson PN, Darling3rd RC, Chang BB, et al: A case of nutcracker syndrome: Treatment by mesoaortictransposition. J Vasc Surg 16(4): 663-665, 1992.

27) Stewart BH, Reiman G: Left renal venous hypertension "Nutcracker" syndrome. Managed by direct renocaval reimplantation. Urol 20: 365-369, 1982.

28) Viriyaroj V, Akranurakkul P, Muyphuag B, et al: Laparoscopic transperitoneal gonadal vein ligation for treatment of pelvic congestion secondary to Nutcracker syndrome: a case report. J Med Assoc Thai Suppl 12: S142-145, 2012.

29) 内田智夫: バルーン拡張術を行ったNutcracker症候群の1例. 静脈学 27(1): 33-37, 2016.

30) Rana MA, Oderich GS, Bjarnason H: Endovenous removal of dislodged left renal vein stent in a patient with nutcracker syndrome. Semin Vasc Surg 26: 43-47, 2013.

31) Neste MG, Narasimham DL, Belcher KK: Endovascular stent placement as a treatment for renal venous hypertension. J Vasc Interv Radiol 7: 859-861, 1996.

32) 熱田義顕, 森本典雄, 笹嶋唯博: ナットクラッカー症候群に対する左腎静脈ステント留置治験例. 日血外会誌 12: 35-38, 2003.

33) Takahashi Y, Sano A, Matsuo M: An effective "transluminal balloon angioplasty" therapy for pediatric chronic fatigue syndrome with nutcracker phenomenon. Clin Nephrol 53: 77-78, 2000.

34) Zhang H, Li M, Jin W, et al: The Left Renal Entrapment Syndrome: Diagnosis and Treatment. Ann Vasc Surg 21: 198-203, 2007.

35) 大木隆弘, 宮原　誠, 中島洋介ほか: 血流路変換術を施行したナットクラッカー現象の1例. Acta Urol Jpn 45: 183-186, 1999.

VIII まれな静脈疾患

8. 骨盤静脈うっ滞症候群・卵巣静脈瘤

　骨盤静脈うっ滞症候群(pelvic congestion syndrome：PCS)は，卵巣静脈や骨盤静脈の逆流ないしは閉塞により慢性(6カ月以上)の骨盤痛，会陰周囲の重さ，尿意切迫や性交後痛の症状を呈するもので，ときに外陰・会陰部周囲や下肢静脈瘤を伴うと定義されている。骨盤痛は立位や座位の姿勢で悪化，日中持続し，臥位になると軽減する特長がある[1, 2]。女性の慢性骨盤痛の原因の30％を占めるが，しばしば見逃されている[3]。妊娠中に増大した骨盤内静脈容量により拡張した静脈が出産後数カ月残り，静脈弁不全により静脈血逆流，静脈高血圧をきたす病態が考えられている。

　卵巣静脈は子宮広間膜の蔓状静脈叢から始まり子宮静脈叢と合流し，右卵巣静脈は直接下大静脈に流入し，左卵巣静脈は左腎静脈へ流入する。子宮静脈叢と膣静脈叢は子宮静脈を経て内腸骨静脈へ流入する。卵巣，子宮，外陰，直腸，膀胱，大腿上部の静脈は，豊富な静脈叢で連絡し還流している。左卵巣静脈の15％，右卵巣静脈の6％は静脈弁が欠損し，内腸骨静脈は本幹の90％に，分岐の91％に静脈弁が欠損する[4]。

　有症状の骨盤静脈瘤ないし外陰静脈瘤例で，逆流起源の静脈は左卵巣静脈が51％，右卵巣静脈が19％，内腸骨静脈が10％，伏在静脈-大腿静脈接合部の分岐が10％，子宮静脈や円靱帯静脈などの内腸骨静脈の枝が10％と報告されている[5]。また，Nutcracker症候群や大動脈後性左腎静脈例で左卵巣静脈の拡張・逆流例，右総腸骨動脈により左総腸骨静脈が圧迫閉塞した内腸骨静脈逆流例など，中枢静脈の機械的閉塞も原因となる[5, 6]。

　PCSは未産婦に比べ多産婦にみられやすく[7]，卵巣静脈の拡張度と症状重症度は関連するとされている[1]。

● 診断

1. 理学所見

　双合診で，卵巣の圧痛，子宮頸部の他動痛，子宮圧痛を認めれば本症が示唆され，腹部触診で卵巣部の圧痛と性交後痛の既往があれば，感度94％，特異度77％の診断精度と報告されている[8]。

2. 画像診断

　骨盤内静脈拡張の画像診断はPCSを診断するものではないが，骨盤症状を有する患

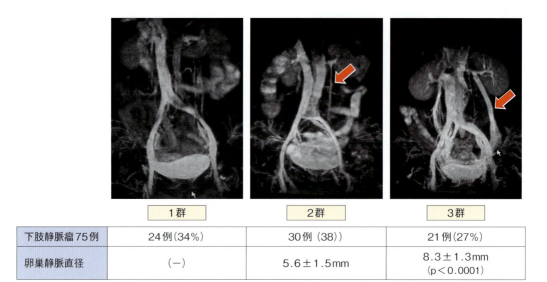

	1群	2群	3群
下肢静脈瘤75例	24例（34%）	30例（38））	21例（27%）
卵巣静脈直径	（−）	5.6±1.5mm	8.3±1.3mm （p＜0.0001）

図1　MRI検査による左卵巣静脈描出

3群に分類。1群：描出なし or 一部のみ描出。2群：全長描出。3群：全長描出され，骨盤内で正中を超えて対側傍子宮静脈描出。卵巣静脈直径：2群 vs. 3群 p＜0.0001。➡：左卵巣静脈。

者で骨盤内静脈瘤の正確な診断に役立つ。

●エコー診断

　ドプラエコー断層検査は，立位やバルサルバ負荷をかけ骨盤静脈瘤を診断できるという利点がある。エコー検査の正常所見として，骨盤静脈叢は1～2本の直線管状に対し，骨盤静脈瘤は直径5mm以上に拡張蛇行している。PCSが疑われる患者では左卵巣静脈は6mm以上に拡張を認め，卵巣静脈血の逆流や両側骨盤静脈瘤の拡張した交通枝を認める[9]。

●CT, MRI

　拡張蛇行した骨盤静脈瘤が描出されるほかに，腫瘍による圧迫有無など骨盤内の解剖的診断，併存病態診断に役立つ。骨盤内静脈の4mm以上の拡張あるいは卵巣静脈の8mm以上の拡張が骨盤内静脈瘤の診断基準に挙げられている[10]。

　非造影MRI検査（fresh blood imaging法）による卵巣・骨盤静脈撮影は有用で，左卵巣静脈が全長描出され，骨盤内で正中を超えて対側傍子宮静脈が描出される群の左卵巣静脈直径は平均8.3mmと拡張を認めた[11]（**図1**）。また，卵巣静脈の逆流診断に低侵襲的検査法として，造影MRI検査の有用性が報告されている[2]。

●静脈造影

　骨盤静脈の拡張，逆流診断のゴールドスタンダードとされている[12]。大腿静脈，ないし頸静脈，上腕静脈を穿刺し，ガイドワイヤーを介して卵巣静脈や内腸骨静脈へカテー

テルを進め造影する。逆流する骨盤内静脈を認めた際に，必要時血管内治療に移行できる利点がある[2]。

PCSの診断基準として，(1)卵巣静脈，子宮静脈，子宮卵巣静脈アーケードの5mm以上の拡張，(2)弁不全による卵巣静脈の逆流，(3)正中を超えた対側静脈の逆流描出，(4)外陰部ないし大腿静脈瘤の描出，(5)骨盤静脈の造影剤うっ滞，の1つ以上を認めることが提唱されている[12]。

●腹腔鏡

慢性骨盤痛のうち，子宮内膜症や癒着の診断に有用であるが，臥位の検査であること，気腹ガスにより腹腔内圧が上昇し骨盤静脈瘤を圧迫するため，骨盤静脈瘤の診断に課題がある。

● 治療

PCSの正確な原因はまだ明確になっていないが，骨盤静脈瘤は物理機械的因子と内分泌因子の両者が考えられている。

1. 薬物治療

メドロキシプロゲステロン酢酸エステル（30 mg/日）やゴセレリン酢酸塩（GnRHアゴニスト）（3.6 mg/日）[13]を使用し，疼痛軽減率は73%以上と報告されている。卵巣機能を抑制し静脈を収縮し，神経伝達物質放出を抑制して症状の短期軽減に有用であるが，ホルモン剤のため長期使用に課題がある。

2. 卵巣静脈結紮術

後腹膜経由で左卵巣静脈を結紮切除し，平均5.6年の観察で症状寛解率は53%，改善率は20%[14]，腹腔鏡下で両側卵巣静脈を結紮し，1年疼痛寛解率および骨盤静脈瘤消失率は74%と報告されている[15]。

3. 両側附属器合併子宮摘出術

他の治療法が無効の場合に検討する。1年疼痛改善率は40〜67%と報告されている[16, 17]。

4. 経カテーテル塞栓術

薬物療法で反応しない場合に検討する。卵巣静脈ないし内腸骨静脈を，コイルあるいは硬化剤で閉塞する治療法で（図2），PCSに対し最も用いられている治療法である[3]。手技成功率は90〜100%，長期（5年以下）症状改善率は86.6%（著明改善46%，中等度改善40.6%）[18]，主な合併症はコイルの移動，静脈穿孔，局所血栓性静脈炎などで5%以下と報告されている[19, 20]。なお，コイルの移動は卵巣静脈より内腸骨静脈で起こりやす

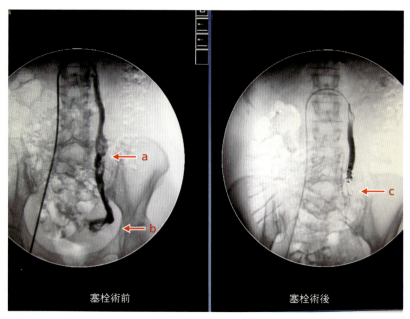

図2 左卵巣静脈コイル塞栓術前後静脈造影
a：逆流拡張した左卵巣静脈　b：骨盤静脈瘤　c：塞栓コイル

く[21,22]，治療不成功は骨盤内静脈の異型性が多いことや，両側の交通枝の存在が挙げられている[22]。初期改善例のうち平均45カ月経過で再発率は5%とされている[23]。

硬化剤単独療法として，卵巣静脈に3%硫酸テトラデシルナトリウム泡状硬化剤を30 mLまで注入し，1年改善率100%の報告がある。硬化剤の使用量が多いことや長期成績が不詳という課題がある[24]。

なお，卵巣静脈塞栓術により生理周期変化や不妊の報告はない[23,25]。

（戸島雅宏）

文献

1) Liddle AD, Davies AH: Pelvic congestion syndrome: chronic pelvic pain caused by ovarian and internal iliac varices. Phlebology 22: 100-104, 2007.
2) Phillips D, Deipolyi AR, Hesketh RL, et al: Pelvic congestion syndrome: etiology of pain, diagnosis, and clinical management. J Vasc Interv Radiol 25: 725-733, 2014.
3) O'Brien MT, Gillespie DL: Dianosis and treatment of the pelvic congestion syndrome. J Vasc Surg Venous Lymphat Disord 3: 96-106, 2015.
4) Ahlberg NE, Bartley O, Chidekel N: Right and left gonadal veins. an anatomical and statistical study. Acta Radiol Diagn (Stockh) 4: 593-601, 1966.
5) Richardson GD: Management of pelvic venous congestion and perineal varicosities. "Handbook of Venous Disorder." Gloviczki P. ed. 3rd ed. Hodder Arnold, London, 2009, p.617-628.
6) d'Archambeau O, Maes M, De Schepper AM: The pelvic congestion syndrome: role of the "nutcraker phenomenon" and results of endovascular treatment. JBR-BTR 87: 1-8, 2004.
7) Giacchetto C, Catizone F, Cotroneo GB: Radiologic anatomy of the genital venous system in female patients with varicocele. Surg Gynecol Obstet 169: 403-407, 1989.
8) Beard RW, Reginald PW, Wadsworth J: Clinical features of women with chronic lower abdominal pain and pelvic congestion. Br J Obstet Gynaecol 95: 153-165, 1988.
9) Park SJ, Lim JW, Ko YT, et al: Diagnosis of pelvic congestion syndrome using transabdominal and transvaginal sonography. AJR Am J Roentgenol 182: 683-

688, 2004.

10) Coakley FV, Varghese SL, Hricak H: CT and MRI of pelvic varices in women. J Comput Assist Tomogr 23: 429-434, 1999.

11) 瀬賀雅一, 戸島雅宏, 片井誠治: 非造影下肢MRA Fresh Blood Imaging(FBI法)による卵巣静脈撮影. かみいち総合病院業績集2009年・2010年度: 5-8, 2011.

12) Black CM, Thorpe K, Venrbux A, et al: Research reporting standards for endovascular treatment of pelvic venous insufficiency. J Vasc Interv Radiol 21: 796-803, 2010.

13) Soysal ME, Soysal S, Vicdan K: A randomized controlled trial of goserelin and medroxyprogesterone acetate in the treatment of pelvic congestion. Hum Reprod 16: 931-939, 2001.

14) Rundqvist E, Sandholm LE, Larsson G: Treatment of pelvic varicosities causing lower abdominal pain with extraperitoneal resection of the left ovarian vein. Ann Chir Gynaecol 73: 339-341, 1984.

15) Gargiulo T, Mais V, Brokaj L: Bilateral laparoscopic transperitoneal ligation of ovarian veins for treatment of pelvic congestion syndrome. J Am Assoc Gynecol Laparosc 10: 501-504, 2003.

16) Beard RW, Kennedy RG, Gangar KF, et al: Bilateral oophorectomy and hysterectomy in the treatment of intractable pelvic pain associated with pelvic congestion. Br J Obstet Gynaecol 98: 988-992, 1991.

17) Chung MH, Huh CY: Comparison of treatments for pelvic congestion syndrome. Tohoku J Exp Med 201: 131-138, 2003.

18) Mahmoud O, Vikatmaa P, Aho P, et al: Efficacy of endovascular treatment for pelvic congestion syndrome. J Vasc Surg Venous and Lymphat Dis 4: 355-370, 2016.

19) Nasser F, Cavalcante RN, Affonso BB, et al: Safety, efficacy, and prognostic factors in endovascular treatment of pelvic congestion syndrome. Int J of Gynecol Obstet 125: 65-68, 2014.

20) Laborda A, Medrano J, de Blas I, et al: Endovascular treatment of pelvic congestion syndrome: visual analog scale(VAS) long-term follow-up evaluation in 202 patients. Cardiovasc Intervent Radiol 36: 1006-1014, 2013.

21) Ignacio EA, Dua R, Sarin S, et al: Pelvic congestion syndrome: diagnosis and treatment. Semin Intervent Radiol 25: 361-368, 2008.

22) Asciutto G, Asciutto KC, Mumme A, et al: Pelvic venous incompetence: reflux patterns and treatment results. Eur J Vasc Endovasc Surg 38: 381-386, 2009.

23) Kim HS, Malhotra AD, Rowe PC, et al: Embolotherapy for pelvic congestion syndrome: long-term results. J Vasc Interv Radiol 17: 289-297, 2006.

24) Gandini R, Chiocchi M, Konda D, et al: Transcatheter foam sclerotherapy of symptomatic female varicocele with sodium-tetradecyl-sulfate foam. Cardiovasc Intervent Radiol 31: 778-784, 2008.

25) Daniels JP, Champaneria R, Shah L, et al: Effectiveness of embolization or sclerotherapy of pelvic veins foe reducing chronic pelvic pain: a systematic review. J Vasc Interv Radiol 27: 1478-1486, 2016.

9. 膝窩静脈捕捉症候群 (popliteal vein entrapment syndrome)

● はじめに

　膝窩静脈捕捉症候群は腓腹筋内側頭の異常付着，異常肥大により静脈を圧迫すると同時に，神経を伸展させるかなどにより自発痛や圧痛，腫脹，歩行障害，ひいては膝窩静脈やひらめ筋静脈の血栓症を生じる症候群の総称である。膝窩動脈に関しては同時に関与しない。

　近年，本症候群に関して関心をもつ医師と悩む患者が増加しており，さらなる病態の解明が待たれる[1]。

● 発生機序

　胎生5〜9週に腓腹筋外側頭はすでに大腿骨に固定されているが，腓腹筋内側頭は遅れて大腿骨下端後面に付着する。付着部が外側に寄るとその間を走る動脈・静脈・神経を圧迫することになる(図1)。圧迫の程度により症状の発現が左右されると考えられる。動脈が大腿骨と筋腹に圧迫されることはないので膝窩動脈捕捉症候群のような動脈閉塞は起こらない。腓腹筋は大きいことが多いが，腓腹筋第3頭などがあることがあり，その場合には腓腹筋は大きくなる[2]。

● 頻度

　足関節背屈や底屈で膝窩静脈が圧迫される頻度は，10〜40%あるといわれている[3]。そのうちの何%に症状がでるか正確な統計はない。潜在的膝窩動脈捕捉症候群の頻度が53%であるので，それに準じてかなり高い可能性はある[4]。

● 症状

　腓腹部の緊満感，痛み，腓腹筋内側頭大腿骨付着部近くの圧痛，むくみ，下腿の痛みによる正常歩行困難，立位継続不能などの群と膝窩静脈閉塞，ひらめ筋静脈血栓症などの血栓群の2群がある[5, 6]。

9. 膝窩静脈捕捉症候群 (popliteal vein entrapment syndrome)

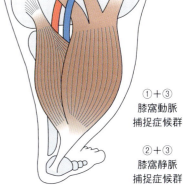

図1 左下腿の腓腹筋内・外側頭をみる
内側頭が①③につくと動脈捕捉，②③につくと静脈捕捉となる。
A：動脈，V：静脈
（文献2より改変引用）

①＋③ 膝窩動脈捕捉症候群
②＋③ 膝窩静脈捕捉症候群

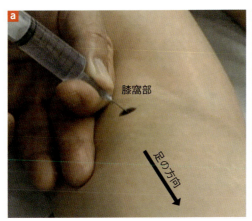
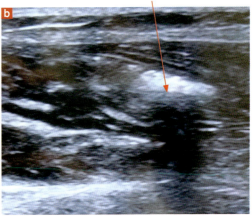

図2 圧痛の強いポイントをブロックしてみる
a：トリガーポイントのブロック注射。
b：筋膜下にキシロカインなどを注入。一過性に症状は消失する。

診断

　エコーによる診断は腹臥位で膝窩静脈にプローブを当て，足関節の背屈，底屈を行い，どの程度膝窩静脈が圧迫されるかをみる方法である。完全圧迫で陽性とするが，立位での検討も必要であろう。
　MRIでは腓腹筋内側頭の外側への変位と筋肉量の多さ，筋肉分画で腓腹筋第3頭の有無をも検討する。診断にあたり造影剤として血液プール造影剤を使うと長時間（45分）造影剤が残り，この部位の静脈の動態をより正しく診断できるといわれているが，

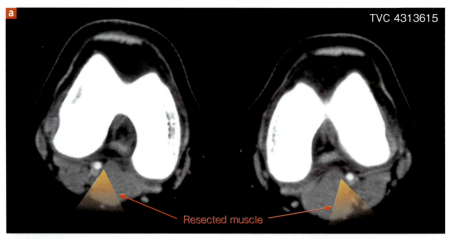

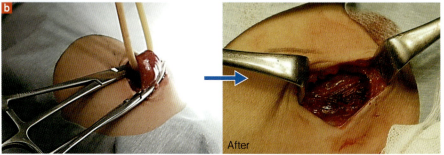

図3　腓腹筋内側頭の部分切除
a：CTで大きな内側頭と脈管の外側偏移がみられる。
b：痛みの中心となる筋束を切除する。

わが国ではまだ標準的に使うことができない[7]。同時に静脈が外側に押しやられている所見も大切である。神経の検討も今後必要と考えている。静脈造影で足関節の背屈位での静脈の閉塞やシフトをみることができるが，エコーで代用できる。

　内側頭上縁の筋束を指で圧迫すると強い痛み，放散痛を訴える場合があり，そこをトリガーポイントとして，キシロカインなどでブロックするとそれまでの下腿の痛み，運動痛が取れてしまう場合がある。その場合，膝窩動脈捕捉症候群のうち有症状群は診断できると思われる（図2）。注射はエコーで筋膜下に正確に入ったことを確認しておく。注射により徐々に痛みが消失して1，2カ月と注射なしで軽快するケースもあり，診断と治療を兼ねることとなる。

治療

　姑息的治療と外科治療がある。姑息的治療としては，痛みを起こすような生活を避けることであり，また，腓腹筋内側頭の緊張を避けることである。生活では，睡眠と休養と体重管理である。筋肉対策としては，内また歩きとハイヒール歩行がある[5,6]。

9. 膝窩静脈捕捉症候群 (popliteal vein entrapment syndrome)

　外科的治療は，前出のトリガーブロックの継続や筋切除がある。筋切除は全身麻酔下で仰臥位として，トリガーブロックが陽性の直下の筋束を10〜15mmにわたって切除する方法である。切除量は少なめよりも，5〜10gとやや多めのほうがよいようである（図3）。ただアスリートではその適当量が難しいかもしれない[8]。筋肉は腓腹筋以外の筋肉も関係することも考えて，術中足関節の背屈位をとって圧迫のないことを確認しておくことが大切である。うまくできれば静脈圧の減少を確認する。

（岩井武尚）

文献

1) Donnely E, Busuttil A, Davies AH: Do not forget popliteal venous entrapment. Eur J Vasc Endovasc Surg 53: 613-614, 2017.

2) Acin F, Alvarez R, March JR, et al: Morphogenic considerations on popliteal entrapment syndrome. A new classification? Vasc Surg 28: 155-159, 1994.

3) Leon M, Volteas N, Labropoulos N, et al: Popliteal vein entrapment in the normal population. Eur Vasc Surg 6: 623-627, 1992.

4) Erdoes LS, Devine JJ, Bernhard VM, et al: Popliteal vascular compression in a normal poplation. J Vasc Surg 20: 978-986, 1994.

5) Raju S, Neglen P: Popliteal vein entrapment: A benign venographic feature or a pathologic entity? J Vasc Surg 31: 631-641, 2000.

6) Hirokawa M, Iwai T, Inoue Y, et al: Surgical treatment of popliteal vein entrapment causing symptoms. Phlebology 17: 103-107, 2002.

7) Zucker EJ, Ganguli S, Ghoshhajra BB, et al: Imaging of venous compression syndromes. Cardiovasc Diagn Ther 6: 519-532, 2016.

8) Milleret R: Popliteal vein entrapment: an unrecognized cause of failure in surgery for superficial venous insufficiency. Phlebolymphology 14: 31-36, 2007.

各論

IX

災害と静脈疾患

IX 災害と静脈疾患

1. 災害における 静脈血栓塞栓症

　　わが国は災害大国である。特に東日本大震災以降は大きな地震が過去30年間に比して多くなっている。これは東日本大震災の影響であり，これと似ている貞観地震と比較すると今後30年間は地震が多く，関東地方での地震と南海トラフ地震は必発であると考える必要がある。さらに地球温暖化により豪雨災害が頻発，広域化しており，同時多発的な被害が全国各地に広がる可能性がある。一方，残念ながらわが国における災害対応は世界より遅れているといわざるをえず，災害後に車中泊や厳しい避難所生活などが繰り返されている。車中泊や環境の厳しい避難所ではVTEは必ず発生する。そこで本項では災害におけるVTEについて述べる。

● 車中泊によるVTE

　　2004年発災の新潟県中越地震では最大5万人が車中泊をしており，そのうち14人（全員女性，平均年齢60歳）が救急搬送され，7人が死亡している（肺塞栓症研究会による調査および個人的調査結果より，表1）。死亡した7人中6人が50歳以下であった。また，死亡した7人中4人は夜間にトイレに行っていなかった。死亡した被災者のうち1人が精神疾患を合併していた以外に病気は合併しておらず，過度の肥満者もいなかった。すなわちVTEリスク因子がない人でPTEの死亡が多かった。また，PTEで死亡した人の車中泊数は2〜6日，平均3.6日であった[1]。

　　一方，2016年に発災した熊本地震では，約8〜10万人が車中泊を経験したと推測されている。前震，本震と二度の震度7を経験した精神的ショックの後で，交感神経が極度に亢進しているところに車中泊をしたうえ，本震によるライフラインの途絶で食事・水分不足による脱水も重なったと考えられる。そのため熊本地震では，本震翌日の4月17日と翌々日の4月18日に集中してPTEが多発した。

　　済生会熊本病院に搬送されたPTE発症者は，17日が6人，18日が4人であること，車中泊数についての詳細は不明であるが，熊本地震での車中泊開始の時期調査結果では前震の14日からと本震の16日からが半数ずつであったことから，6人が車中泊平均2日，4人が車中泊平均3.5日と仮定すると，10人の車中泊平均は2.8日となる（車中泊数は1〜5日）[2]。しかし，前震翌日の15日と翌々日の16日夜までにPTEは発症していないことから，16日夜から車中泊してPTEを発症した可能性のほうが高い。その場合では平均車中泊数は1.4日となる。

表1　新潟県中越地震後の肺塞栓症（県内100床以上の病院調査）

年齢・性別	日数	車種	乗車	発症日	予後	入眠剤	夜間トイレ
79・女性	14日	セダン	後部	11/7	生存		あり
76・女性	2日	セダン	後部	10/25	生存	あり	あり
75・女性	3日			10/31	生存		
71・女性				11/2より前	死亡		
67・女性	2日			10/25	生存		
64・女性	5日			10/28	生存		
64・女性	4日			10/27	生存		
60・女性	14日	セダン	後部	11/7	生存		あり
50・女性	6日	軽自動車		10/29	死亡	あり	なし
50・女性	2日			10/25	死亡		
48・女性	5日	ワゴン	運転席	10/28	死亡	あり	なし
47・女性	5日			10/28	死亡		足が不自由
46・女性	2日			10/29	死亡		
43・女性	4日	軽自動車	後部	10/27	死亡	あり	なし

赤字：死亡例

　また，10人のPTE発症者で震災前に目立った疾患の合併はなく，過度の肥満者もいなかった。さらにPTE発症者10人中8人が女性で，平均年齢56歳，60歳以下は7人であった[3]。このうち5人が重症で，50歳代・40歳代の男性，70歳代・30歳代・60歳代の女性であった。うち2人（70歳代・女性，50歳代・男性）は心肺停止状態でPCPSを必要とし，重症の5人中4人がドクターヘリで広域搬送されたが全員が生存している[3]。このように熊本地震後のPTEでも女性が多かった。

　以上のことから，震災後の車中泊によるPTEは，震災後早期1〜4日後がピークで，女性や60歳未満が多い。さらに肥満や基礎疾患がなく中年以下の比較的若い人で多いことから，通常のVTEのリスク因子と関係なく発症する。

　一方，熊本地震では車中泊によるPTE死亡が翌日すぐに報道され（本震3日後），新聞やテレビなどでエコノミークラス症候群の予防法などが繰り返し報道されるようになった。その結果，本震4日後からPTE発症数が減少した（図1）。新潟県中越地震でも車中泊によるPTEで死亡者が出たのは震災翌日からであったが，すぐには報道されなかった。そして発災7日後にPTEによる死亡が報道されたところ，8日後からPTEは減少した（図2）。これらは，災害後の車中泊によるPTEを予防するには，マスコミによるその危険性の周知が重要であることを示している。さらに，熊本地震におけるPCPSを必要とした重症PTEと死亡，新潟県中越地震におけるPTEによる死亡について発症日とマスコミ報道の時期を比較すると，熊本地震および新潟県中越地震においてマスコミ報道がされてから重症PTEは報告されていない。

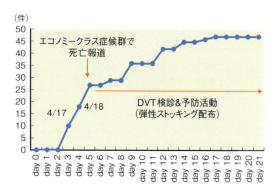
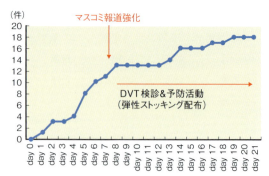

図1 熊本地震におけるPTE累積発症数
(報道および熊本県発表より)

図2 新潟県中越地震におけるPTE(疑い含む)累積発症数
(筆者作成)

● 避難所におけるVTE

　新潟県中越地震では車中泊が減少しなかった。そのため啓発も含めて毎週，下肢静脈エコーを無償で行っていた。その結果，下腿DVT陽性率は2カ月経過しても10％以下にならなかった(図3)。そこで雪溶けを待って2005年2月末から再び下肢静脈エコーを行った結果，5カ月経過しても新たな下腿DVTが多くみつかった[4]。そして1年後に長岡市，小千谷市，十日町市で1,264人にDVT検診を行ったところ，DVT陽性率は小千谷市で7.8％，十日町市で5.8％，長岡市で3.3％であった。これらの検診ではアンケート調査から次のような結果が得られた。DVT陽性率は車中泊，避難所，自宅の順で高く，車中泊の車種では，普通乗用車と軽自動車はワゴン車よりもDVT陽性率が1.5倍高かった。また避難所はワゴン車よりもDVT陽性率が高かった。これらのことから避難所にDVTリスクがあり，避難所でDVTが発生した可能性が考えられた。

　2016年3月に小千谷市，十日町市などと同様に雪が多い新潟県阿賀町でDVT検診を行った。2015年に小千谷市，十日町市などで行ったDVT検診と同じ検査技師，同じエコー装置により，同じように住民に通知して検査を行った。365人に検査を行ったが，2015年12月の新潟大停電で車中泊していた38人は除外して検討したところ，DVT陽性率は1.8％であった。なお，新潟大停電での車中泊経験者では5.2％と高率であった。

　これらの結果と新潟県中越地震1年後のDVT検査結果を比較検討した結果，被災地のDVTは1年後であっても多いことが統計学的に証明された。そこで被災地域で多発しているVTEの診断・治療を専門以外でもできるように，新潟県，新潟県医師会，新潟大学の合同で「新潟県中越大震災被災地住民に対する深部静脈血栓症(DVT)／肺塞栓症(PE)の診断，治療ガイドライン」を作成し，震災後のDVTの診断と治療方針を示した(図4)[5]。まず，エコー検査を行い膝窩静脈より中枢の深部静脈にDVTを認めた場合は，PTE合併の危険性があるため病院に紹介して通常治療を行う。下腿深部静脈(多くはひらめ筋静脈)に血栓を認めた場合は採血してD-dimer値を測定し，2.0μg/mL未満であれば弾性ストッキングのみ着用とし，2.0μg/mL以上は禁忌がなければ抗凝固療

1. 災害における静脈血栓塞栓症

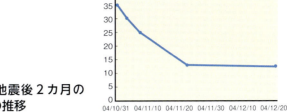

図3 新潟県中越地震後2カ月の血栓陽性率の推移

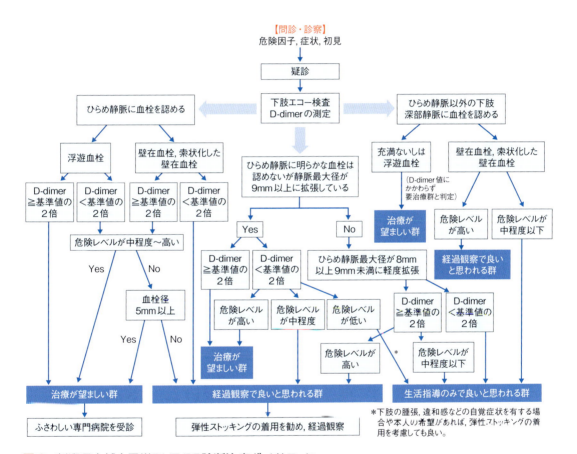

図4 新潟県中越大震災DVT/PE診断治療ガイドライン

(文献5より引用)

法とした。なおこの方法(中越メソッドと呼んでいる)は、その後発生した能登半島地震(2007年)、新潟県中越沖地震(2007年)、岩手・宮城内陸地震(2008年)、東日本大震災(2011年)で使用され、日本循環器学会災害時ガイドラインにも掲載された[6]。さらに広島土砂災害(2014年)、東日本豪雨災害(2015年)、熊本地震(2016年)、九州北部豪雨災害(2017年)、西日本豪雨災害(2018年)、北海道胆振東部地震(2018年)でも使用された。

2007年に発生した能登半島地震と新潟県中越沖地震では車中泊はほとんどなかっ

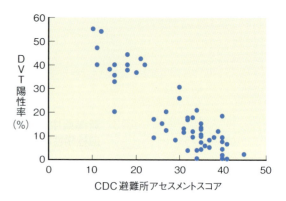

図5 CDC避難所アセスメントスコアとDVT陽性率

が，震災7日後以降に行ったDVT検診では下腿DVTが多くみつかった。したがって，避難所でDVTが発生することが実証された結果になった。また能登半島地震，新潟県中越沖地震では100人以上の混み合った避難所でDVTが多かったことから，避難所環境とDVTとの関連が示唆された[7]。さらに2009年に発生した岩手・宮城内陸地震では，広さに余裕のある避難所は子供連れの家族と高齢者を分けたり，イチゴジャム作りをするなどしておりDVT陽性率が低かった。一方，災害対策本部に隣接し，混み合って余裕のない避難所ではDVT陽性率が高かった。これらは避難所環境がDVT発生に関係することを示していた。

さらに岩手・宮城内陸地震では，避難所から仮設住宅に移動してからもDVT発症が認められた。仮設住宅は「3歩でトイレ，テレビが友達，隣と壁1枚」とされ，被災者の不活発が顕著であった。そこで栗原市と協議し，元の生活に近づけるために仮設住宅の隣の土地を借りて畑を作り，自由に作物を作ってもらうようにしたところDVT発生は減少した。このことから仮設住宅でもDVTが発生すること，日常に近づけて活動性を高めることでDVTの予防ができることが判明した。

そして2011年に東日本大震災が発生した。避難所の環境が厳しくDVT陽性率が高いことが予想された。そこでDVT検診を発災8日後から南三陸町の避難所で始めたところ，予想通り30％を超える陽性率であった。その後，宮城県，福島県，岩手県の避難所，そして新潟県と群馬県の遠隔地避難所でDVT検診を行ったが，いずれも10％を超える高い陽性率であった。

米国疾病予防対策センター（Center for Disease Control and Prevention：CDC）の災害急性期避難所アセスメントツール2011を用いて，DVT陽性率と避難所環境スコアとの関連を検討した。その結果，図5に示すように避難所でのDVT陽性率と明らかな逆相関を認めた。また地震対照地検査として，2011年秋から日本人におけるDVT陽性率調査を行った。横浜市で1,000人，栃木県壬生町，新潟市，広島市などで497人に検査を行った。その結果，予約制などにした場合では5％を超える陽性率であったが，呼び込みのみで検査を行った場合は2％程度であった。これらを平均すると4.2％であり[8,9]，東日本大震災の避難所でのDVT陽性率が高いことが明らかになった。

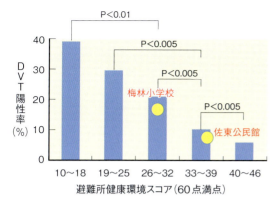 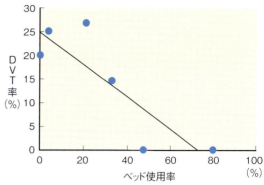

図6 東日本大震災(2011年, ■)と広島土砂災害(2014年, ●)の避難所におけるDVT陽性率とCDC避難所環境スコア

図7 常総市避難所ベッド使用率とDVT

　一方,VTEを予防するために段ボール製の簡易ベッド使用を避難所で働きかけた。なぜなら,欧米の避難所では災害後にVTEが多発したという報告はなく,欧米とわが国の避難所の違いは簡易ベッド使用の有無であり,新潟県中越地震では水分摂取,運動指導が積極的に行われたにもかかわらずDVTが多発したからである。さらに第二次世界大戦中のロンドンにおいて地下鉄駅構内が避難所となり,わが国と同じような雑魚寝で数ヵ月避難していたところPTEによる死亡が前年の6倍になったと報告され[10],簡易ベッドの使用でPTEが減少したからである。しかし,全国段ボール工業組合から段ボールベッド4,000人分の提供申し入れがあったにもかかわらず,福島市のあづま体育館,岩手県三陸沿岸の避難所などを除いて設置はほとんどできなかった。

　柴田らは,東日本大震災の宮城県内の避難所でのDVTとリスク因子の検討において高齢,下肢の外傷,トイレの我慢が有意なリスク因子であると報告していた[11]。災害急性期避難所CDCアセスメントツール2011には簡易ベッドの項目が5個あり,簡易ベッドの導入だけでも5点の環境改善につながる。Naraらは,東日本大震災6ヵ月以内において石巻市の避難所に段ボールベッドを導入した前後のDVT,D-dimer,血圧,活動度,SF-8などを検討し,いずれにおいても段ボールベッド導入で改善が認められたことを報告している[12]。

　2014年発災の広島土砂災害ではDVT検診を行いながら段ボール製簡易ベッドの導入を働きかけたが,学校の体育館を使った避難所では学校再開のために簡易ベッドの導入ができなかった。1ヵ月後のDVT検診において簡易ベッドが導入できた避難所ではDVT陽性率が低く,避難所のCDCアセスメントスコアとの関係は東日本大震災の避難所と同様であった(図6)。

　さらに2015年の東日本豪雨災害における常総市洪水被災地でDVT検診を行いながら段ボール製簡易ベッドの設置を進めたが,避難所ごとに対応が異なった。1ヵ月後に再度DVT検診を行って調査したところ,簡易ベッドの使用率とDVT陽性率が逆相関していた(図7)。この結果は内閣府の避難所運営ガイドラインに簡易ベッドの導入が

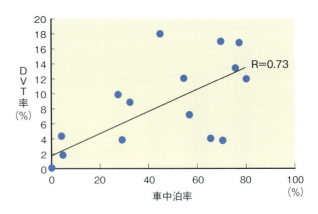

図8 ゴールデンウィーク・DVTフォローアップ検診（2016年5月2日〜4日）における避難所の車中泊経験率と下腿DVT陽性率

書き込まれた1つの要因になった。

　2016年発災の熊本地震でも避難所生活が長期になった。5月に熊本大学などが中心になって行った大規模なDVT検診では，避難所被災者の車中泊経験率とDVT陽性率が相関していた（図8）。これは避難所の被災者におけるDVTのリスク要因としても車中泊経験が関連することを示している。また，熊本地震の避難所では高齢者，女性，静脈瘤などがDVTのリスク因子であったことが報告されている[13]。

● VTEの発症頻度からわかること ―女性に厳しい避難所―

　熊本地震では最大20万人が一時的に避難し，8〜10万人が車中泊をしたとされる。新潟県中越地震では最大10万人が一時的に避難し，約5万人が車中泊をしたとされる。震災後1カ月以内のVTE発症数は熊本地震が県の発表で51人，新潟県中越地震では筆者らの調査で27人であることから，車中泊によるVTEの頻度は熊本地震51人/10万人，新潟県中越地震54人/10万人となりほぼ同じである。一方，車中泊による急性PTEによる死亡は熊本地震でVTE 51人中1人（2.0％），新潟県中越地震ではVTE 27人中7人（26.0％）であった。この差はDMATの整備とドクターヘリによる広域搬送による効果が大きいと考えられた。熊本地震の重症PTEでドクターヘリ搬送された患者は全員生存している。一方，熊本地震におけるVTEの女性の割合は51人中3人（76％），新潟県中越地震におけるVTEの女性の割合は27人中19人（70％）であり，ほぼ同じであった。

　2016年熊本地震と2004年新潟県中越地震の間には12年の差があるが，VTE発症頻度に差がなく，女性に多かったことから，車中泊，避難所などでの避難生活におけるVTEリスクに変化がなかったことが示唆される。さらに阪神淡路大震災後の救急搬送記録を調査したところ，救急搬送数2,868人中，女性は1,607人（56.0％）であったが，PTEと診断がついていたのは3人で全員が女性であり，PTEの疑いがある19人のうち15人（78.9％）が女性であった。したがって阪神淡路大震災後の避難生活環境も女性にVTEリスクを高める環境であったことが示唆され，20年以上避難生活の改善が進んでいなかったことが示唆された。

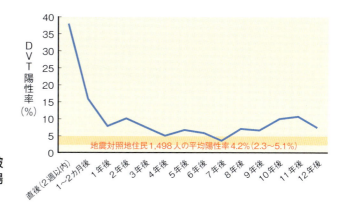

図9 新潟県中越地震被災地住民のDVT陽性率推移(初診者)

災害後のDVTの長期的影響

新潟県中越地震被災地の小千谷市と十日町市では，震災翌年から毎年1,000人以上の被災者にDVT検診を行っている。その結果，新たにみつかるDVTは時間経過とともに減少したが，2年以降はほぼ横ばいで8〜10％以上であることが判明した(図9)。また震災2カ月以内にみつかったDVTが10年以上経過しても消失していない人も少なくなかった。これは災害後にいったん発生したDVTは，器質化して遷延しやすいことを示していると考えられた。その原因は，震災後に発生したDVTには症状がなく治療介入されず，遷延しやすいと考えられた。

また毎年の検診でアンケートを行った結果，DVT保有者で脳梗塞と心筋梗塞の発症が多かった。DVTは卵円孔開存があると奇異性脳梗塞の原因になり，若年性脳梗塞の半数以上を占めていることが欧米で報告されている[14]。そこで小千谷市消防署の協力で，2002〜2006年に救急搬送した疾患と年齢，疾患発生場所の情報を提供してもらい，60歳未満の若年性脳梗塞およびTIAの発生場所との関連を検討した。その結果，若年性脳梗塞は2004年の震災後に増加し，小千谷市内中心部から離れた地域で発生していた。筆者らの小千谷市でのDVT検診は，市内中心部のみで行っていた。したがってDVT検診を行った地域では若年性脳梗塞発症はなく，検診を行っていない地域で発生していた。Sorensenらは，オランダにおけるVTE入院治療した患者の予後をDPC情報から20年間追跡したところ，脳卒中と虚血性心疾患の発症がVTE既往なしの一般住民に比して20年間有意に多いことを報告しており[14]，他にも報告がある[15]。筆者らは新潟県中越地震後のDVT検診時(2012年)に聞き取り調査を行った結果，DVTを検診で一度でも指摘されたことがある被災者では，DVT検診を受けて一度もDVTがみつかっていない被災者に比べて，脳梗塞は4倍，虚血性心疾患は2倍，PTEは73倍有意に多かった[16]。

一方，米国のハリケーン・カトリーナ後のニューオリンズでは，心筋梗塞が6年間増加し続けたことが報告されている[17]。また尾崎らは阪神淡路大震災後の疾患よる死亡者数について調査し，心筋梗塞の死亡者数は約5年間，脳梗塞の死亡者数は約4年間継

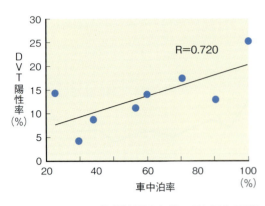

図10 イタリア北部地震1年後のDVTと震災直後の車中泊率

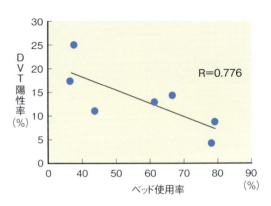

図11 イタリア北部地震1年後のDVTと震災直後のベッド使用率

続して震災前よりも多かったが，PTEによる死亡者数は14年間継続して震災前よりも多かったことを報告しており，VTEは他の疾患よりも長期間災害の影響を受ける可能性がある[18]。

　2012年5〜6月にイタリアのエミリア・ロマーニャ州モデナ県で群発地震が発生した（エミリア地震）。イタリアの災害医療と避難所を視察するためにモデナを訪れた。その際に，進んだイタリアの災害対策に驚き，わが国における災害対策の遅れを実感した。また調査するうちに車中泊が多かったことがわかった。そこでエミリア地震の被災地であるモデナ県の各市でDVT検診をさせてもらえるようにモデナ県や市町村に働きかけ，新潟県中越地震復興基金から資金をいただき，フィナーレエミリア市長と地元医師の協力で2013年から各市町村でDVT検診を行うことができた。2016年までに495人のイタリア人に検査を行うことができた（このなかにはイタリアでの地震対照地としてトレント市での検査人数も含まれる）。その際に新潟県中越地震，中越沖地震，東日本大震災などで使用したものと同じアンケート用紙をイタリア語に訳して使用した。エミリア地震は群発性直下型地震で，7回の震度5〜6以上の地震の震源地が30kmにわたって移動した。そのためモデナ県の市長村の住民らは，自分の地域で地震が起きるのではないかという恐怖から車中泊を1カ月以上している人や，玄関にマットを敷いて寝ている人などが多かった。また実際に下肢静脈エコーを行ったところ，下腿DVTが多くみつかり，各市町村の車中泊率とDVT陽性率は正相関した（図10）。一方，玄関にマットを敷いて寝ることは，自宅であるがベッドを使用しなかったことにすると，震災後のベッド使用率とDVT陽性率は逆相関した（図11）。またモデナ県の被災地では男性にDVTが多く，年齢とDVT陽性率との関連を調べると60歳未満の若年者の割合が高かった。一方，イタリアの地震対照地トレント市でのDVT陽性率は，横浜市を中心とした地震対照地検査結果とほぼ同じであったが，男性のほうが陽性率が高かった。

　その後に2009年に大地震が起きたラクイラ市にあるラクイラ大学で，DVT検診を循環器内科で行ってもらった。その結果ラクイラ市でもDVT陽性率が対照地のトレント市より高く，男性のほうがDVT陽性率が高かった。これらの検査結果からイタリアで

1. 災害における静脈血栓塞栓症

も地震から2年以上経過した被災地でDVT陽性率が高いことが判明し，災害後のDVTは遷延しやすいことが明らかになった。以上のことから災害後のVTEに関しては世界的な問題である可能性が示唆され，その場合に小型車による車中泊が問題である可能性が高いと考えられた。

● おわりに

　災害後のVTE予防・治療についての確固たるガイドラインはいまだなく，いずれも暫定的なものである。そして本項で述べたように，車中泊の形態や頻度，避難所環境などでVTEリスクはまったく変わる。同じ対応では過剰な場合もあるし，不足することもある。同じ災害は二度とない，このことをよく理解して対応すべきであろう。

（榛沢和彦）

文献

1) 榛沢和彦: 中越地震における車中泊者の肺・静脈血栓塞栓症の危険性について―車中泊者のエコー診療から. Therapeutic research 26(6): 1207-1212, 2005.
2) 中尾浩一: 発災直後のVTE重症例への対応は？ 治療 11: 1827-1829, 2016.
3) 前原潤一: 2016年熊本地震の肺塞栓症例について. 血栓止血誌 28(6): 675-682, 2006.
4) 榛沢和彦, 林　純一, 土田桂蔵, ほか: 新潟県中越地震における静脈血栓塞栓症：慢性期の問題. Therapeutic Research 27(6): 982-986, 2006.
5) 布施一郎, 相澤義房, 林　純一, ほか: 新潟県医師会・新潟県健康対策課・新潟県中越大震災被災地における健康相談あり方検討会「新潟県中越大震　災被災地住民に対する深部静脈血栓症(DVT)/肺塞栓症(PE)の診断, 治療ガイドライン」. 新潟県, 2006年9月.
6) 日本循環器学会: 日本循環器学会・日本高血圧学会・日本心臓病学会合同ガイドライン「2014年版災害時循環器疾患の予防・管理に関するガイドライン」. 2014.
7) 榛沢和彦: 中越沖地震におけるDVT頻度. Therapeutic Research 29(5): 641-643, 2008.
8) 榛沢和彦: 日本人に一般住民における深部静脈血栓症の頻度及び地域差の調査. 平成26年度文部科学省科学研究費補助金事業成果報告書, 2014.
9) Hanzawa K, Matsuoka S, Takahashi H, et al: Frequency of Below-The-Knee Deep Vein Thrombosis in Japanese Residents: Control Study for Residents in the Area Without Earthquake. International Angiology 32(suppl 1 to No.5): 56, 2013.
10) Simpson K: Shelter deaths from pulmonary embolism. Lancet 2: 744, 1940.

11) Shibata M, Hanzawa K, Ueda S, et al: Deep venous thrombosis among disaster shelter inhabitants following the March 2011 earthquke and tsunami in Japan: a descriptive sturdy. Phlebology 10: 1-10, 2013.
12) Nara M, Ueda S, Aoki M, et al: The clinical utility of makeshift beds in disaster, Disaster Medicine and Public Health Preparedness 107: 573-577, 2013.
13) 橋本洋一郎: 熊本地震血栓塞栓症予防プロジェクト -Kumamoto earthquakes thrombosis and embolism protection (KEEP) project-. 血栓止血誌 28(6): 665-674, 2017.
14) Sorensen TH, Horvath-Puho E, Pedersen L, et al: Venous thromboembolism and subsequent hospitalisation due to acute arterial cardiovascular events: a 20-year cohort study. Lancet 370: 1773-1779, 2007.
15) Hueta C, Johansson S, Wallander MA, et al: Risk of myocardial infarction and overall mortality in survivors of venousthromboembolism. Thromb.J 10: 6-10, 2008.
16) Hanzawa K, Ikura M, Nakajima T, et al: Pulmonary Embolism or Ischemic Stroke Increase 8-Year after Mid Niigata Prefecture Earthquake 2004 in the Residents with Asymptomatic Below-The-Knee Deep Vein Thrombosis. International Angiology 32 (suppl 1 to No 5): 78, 2013.
17) Pelers MN, Moscona JC, Katz MJ, et al: Natural disaster and myocardial infarction: the six years after Hurricane Karrina. Mayo Clin Proc 89(4): 472-477, 2014.
18) 尾崎米厚: 平成22年度厚労省科学研究費補助金　健康安全・危機管理対策総合事業報告書.

2. まとめ

2004年の新潟県中越地震以来，日本静脈学会では被災地でのVTEの予防啓発を行ってきた。東日本大震災では，(1)学会としてVTE予防をよびかける声明，(2)被災地への予防用弾性ストッキング配布，(3)被災地に入っての予防啓発活動（希望者に対する下肢静脈エコー検査および弾性ストッキングの履き方指導）を行った。東日本大震災では，地元大学と静脈学会で連携した医師・検査技師による啓発チームの派遣が有効であった。2015年の常総水害では，地元保健所との連携を行い保健師も巻き込んだ活動を行った。2016年の熊本地震では余震が続き車中泊者が多数出現することが予想されたため，本震発災翌日に日本静脈学会が関連7学会に働きかけ，VTE予防をよびかける声明を発表した。熊本大学が中心となり地元医療機関が連携して予防啓発活動を行い，日本静脈学会は弾性ストッキングの配布，予防のパンフレットの配布，マスメディアへの啓発活動を行った。

PTEによる死亡例の発生を受け，政府からはVTE予防のよびかけがなされ，厚生労働省からも弾性ストッキング購入への協力を得ることができた。DMATとの連携も構築された。弾性ストッキングの配布は物流遮断の影響を受けるため，その後日本各地の中心的医療機関での分散備蓄体制を整えた。2018年の大阪北部地震，西日本豪雨災害，北海道胆振地震では日本循環器学会と共同声明を発表し，地元会員と連携しながら予防啓発活動を行った。現在，日本静脈学会災害対策委員会が中心となり，災害対応に当たっているが，各都道府県での会員によりきめ細かい対応ができるように体制を整備しつつある。

（福田幾夫）

索引

■ あ

悪性腫瘍	462
圧迫圧	164
圧迫包帯	311
圧迫療法	126, 133, 143, 147, 154, 378
泡状（フォーム）硬化剤	256 ,291
アンチトロンビン	429
胃食道静脈瘤	78
一次性下肢静脈瘤	392
遺伝子診断	52
右心	27
うっ滞性皮膚炎	161, 270, 275
うっ滞性皮膚病変	341
運動負荷法	57
運動療法	155
液状硬化剤による硬化療法	296
エコーガイド下硬化療法の問題点	283
壊死性筋膜炎	367
エストロゲン	432

■ か

外陰部	317
——静脈	317
潰瘍	43, 44
拡張	42, 44, 46
下肢静脈系	4
下肢静脈瘤	77, 147, 212, 238, 336
——の診断	212
——の組織所見	222
——の対症療法	314
——の定義	196
——の発生機序	198
——の臨床症状	200
下肢静脈瘤血管内焼灼術	337
ガス交換障害	396
家族・社会歴	41
下大静脈症候群	80
下大静脈フィルター	372
——の合併症	374
カテーテル関連血栓症	420
可溶性フィブリンモノマー複合体	48
換気血流不均等	27
還元ヘモグロビン	60
顔面浮腫	462
奇異性脳塞栓症	72
器質的な動静脈瘻	320

逆流	127
急性 DVT	358
急性 PTE	396, 398, 412
——の剖検症例	398
——の診断手順	404
——の臨床重症度分類	403
胸管	113
凝固	32
凝固系の活性化	30
凝固阻止因子	33
近赤外分光法	60
筋ポンプ	18
——作用	126
空気容積脈波	55
クリニック	307
血管雑音	46
血管内治療	247, 248, 375, 409
血管内レーザー焼灼術	238
血小板活性化	29
血栓合併症	41
血栓形成機序	29
血栓性素因	50,429
血栓の確定診断	66
血栓溶解療法	183, 371, 406
血尿	470, 472, 473
検査前臨床的確率	360
原発性上肢深部静脈血栓症	423
原発性深部静脈不全症	394
高位結紮手術	254
硬化療法	282, 283, 284
——の治療成績	283
抗凝固療法	176, 371, 407, 419
抗血小板薬	190
抗血栓機序	34
高周波治療機器	249
高周波焼灼術	249
高伸縮性	164
抗リウマチ薬内服例	41
骨盤静脈うっ滞症候群	477
骨盤静脈瘤	477

■ さ

災害における VTE	488
左腎静脈 - 下大静脈間圧較差	472
左腎静脈捕捉症候群	470
酸化ヘモグロビン	60
三尖弁閉鎖不全症	320
止血機序	29

視診⋯⋯⋯⋯⋯⋯⋯⋯⋯⋯⋯⋯⋯ 42	大静脈系⋯⋯⋯⋯⋯⋯⋯⋯⋯⋯⋯⋯ 3
膝窩静脈捕捉症候群⋯⋯⋯⋯⋯⋯ 482	蛇行⋯⋯⋯⋯⋯⋯⋯⋯⋯⋯⋯⋯⋯⋯ 42
湿疹⋯⋯⋯⋯⋯⋯⋯⋯⋯⋯⋯⋯⋯⋯ 42	打診⋯⋯⋯⋯⋯⋯⋯⋯⋯⋯⋯⋯⋯⋯ 45
車中泊によるVTE ⋯⋯⋯⋯⋯⋯⋯ 488	弾性ストッキング⋯⋯⋯⋯ 143, 147, 170, 310, 378
集合リンパ管⋯⋯⋯⋯⋯⋯⋯⋯⋯⋯ 14	弾性ストッキング・コンダクター⋯⋯⋯ 170, 171
腫脹⋯⋯⋯⋯⋯⋯⋯⋯⋯⋯⋯⋯⋯⋯ 42	――養成委員会⋯⋯⋯⋯⋯⋯⋯ 170
循環障害⋯⋯⋯⋯⋯⋯⋯⋯⋯⋯⋯⋯ 396	弾性着衣⋯⋯⋯⋯⋯⋯⋯⋯⋯⋯⋯⋯ 136
女性ホルモン製剤 ⋯⋯⋯⋯⋯⋯ 432	弾性包帯⋯⋯⋯⋯⋯⋯⋯⋯⋯⋯⋯⋯ 139
上大静脈症候群⋯⋯⋯⋯⋯⋯ 80 ,459	丹毒⋯⋯⋯⋯⋯⋯⋯⋯⋯⋯⋯⋯⋯⋯ 366
上腸間膜動脈 - 大動脈間距離⋯⋯ 471	中心静脈狭窄⋯⋯⋯⋯⋯⋯⋯⋯⋯⋯ 81
静脈圧迫法⋯⋯⋯⋯⋯⋯⋯⋯⋯⋯ 55	中枢側血栓除去⋯⋯⋯⋯⋯⋯⋯⋯ 377
静脈エコー⋯⋯⋯⋯⋯⋯⋯ 65, 68, 267	腸管静脈⋯⋯⋯⋯⋯⋯⋯⋯⋯⋯⋯⋯ 12
静脈型胸郭出口症候群⋯⋯⋯⋯⋯ 423	腸間膜静脈血栓症⋯⋯⋯⋯⋯⋯⋯⋯ 78
静脈奇形⋯⋯⋯⋯⋯⋯⋯⋯ 440, 441	腸骨静脈圧迫症候群⋯⋯⋯⋯ 75, 354
静脈形成異常⋯⋯⋯⋯⋯⋯⋯⋯⋯ 449	聴診⋯⋯⋯⋯⋯⋯⋯⋯⋯⋯⋯⋯⋯⋯ 46
静脈性壊死⋯⋯⋯⋯⋯⋯⋯⋯⋯⋯ 355	直接結紮切離の成績⋯⋯⋯⋯⋯⋯ 266
静脈性潰瘍⋯⋯⋯⋯⋯⋯⋯⋯⋯⋯ 163	直接結紮切離の適応⋯⋯⋯⋯⋯⋯ 266
静脈性血管瘤⋯⋯⋯⋯⋯⋯⋯⋯⋯ 453	直接トロンビン阻害薬⋯⋯⋯⋯⋯ 179
静脈生理⋯⋯⋯⋯⋯⋯⋯⋯⋯⋯⋯⋯ 17	直接 Xa 阻害薬⋯⋯⋯⋯⋯⋯⋯⋯ 180
静脈造影⋯⋯⋯⋯⋯⋯⋯⋯⋯⋯⋯⋯ 89	低酸素血症⋯⋯⋯⋯⋯⋯⋯⋯⋯⋯⋯ 27
静脈トーヌス⋯⋯⋯⋯⋯⋯⋯⋯⋯⋯ 17	低酸素性肺血管攣縮⋯⋯⋯⋯⋯⋯⋯ 26
静脈の解剖⋯⋯⋯⋯⋯⋯⋯⋯⋯⋯ 2	低伸縮性⋯⋯⋯⋯⋯⋯⋯⋯⋯⋯⋯ 164
静脈の拡張⋯⋯⋯⋯⋯⋯⋯⋯ 44, 46	動静脈奇形⋯⋯⋯⋯⋯⋯⋯⋯⋯⋯ 445
静脈の発生⋯⋯⋯⋯⋯⋯⋯⋯⋯⋯ 2	動静脈瘻⋯⋯⋯⋯⋯⋯⋯⋯⋯⋯⋯ 445
静脈壁⋯⋯⋯⋯⋯⋯⋯⋯⋯⋯⋯⋯ 10	ドーナツ型マーカー⋯⋯⋯⋯⋯⋯ 252
静脈弁⋯⋯⋯⋯⋯⋯⋯⋯⋯⋯⋯⋯ 11	怒張⋯⋯⋯⋯⋯⋯⋯⋯⋯⋯⋯⋯⋯⋯ 42
――機能⋯⋯⋯⋯⋯⋯⋯⋯⋯⋯ 18	トラネキサム酸⋯⋯⋯⋯⋯⋯⋯⋯ 427
静脈麻酔 ⋯⋯⋯⋯⋯⋯⋯⋯⋯⋯ 308	トロンビン－アンチトロンビン複合体⋯⋯ 48
――薬⋯⋯⋯⋯⋯⋯⋯⋯⋯⋯⋯ 302	**■ な**
静脈瘤切除⋯⋯⋯⋯⋯⋯⋯⋯⋯⋯ 288	内陰部静脈⋯⋯⋯⋯⋯⋯⋯⋯⋯⋯ 317
静脈瘤の肉眼観察⋯⋯⋯⋯⋯⋯⋯ 221	内視鏡下筋膜下不全穿通枝切離術⋯⋯⋯⋯⋯ 270
触診⋯⋯⋯⋯⋯⋯⋯⋯⋯⋯⋯⋯⋯⋯ 44	ナイダス⋯⋯⋯⋯⋯⋯⋯⋯⋯⋯⋯ 445
心エコー⋯⋯⋯⋯⋯⋯⋯⋯⋯⋯⋯⋯ 71	ナットクラッカー症候群⋯⋯⋯⋯⋯ 470
神経ブロック⋯⋯⋯⋯⋯⋯⋯⋯⋯ 308	日本静脈学会⋯⋯⋯⋯⋯⋯⋯ 171, 498
新生血管⋯⋯⋯⋯⋯⋯⋯⋯⋯⋯⋯ 320	妊娠⋯⋯⋯⋯⋯⋯⋯⋯⋯⋯⋯⋯⋯ 317
針穿刺除痛⋯⋯⋯⋯⋯⋯⋯⋯⋯⋯ 308	妊娠時静脈瘤⋯⋯⋯⋯⋯⋯⋯⋯⋯ 148
深部静脈⋯⋯⋯⋯⋯⋯⋯⋯⋯⋯⋯ 9	妊娠・出産歴⋯⋯⋯⋯⋯⋯⋯⋯⋯ 41
スキンケア⋯⋯⋯⋯⋯⋯⋯⋯⋯⋯ 154	脳卒中後⋯⋯⋯⋯⋯⋯⋯⋯⋯⋯⋯ 145
ストリッピング手術⋯⋯⋯⋯ 229, 337	**■ は**
生理学⋯⋯⋯⋯⋯⋯⋯⋯⋯⋯⋯⋯ 126	バージャー病⋯⋯⋯⋯⋯⋯⋯⋯⋯ 368
全下肢静脈エコー⋯⋯⋯⋯⋯⋯⋯ 65	肺血流シンチグラフィ ⋯⋯⋯⋯⋯ 93
穿通枝⋯⋯⋯⋯⋯⋯⋯⋯⋯⋯⋯⋯ 269	肺血流分布⋯⋯⋯⋯⋯⋯⋯⋯⋯⋯⋯ 26
線溶⋯⋯⋯⋯⋯⋯⋯⋯⋯⋯⋯⋯⋯⋯ 36	肺循環⋯⋯⋯⋯⋯⋯⋯⋯⋯⋯⋯⋯⋯ 25
――活性化⋯⋯⋯⋯⋯⋯⋯⋯⋯ 427	肺塞栓摘除術⋯⋯⋯⋯⋯⋯⋯⋯⋯ 410
側副血行路⋯⋯⋯⋯⋯⋯⋯⋯⋯⋯ 459	肺動脈⋯⋯⋯⋯⋯⋯⋯⋯⋯⋯⋯⋯ 7
■ た	――血栓内膜摘除術⋯⋯⋯⋯⋯⋯ 414
大静脈⋯⋯⋯⋯⋯⋯⋯⋯⋯⋯⋯⋯ 7	肺胞外血管⋯⋯⋯⋯⋯⋯⋯⋯⋯⋯⋯ 26

501

肺胞内血管	26
拍動性波形	320
波長 1,470nm レーザー	245
発赤	43
反復性 DVT	359
非造影 3DCT 静脈撮影	229
ビタミン K 依存性凝固因子	33
避難所における VTE	490
腓腹筋	482
皮膚軟部組織静脈高血圧	341
皮膚の変化	42
病院での入院手術	300
表在静脈	9, 454
——血栓症	336, 417
病態評価	214
フォーム硬化療法	292
複合的治療	153, 155
浮腫	42, 159, 362
不全穿通枝	266
浮遊血栓	68
フリーフロート血栓	359
分子標的薬	434
偏心性圧迫沈子	150
蜂窩織炎	366
ポートワイン母斑	43
ポリドカノール	257, 296
本幹硬化療法	256

■ま

麻酔	307
末梢静脈系	3
末梢側血栓摘除	377
慢性血栓塞栓症	412
慢性静脈不全症	157, 269, 270
慢性創傷	342
慢性 DVT	358
未分画ヘパリン	176, 371, 382
脈管異常	440
脈管外通路	23
脈管奇形	440
脈管形成異常	445
脈波法	54
免疫チェックポイント阻害薬	436
免疫調節薬	436
毛細血管形成異常	449
毛細リンパ管	14
問診	40
門脈	12

■や

有痛性青股腫	355
有痛性白股腫	355
有病率	227
用手的リンパドレナージ	154

■ら

卵巣静脈	317, 319
——塞栓術	480
——瘤	477
理学的予防	143
リンパシンチグラフィ	102
リンパ管	14, 108
リンパ形成異常	449
リンパ節における水分吸収	22
リンパの産生	21
リンパ浮腫	108, 156
レーザー外照射	297

■わ

ワルファリン	177, 383

■A

Ambulatory phlebectomy	288
APG	55, 58
APTT	32
ASVAL	333
AVC の開大	320
Avulsion technique による GSVHL	230
AVVQ	347

■B

Balanced SSFP 法	85
Budd-Chiari 症候群	464

■C

CAT	434
Catheter related thrombosis	420
CATR	409
CDT	410
CEAP 分類	206
CHIVA	334
CIVIQ	347
Closure Fast™	253
CRT	420
CT	73
——venography	73
CTED	412
CTEPH	412

■D

D-dimer	48, 360

DOAC ………………………… 176, 372	PSS …………………………………… 423
DVT ……………… 74, 336, 378, 417	PT ……………………………………… 32

■ E
	PTE ………… 71, 76, 373, 398, 400, 421, 455
EQ-5D……………………………… 346	PTS……………… 68, 157, 359, 379, 385
ETA ………………………………… 337	

■ Q
■ H
	QOL スコア ……………………… 346
HHb ……………………………… 60, 61	

■ R
■ I
	Recanalization …………………… 325
IPC ……………………………… 140, 143	REVAS …………………………… 324
IPV ………………… 266, 271, 282, 283	
ISSVA 分類 …………………… 440, 441	

■ S
■ K
	Schwartz test …………………… 45
Klippel-Trenaunay 症候群 ………… 44	SEPS …………………………… 270, 271
	——の中長期成績 ……………… 277

■ L
	SF-36® …………………………… 346
Laplace の法則 …………………… 129	SPECT-CT ……………………… 93
Linton 手術 ……………………… 269	—— LS …………………………… 102
LRINEC score …………………… 367	Spur ……………………………… 354
	SSV 高位結紮術 ………………… 232

■ M
	Stripping, endovenous thermal ablation …… 337
Massive PTE …………………… 410	Superficial vein thrombosis ……… 336
May-Thurner 症候群 ……………… 75	SVT ………………………… 336, 417
MR lymphangiography …………… 108	

■ T
	TIME concept …………………… 342
MR venography ………………… 83	TLA ………………… 229, 289, 304
MRI……………………………… 83	t-PA ……………………………… 184
——診断…………………………… 110	Tumescent local anesthesia ………… 229, 289
MR リンパ管造影 ………………… 108	

■ U
■ N
	UEDVT …………………………… 423
NCS ……………………………… 470	u-PA ……………………………… 186
Neovascularization ………… 324, 325	

■ V
	Vasa vasorum …………………… 11, 14
NIRS …………………………… 60, 61	VCSS …………………………… 209
NIVL ……………………………… 393	VDS ……………………………… 210
Nonthrombotic iliac vein lesions ……… 393	Virchow の 3 徴 ………… 350, 354
NTNT 治療 ……………………… 247	VSDS …………………………… 210
Nutcracker distance …………… 471	VSS……………………………… 208
Nutcracker syndrome…………… 470	VTE ………………… 350, 429, 432
	——の危険因子………………… 350

■ O
	—— 予防 ………… 143, 144, 145, 382
O$_2$Hb …………………………… 60, 61	vTOS …………………………… 423

■ P
■ W
	Wells score …………………… 360, 361
Paget-Schroetter 症候群…………… 423	Wound bed preparation …………… 342
PAPs ………………………… 270, 279	
PC ……………………………… 429	

■ 記号・数字
	β 遮断薬の内服例……………………… 41
PCPS ……………………………… 407	3DCTV ………………………… 229
PDVI ……………………………… 394	
PEA ……………………………… 414	
Percussion test ………………… 45	
Phase contrast 法………………… 85	
Phlebotonics …………………… 312	
PS ……………………………… 429	

503

新臨床静脈学

2019 年 10 月 31 日　第 1 版第 1 刷発行

■編　集　　日本静脈学会　にほんじょうみゃくがっかい

■発行者　　三澤　岳

■発行所　　株式会社メジカルビュー社
　　　　　　〒162‐0845 東京都新宿区市谷本村町 2‐30
　　　　　　電話　03(5228)2050(代表)
　　　　　　ホームページ http://www.medicalview.co.jp/

　　　　　　営業部　FAX　03(5228)2059
　　　　　　E-mail　eigyo@medicalview.co.jp

　　　　　　編集部　FAX　03(5228)2062
　　　　　　E-mail　ed@medicalview.co.jp

■印刷所　　シナノ印刷株式会社

ISBN 978-4-7583-1961-4　C3047

©MEDICAL VIEW, 2019. Printed in Japan

・本書に掲載された著作物の複写・複製・転載・翻訳・データベースへの取り込みおよび送信（送信可能化権を含む）・上映・譲渡に関する許諾権は，（株）メジカルビュー社が保有しています．

・ JCOPY 〈出版者著作権管理機構 委託出版物〉
　本書の無断複製は著作権法上での例外を除き禁じられています．複製される場合は，そのつど事前に，出版者著作権管理機構（電話 03-5244-5088，FAX 03-5244-5089　e-mail：info@jcopy.or.jp）の許諾を得てください．

・本書をコピー，スキャン，デジタルデータ化するなどの複製を無許諾で行う行為は，著作権法上での限られた例外（「私的使用のための複製」など）を除き禁じられています．大学，病院，企業などにおいて，研究活動，診察を含み業務上使用する目的で上記の行為を行うことは私的使用には該当せず違法です．また私的使用のためであっても，代行業者等の第三者に依頼して上記の行為を行うことは違法となります．